现代常见疾病护理

主编　费　倩　刘　敏　宋　延　姜燕花
　　　丁雪云　朱蓓蓓　李雪云

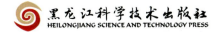
黑龙江科学技术出版社
HEILONGJIANG SCIENCE AND TECHNOLOGY PRESS

图书在版编目（CIP）数据

现代常见疾病护理 / 费倩等主编. -- 哈尔滨：黑
龙江科学技术出版社，2024.7. -- ISBN 978-7-5719
-2482-9

Ⅰ. R47

中国国家版本馆CIP数据核字第202489LF90号

现代常见疾病护理

XIANDAI CHANGJIAN JIBING HULI

主　　编	费　倩　刘　敏　宋　延　姜燕花　丁雪云　朱蓓蓓　李雪云
责任编辑	陈兆红
封面设计	宗　宁
出　　版	黑龙江科学技术出版社
	地址：哈尔滨市南岗区公安街70-2号　邮编：150007
	电话：（0451）53642106　传真：（0451）53642143
	网址：www.1kcbs.cn
发　　行	全国新华书店
印　　刷	黑龙江龙江传媒有限责任公司
开　　本	787 mm×1092 mm　1/16
印　　张	22.75
字　　数	573千字
版　　次	2024年7月第1版
印　　次	2024年7月第1次印刷
书　　号	ISBN 978-7-5719-2482-9
定　　价	238.00元

　　伴随着时代的发展,人们生活水平日益提高,对于健康的需求也与日俱增,对疾病和健康的认识更加全面。与此同时,我国医疗改革不断推进,护理学的专业知识日渐完善、专业技术推陈出新,促使"以患者为中心"的整体护理模式逐渐深入临床实际工作。这样的护理模式无疑对护理工作者提出了更高的要求:新时代的护理工作者不仅要具备扎实的理论基础、熟练地应用各种护理仪器设备,还需要将人文关怀思想融入实际护理工作中,以达到帮助患者预防疾病、恢复健康、减轻痛苦的目的。因此,为帮助广大护理工作者尽快满足上述要求,进一步健全护理服务体系,我们特组织一批在临床一线工作多年的护理学专家编写了《现代常见疾病护理》一书。

　　本书条理清晰、重点突出,兼顾实用性与科学性,从多角度反映了当前护理学发展的新趋向,整合了编者多年的从业经验,旨在缩短书本理论到临床实践的距离、提升护理工作者的护理水平、引导读者深入思考。内容上,不仅简要介绍了临床多种护理技术的操作,还结合疾病的病因、病理、临床表现、辅助检查、治疗等,详细讲解了临床各科室常见病护理的重点、难点问题,指导读者根据患者的实际情况选择合适的护理方法,强调了个体化护理的重要性。本书内容丰富,讲解通俗易懂,适合广大护理工作者及护理专业学生参考使用。

　　虽然,编者在编写过程中参考了近年来国内外大量的护理学相关文献,但由于护理学内容繁多,编者写作经验不足,加之时间有限,书中难免存在疏漏之处,敬请广大读者批评指正,以便本书日臻完善。

《现代常见疾病护理》编委会

2024 年 2 月

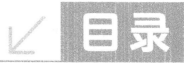

目录

CONTENTS

第一章

护理学理论

第一节　一般系统论

　　简单地说，系统是一群相互联系、相互依存的事物的集合体。系统作为一种思想，古代就已有萌芽。如我国古代劳动人民通过对日月星辰、天时地利的观察，总结出了天地中万物生存、更新之理，此蕴藏了系统观点和方法。

　　系统作为一种科学术语、一种理论，则源于美籍奥地利生物学家路得维格·贝塔朗菲。1925年，贝塔朗菲提出了应把有机体视为一个整体或系统来考虑。1937年，他又第一次提出了"一般系统论"的概念。1968年，他发表了《一般系统论——基础、发展与应用》，为系统科学提供了纲领性的理论指导，被称为一般系统论的经典之作。20世纪60年代以后，系统论得到了广泛的发展，其理论与方法已渗透到有关自然和社会的许多科学领域，包括工程、物理、管理及护理等，产生日益重大而深远的影响。

一、一般系统论

(一)系统的基本概念

　　系统是指由若干相互联系、相互作用的要素所组成的具有一定功能的有机整体。这个定义涵盖了双重意义：一是指系统是由一些要素（子系统）所组成，这些要素间相互联系、相互作用；二是指系统中的每一个要素都有自己独特的结构和功能，但这些要素集合起来构成一个整体系统后，它又具有各孤立要素所不具备的整体功能。

(二)系统的分类

　　自然界与人类社会中存在着形形色色的千差万别的系统，人们试着从不同的角度对其进行分类。常见的分类方法如下。

　　1.按人类对系统是否施加影响分类

　　系统可分为自然系统和人为系统。自然系统是自然形成、客观存在的系统，如人体系统。人为系统是为某特定目标而建立的系统，如护理质量管理系统。现实生活中，大多数系统为自然系统和人为系统的综合，称为复合系统，如医疗系统。

2.按系统与环境的关系分类

系统可分为开放系统和闭合系统。开放系统是指与周围环境不断进行着物质、能量和信息交换的系统。开放系统和环境的交往是通过输入、输出和反馈来完成的(图 1-1)。物质、能量和信息由环境流入系统的过程称为输入,而由系统进入环境的过程称为输出。系统的输出反过来又进入系统并影响系统的功能称为系统的反馈。开放系统正是通过输入、输出及反馈同环境保持协调与平衡并维持自身的稳定。闭合系统是指不与周围环境进行物质、能量和信息交换的系统。绝对的闭合系统是不存在的,只有相对的、暂时的闭合系统。

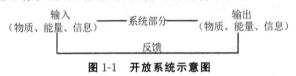

图 1-1 开放系统示意图

3.按组成系统的内容和要素的性质分类

系统可分为实体系统和概念系统。实体系统是指以物质实体构成的系统如机械系统。概念系统则是由非物质实体构成的系统如理论系统。但大多数情况下,实体系统和概念系统是相互联系,以整合的形式出现的。

4.按系统状态是否随时间变化而变化分类

可将系统分为动态系统和静态系统。动态系统即系统的状态会随时间的变化而变化,而静态系统则不随时间的变化而改变,它是具有相对稳定性的系统。不过,绝对的静态系统是不存在的。

(三)系统的基本属性

系统尽管形式多样、类型各异,但具有相同的基本属性。包括整体性、相关性、层次性和动态性。

1.整体性

系统的整体性主要表现为系统的整体功能大于系统各要素功能之和。这是因为系统将其要素以一定方式组织起来构成一个整体后,各要素之间相互联系,要素、整体和环境间相互作用,在局部服从整体、部分服从全局及优化原则支配下,整体就产生了孤立要素所不具备的特定功能。当然,系统的这种整体功能是建立在系统要素功能基础之上的。要增强系统的整体功效,就要提高每个要素的素质,充分发挥每个要素的作用;同时对系统中各要素的结合及要素、整体、环境间的相互作用,保持合理和优化。

2.相关性

系统的相关性是指系统各要素之间是相互联系、相互制约的,其中任何一要素发生了功能或作用的变化,都要引起其他各要素乃至于整体功能或作用的相应变化。各要素与整体系统间也是相互联系和影响的,各要素的变化都将影响整体功能的发挥。

3.动态性

动态性是指系统随时间的变化而变化,系统的运动、发展与变化过程是动态性的具体反映。如系统为了生存与发展,总在不断调整自己的内部结构,并不断与环境进行物质、能量和信息的交流。

4.层次性

任何系统都是有层次的。对于某一系统来说,它既是由一些子系统(要素)组成的,同时,它自身又是更大系统的子系统(要素)。例如,对于医院系统来说,它是由其子系统——各科室构成的,但它本身又是其更大系统——卫健委的子系统。这个更大的系统又叫超系统。因此,可以说,医院的子系统是科室,超系统是卫健委。同理,人是由器官组成的,但人又是家庭的组成部分(图1-2)。系统的层次间存在着支配与服从的关系。高层次支配着低层次,起着主导作用。低层次从属于高层次,它往往是系统的基础结构。

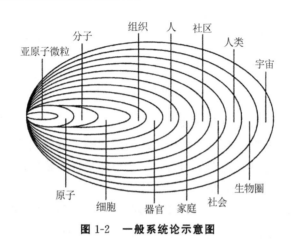

图1-2 一般系统论示意图

二、一般系统论在整体护理中的应用

一般系统论的观点对护理领域产生了重要的影响。它激发和促进了整体护理思想的形成和发展,为整体护理实践提供了强有力的理论支撑。这些可从以下几方面得以体现。

(一)培育整体护理思想的产生

护理是对人的服务,根据一般系统论的观点,人是由生理、心理、社会、精神、文化组成的统一体,是一个系统。人的生理、心理、社会等方面相互依存、相互作用。人又总在不断与其周围环境进行着物质、能量和信息的交换,如人在不断地从外界摄入食物,并向外界排泄废物,不断地从外界获取信息,形成自己的思想并向外界表达自己的观点、立场和态度。可见,人是个开放系统。人的基本目标是维持自身内在的稳定,以及同周围环境的协调平衡,从而达到健康状态。当机体的某一器官或组织发生病变,表现出疾病征象时,护理应当如何介入和应对?是仅针对局部病变提供疾病护理,还是将局部病变视为人体系统的某部分的功能或结构改变,而提供既针对疾病又针对人体系统的包含生理、心理、社会等要素的整体护理?一般系统理论对此提供明确的理论支持。从人是个开放系统的观点出发,护理人员仅提供疾病护理是远远不够的。因为人体系统是一个包含生理、心理、社会等诸多要素的整体,它们彼此间相互联系、相互作用,机体的某一器官或组织的病变势必引起其他要素如心理、社会等的改变。因此,提供整体护理适应这种改变是十分必要的。由此可见,一般系统论培育了整体护理思想的产生,促进了整体护理思想的形成。

(二)作为护理程序发展的依据

护理程序是临床护理中一个完整的工作过程,包含估计、诊断、计划、实施和评价五个步骤。护理程序的发展基于许多理论基础,其中一个重要的理论即为一般系统论。护理程序可以看成是一个开放系统(图1-3)。输入的信息是护士经过评估后的患者基本健康状况、护理人员的知识水平与技能、医疗设施条件等,经诊断、计划和实施后,输出的信息主要为护理后患者的健康状况。经评价后进行信息反馈,若患者尚未达到预定健康目标,则需要重新收集资料,修改计划及实施,直到患者达到预定健康目标。

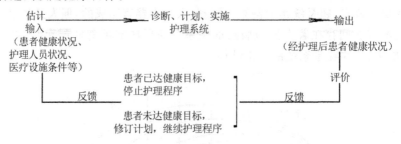

图 1-3 护理程序示意图

(三)作为护理理论或模式发展的框架

一般系统论为许多护理理论家所借用,作为发展护理理论或模式的基本框架,如罗伊的适应模式、纽曼的系统模式。而这些护理理论和模式又为整体护理实践提供了坚实的理论支撑。

(四)为护理管理者提供理论支持

一般系统论同样被护理管理者用于对整体护理的管理。借助于一般系统论,医院护理系统可被视为医院整体系统的一个子系统。整体护理在我国实施时间尚不长,要全面推行和实施整体护理,势必涉及医院的医疗子系统、后勤子系统、行政子系统等。因此,护理管理者们都清醒地认识到在进行自身改革的同时,需要争取医院行政领导支持、医疗部门理解、后勤部门配合。

（高艳萍）

第二节 人类基本需要层次论

马斯洛是当代最著名的心理学家之一,享有"人本心理学之父"之称。他于 20 世纪 40 年代提出的人的基本需要层次论在社会心理学界产生了广泛的影响,并为护理专业理论体系的发展奠定了重要的基础。在该理论中,马斯洛认为人有许多基本需要。这些需要具有"缺乏它引起疾病;有了它免于疾病;恢复它治愈疾病"等特点,这些基本需要是人类所共有的。

一、马斯洛人类基本需要层次论理论内容

(一)马斯洛人的基本需要层次论

基于对人类行为动机的研究,马斯洛做了一个结论:人类受许多基本需要所支配,这些需要指引人类行为直至其获得满足。虽然这些基本需要是相关的,但它们却有先后层次的倾向。较低层次的需要须先获得满足,在较低层次需要获得最低限度的满足之前,较高层次的需要甚至根本不出现。

马斯洛认为引起人类行为动机的基本需要总体上包括生理需要和心理需要两方面,具体包括生理需要、安全需要、爱与归属感的需要、自尊的需要及自我实现的需要五个方面。根据这些需要对人体生存的重要性,马斯洛将其分为五个层次,并用金字塔结构排列(图1-4)。

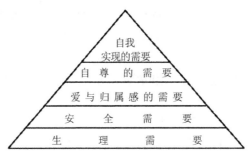

图 1-4　马斯洛人的基本需要层次示意图

1.生理需要

生理需要包括氧气、水、营养、排泄、体温维持、住宿、休息与睡眠、活动、性、免于疼痛和不适等需要。生理需要是人类维持生存最基本、最强烈和最明显的一种需要,虽属最低层次但常需最优先满足。通常,大多数健康儿童及成人都能自己满足其生理需要。但对于幼儿、老人、残疾者及患者来说,往往不能或不能完全由自己满足,故其应是护理照顾的重点。

2.安全需要

安全需要为第二层次的需要,包括生理的安全和心理的安全感两部分内容。生理的安全是指一个人希望受到保护以避免潜在或实际存在的身体上的伤害,即人需要处于安全的状态。心理的安全感是指一个人希望能够信任别人,并避免恐惧、焦虑和忧愁等不良情绪,即人需要对其所处的生理环境和人际关系在心理上感到安全。通常,人们在熟悉的环境和常规作息状态下比较有安全感;而进入一个陌生环境或接触完全不同的经验(如第一次住院、检查、手术等)时较易产生心理不安全感。

3.爱与归属感的需要

爱与归属感的需要属于情感上的需求,为第三层次的需要,包括以下两方面的内容:①希望爱别人和被别人爱;②希望感到自己属于别人或某个团体,如家庭、朋友、同事、邻居、同辈、俱乐部、协会、社区及宗教团体等。每一个人都希望有亲近的人与其分享快乐、痛苦和忧伤,并希望在某些特定团体内拥有立足之地。如果一个人感到爱与归属感的需要未满足,则会产生孤独感、自卑感和挫折感,甚至对生活感到绝望。他们可能会与他人疏远,也可变得过分苛求。马斯洛发现:一个人潜在的生长和发展能力会因缺乏爱而受阻。

4.自尊的需要

自尊的需要为第四层次的需要,马斯洛将其分为:①自尊和自重,即一个人希望感到自己能够自立、称职、有成就、有用和有价值。②他人的尊敬和尊重,即一个人希望得到他人的肯定、赞赏、敬重和重视。尊重的需要对促进健康,尤其是心理健康非常重要。满足自尊需要能够使人坚强、有成就感和控制感、有能力、充满自信心,并具有独立性和自主性。反之则会产生自卑感、无助感和挫折感,还可表现为沮丧、依赖性、缺乏自信心、感到无法胜任和缺乏能力。每一个人都带着不同程度的自尊与自重来到医院,让每个人保持他的自尊与自重,并带着相同或更高程度的自尊与自重离开医院是很重要的。如在做护理时告知"您既是我的患者,同时又是一个很重要的人"将会成为满足患者自尊需要的一个良好开端。

5.自我实现的需要

自我实现是指将个人的能力和潜能发挥到最大限度,实现自己在工作和生活上的希望,并能从中得到满足。自我实现需要位于最高层次,当所有较低层次的需要都得到满足后,才能达到此境界。自我实现过程是一个终生持续的过程,并非每个人都能达到自我实现。通常自我实现者具有以下特征。

(1)有敏锐的感知力、较强的推理能力和决策能力。

(2)有高度的感知力、创造性、灵活性和探险精神。

(3)能不断学习,追求知识,并接受新思想。

(4)有完整的人格特征:有自信、自尊,能自制;能正确地评价人和事;能献身于自己的事业;能清醒地面对生活、面对失败。

(5)有解决问题的能力,且在解决问题时能以问题为中心。

各种需要中,生理需要是最基本的。若一个或多个生理需要未获得最低限度满足,一个人将无法满足其他较高层次的需要。如一个因窒息而缺氧的人,其自尊及安全需要同样不能得到满足,但与生理需求相比,这些他都不会在意,直至其氧气供应不再短缺,可以不费力地呼吸为止。生理需要一旦获得满足,安全需要便接着出现,当生理及安全需要均获得满足时,归属感及爱的需要会出现,接踵而至的还有自尊和自我实现需要。虽然基本需要通常是以上述次序出现的,但它们并不形成绝对的层次,其中尚有例外,如一个共产主义者在敌人的威逼利诱下,能够不顾自己的性命,为实现自己的共产主义理想而献身;一个严重精神障碍者,即使其生理需要、安全需要及爱的需要都被很好地满足了,但其仍然不会产生自尊或自我实现的愿望。

尽管马斯洛认为人类的基本需要就像金字塔,必须最低层次的生理需要获得满足后才能不断地追求更高层次的需要,但是他同时强调:虽然人类为了生存必须先满足最低层次的需要,但较高层次的需要也有其存在的价值。马斯洛指出:更高层次需要的生活,意味着更大的生物效能,更长的寿命,更少的疾病,更佳的睡眠、食欲等。身心关系的研究者一再证明:焦虑、惧怕、缺乏爱、自卑等,易于引起不良的生理和心理反应。更高层次需要的满足,拥有生存和成长的双重价值。

(二)人的基本需要层次论的特点

(1)生理需要为最重要,位于最低层次;在基本的生理需要被满足后,才考虑其他的需要。

(2)有些需要需立即和持续给予满足(如氧气),而有的则可以暂缓(如食物、水、睡眠)。不过即使暂缓,这些需要也始终存在。

(3)通常在一个层次的需要被满足后,更高一层的需要才出现,并逐渐明显、强烈。

(4)各层次需要之间是相互联系、相互影响的。

(5)随着需要层次向上移动,各种需要的意义因人而异,并受到个人信仰、社会文化背景和个人身心发展等因素的影响。

(6)层次越高的需要,满足的方式越有差异。

(7)人类基本需要满足的程度与健康状况成正比。

(三)帮助需要未获得满足的人

人为了生存、生长和发展,必须满足其需要。当一个人的大部分需要获得满足时,他将处于恒定平衡的状态(图1-5)。当需要未满足时,会造成内环境不平衡状态而导致疾病(图1-6)。

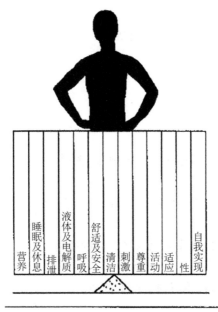

图 1-5 当一个人的大部分需要获得满足时,其体内将处于恒定平衡的状态

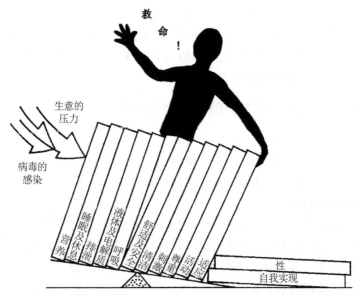

图 1-6 当一个人需要未满足时会造成体内环境不平衡状态

健康时,每个人都能自己维持基本需要的满足,但在生病或处于危机时,则有些基本需要无法获得满足,因而产生现存或潜在的健康问题。护理的目标就是在人们无法满足其需要时帮助他们满足基本需要,解决他们的健康问题。护士可能通过以下三个途径帮助人们满足需要。

(1)帮助需暂时性或永久性依赖他人的人,满足他们基本的生理、心理需要。

(2)帮助人们达到最佳独立状态,使其尽可能自护,并满足自己的需要。

(3)消除或减少妨碍需要获得满足的因素,避免未获满足的需要和问题继续恶化。

(四)影响需要满足的因素

人在需要未获满足时会产生健康问题,影响需要满足的因素包括以下几方面。

7

1.生理障碍

如疾病、伤残、疲倦、失眠、疼痛、缺少活动等。

2.情绪障碍

如紧张、焦虑、兴奋、恐惧、绝望等。

3.知识障碍

如缺乏资料、知识和信息等。

4.社会障碍

如紧张的人际关系、害怕某人、受人威胁的感觉、害羞、不适当的社交圈等。

5.环境障碍

如环境中不适当的温度、陌生的环境(如医院、手术室、ICU)、空气及水质污染等。

6.个人障碍

如源于习惯、个人生活经验、自我概念水平方面的障碍。

7.文化障碍

如源于价值观、信仰、风俗、群体习惯方面的障碍。

8.发展阶段

如婴儿及年迈的老人在不同程度上均需依靠他人满足其需要。

9.个体自我概念

个体自我概念不仅影响个体满足需要的能力,而且影响个体对需求是否满足的感知。自我概念水平较高者,多能正确认识自我需求,并采取适当的手段自己满足之;而自我概念低下者则因缺乏自信心而多依赖他人帮助满足需要。

二、马斯洛需要层次论在整体护理实践中的应用

(一)指导制定哲理与护理目标

马斯洛关于人不仅有生理需要,而且有心理、社会、精神、文化和发展需要的观点与整体护理观相一致,可作为护士制定护理哲理和护理目标的基本理论框架。

(二)指导运用护理程序

马斯洛需要层次论可指导护士运用护理程序全面、系统地收集患者的健康资料,识别护理问题及其影响因素,同时确定解决问题的优先顺序,制订有效的护理计划满足患者身、心需要,提高护理质量。根据马斯洛需要层次论运用的护理程序包括以下几方面。

1.评估各项基本需要满足的程度

按马斯洛的需要层次有系统、有条理地收集护理对象的基本资料,有利于护士识别患者哪些需要未满足,需要护理照顾。

(1)生理需要方面:①氧气需要;②液体需要;③营养需要;④排泄需要;⑤体温调节需要;⑥住宿需要;⑦休息与睡眠需要;⑧活动需要;⑨免于疼痛和不适需要。

(2)安全需要方面:①生理安全需要;②心理安全感需要。

(3)爱与归属感需要方面:①爱别人与被别人爱的需要;②归属感的需要。

(4)自尊需要方面:①自尊与自重的需要;②他人的尊敬和尊重需要。

(5)自我实现的需要方面。

2.确定未获满足的需要及满足需要的优先顺序

(1)确定护理问题:除判断哪些需要未获满足外,还必须找出造成需要无法满足的障碍因素,才能为制订有效的护理计划提供可靠依据。

(2)确定解决问题的先后次序:优先顺序排列应遵循两个原则:①按未满足需要对护理对象生存造成威胁或对其生活质量造成影响程度大小来排列满足需要的优先顺序。②如果不易区分,则参考马斯洛的需要层次由低层次到高层次排列。

3.制定护理目标

针对各项护理问题(即未满足的需要)制定相应的护理目标,目的在于尽快帮助患者满足未满足的需要,促进康复。

4.实施

根据护理目标,同时针对未满足需要及其障碍因素制订相应的护理措施计划,并落实到患者身上。目的在于减轻或消除需要满足的障碍因素,帮助患者尽快满足需要。在实施护理活动的过程中,护士应注意尽量让患者及其家属共同参与护理活动,因护理的最终目的是使护理对象达到自我照顾。

5.评价

护理措施执行后,按照各项护理目标中所陈述的行为结果评价患者各种需要的满足程度。如果需要已满足,则可停止护理程序;如需要尚未满足或仅部分满足,则应重新实施护理程序,调整护理计划,以满足患者的需要。

总而言之,人们所需要的不仅是有关其生存需要的护理,然而,护理经常只做到了满足个人的生存需要,而忽略了对人的心理社会需求的满足。我们都渴望并需要得到爱与尊重,也都努力要达到自我实现。即使是濒死的人,也希望有尊严地活到生命的最后一刻。虽然人类的能力有限,但是人们都想拥有一个完整的生命。作为人类生命的保护神,护士理当竭尽全力维护人们生物、心理、社会诸方面的完整性,此为整体护理的精髓和目的所在。

(邓育银)

第三节 交流理论

生活在社会的人,是独立的个体,但他们又有一定的关系,必然要相互接触、相互联系、相互作用,即进行人际交往。交流是人际交往最主要的形式。良好的交流是保证护理工作顺利进行的基本条件,护理人员应掌握好交流与沟通的有关知识和技巧,与患者及其家属、同行建立良好的人际关系,提供优质的护理服务。

一、概述

(一)交流的定义

交流又称沟通,是用各种不同的方法,传递和接收理解信息的过程。交流的信息包括知识、思想、观点、情感、意见等。交流是人类最基本、最重要的活动之一。

（二）交流的特点

1.交流是客观存在的,不以人的意志为转移的

有人认为,只要自己不说话,不告诉别人自己的想法,别人也就不知道,交流也就没有进行。事实上,这是一种误解。只要在人的感觉能力可及的范围内,人与人之间就会自然地产生相互作用,发生交流。例如,在护理工作中,有的护士为了避免和患者或患者家属发生冲突,干脆避而远之,不与他们交谈,以为这样就能防止冲突的发生。事实上,护士的这一行为传递着对患者漠不关心和冷淡的信息,常导致或增加患者和家属的不满。在这一过程中,护士虽然没有说一句话,但其面部表情、举止行为同样在向患者传递着内在的信息。

2.交流是一个循环往复的动态过程

交流过程并不是单纯地从信息发出者发出信息开始,到信息接收者收到信息结束,而是信息接收者通过反馈维持交流的继续进行。因此,信息发出者和接收者的位置在不停地交换,所以交流是一个循环往复的动态过程。

3.交流信息包含着一定的内容并确定着一定的关系

在交流的过程中,在传递信息内容的同时,还指示了沟通者之间的关系。"请您跟我过来,好吗"和"请你跟我过来",这两句话包含着同样的内容信息,但显示着不同的相互关系状态。第一句是一种协商式的语气,显示双方的关系平等;第二句是一种命令式的语气,显示信息发出者的位置高于信息接收者。在交流的过程中,内容和关系必须保持一致,才能实现有效的交流。在护患交流中,护士和患者之间的关系是平等的。因此,在护患交流过程中,应禁用或慎用命令式的语言或非语言的方式进行交流。如"你必须……""你应该听我的"等语句,或不给患者或家属任何解释,直接对患者实施某些处理。

（三）交流的功能

交流是人与人建立关系的起点,是改善和发展人际关系的重要手段,它具有以下功能。

1.传递信息

这是交流的最基本的功能。通过交流能传递观点、情感、知识和意见等信息。

2.施加影响

通过交流,使别人接受自己的想法、做法和支持自己。医师、护士等都通过一定的交流方式来影响患者和家属,使患者改变其不良的生活方式和行为,达到恢复、维持和促进健康的目的。

3.自我满足功能

人都具有自然属性和生物属性,都有归属的需要,都想同他人进行交往,而人际交流是满足这种需要的主要途径。在与他人进行交流的过程中,个体可以表达自己的情感,倾诉自己的苦闷,以得到别人的理解、支持和同情,分享快乐,分担痛苦。

4.协调和改善人际关系

人际关系一经建立,需要不断的沟通交流来维持、巩固和发展。护理工作中,护士通过交流,与患者建立起融洽的工作关系,使患者对护士产生信任感。

5.社会整合功能

人际沟通可以把分散的个体联合起来,组成不同的社会群体,形成各种不同的社会关系。

（四）交流的方式

1.语言性交流

语言性交流包括有声语言(说话)和无声语言(书写)两种形式。人与人之间的交流,约有

35%是使用语言这种形式。语言沟通具有精简、清楚的特点,而且能将信息迅速地传递给对方。如整体护理的评估阶段,护士通过询问患者病史,收集患者的健康资料,为分析和解决患者健康问题打下基础。

2.非语言性交流

非语言性交流,又称身体语言交流,约占所有交流形式的65%。这种形式能更精确表达个人内心的真实感受。包括面部表情、眼神、手势、姿势、声调、语速、人与人之间的位置、距离等。如护士在迎接新患者时,发现患者面部表情痛苦异常,烦躁不安,双手紧护腹部,提示患者可能有腹部严重不适。

二、交流的过程模式和影响因素

(一)交流的过程

在交流发生之前,信息发出者首先将存在于头脑中的一些观念、思想、知识等信息转换为信号的形式(编码),如语言、文字、图形、表情等,然后通过媒介物(通道),将信息传递给信息接收者,由信息接收者将接收到的信号转译回来(解码)。这样,信息就从一个人传递到了另外一个人。此外,信息接收者通过反馈来核实信息内容的准确性,使信息交流进行下去。交流过程可用图 1-7 表示。

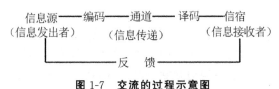

图 1-7　交流的过程示意图

1.信息发出者

其是主动因素,他将信息收集处理后传递出去。但信息发出者的位置不是不变的,他经常和信息接收者的位置互换。

2.编码

将信息转换为一定的信号,以利于传递,如语言、文字、图像、表情等。

3.信息的传递

信息发出者采用一定的途径将信息传递给接收者。

4.解码

信息接收者将接收到的信号进行理解。

5.信息接收者

接收信息,理解信息的内容。

6.反馈

其是接收者对信息的反应,并且将这种反应传递给信息发出者。

(二)影响交流的因素

1.信息发出者和接收者的个人因素

(1)生理因素:人在处于疲劳和疼痛状态时,注意力会受到影响,妨碍交流的正常进行;如有听力、视力、发音功能等方面的缺陷,也会影响沟通;年龄、性别也可能是沟通的影响因素。

(2)情绪因素:情绪是沟通过程中的感情色彩因素,具有感染力,可以直接影响沟通的有效性。沟通双方中的任何一方情绪处于不稳定的状态,如过度兴奋、焦虑、悲伤、愤怒、惊吓等,都会影响交流的过程和结果。

（3）智能因素：沟通双方的智力、知识水平,都将影响个体对信息的理解、传递和判断。

（4）社会文化方面的因素：沟通双方的社会背景,如种族、民族、文化程度、风俗习惯、职业、生活环境、社会阶层等的不同,也将影响交流双方对信息的发出、接收和理解。

（5）其他：如对非专业人员过多地使用专业术语,使用不同的语言,也会影响双方的交流。

2.环境因素

（1）物理因素：①交流场所与时间、温度、音响、光线等因素将影响交流,如温度过高或过低,使人感到压抑或紧张,影响人的情绪；噪声过大,使人感到烦躁；光线过暗,影响非语言交流的效果。在医院,患者刚手术结束时、睡眠时间、会客时间等,都不利于交流。②交流双方之间的位置、距离、姿势也将影响交流,如交流双方的位置不平等、距离过远、患者处于强迫体位等。

（2）社会环境因素：交流涉及个人隐私,交流需借助其他设备和工具的辅助将影响交流。如喉切除患者需借助发音器方能发音时,将大大影响交流。

三、交流的层次

美国护理专家鲍伟尔认为沟通交流分五个层次。

（一）礼节式的沟通

在礼节式的沟通中,双方只谈论表面上的、肤浅的、应酬性的话题,如"今天天气真不错""你好吗",此类沟通没有实质性的内容,不需任何考虑,使人感到安全、放松,为进一步沟通做铺垫。护士初次见到患者,往往是从一般性沟通开始,如"您好,欢迎您来到我们医院/病房"。

（二）陈述式的沟通

陈述式的沟通是一种客观性的叙述事实的方法,不参与个人意见或涉及人与人之间的关系。如患者陈述自己的病情,护士向患者介绍病室环境、陪伴探视制度等。这是护患沟通的必经过程。在这个阶段,双方都注意不要打断对方的陈述,而要鼓励对方表达他想表达的事实。

（三）交流个人的想法和判断

这时双方已建立起了一定程度的信任,从而进行有关个人想法与判断的沟通。如护理工作中,患者就对一些治疗方案的看法或想法与护士进行的单方面沟通属于这层次的沟通。

（四）分享感觉

双方在产生了比较深入的信任感以后,愿意把自己内心的感受告诉对方,与对方分享。

（五）尖峰式的沟通

尖峰式的沟通是一种短暂的合成一体的感觉,有时候在第四层时就自然发生了。

在护患交流中,可能会出现各种层次的沟通,只要达到交流的目的,且双方感到舒适,并不强求进入较高层次。护士应经常评价自己的沟通方式,可避免因本身行为的原因而使交流停留在表面的无意义的层面上。

四、交流的技巧

（一）第一印象的建立

良好的第一印象是建立良好护患关系的关键。第一印象是指个体在第一次与他人接触时,根据对方的外表、神态、言谈、行为所得的综合性判断。这一印象可能使你喜欢,也可能使你厌恶,虽然是肤浅的、表面的,但对以后的交往具有很大的影响,并会影响交往中认知的判断。例如,凭护士的外貌、衣着、谈吐和对患者的态度等有限信息,患者就会形成对护士的第一印象。为了给患者留下良好的第一印象,护士在与患者第一次见面时应注意做到以下几方面。

1.自我介绍

热情接待患者,主动向患者介绍自己的姓名、职务和工作职责等。

2.恰当地称呼患者

在临床工作中,很多护士用床号来称呼患者,这是不恰当的。应根据患者的背景选择适当的称呼,如某老师、师傅、先生、女士。有时可征求患者的意见,让患者说出自己喜爱的称呼。一般不称呼患者的职位,如"某局长、某主任"等,这样不利于患者的角色转变和适应,同时也增加护理人员的心理压力。

3.护理单元的介绍

包括病室的环境、病房设施的使用、陪伴探视制度等,帮助患者尽快熟悉环境,消除对陌生环境的恐惧感和减轻患者的焦虑心理。

4.注重外在形象

护士的仪表举止是一种无声的语言,传递着护士的信息。护理人员应做到仪表端正、举止大方、服饰整洁、面带微笑、语调轻柔。

在整体护理工作中,护士必须重视初次印象的建立,力争为患者树立良好的第一印象,这是护士与患者达到良好交往的关键之一。

(二)交谈

1.正式交谈

正式交谈是有计划、有准备地与患者面谈。护士为制订护理计划等目的而收集资料,需与患者进行正式面谈。正式面谈分以下三个阶段。

(1)准备和计划阶段:护士应制订面谈提纲,选择恰当的时间和地点,营造合适的气氛,以提高交谈的效果。

(2)面谈阶段:护士首先要介绍自己,并交代谈话的目的和大概需要的时间。交谈的内容应限制在专业范围内,为制订护理计划收集资料,涉及患者的隐私时要慎重。交谈中应适当穿插提问,以核实信息是否准确。及时给予反馈信息,采用语言和非语言形式,鼓励患者继续交谈下去。交谈时提问的方法:①开放式提问。这种提问方式比较笼统,患者可随意回答,可了解更多的信息,但较费时。如"你病了多长时间了""你有哪儿不舒服"。②封闭式提问:由提问者提供答案,被问者在备选答案中选择。最常见的备选答案为"是"和"否"。这种提问方式清楚,易于回答,通常用于核实情况,但有一定的误导性。如"你头痛时伴有恶心吗""近来你是否感到疲倦""腹痛时伴有腹泻吗"。

(3)结束阶段:整理和分析所收集到的资料,正式交谈结束。

2.非正式交谈

护士在查房和为患者做护理时与患者的随意交谈属非正式交谈。可及时了解患者的病情变化和心理状况,并及时给予处理和心理护理。

(三)聆听

聆听是交流者的一个重要行为,恰当地使用聆听,可以促进交流的有效进行。聆听的具体技巧如下。

(1)集中注意力,全神贯注地聆听。

(2)及时给予信息,表示你在聆听。可以轻声地以"是""哦"等表示,也可以以点头、微笑、眼神等非语言的形式表示。

(四)核实和澄清

为得到准确的信息,倾听者除应专心倾听(包括聆听信息发出者的语言信息和观察非语言信息)外,还应注意应用一些方法,来核实和澄清所得到的信息内容是否准确。

(1)复述:重复对方谈话的内容和所说的话。

(2)意译:用不同的词语复述对方的话,但要保持原意。如"是不是可以这样说……""请问,你是不是这个意思……""可以这样理解吧……"。

(3)提问:对意思含糊不清、模棱两可的语句,采用提问的方式进行澄清。

(五)触摸

1.意义

触摸可以传递温暖和关怀的感觉,帮助患者正视现实。

2.注意事项

(1)在一定的时间、情境、场所,对一定的对象使用。触摸结果的产生可能与年龄、性别、社会、文化因素等有关,注意避免误解的产生。

(2)注意患者对触摸的反应,如患者是否表现松弛或拒绝。

(六)沉默

沉默可以给对方思考时间,尤其是在对方焦虑时。利用沉默的这段时间,护士可观察患者的非语言行为。

五、交流技巧在整体护理工作中的应用

在日常护理工作中,交流技巧被应用到整体护理工作中的各个环节,从患者入院到出院,在评估患者的过程中、在实施护理的过程中以及在对服务对象进行健康教育等过程中,都需要与患者进行良好的沟通。

(一)治疗性沟通

治疗性沟通是通过信息交流帮助人们应激、调整适应、与他人和睦相处的一种技巧。其重点在于帮助服务对象进行身心的调试,以促进健康的恢复和维持。治疗性沟通的双方分别是护士和患者。

1.一般性沟通和治疗性沟通的区别

一般性沟通与治疗性沟通在沟通目的、沟通双方位置、沟通结果、场所和内容方面均有所不同,详见表 1-1。

表 1-1　一般性沟通和治疗性沟通的区别

	一般性沟通	治疗性沟通
目的	加强了解,建立关系,增进友谊	了解患者的情况,确定患者的问题
位置	双方平等	以患者为中心
结果	可有可无	建立良好的护患关系,促进患者康复
场所	无限定	医疗机构
内容	无限定	与健康有关的护理学范畴内的信息

2.护患治疗性沟通的目的

(1)建立良好的护患关系,为提供有效的护理奠定基础。

(2)收集有关资料,为制订护理计划提供依据。

(3)提供健康知识,促进患者建立健康信念,采取健康行为,提高患者的自我照顾和保健能力。

(4)提供心理支持,促进患者身心健康。

(二)一般情况下与患者的交流

在通常情况下与患者交流时应注意以下几方面。

1.真诚对待患者

真诚对待患者才能赢得患者的信任,与患者建立良好的护患关系,利于护理工作的开展。较深程度信任感的建立,才能达到较高层次的交流。

2.倾听患者的谈话

如需进行正式谈话,应事先安排合适的时间,不要让其他事情分散注意力。交谈过程中应仔细倾听患者的诉说,不轻易打断患者的陈述。用眼睛、面部表情、话语传递对患者的关注。同时,在交谈时应注意观察患者的面部表情、姿势、动作、说话的语调等,有时患者的身体语言更能表达患者的真实意思。

3.保护患者的隐私,为谈话内容保密

谈话内容涉及患者的隐私,不要传播给与其治疗和护理无关的医务人员,更不能当笑料或趣闻四处播散。如要转达给他人时,应告诉患者并征得他的同意。如患者告诉护士她的人工流产情况,若与治疗方案的选择有关,需转告医师时,护士要告诉患者她将把这一信息告诉医师及其必要性。

4.设身处地为患者着想,理解他们的感觉

人是经验主义的,对于别人的理解高度依赖于自己的直接经验,人的思维常常是以自我为中心的,没有切身体验过的事往往觉得难以理解。只有当别人的情感是自己曾经体验过或正在体验的,才能真正理解。因此,自我经验的丰富无疑是理解和同情的前提。但是,由于受年龄、阅历和生活视野所限,人们亲身体验、亲眼所见的事物总是不够的,这就需要靠"移情"来补偿。移情不是指情感的转移,而是更高一层的对人的理解与同情。它的含义包括:①用别人的眼来看世界;②用别人的心来体会世界。在护理队伍中,绝大多数护士都很年轻,不曾体会疾病缠身对人身心的折磨,也未曾遭遇更多的人生坎坷与磨难,故对患者的某些要求及表现缺乏同情和理解。如果能设身处地的从患者的角度理解患者的疾苦,倾听他们的诉说并给予真诚的关怀,充满爱心与耐心、诚心,就能使护理工作更有成效。患者也是一群普通人,他们也有一般人群的需要,需要理解和尊重。护士应从患者的角度出发,理解他们,尊重他们,善待他们。

5.对患者的需要及时作出反应

在绝大多数情况下,护士与患者交谈都带有一定的目的性。患者的一般需要和情感需要将得到回应。如患者诉说某处疼痛,护士应立即评估患者的疼痛情况,并给予及时处理;如问题严重,护士不能单独处理时,应及时通知医师进行处理,不能因有其他事情而怠慢患者。随时让患者感到他被关心着,他的需要被医务人员所重视。

6.向患者提供信息,解答患者的咨询

一般情况下,护士应尽量利用和患者接触的时间,向患者提供有关信息,解答患者的疑问。

在向患者提供信息时,应使用通俗易懂的语言,尽量不用或少用医学专业术语。在进行健康教育前,应先评估患者现有的相关知识水平、接受能力等,做到有针对性地进行健康教育,达到预期目标。对一时不能解答的问题,护士应如实告诉并及时、努力地寻求答案,切忌对患者说谎或胡乱解答。对一些可能医师才了解的信息,护士可告诉患者她会去问医师,或建议患者直接去问医师。为了了解患者是否真正理解和记住其应知道的信息,护士可让患者复述所讲内容或演示需掌握的技巧。如请糖尿病患者复述饮食中的注意事项,演示自我注射胰岛素的操作等。

(三)特殊情况下与患者的交流

1.与愤怒的患者进行交流

在临床护理工作中,难免会遇到一些非常愤怒的患者。他们大声喊叫,无端地指责护士和医师,甚至摔东西。遇到这种情况,有的护士采取不理睬、回避的态度,这种态度有时会更加激化患者的愤怒情绪。对待这类患者,护士应认真倾听患者的诉说,分析患者愤怒的原因,安抚患者,尽量满足他们的要求。有时患者愤怒的原因是因为他们被诊断患了严重的疾病,他们一时难以接受,而以愤怒来发泄他们的坏情绪。

2.与抑郁的患者进行交流

抑郁患者具有反应慢、说话慢、动作慢和注意力不集中的特点。护士在与这类患者交流时应注意语速要慢,句子要简短,必要时可多重复几次,对患者的反应及时给予回应,让患者感到温暖和被关注。

3.与悲哀的患者进行交流

应鼓励患者倾诉悲哀的原因,并允许患者哭泣。哭泣有时是一种有效的、有利于健康的反应。在患者哭泣时,护士可静静地陪伴在患者的身边,递上一条毛巾、一杯水,或轻轻触摸患者的肩部、握住患者的手。如果患者想独自安静地待一会儿,应给他们提供适当的环境。

4.与不断抱怨的患者进行交流

患者表现为连续不断地抱怨,对周围的一切事物都不满。护士应允许他们抱怨,认真倾听患者的意见,对患者合理的要求应及时给予满足或转达给有关部门或人员;对不合理的部分,应耐心地给予解释。

5.与病情严重者进行交流

一般来说,病情严重的患者身体都较虚弱。护士在与他们交谈时,话语要简短,根据患者的体力情况,一次谈话时间不能超过 10 分钟。谈话时注意观察患者的病情变化,体力能否支撑。对意识不清的患者,可以用同样一句话反复地与之交谈,强化刺激。对昏迷患者,触摸是一种较好的沟通方法,无论他是否能感知到,是否有反应,都应该反复地、不断地试图与其交流。

6.与感知觉有障碍的患者进行交流

感知觉能力的下降或丧失会影响交流能力。视力下降会影响患者对对方身体语言的感知,所以当护士进入或离开病房时,应告诉患者,并通报自己的姓名。给患者做任何操作前,都应向患者做较详尽的解释。对周围的声响,护士应加以说明;对他们应避免或尽量少用非语言表达方式。

听力下降的患者同样也感知不到旁人的到来,故护士应轻轻触摸患者,在让他看到护士的面部和口型时才开始说话。与听力下降的患者进行交流、交谈时应与患者距离靠近,略提高声音,必要时贴近患者外耳;如患者视力尚好,可用写字板、卡片写字或画一些图画、符号、标识传递信息,辅以身体语言,如手势、面部表情等;如患者的视力损害明显,则需触摸患者,帮助患者料理日常生活。

总地来说,交流是一门艺术,是护理工作的重要环节和必需手段。在整体护理工作中,护士应通过有效的交流与患者建立起良好的护患关系,以保证护理工作的顺利进行,促进患者身心健康的恢复和保持。

(宋 延)

第四节 角 色 理 论

角色理论是把现实社会比作戏剧舞台,运用戏剧舞台中的概念来研究和解释人类的社会结构、社会关系及社会行为。在社会学中,患者和护士被认为有各自不同的角色。护士如何履行好自己的角色并帮助患者适应角色,这是整体护理中护士需要考虑的问题。

一、角色的基本概念

(一)角色

角色一词原为戏剧、电影中的名词,指剧本中的人物。美国学者米德首先将它运用到社会心理学中,他认为"自我"是各种角色的总和,它代表着对占有一定社会地位的人所期望的行为。人的角色,确切地说,应该是人的社会角色,是指人在社会关系中的位置要求、行为规范和行为模式。所谓社会关系中的位置,就是指具体人在社会关系中所处的社会地位,而社会角色就是与这种特定社会地位相联系的行为规范和行为模式。一方面,角色和地位是不可分割的,另一方面,角色的成功又需要通过互动才能实现。即每个角色都是在同与之相关的角色伙伴发生互动关系过程中表现出来的。如一个护士角色,只有在与医师、患者等角色伙伴发生互动关系的过程中才能表现护士角色的义务、权利和行为。不同的社会角色有着其各自不同的权利和义务。护士有护士的权利和义务,患者也有患者权利和义务。

(二)角色集

角色集是指由一种地位所配合着的一连串复杂的角色。例如,一个中年女性,对于丈夫她是妻子,对子女她是母亲,对她的父母,她又是女儿,在工作单位,她是护士长,又是护士,对其他同志,她则是同事、领导。多种角色集于一身,如妻子、母亲、女儿、护士长、护士等,称为角色集。

(三)角色的扮演

1.角色期待

角色期待又称角色期望,是指社会对某一角色行为模式的期望和要求,也就是说社会对处于一定社会地位的角色的权利和义务的规范,是角色行为的依据。为了更好地扮演角色,人们应尽可能地正确了解社会对某一角色的要求与期望。根据期望的来源不同,可分为以下几种情况。

(1)剧本期望:原意是指剧本对演员演技的要求。社会系统中每个角色都有其被规定的行为,占据这个位置,就应该表现特定的行为。

(2)演员伙伴期望:一场戏需由不同的角色相互配合才能演好。这些相互配合的演员被称为角色伙伴。演员伙伴期望就是指在互动情境下,角色伙伴的期望和要求。如作为一名护士,其角色伙伴医师、患者、家属都对其有期望和要求。

（3）观众期望：是指不直接参加互动的观众的有意或无意的期望，这种期望构成一个参考框架，也影响着角色行为。在通常情况下，以上三个层次的期望是一致的，但有时也会出现冲突。

2.角色领悟

角色领悟也称角色认知。它是指角色扮演者对其角色规范和角色要求的认识和理解。如果说期待是一种外在的力量，那么角色领悟则是一种个人内在的力量。正是由于个人对角色领悟的不同，就形成了不同的角色行为。

3.角色行为

角色行为又称角色实践，是角色扮演者依据自身对角色期望的认识和理解，在角色扮演过程中所表现的具体行为方式。由于个体和理解的不同，表现的角色行为也有差异。

4.角色扮演与角色学习

角色通过角色扮演才能得以实现，而角色扮演能否取得成功则取决于扮演者的角色扮演技能及其对角色期望的把握是否正确，也就是说取决于扮演者的角色扮演能力。角色扮演能力需通过角色学习来形成和发展。角色学习包括两个步骤，即角色概念的形成和角色技能的学习。

5.角色紧张

一个人同时承担着多种角色，而每种角色都有各自的角色要求，使得个人在时间和精力上的分配发生矛盾，在时间和精力上感到紧张，这就是角色紧张。

6.角色冲突与角色冲突的协调

一个角色的行为方式妨碍了另一个角色履行其义务，即在角色之间或角色内部发生了矛盾、对立和抵触，使其角色的扮演不能顺利进行，就产生了角色冲突。角色冲突有以下两种基本的类型

（1）角色内冲突：社会学家和社会心理学家认为，角色内部冲突一般是指两个以上团体对同一角色有不同的期待，使角色扮演者无所适从时的情绪心理状态。例如，作为母亲，有做慈母的义务，当子女有过失时，她又必须严格管教，这就出现了角色内的冲突。

（2）角色间冲突：角色间冲突是由于角色之间的紧张所造成的。具体地说就是指个体必须扮演过多的不同角色，由于缺乏充分的时间和精力，无法满足这些角色的期望，特别是这些角色期望彼此矛盾时，个体会产生更大的角色间冲突。

二、护士角色

随着人类的发展和社会的进步，人们由过去的单纯注重生命的数量即寿命的长短，而转向对生命质和量并重的追求，即长的寿命和高的生活质量。健康是人们生活质量高低的一个重要指标，与生活质量密切相关。作为健康工作者队伍中的一员，护士应如何扮演好自己的角色以满足人们的健康需要，提高人们的健康水平，这是每一位护理人员需要重视的问题。因此，护理人员应认真学习护士角色，明确自身使命，努力履行好自己的职责。

（一）护士角色的概念

一个健康服务团队通常包括医师、护士、药师、实验室技术员、X线技术员、营养师、理疗师，以及医院行政人员等。其中护士和患者接触最密切，是医疗服务队伍中最重要的角色之一。在《现代汉语词典》中护士被解释为"在医疗机构中担任护理工作的人员"。

（二）现代护士角色

传统的护理以保姆似的生活护理为主，护理处于医疗的从属地位，有言道"医师的嘴，护士的

腿"。护士只是简单的执行医嘱,提供生活照顾,是医师的助手,处于医疗工作的辅助地位。现代护理为适应社会发展和人们的健康需求,其角色范围也相应扩大,由单一的照顾者角色,向复合角色变化。护士是医师的合作者,犹如飞机的两个机翼,缺一不可。护士与医师一道,共同完成对患者的治疗护理工作,促进患者的康复。

现代护士的主要角色为提供照顾者、护理措施的决策者、患者权益的保护者、管理者、促进康复者、安慰者、协调者、健康教育者等。在大多数护理实践中,护士扮演了上述角色。另一方面,职业角色是护士受雇在特定的职位上所扮演的。由于护士受教育的机会增多,护理专业化的发展和护士职业的被关注,护理的专业角色也在扩大,提供了更多的机会选择职业。护士可担任的职业角色还包括护理教师,临床护理专家,开业护士,护理麻醉师,护理研究者等。非临床角色包括质量保证护士,服务顾问等。随着护理事业和护理学科的发展,护士的专业角色还将进一步扩大,护士们将在增进人类健康的工作中作出更大的贡献。

(三)护士角色的权利与义务

任何社会角色都是一定的权利和义务的行为模式的表现,护士角色也有其相应的权利和义务。

1.护士的权利

权利是权力和利益的总称。有公民享有的法律上规定的权利,有党员、团员等团体章程上规定的权利,护士作为一个社会角色,也有他特有的权利。护士的权利如下。

(1)有要求患者听从护嘱并给予配合的权利。

(2)有要求提供适宜的工作环境和接受合理劳动报酬的权利。

(3)有进一步学习、深造,提高知识和技能水平的权利。

(4)有要求同行合作的权利。

(5)有维护自我职业形象的权利。

(6)有向医师提出合理建议的权利。

2.护士的义务

义务是指国家法律上、团体章程上和伦理道德上应尽的责任。这种义务体现了个人对国家、对社会、对他人应负的责任和承担的使命。护士的义务,大体可归纳如下。

(1)有为患者提供平等护理的义务:对所有患者,不论其民族、职业、职务、文化程度、地域或经济状况,皆应一视同仁。

(2)有为患者保密的义务:保护患者的隐私和秘密,同时应严格执行医疗性保护制度。

(3)有维护患者合法权益的义务:当出现有损于患者的行为时,护士应挺身而出,维护患者的合法权益不受侵害。

(4)有向患者进行健康教育的义务:护士应向大众宣传有关健康保健知识,提高大众的卫生保健意识,养成良好的生活习惯,保持和促进大众的健康。

(5)有为提高护理质量,为护理学科的专业发展作出贡献的义务:要求护士不仅要完成一般的护理工作,而且要不断学习、钻研,为学科的发展作出自己应做的努力。

(四)护士角色期望

角色期望是社会对处于一定社会地位的角色的权利和义务所作的规范,是角色行为赖以产生的依据。护士,作为一种社会角色,具有其特殊的行为。人们也对其社会角色给予了特殊的期望。

1.患者对护士角色的期望

(1)具有爱心、耐心和高度的责任心。

(2)具有丰富的护理专业知识和熟练的操作技能。

(3)尊重患者的人格尊严,不损伤患者的自尊心。

(4)能不断地学习新知识,选择最恰当的方法护理不同的患者。

(5)从患者的利益出发,随时为患者着想。

(6)工作中精益求精,一丝不苟。

(7)当患者需要时,能随时给予关心和支持。

(8)能密切地观察病情,并能将患者的问题有效地传达给医师。

(9)以真诚的态度对待患者及其家属,与患者及家属建立良好的人际关系。

(10)仪态端庄,举止文雅,经常面带笑容。

2.医师对护士角色的期望

(1)热爱护理专业,有敬业精神,爱护患者。

(2)具有较丰富的医学、护理学和人文科学方面的知识。

(3)具有娴熟的护理操作技能。

(4)具有高度的责任心。

(5)具有敏锐的观察力,能及时发现患者的病情变化并通知医师。

(6)具有良好的人际沟通能力,与医师建立起良好的合作关系。

(7)准确及时地执行医嘱。

(8)有能力对患者的治疗提出建议。

三、患者角色

(一)患者角色的概念

每个人在现实中都扮演着多重角色。当他生病的时候,就开始扮演患者角色。患者这一术语通常是指患有疾病或处于病痛之中的人。患者又分为有求医行为和无求医行为两种。通常人们患病以后都要寻求医疗帮助,但有部分人可能由于各种原因,并未求医,但他确实是患者。其原因可能是:患者自己不知道自己已患病。如某些初期糖尿病患者、抑郁症患者、慢性开角型青光眼患者等,由于症状隐蔽,不容易被患者察觉,故患者无求医行为;另一种情况是患者已知自己患病,但未求医。这类患者可能是由于工作太忙、就医不方便、经济原因、自己认为病情不重等,也不寻医治疗。此外,还存在这样一类人——自己确实无病,但为了逃避自己角色所要承担的义务或是由于其他目的,而采取一些非正当的手段,使自己患病或装病。随着医学模式由生物-医学向生物-心理-社会医学模式的转变,护理工作的服务范围也随之发生变化。除主动寻医的患者外,还包括未求医的患者和健康人,所以在国外,近年来将护理的服务对象由患者改称为顾客。

著名的美国社会学家帕森斯将患者角色概括为以下四个方面。

(1)患者可以免除正常的社会角色所应承担的义务。根据所患疾病的性质和严重程度,相应地减少其平时所承担的责任。

(2)患者对其所陷入的疾病状态没有责任,因为他无法控制自己生病或不生病。生病的人应该受到照顾和帮助,以促使其早日恢复。

(3)患者有恢复健康的义务。因为生病是不符合社会的期望和利益的,患者应主动力求恢复健康。

(4)患者应寻求医疗技术的帮助,并在医疗护理过程中与医师护士合作,以早日恢复到健康状态。

(二)影响患者角色适应的因素

一个患者对角色的适应常由患者对疾病的反应所决定,而患者对疾病的反应常由下列因素所决定。

1.年龄

老年人的患者角色易强化,尤其是退休后的老人。有些老人希望通过患者角色来引起别人的关注。

2.性别

女性易引起角色行为的冲突和消退。

3.患者的性格

个性是一个人特有的、稳定的心理特征。有的人对疾病的反应很平静,有的人则强烈的否认,拒绝。

4.病情

疾病的性质、严重程度、是否影响运动功能或生活自理能力、进展和预后将影响患者的角色适应。

5.周围环境

包括患者生活的环境和周围人群对疾病的反应。如住院患者较未住院患者容易适应,是因为在他的周围都是患者。另一方面,医院规章制度的约束,又使患者难以适应患者角色;周围人群,尤其是家庭成员等与患者接触密切的人员对疾病的态度也影响患者的角色适应问题。如对艾滋病,大多数人都有恐惧、厌恶和退避的心理,所以艾滋病患者往往都拒绝承认自己患病。

(三)患者角色的权利和义务

权利和义务是相对应的,是相互联系、不可分割的方面。在享受权利的同时,必须承担一定的义务。

1.患者的权利

患者权利是指患者患病以后应享有的合法、合理的权力和利益。美国医院协会在 1972 年制定了包括 12 个方面的《患者权利章程》。我国目前尚无关于患者权利的法规,根据我国的国情,患者权利应包括以下方面。

(1)有享有医疗、护理、保健和康复的权利:从 WHO"2000 年人人享有卫生保健"的目标来看,享有健康是每个人的基本权利。无论是常人还是俘虏、犯人或是被剥夺了政治权利的人,也不论其民族、地位、经济状况和职务,都有同等享受医疗、护理、保健和康复的权利。

(2)有知情同意的权利:患者有权了解其诊断、病情、治疗、护理和预后等与自己疾病有关的信息,并且在完全知情的基础上作出是否同意接受某项处理的决定。

(3)有自由选择的权利:患者有权根据自己的病情、经济状况及医院的医疗技术水平和条件选择医院、医护人员及治疗护理方案。

(4)有要求保密的权利:患者有权要求医务人员将其由于治疗疾病而泄露出来的个人隐私或其他秘密进行保密。如生理缺陷、性病、未婚怀孕、经济状况、夫妻生活,以及患者认为是秘密的内容。对于影响患者治疗信心的病情、诊断等,仍按保护性医疗制度的要求,酌情保密。

(5)有免除部分社会责任和义务的权利:减少或免除社会责任和义务的程度要根据患者的疾病性质、病情轻重、所承担的工作等来确定。

(6)有监督的权利:患者有监督医院工作的权利。对由于义务人员的过失所造成的损害,有权追究有关人员的责任,并可以要求赔偿。

2.患者的义务

权利和义务是相伴随的,患者在享有权利的同时,应尽以下的义务。

(1)主动求医、遵医的义务:患者生病后,有义务寻求医务人员的帮助,积极配合治疗及护理,并遵从有关要求。如按时服药,按要求进食等。

(2)有维持及促进健康的义务:养成良好的生活习惯,发挥自己在预防疾病和增进健康方面的主观能动性。

(3)有尊重医务人员的义务:患者尊重医务人员,有利于调动医务人员的积极性,更好地为患者服务。

(4)有支持医学科学发展的义务:在保证患者安全的前提下,患者有义务支持医疗护理的发展,如新方法、新技术、新药的使用。

(四)患者角色的求医和遵医行为

1.患者角色的求医行为

求医行为是指人们察觉到自己身体不适或出现某些症状体征之后,寻求医疗帮助的行为和活动。

(1)求医行为的分类:根据求医行为的态度,可分为主动求医和被动求医两类。①主动求医:患者出现症状体征或不适感后,主动采取行动,寻求医疗帮助。多数求医行为属于此类。②被动求医:是指患者家属和/或亲友,单位领导和/或同事,或社会机构等为维护社会群体或患者个体的健康、安全而对某些不愿或不能求医的患者,采取的强制性求医行为。如精神病患者的强制收容治疗,传染患者的隔离治疗,车祸、自然灾害等造成的意外伤害患者的护送求医等。

(2)产生求医行为的原因:①生理性原因,身体的不适感或器质性病变,如疼痛、咳嗽、或出现包块。②心理性原因,患者自感焦虑不适、心理紧张而求医。一般查体和实验室检查无阳性发现。③社会性原因,因病患者对社会产生现实的或潜在的威胁而求医,如传染病,精神病等;因健康保健而需要进行的定期或不定期的专门检查、预防;因从事某些特殊的职业而进行的检查,如厨师及其他从事与食品生产有关的职业;个人为了某种社会需要而求医,如升学、参军进行体检等。④混合性原因,同时具有以上两种或三种原因。

(3)影响求医行为的因素:在现实生活中,并非所有患有疾病的人都有求医行为,他们中的一些人由于这样或那样的原因未去寻求医务人员的帮助。其原因归纳如下:①患者对疾病的感受,疾病初期,症状不明显,患者无病感;或患者有病感,但认为病情不严重,无寻医的必要。②患者的以往的经验和医学知识水平,俗话说:"久病成良医",或患者本身具有一定的医学知识,认为可以自行解决一些常见病或小病。③经济因素,求医要花钱,患者的经济能力不能承受。④交通原因,住所离医疗机构太远,或交通不便。⑤宗教迷信,认为生病乃上天的惩罚而无需求医,或经求神拜佛保佑即可。⑥工作方面,工作太忙,抽不出时间去医院;或不愿让上司、下级或同事知道自己患病而影响形象,影响晋升,甚至失去饭碗。⑦羞耻感或恐惧心理,患者不愿意接受妇科、性病等方面的检查;患者害怕手术、抽血或其他侵入性检查治疗手段;担心一经检查,发现"绝"症。

⑧医务人员的服务态度和医院的医疗设施,服务态度不好,医术不高明,或医疗设施陈旧、落后等,均可影响患者的求医行为。⑨其他,如患者自己无能力独立到医院求医,而又无陪同人员,或陪同人员无时间等都可影响患者的求医行为。

2.患者角色的遵医行为

遵医行为是指患者按医护人员的指导进行的自我保健、服药和治疗行为。1974年国际"遵医研讨会"对"遵医"定义为患者的行为(服药、饮食和改变其他的生活方式)与临床医嘱的符合程度。多数学者认为,患者的遵医行为不良是影响防治效果的极为重要的因素。许多因素可影响患者的遵医行为,包括以下几种。

(1)患者对医护人员的信任度:医护人员的服务态度、医疗技术水平,以及其他患者对医护人员的评价,都将影响患者对医护人员的信任度。患者对医护人员的信任度越高,患者的遵医率就越高,反之则低。另外,信任关系建立后,患者会经常请教同一位医护人员,其遵医率也较高。

(2)患者对医嘱的理解和记忆程度:患者对医嘱的正确理解和记忆是遵医行为的前提。如药品种类多、剂量不等、时间不一、用法各异时易造成误用或漏用。患者的年龄、文化程度等将影响患者对医嘱的理解和记忆。有人做过这样的调查研究:门诊老年患者中,50%的患者至少有一种药物使用错误,其中26%甚至达到可能造成严重后果的剂量。

(3)经验因素:有的患者长期患病,"久病成良医",常自行调节用药时间、药物剂量,甚至用法;周围环境的影响,如别人的治疗体验、大众传媒的宣传也将影响患者的遵医行为。

(4)医患关系的影响:有资料表明,患者对医护人员的第一印象及满意度与遵医行为呈正相关关系。良好的第一印象,真诚地对待患者,关心患者的利益,将利于提高患者的遵医率。

(5)经济因素:经济因素也将影响患者的遵医行为。如药物或治疗措施花费较高,患者难以承受,将出现遵医行为不良。

(6)疗效和不良反应:疗效是直接影响遵医行为的重要因素。良好治疗效果的获得,将激励患者继续遵医。若出现较严重的不良反应,将降低患者的遵医率。

(7)其他:如疾病的严重程度,对患者功能的影响,患者的文化程度,亲属的态度,医嘱改变生活方式的程度等,都将影响患者的遵医行为。

护理工作中应随时注意这些因素对患者遵医行为的影响,并积极采取措施避免、消除或降低这种影响,以提高患者的遵医率,达到配合治疗护理的目的。

四、角色理论在整体护理实践中的应用

角色理论同样也被用于指导护士的整体护理实践。由于在开展整体护理过程中,十分强调护士对患者提供包含生理、心理、社会等全方位的整体服务,需要护士对患者可能出现的生理、心理、社会问题有较深入的认识。传统的护理教育对护士掌握患者的生理问题提供了较为详尽的信息,对心理问题也比较重视,而对患者生病后的社会角色适应问题、遵医行为问题乃至于护士自身的角色冲突问题却较少涉及。角色理论在这些方面正可提供帮助。学习角色理论,可使护理人员理解护士及其角色伙伴的权利、义务、行为规范;预测和发现在角色适应过程中可能出现的角色冲突问题;寻求缓解角色冲突的途径等。

(一)患者角色适应不良及其对策

"患者"这个特殊的暂时的社会角色,有着特定的权利与义务。个体生病以后,需要进入这个

角色,以寻求恰当的治疗护理,以期尽快恢复健康。护理工作中,有时可见一些患者由于某种原因,而出现角色适应问题,这时需要护士不失时机地提供恰当、有效的帮助。

1.患者角色适应不良

(1)角色缺如:表现为患者没有进入患者角色,不承认自己是患者,也就不能很好地配合治疗与护理。

(2)角色强化:表现为患者安于"患者"角色,自理自主性受到影响和削弱,对自我能力表示怀疑,对承担的角色感到不安;或借口生病逃避某些责任,获得某些权利等。当发生患者角色强化时,患者恢复健康的愿望多不强烈,反而希望继续生病,扮演患者的角色而享受特权。

(3)角色消退:是指一个人已经适应了患者角色,但由于某些原因,不得不减弱或终止患者角色而承担其他角色。

(4)角色冲突:指在扮演患者角色的同时,与其所扮演的其他角色发生冲突。

2.患者角色适应不良的护理对策

(1)根据患者的年龄、文化程度、职业及个性特点,预测其可能出现的角色适应问题。

(2)了解、分析患者角色适应不良的原因。

(3)帮助患者充分认识正确扮演患者角色的重要性,强化求医和遵医行为。

(4)在帮助患者适应患者角色的过程中,护士还将注意患者家属、朋友等对患者扮演患者角色的影响,促进患者角色的适应。

(二)护士角色的冲突和协调

护士同其他个体一样,扮演着多重角色,而其不同的角色伙伴对他的不同期望,可能造成角色冲突,影响护士的身心健康,最终影响护理质量。护理人员可使用以下措施处理角色冲突。

(1)通过角色学习,提高角色的扮演能力,使护士对各种不同的角色期望能较好地实现。

(2)协调护士角色与其他角色的关系。取得家人、朋友等角色伙伴的理解、支持和帮助。

(3)协调角色伙伴的期望,使他们的期望适合护士个体的实际情况。

(4)划分角色,授权他人。适当授权他人,例如,护士长可以采取角色划分的方式,将一部分工作交给他人完成,而将主要精力用于病房管理,保证护理质量。

(三)了解患者的遵医行为,提高患者遵医率

患者的遵医行为,常常决定着疾病的疗效和转归,故要积极采取措施防止患者的不遵医或遵医不良的行为。

(1)加强患者教育:加强有关疾病知识的宣传教育,尤其是遵医对恢复健康的重要性和必要性,调动患者的积极性,使之主动配合治疗。健康教育可采取口头宣教和宣传小册子的发放方法。

(2)改善医疗的各个环节:①提高医疗技术水平,改善服务态度,建立良好的医患关系和护患关系;②耐心解释,向患者解释整个治疗程序,用药方法,用量及时间,必要时,请患者复述一遍,强化患者的理解和记忆;③在保证疗效的情况下,尽量减少用药种类和统一用药时间,或减少用药的次数,如使用长效制剂取代每天用药剂型;④对不良反应要预先解释说明,让患者有充分的思想准备,遇有特殊或严重情况要及时处理,防止意外。

(3)选用适当的治疗方案,减少患者的经济负担:如对疗效不明显或不确定,费用高的药物,尽量不用;不做不必要的检查;尽量缩短住院时间等。

(4)社会和家庭的支持:社会和家庭成员的支持对帮助患者遵医用药具有积极的作用。患者亲属要关心、体贴患者,监督、鼓励和提醒患者遵医,对遵医行为良好者,应给予表扬和激励来强化遵医行为。

(5)加强对患者角色行为的研究,分析不遵医的原因,从而提高遵医率。

总之,在临床整体护理工作中,护士要认真地履行护士角色的职责和义务,全心全意为患者服务。分析患者遵医行为不良的原因,促进患者角色的适应,以利于患者早日康复。

(费 倩)

第二章

临床护理技术

第一节 皮下注射

一、目的

(1)注入小剂量药物,用于不宜口服给药而需在一定时间内发生药效时。

(2)预防接种。

(3)局部供药,如局部麻醉用药。

二、评估

(一)评估患者

(1)双人核对医嘱。

(2)核对患者床号、姓名、住院号和腕带(请患者自己说出床号和姓名)。

(3)评估患者病情、意识状态、配合能力、用药史、药物过敏史、不良反应史等。

(4)向患者解释操作目的和过程,取得患者配合。

(5)查看注射部位皮肤情况(皮肤颜色,有无皮疹、感染)。

(6)协助患者取舒适坐位或卧位。

(二)评估环境

安静整洁,宽敞明亮,必要时遮挡。

三、操作前准备

(一)人员准备

仪表整洁,符合要求。洗手,戴口罩。

(二)按医嘱配制药液

(1)操作台上放置注射盘、纸巾、无菌治疗巾、无菌镊子、2 mL 注射器、医嘱用药液、安尔碘、75％乙醇、无菌棉签。

(2)双人核对药液标签、药名、浓度、剂量、有效期、给药途径。

(3)检查瓶口有无松动、瓶身有无破裂、药液有无混浊、沉淀、絮状物和变质。

(4)检查注射器、安尔碘、75%乙醇、无菌棉签等,包装有无破裂,是否在有效期内。

(5)按正规操作抽吸药液,并贴好标识,置于无菌盘内。

(6)再次核对药液,记录时间并签名。

(三)物品准备

治疗车上层放置无菌盘(内置抽吸好的药液)、治疗盘(安尔碘、75%乙醇)、注射单、快速手消毒剂,以上物品符合要求,均在有效期内。治疗车下层放置生活垃圾桶、医疗废物桶、锐器盒。

四、操作程序

(1)携用物推车至患者床旁,核对床号、姓名、住院号和腕带(请患者自己说出床号和姓名)。

(2)根据注射目的选择注射部位(上臂三角肌下缘、两侧腹壁、后背、股前侧和外侧等)。

(3)常规消毒皮肤,待干。

(4)二次核对患者床号、姓名和药名。

(5)排尽空气;取干棉签夹于左手示指与中指之间。

(6)一手绷紧皮肤,另一手持注射器,示指固定针栓,针头斜面向上,与皮肤呈30°~40°(过瘦患者可捏起注射部位皮肤,并减少穿刺角度)快速刺入皮下,深度为针梗的1/2~2/3;松开紧绷皮肤的手,抽动活塞,如无回血,缓慢推注药液。

(7)注射毕用无菌干棉签轻压针刺处,快速拔针后按压片刻。

(8)再次核对患者床号、姓名和药名,注射器按要求放置。

(9)协助患者取舒适体位,整理床单位,并告知患者注意事项。

(10)快速手消毒剂消毒双手,记录时间并签名。

(11)推车回治疗室,按医疗废物处理原则处理用物。

(12)洗手,根据病情书写护理记录单。

五、注意事项

(1)遵医嘱和药品说明书使用药品。

(2)长期注射者应注意更换注射部位。

(3)注射中、注射后观察患者不良反应和用药效果。

(4)注射<1 mL药液时须使用1 mL注射器,以保证注入药液剂量准确无误。

(5)持针时,右手示指固定针栓,但不可接触针梗,以免污染。

(6)针头刺入角度不宜超过45°,以免刺入肌层。

(7)尽量避免应用对皮肤有刺激作用的药物做皮下注射。

(8)若注射胰岛素时,须告知患者进食时间。

(王春花)

第二节 肌 内 注 射

一、目的

注入药物,用于不宜或不能口服或静脉注射,且要求比皮下注射更快发生疗效时。

二、评估

(一)评估患者

(1)双人核对医嘱。

(2)核对患者床号、姓名、住院号和腕带(请患者自己说出床号和姓名)。

(3)评估患者病情、治疗情况、意识状态、用药史、药物过敏史、不良反应史、肢体活动能力和合作程度。

(4)向患者解释操作目的和过程,取得患者配合。

(5)查看注射部位皮肤情况(皮肤颜色,有无皮疹、感染和皮肤划痕阳性)。

(6)协助患者取舒适坐位或卧位。

(二)评估环境

安静整洁,宽敞明亮,必要时遮挡。

三、操作前准备

(一)人员准备

仪表整洁,符合要求。洗手,戴口罩。

(二)按医嘱配制药液

(1)操作台:注射盘、无菌盘、2 mL 注射器、5 mL 注射器、医嘱所用药液、安尔碘、无菌棉签。如注射用药为油剂或混悬液,需备较粗针头。

(2)双人核对药物标签,药名、浓度、剂量、有效期、给药途径。

(3)检查瓶口有无松动;瓶身有无破裂;药液有无混浊、变质。

(4)检查无菌注射器、安尔碘、无菌棉签等,包装有无破裂,是否在有效期内。

(5)按正规操作抽吸药液,并贴好标识,置于无菌盘内。

(6)再次核对药液,记录时间并签名。

(三)物品准备

治疗车上层放置无菌盘(内置抽吸好药液)、安尔碘、注射单、无菌棉签、快速手消毒剂,以上物品符合要求,均在有效期内。治疗车下层放置生活垃圾桶、医疗废物桶、锐器盒。

四、操作程序

(1)携用物推车至患者床旁,核对床号、姓名、住院号和腕带(请患者自己说出床号和姓名)。

(2)协助患者取舒适体位,暴露注射部位,注意保暖,保护患者隐私,必要时可遮挡。

（3）选择注射部位（臀大肌、臀中肌、臀小肌、股外侧和上臂三角肌）。

（4）常规消毒皮肤，待干。

（5）再次核对患者床号、姓名和药名。

（6）拿取药液并排尽空气，取干棉签，夹于左手示指与中指之间，以一手拇指和示指绷紧局部皮肤，另一手持注射器，中指固定针栓，将针头迅速垂直刺入，深度约为针梗的2/3。

（7）松开紧绷皮肤的手，抽动活塞。如无回血，缓慢注入药液，同时观察反应。

（8）注射毕，用无菌干棉签轻按进针处，快速拔针，按压片刻。

（9）再次核对患者床号、姓名和药名。

（10）协助患者取舒适体位，整理床单位，注射后观察用药反应。

（11）快速手消毒剂消毒双手，记录时间并签名。

（12）推车回治疗室，按医疗废物处理原则处理用物。

（13）洗手，根据病情书写护理记录单。

五、常用肌内注射定位方法

（一）臀大肌肌内注射定位法
注射时应避免损伤坐骨神经。

1.十字法

从臀裂顶点向左或右侧画一水平线，然后从髂嵴最高点做一垂线，将一侧臀部被划分为4个象限，其外上象限并避开内角为注射区。

2.连线法

从髂前上棘至尾骨作一连线，其外1/3处为注射部位。

（二）臀中肌、臀小肌肌内注射定位法
（1）以示指尖和中指尖分别置于髂前上棘和髂嵴下缘处，在髂嵴、示指、中指之间构成一个三角形区域，示指与中指构成的内角为注射部位。

（2）髂前上棘外侧三横指处（以患者手指的宽度为标准）。

（三）股外侧肌肌内注射定位法
在股中段外侧，一般成人可取髋关节下10 cm至膝关节的范围。此处大血管、神经干很少通过，且注射范围广，可供多次注射，尤适用于2岁以下的幼儿。

（四）上臂三角肌肌内注射定位法
取上臂外侧，肩峰下2～3横指处。此处肌肉较薄，只可做小剂量注射。

（五）体位准备

1.卧位

臀部肌内注射时，为使局部肌肉放松，减轻疼痛与不适，可采用以下姿势。

（1）侧卧位：上腿伸直，放松，下腿稍弯曲。

（2）俯卧位：足尖相对，足跟分开，头偏向一侧。

（3）仰卧位：常用于危重和不能翻身的患者，采用臀中肌、臀小肌肌内注射法较为方便。

2.坐位

为门诊患者接受注射时常用体位。可供上臂三角肌或臀部肌肉肌内注射时采用。

六、注意事项

(1)遵医嘱和药品说明书使用药品。

(2)药液要现用现配,在有效期内,剂量要准确。选择两种药物同时注射时,应注意配伍禁忌。

(3)注射时应做到"两快一慢"(进针、拔针快,推注药液慢)。

(4)选择合适的注射部位,避免刺伤神经和血管,无回血时方可注射。

(5)注射时切勿将针梗全部刺入,以防针梗从根部衔接处折断。若针头折断,应先稳定患者情绪,并嘱患者保持原位不动,固定局部组织,以防断针移位,同时尽快用无菌血管钳夹住断端取出;如断端全部埋入肌肉,应速请外科医师处理。

(6)对需长期注射者,应交替更换注射部位,并选择细长针头,以避免减少硬结的发生。如因长期多次注射出现局部硬结时,可采用热敷、理疗等方法予以处理。

(7)2 岁以下婴幼儿不宜选用臀大肌肌内注射,因其臀大肌尚未发育好,注射时有损伤坐骨神经的危险,最好选择臀中肌和臀小肌肌内注射。

(王春花)

第三节 静 脉 输 液

静脉输液是利用液体重量所产生的液体静压和大气压的作用,将大量的灭菌溶液、电解质或药物等由静脉输入体内的方法,又称静脉滴注。依据穿刺部位的不同静脉输液可分为外周静脉输液和中心静脉输液。

一、静脉输液的目的与常用溶液

在临床治疗过程中,由医师依据患者的病情和治疗的需要为患者制订输液方案,由护士按照医师的医嘱具体执行输液操作。

(一)静脉输液的目的

(1)补充血容量,维持血压,改善微循环:常用于治疗严重烧伤、各种原因引起的大出血、休克等。

(2)补充水和电解质,以维持或调节酸碱平衡:常用于纠正各种原因引起的水、电解质和酸碱平衡失调。如腹泻、大手术后、禁食、剧烈呕吐的患者。

(3)输入药物,达到控制感染、解毒和治疗疾病的目的:常用于各种感染、中毒等患者。

(4)补充营养和热量,促进组织修复,维持正氮平衡:常用于禁食、胃肠道吸收障碍或不能经口腔进食(如昏迷、口腔疾病)、慢性消耗性疾病的患者。

(5)输入脱水剂,提高血浆的渗透压,以达到降低颅内压,预防或减轻脑水肿,改善中枢神经系统功能的目的,同时借高渗作用,达到利尿消肿的作用。

(二)常用溶液的种类及作用

常用溶液可以分为晶体溶液和胶体溶液两大类。

1.晶体溶液

晶体溶液是指溶液中的溶质分子或离子均<1 nm,当用一束光通过时不出现反射现象。晶体溶液相对分子质量小,在血管内停留时间短,对维持细胞内外水分的相对平衡有着重要意义。临床常用的晶体溶液按其目的又可分为维持输液剂和补充输液剂(修复输液剂)。维持输液剂用于补充机体的不显性失水,如呼吸与皮肤蒸发、排尿失水等。补充输液剂用于补充机体病理性体液丢失,治疗水、电解质和酸碱失衡。常用晶体溶液如下。

(1)5%～10%葡萄糖溶液:主要用于供给水分和热量。

(2)0.9%氯化钠、5%葡萄糖氯化钠、复方氯化钠等溶液:主要用于供给电解质。

(3)5%碳酸氢钠、11.2%乳酸钠等溶液:主要用于纠正酸中毒,调节酸碱平衡。

(4)20%甘露醇、25%山梨醇、25%～50%葡萄糖注射液等:主要用于利尿脱水。

2.胶体溶液

胶体溶液是指溶液中的溶质分子或离子在1～100 nm,或当一束光通过时出现光反射现象者,称为胶体溶液。胶体溶液相对分子质量大,在毛细血管内存留时间长,可提高血管内胶体渗透压,将组织间液的水分吸入血管内,使血浆量增加,维持有效血容量,消除水肿。当给患者输入大量晶体溶液扩容后,有可能使血浆胶体渗透压显著降低,为了维持血容量,需要适当补充胶体溶液以维持扩容效应。常用胶体溶液如下。

(1)中分子右旋糖苷和右旋糖苷-40:为水溶性多糖类高分子聚合物,中分子右旋糖苷(平均相对分子质量为7.5万左右)能提高血浆胶体渗透压,扩充血容量;右旋糖苷-40(平均相对分子质量为4万左右)能降低血液黏滞度,改善微循环,防止血栓形成。

(2)羟乙基淀粉(706代血浆)、氧化聚明胶和聚维酮(PVP):作用与右旋糖苷-40相似,扩容效果良好,输入后可增加循环血量和心排血量。多用于失血性休克、大面积烧伤等患者。

3.其他

用于特定治疗目的,如浓缩清蛋白注射液,可维持胶体渗透压,减轻组织水肿;水解蛋白注射液,用以补充蛋白质;静脉营养液,能供给患者热量,维持机体正氮平衡,并供给各种维生素、矿物质,多用于不能进食的重症患者。

二、静脉输液的部位及其选择

静脉输液时可依据患者的年龄、病情、治疗的目的、病程长短、所输药物的性质、患者的合作程度等选择合适的静脉穿刺部位。

(一)常用的静脉穿刺部位

1.外周浅静脉

(1)上肢浅静脉:手背静脉网、头静脉、贵要静脉、肘正中静脉等,对多数患者而言这些静脉比较表浅且安全。

(2)下肢浅静脉:足背静脉网、大隐静脉、小隐静脉等。由于下肢静脉活动受限,易形成血栓,且可迅速播散至深部静脉,有造成深静脉栓塞的危险,因而比较少用。

(3)头皮静脉:多用于0～3岁婴幼儿。此年龄段小儿头皮有较多的浅层静脉,易固定且活动限制最少,因此婴幼儿输液多选头皮静脉。常用头皮静脉有颞浅静脉、额静脉、枕静脉和耳后静脉。

2.颈外静脉

颈外静脉是颈部最大的浅静脉,其走行表浅,位置较恒定,需长期持续输液或需要静脉高营养的患者多选此部位。

3.锁骨下静脉

位置较固定,管腔较大,由于管腔较粗、血量较多,输入液体随即被稀释,对血管的刺激性较小。当输入大量高浓度溶液或刺激性较强的药物时,可选择此部位。

(二)选择穿刺部位的原则

选择穿刺部位一般遵循以下原则。

1.根据静脉穿刺的目的和治疗时间选择

休克或大出血患者需要短时间内输入大量液体时,可选用较大静脉;需要长期输液时,则可由远端末梢小静脉开始选择,有计划地使用静脉血管。

2.根据药物的性质选择

刺激性较大、黏度大的药物,一般选用较粗大的血管。

3.根据穿刺局部的皮肤及静脉状况选择

一般多选择平滑、柔软、有弹性的静脉,不可选用硬化、栓塞、局部有炎症的静脉,注意避开感染、瘢痕、血肿、破损及患皮肤病处,已多次穿刺的部位应避免再次穿刺。

4.根据患者活动和舒适的需要选择

静脉穿刺部位尽量选择患者活动限制最少的部位,如应避开关节部位。

三、外周静脉输液的方法

(一)密闭式静脉输液法

利用原装密封瓶或塑料袋,直接插入一次性输液管进行静脉输液的方法。其优点是污染机会少,操作相对简单,是目前临床最常用的输液方法。

1.目的

同静脉输液的目的。

2.评估

(1)身心状况:①患者的年龄、病情、意识状态及心肺功能等作为合理输液的依据。②心理状态及合作程度。

(2)穿刺局部:穿刺部位的皮肤、血管及肢体活动情况。

(3)输注药液:包括药物的作用、不良反应,药物的质量、有效期及有无药物配伍禁忌。

3.操作前准备

(1)用物准备:治疗盘内备以下几种物品。一次性输液器、皮肤消毒剂(2.5%碘酊、75%乙醇或0.5%碘伏、安尔碘)、无菌棉签、输液液体及药物、加药用注射器、启瓶器及砂轮、弯盘、止血带、治疗巾、输液卡、笔、胶布(敷贴)、带秒针的表,根据需要备网套、输液架、夹板及绷带。

(2)患者准备:了解静脉输液的目的和配合方法,输液前排尿或排便,取舒适卧位。

(3)护士准备:着装整洁,修剪指甲,洗手、戴口罩。

(4)环境准备:清洁、宽敞,光线明亮,方便操作。

4.操作步骤

(1)核对检查:①衣帽整洁,洗手,戴口罩,备齐用物。②核对治疗卡和药液瓶签(药名、浓度、时间)。③检查药液质量。

(2)填写、贴输液瓶贴:根据医嘱填写输液卡,并将填好的输液瓶贴倒贴于输液瓶上。

(3)加药:①套瓶套。②用开瓶器启开输液瓶铝盖的中心部分(若塑料输液瓶直接拉掉盖),常规消毒瓶塞。③按医嘱加入药物。④根据病情需要有计划地安排输液顺序。

(4)插输液器:检查并打开输液器,将输液器针头插入瓶塞内直到针头的根部,关闭调节器。

(5)核对,解释:携用物至患者床旁,核对患者的床号、姓名及药物名称、浓度、剂量、给药时间和方法,向患者解释操作目的和方法。

(6)排气:①挂输液瓶。②将穿刺针的针柄夹于两手指之间,倒置茂菲滴管,打开调节器,使液体流出。当茂菲滴管内液面达 1/2～2/3 满时,迅速转正茂菲滴管,使液体慢慢流下,排尽输液管里的空气后,关紧调节器。

(7)选择穿刺部位:备胶布,在穿刺肢体下放置脉枕、治疗巾、止血带。

(8)消毒皮肤:常规消毒穿刺部位皮肤,消毒范围直径≥5 cm。第一次穿刺部位消毒后,在穿刺点上方约 6 cm 处扎止血带,嘱患者握拳,进行第二次穿刺部位消毒,待干。

(9)再次核对患者的床号、姓名及药物名称、浓度、剂量、给药时间和方法。

(10)再次排气。

(11)静脉穿刺:取下护针帽,针尖斜面向上,与皮肤呈 15°～30°进针,见回血后,将针头与皮肤平行,再推进少许。

(12)三松一固定:松开止血带,嘱患者松拳,放松调节器。待液体滴入通畅、患者无不舒适后,胶布固定穿刺针头。

(13)根据患者年龄、病情和药物性质调节输液速度。

(14)再次核对。

(15)撤去治疗巾、小垫枕、止血带,协助患者取舒适卧位,整理床单位,将呼叫器放于患者易取处。

(16)整理用物,洗手,记录。

(17)更换液体:先仔细查对,再消毒输液瓶的瓶塞和瓶颈,从第一瓶液体内拔出输液管针头插入第二瓶液体内直到针头的根部,调节好输液滴数。再次查对签名。

(18)输液完毕:①输液结束后,关闭调节器,轻揭胶布,迅速拔出针头,按压穿刺点 1～2 分钟至无出血,防止穿刺点出血。②整理床铺,清理用物,洗手,做好记录。

5.注意事项

(1)严格执行"三查七对"制度,防止发生差错。

(2)严格执行无菌操作,预防并发症。输液器及药液应绝对无菌,连续输液超过 24 小时应更换输液器。穿刺部位皮肤消毒若使用 0.5% 碘伏时局部涂擦两遍,无需脱碘。使用安尔碘时,视穿刺局部皮肤用原液涂擦 1～2 遍即可。

(3)注意药物配伍禁忌,药物应现配现用,不可久置。

(4)注意保护血管,选择较粗、直、弹性好的血管,应避开关节和静脉瓣,并选择易于固定的部位。对长期输液者可采取:①四肢静脉从远端小静脉开始。②穿刺时提高穿刺成功率。③输液中加入对血管刺激性大的药物,应先用生理盐水进行穿刺,待穿刺成功后再加药,宜充分稀释,输完药应再输入一定量的等渗溶液,冲尽药液保护静脉。

(5)输液前排尽输液管内的空气,输液过程中及时更换输液瓶及添加药液,防止液体流空,输完后及时拔针,预防空气栓塞。

(6)在输液过程中应加强巡视,注意观察患者输液管是否通畅;针头连接处是否漏水;针头有无脱出、阻塞、移位;滴速是否适宜;患者穿刺部位局部和肢体有无肿胀;有无输液反应等。

(7)移动患者、为患者更衣或执行其他护理活动时,要注意保护穿刺部位,以避免过分牵拉。对婴幼儿、小儿应选用头皮静脉。昏迷或其他不合作的患者,必要时可用绷带或夹板加以固定。

(8)不可自静脉输液的肢体抽取血液化验标本或测量血压。偏瘫患者应避免经患侧肢体输液。

(二)静脉留置针输液法

静脉留置针又称套管针,作为头皮针的换代产品,已成为临床输液的主要工具。其外管柔软无尖,不易刺破或滑出血管,可在血管内保留数天。随着技术的不断完善,静脉留置针输液在临床的应用越来越广泛。

其优点主要包括以下几个方面:①由于静脉留置针的外管使用的材料具有柔韧性,且对血管的刺激性小,因而在血管内可以保留较长时间。②静脉留置针的使用,可以减少由于反复穿刺对患者血管的破坏,减轻患者的痛苦及不适感。③可以完成持续或间断给药、补液。④患者活动方便。⑤通过静脉留置针可以完成部分标本的采集。⑥可以减轻护士的工作量,提高工作效率。⑦随时保持静脉通路的通畅,便于急救和给药。适用于长期静脉输液,年老体弱、血管穿刺困难、小儿及全身衰竭的患者。可用于静脉输液、输血、动脉及静脉抽血。

静脉留置针可以分为外周静脉留置针和中央静脉留置针,一般推荐使用外周静脉留置针的方法。依据静脉留置针的种类、患者的情况等留置针可在血管内保留的时间为3～5天,最长不超过7天。

常用的静脉留置针是由针头部与肝素帽两部分组成。①针头部:内有不锈钢丝导针,导针尖部突出于软硅胶导管针头部。②肝素部:前端有硬塑活塞,后端橡胶帽封闭。肝素帽内腔有一中空管道,可容肝素。

1.目的

同密闭式静脉输液法。

2.评估

(1)患者病情、血液循环状况及自理能力,当前诊断及治疗情况。

(2)患者的心理状态及配合程度。

(3)穿刺部位皮肤、血管状况及肢体活动度。

3.操作前准备

(1)用物准备:同密闭式静脉输液。另备无菌手套一副、静脉留置针一套、敷贴一个、5 mL注射器、输液盘内另备封管液、肝素帽(如果留置针肝素帽是非一次性使用者,可以反复穿刺,可不备肝素帽,只需要常规消毒原来的肝素帽后就可以封管)。

(2)患者准备:同密闭式静脉输液法。

(3)护士准备:着装整洁,修剪指甲,洗手、戴口罩。

(4)环境准备:清洁、宽敞,光线明亮,方便操作。

4.操作步骤

(1)同密闭式静脉输液法(1)～(6)。

(2)连接留置针与输液器:①打开静脉留置针及肝素帽或可来福接头外包装。②手持外包装将肝素帽(或可来福接头)对接在留置针的侧管上。③将输液器连接于肝素帽或可来福接头上。

(3)打开调节器,将套管针内的气体排于弯盘中,关闭调节器。

(4)选择穿刺部位,铺治疗巾,将小垫枕置于穿刺肢体下,在穿刺点上方10 cm处扎止血带。

(5)消毒皮肤,消毒范围直径要≥8 cm。待干,备胶布及透明敷贴。

(6)再次核对,旋转松动套管,调整针头斜面。

(7)再次排气,拔去针头保护套。

(8)穿刺:左手绷紧皮肤,右手持针翼在血管上方以15°~30°进针,见回血,放平针翼再进针少许,左手持Y接口,右手后撤针芯约0.5 cm,再持针座将外套管与针芯一同送入静脉,左手固定Y接口,右手撤出针芯。

(9)三松:松开止血带,打开调节器,嘱患者松拳。

(10)固定:待液体流入通畅后,用无菌透明敷贴对留置针管做密闭式固定,用胶布固定三叉接口和插入肝素帽的输液器针头及输液管,在胶布上注明日期和时间。

(11)同静脉输液(14)~(15)。

(12)封管:当输液完毕,要正确进行封管。拔出输液器针头,常规消毒肝素帽的胶塞,用注射器向肝素帽内注入封管液。

(13)再次输液:常规消毒肝素帽,将输液器上的针头插入肝素帽内,用胶布固定好,调节输液滴数。

(14)输液完毕后处理:不再需要继续输液时,要进行拔管。先撕下小胶布,再撕下无菌敷贴,把无菌棉签放于穿刺点前方,迅速拔出套管针,纵向按压穿刺点3~5分钟。

(15)协助患者适当活动穿刺肢体,取舒适卧位,整理床单位,清理用物。

(16)洗手,记录。

5.注意事项

(1)严格执行无菌原则和查对制度。皮肤消毒的面积应大于敷料覆盖的面积;穿刺过程中避免污染外套管。

(2)静脉的选择应尽量选择相对较粗、直、有弹性、无静脉瓣等利于固定的静脉,避开关节,减轻对血管的机械刺激。成人多选用上肢静脉,以头静脉、贵要静脉、肘正中静脉为宜。由于人体下肢静脉瓣多,血流缓慢,易发生静脉炎,故常不为首选。3岁以下患儿宜选用头皮静脉。

(3)注意药物配伍禁忌,根据医嘱、用药原则、患者的病情及药物的性质,有计划、合理地安排药物输入的顺序,以达最佳治疗效果。

(4)输液前要注意检查是否排尽输液管及针头内的空气,输液过程中要及时更换输液瓶,输液完毕要及时拔针,防止发生空气栓塞。

(5)在输液过程中应加强巡视,密切观察患者全身及置管局部,每次输液前要仔细检查套管是否在血管内,确认在血管内方可输入药物,防止渗漏到皮下造成组织损伤。如果发现导管堵塞,可以换管重新穿刺或采用尿激酶溶栓,禁忌加压将小血栓冲入血管内,防止造成血栓。每次输液前后,均应检查穿刺部位及静脉走行方向有无红肿,并询问患者有无疼痛与不适。如局部红、肿或疼痛反应时,及时拔管,对局部进行理疗处理。对仍需输液者应更换肢体另行穿刺。

(6)留置针保留时间参照产品说明书,要注明置管时间。一般可保留3~5天,不超过7天。连续输液24小时以上者,须每天更换输液器。

(7)封管时要注意边退针边注药,确保正压封管。

(8)向患者做好健康教育,说明药物的作用、可能出现的反应、处理办法及自我监测的内容等,对使用静脉留置针的肢体应妥善固定,注意保护,避免肢体下垂姿势。尽量减少肢体的活动,保持置管局部的清洁,在日常活动中避免污染或被水沾湿。如需要洗脸或洗澡时应用塑料纸将局部包裹好。

四、中心静脉穿刺置管输液

对于长期持续输液、输入高浓度或有刺激性的药物、静脉高营养、抢救危重患者及外周静脉穿刺困难的患者,可采用中心静脉穿刺置管输液,以使患者能得到及时的治疗,挽救患者的生命。临床中常选用的中心静脉有颈内静脉、颈外静脉、锁骨下静脉。虽然中心静脉输液在临床有广泛的应用,但由于穿刺置管技术要求较高,一般由麻醉师或有经验的医师、护师在严格无菌的条件下完成。

(一)颈外静脉穿刺置管输液

颈外静脉是颈部最大的浅静脉,在下颌角后方垂直下降,越过胸锁乳突肌后缘,于锁骨上方穿过深筋膜,最后汇入锁骨下静脉,其走行表浅,位置较恒定,穿刺置入硅胶管后保留时间长。

1.目的

同密闭式静脉输液法。适用于:①需长期输液而外周静脉穿刺困难的患者。②长期静脉内滴注高浓度或刺激性药物或行静脉内高营养的患者。③外周循环衰竭而需测中心静脉压的患者。

2.评估

(1)患者病情、意识状况、活动能力;询问普鲁卡因过敏史。

(2)患者的心理状态及配合程度。

(3)穿刺部位皮肤、血管状况。

3.操作前准备

(1)用物准备。①治疗盘内盛:一次性输液器、皮肤消毒剂(2.5%碘酊、75%乙醇或0.5%碘伏、安尔碘)、无菌棉签、输液液体、弯盘、输液卡、胶布、根据需要备网套、输液架、夹板及绷带。②无菌穿刺包:带内芯穿刺针两枚(长约6.5 cm,内径2 mm,外径2.6 mm),硅胶管两根(长25~30 cm,内径1.2 mm,外径1.6 mm),平头针两枚,洞巾一块,小纱布一块,纱布数块,镊子一把,无菌手套两副,5 mL、10 mL注射器各一副,尖头刀片一个,弯盘一个。③其他:1%普鲁卡因注射液10 mL,无菌生理盐水,无菌敷贴,0.4%枸橼酸钠生理盐水或0.5%肝素盐水。

(2)患者准备:了解颈外静脉输液的目的和配合方法;穿刺前做普鲁卡因过敏试验;输液前排尿或排便;取舒适卧位。

(3)护士准备:着装整洁,修剪指甲,洗手、戴口罩。

(4)环境准备:清洁、宽敞,光线明亮,方便操作。

4.操作步骤

(1)洗手,戴口罩。

(2)核对,检查药液,备齐用物,按医嘱备药。核对药液瓶签(药名、浓度、剂量和有效期),检查药液质量。

(3)填写、贴输液瓶贴:根据医嘱填写输液卡,并将填好的输液瓶贴倒贴于输液瓶上。

(4)加药:①套瓶套。②用开瓶器启开输液瓶铝盖的中心部分(若塑料输液瓶直接拉掉瓶盖),常规消毒瓶塞。③按医嘱加入药物。④根据病情需要有计划地安排输液顺序。

(5)插输液器:检查并打开输液器,将输液器针头插入瓶塞内直到针头的根部,关闭调节器。

(6)核对,解释:携用物至患者床旁,核对患者的床号、姓名及药物名称、浓度、剂量、给药时间和方法,向患者解释操作目的和方法。

(7)排气:①挂输液瓶。②排出空气。将穿刺针的针柄夹于两手指之间,倒置茂菲滴管,打开调节器,使液体流出。当茂菲滴管内液面达 $1/2\sim2/3$ 满时,迅速转正茂菲滴管,使液体慢慢流下,排尽输液管里的空气后,关紧调节器。

(8)取体位:协助患者去枕平卧,头偏向对侧后仰,必要时肩下垫一软枕。

(9)选择、确定穿刺点:操作者站在穿刺部位对侧或头侧。

(10)常规消毒局部皮肤,打开穿刺包,戴无菌手套,铺洞巾。

(11)局部麻醉:助手协助,操作者用细针头连接 5 mL 注射器抽吸利多卡因注射液,在皮肤穿刺点处做皮丘,并做皮下浸润麻醉。

(12)穿刺:操作者左手绷紧穿刺点上方皮肤,右手持粗针头注射器与皮肤呈 45°进针,入皮后改为 25°沿颈外静脉方向穿刺。

(13)放置导丝:穿刺成功后,用左手固定穿刺针管,右手将导丝自穿刺孔插入,导丝插入长度约 40 cm 时拔出穿刺针。

(14)扩皮:沿着导丝插入扩张器,接触皮肤后按同一方向旋转,随导丝进入血管后撤出扩张器,并以左手用无菌纱布压迫穿刺点,防止出血。

(15)放置中心静脉导管:右手将中心静脉导管沿着导丝插入颈外静脉内,一边推进一边撤离导丝,当导管进入 14 cm 时,即可完全抽出导丝。

(16)再次抽回血:用装有肝素生理盐水溶液的注射器与导管尾端相连接,反复抽吸 2～3 次均可见回血,向导管内注入 2～3 mL 肝素生理盐水溶液,同时用固定夹夹住导管,撤下注射器,接好输液管接头。

(17)固定导管:将导管固定夹在近穿制点处缝合固定,用 75%乙醇棉球擦除局部血迹,待干后用无菌透明敷贴覆温穿刺点,并固定硅胶管。

(18)接输液器:撤出洞巾,将输液接头与输液器控接,进行输液,调节滴速。

(19)输液完毕,将输液器与输液接头分离,将肝素理盐水溶液注入导管内进行封管。

(20)再次输液:消毒输液接头,连接输液器,调好滴速即可。

(21)停止置管:管前局部常规消毒,拆线后拔管,局部按压 5 分钟至不出血,消毒穿刺处皮肤,覆盖无菌敷料。

5.注意事项

(1)严格无菌技术操作,每天更换输液管及穿刺点敷料,常规消毒穿刺点与外周皮肤,用 0.9%过氧乙酸溶液擦拭消毒硅胶管,防止感染,但不可用乙醇擦拭硅胶管。注意观察局部有无红肿。一般导管保留4～7 天。

(2)若颈外静脉插管插入过深,则较难通过锁骨下静脉与颈外静脉汇合角处,此时可牵拉颈外静脉使汇合角变直;若仍不能通过则应停止送入导管,并轻轻退出少许,在此固定输液,防止盲目插入,导管在血管内打折。如导管质硬,可能会刺破血管发生意外。

(3)根据病情密切观察输液速度,不可随意打开调节器,使液体输入失控。

(4)当暂停输液时可用 0.5%肝素盐水 2 mL 封管,防止凝血堵塞管腔。若已经发生凝血,应先用注射器抽出凝血块,再注入药液,若血块抽不出时,应边抽边拔管,切忌将凝血块推入血管内。

(5)局部出现肿胀或漏液,可能硅胶管已脱出静脉,应立即拔管。如出现不明原因发热时应考虑拔管,并剪下一段硅管送培养及做药敏试验。

(6)气管切开处严重感染者,不应做此插管。

(二)锁骨下静脉穿刺置管术

锁骨下静脉是腋静脉的延续,成人长 3~4 cm。在锁骨与第一肋骨之间,向内走行于胸锁关节后方与颈内静脉汇合为无名静脉,再向内与对侧无名静脉汇合成上腔静脉。位置较固定,管腔较大,多作为中心静脉穿刺置管部位,由于右侧无名静脉与上腔静脉几乎在同一直线,且距上腔静脉距离最近,加之右侧胸膜顶较左侧低,穿刺时不易损伤胸膜,故首选右侧穿刺。硅胶管插入后可保留较长时间。当输入大量高浓度溶液或刺激性较强的药物时,由于管腔较粗,血量较多,输入液体随即被稀释,对血管的刺激性较小。

1.目的

(1)全胃肠外营养(TPN)治疗者。

(2)需输入刺激性较强药物者[如化学治疗(简称化疗)]。

(3)需长期输液而外周静脉穿刺困难者。

(4)经静脉放置心脏起搏器者。

(5)各种原因所致大出血,需迅速输入大量液体以纠正血容量不足,提高血压者。

(6)测定中心静脉压。

2.评估

(1)患者病情、意识状况、活动能力;询问普鲁卡因过敏史。

(2)患者的心理状态及配合程度。

(3)穿刺部位皮肤、血管状况。

3.操作前准备

(1)用物准备:治疗盘内盛外周静脉输液用物。无菌穿刺包含治疗巾一块、洞巾一块,小纱布一块,纱布数块,缝合针、持针器、结扎线、弯盘一个,镊子、尖头刀片一个。另备中心静脉穿刺导管及穿刺针,无菌敷布,皮肤常规消毒用棉球,5 mL、20 mL 注射器各一具,肝素帽,1%普鲁卡因注射液 10 mL,0.9%氯化钠溶液,无菌敷贴,0.4%枸橼酸钠生理盐水或 0.5%~1.0%肝素盐水适量,1%甲紫溶液。

(2)患者准备:了解锁骨下静脉穿刺置管输液的目的和配合方法;穿刺前做普鲁卡因过敏试验;穿刺前排尿或排便;取适当卧位。

(3)护士准备:着装整洁,修剪指甲,洗手、戴口罩。

(4)环境准备:清洁、宽敞,光线明亮,方便操作。

4.操作方法

(1)洗手,戴口罩。

(2)核对,解释:携用物到患者处,核对患者床号、姓名,向患者解释操作目的、过程及配合要点。

(3)体位:协助患者取仰卧位,头后仰 15°并偏向对侧,穿刺侧肩部垫一软枕使其略上提外展。

（4）选择穿刺点：用 1% 甲紫溶液标记进针点及锁骨关节。

（5）消毒，麻醉：常规皮肤消毒，打开无菌穿刺包，戴无菌手套，铺洞巾，局部用 2% 利多卡因注射液浸润麻醉。

（6）试穿刺：将针尖指向胸镜关节，自穿刺点进针，深度通常为 2.5～4.0 cm，边进针边抽吸，见回血后再进针少许即可。

（7）穿刺针穿刺：试穿成功后，沿着试穿针的角度、方向及深度用穿刺针穿制。当回抽到静脉血时，表明针尖已经进入锁骨下静脉，减小进针角度，当回抽血液通畅时，置入导引钢丝至 30 cm 刻度平齐针尾时，撤出穿刺针，压迫穿刺点。

（8）置入扩张器：沿导引钢丝尾端置入扩张器，扩张穿刺处皮肤及皮下组织，将扩张器旋入血管后，用无菌纱布按压穿刺点并撤出扩张器。

（9）置入导管：沿导钢丝送入静脉置导管，待导管进入锁骨下静脉后，边退导引钢丝边插导管，回抽血液通畅，撤出导引钢丝桶入长度 15 cm 左右，退出导引钢丝，接上输液导管。

（10）检测：将装有生理盐水的注射器分别连接每个导管尾端，回抽血液后向管内注入 2～3 mL 生理盐水，锁定卡板，去下注射器，接上肝素帽。

（11）固定，连接：将导管固定于穿刺点处，透明敷粘固定，必要时缝合固定导管，连接输液器或接上 CVP 测压装置。

（12）输液完毕，将输液器与导管针栓孔分离，将肝素生理盐水溶液注入导管内进行封管，用无菌静脉帽塞住针栓孔，再用安全别针固定在敷料上。

（13）再次输液：消毒导管针栓孔，连接输液器，调好滴速即可。

（14）停止置管：硅胶管尾端接上注射器，边抽吸边拔管，局部加压数分钟，消毒穿刺处皮肤，覆盖无菌敷料。

五、静脉输液速度的调节

在输液过程中，每毫升溶液的滴数称该输液器的滴系数。目前，常用输液器的滴系数有 10、15、20 等，以生产厂家输液器包装袋上标明的滴系数为准。

静脉输液的速度调节依据患者的年龄、身体状况、病情、药物的性质、治疗要求调节，一般成人 40～60 滴/分，儿童 20～40 滴/分。对年老、体弱、婴幼儿及心肺疾病患者，输入速度宜慢；滴注高渗溶液、含钾药物、升压药物等宜慢；严重脱水、心肺功能良好者，速度可适当加快。

（1）已知每分钟滴数与液体总量，计算输液所需的时间：输液时间（小时）＝液体总量（mL）×滴系数/每分钟滴数×60（分钟）。

（2）已知液体总量与计划需用的时间，计算每分钟滴数：每分钟滴数＝液体总量（mL）×滴系数/输液时间（分钟）。

（3）已知每分钟滴数，计算每小时输入量：每小时输入量（mL）＝每分钟滴数×60（分钟）/滴系数。

六、静脉输液时常见故障及排除方法

（一）溶液点滴不畅或不滴

（1）针头滑出血管外：液体进入皮下，局部肿胀、疼痛。处理方法为拔出针头，另选血管重新穿刺。

(2)针头斜面紧贴血管壁,造成不滴:调整针头位置或适当变换肢体位置或在头皮针尾部垫棉签等,直至点滴通畅。

(3)针头阻塞:检测方法为挤压输液管,感觉有阻力,松手后无回血,表示针头已阻塞,应更换针头和部位,重新穿刺。

(4)压力过低:适当调高输液瓶的位置。

(5)静脉痉挛:输入的液体温度过低,或环境温度过低可造成静脉痉挛。表现为局部无隆起,但点滴不畅可采用局部热敷以缓解静脉痉挛。

(二)茂菲滴壶内液面过高

(1)侧壁有调节孔的茂菲滴壶:夹住滴壶上端的输液管,打开调节孔,等液体降至露出液面时再关闭调节孔,松开上端即可。

(2)侧壁无调节孔的茂菲滴壶:取下输液瓶倾斜,使插入瓶中的针头露出液面,但须保持输液管通畅,待滴壶内露出液面时,再挂回到输液架上。

(三)茂菲滴壶内液面过低

(1)侧壁有调节孔的茂菲滴壶:先夹住滴壶下端的输液管,打开调节孔,待液面升高至1/2或2/3水平高度时再关闭调节孔,打开滴壶下端输液管即可。

(2)侧壁无调节孔的茂菲滴壶:可夹住滴壶下端的输液管,用手挤压滴壶,待液面升至适当水平高度时,松开滴壶下端输液管即可。

(四)滴壶内液面自行下降

在输液过程中,如果滴壶内液面自行下降,则应检查输液器上端是否有漏气或裂隙,必要时更换输液管。

七、常见输液反应与处理

由于输入的液体不纯、输液管不洁或长时间大量输入刺激性药液、多次反复穿刺等原因常常会出现一些并发症。由于输液引起的这些反应,称之为输液反应。常见的输液反应有以下内容。

(一)发热反应

由于输液过程中输入致热物质,如致热源、游离菌体蛋白、死菌、药物成分不纯等引起的发热。这些致热物质多来源于输液器具消毒灭菌不完全或在操作过程中未严格执行无菌操作造成污染;或输入的药液制剂不纯、保存不当被污染等。

1.主要临床表现

患者在输液过程中突然出现发热,症状较轻者发热常在38 ℃左右,于停止输液后数小时内体温可恢复正常;严重者,初起有寒战,继而高热达40～41 ℃,并伴有恶心、呕吐、头痛、周身不适,甚至有神经、精神症状。

2.发热反应的预防

首先输液用具必须严格灭菌;输液时严格执行无菌操作,防止输液器具、药液及穿刺部位被污染;认真检查输液用液体及输液管的质量及有效期;输液用具的保管应注意避免污染。

3.发热反应的处理

对于发热较轻的患者,可减慢或更换药液、输液器,注意保暖;严重者,须立即停止输液,并按高热护理方法对患者进行处理。同时应配合医师共同合作处理,必要时按医嘱给地塞米松5 mg或盐酸异丙嗪25 mg等治疗。剩余液体和输液管送检查找反应原因。

（二）静脉炎及血栓性静脉炎

静脉炎是由于输入刺激性较强的溶液或静脉内放置刺激性较强的塑料管时间过长，引起局部静脉壁化脓性炎症或机械性损伤；或由于输液过程中未严格执行无菌操作，导致局部静脉感染。如果血管内膜严重受损，致使血小板黏附其上而形成血栓，则称为血栓性静脉炎。

1.主要临床表现

沿静脉走向出现条索状红线，局部组织红、肿、热、痛，有时伴有全身发热症状。

2.静脉炎的预防

避免感染，减少对血管壁的刺激。在输液过程中，严格执行无菌技术操作，对刺激性强的药物要充分稀释，并防止药液溢出血管外。同时注意保护静脉，需长期输液者应有计划地更换注射部位。静脉置管者做好留置导管的护理。

3.静脉炎的处理

对已经出现静脉炎的部位，可抬高患肢，局部用95％乙醇或50％硫酸镁行湿热敷或用中药如意金黄散外敷，可达到消炎、止痛、收敛、增加舒适的作用；局部还可用超短波理疗。如已合并感染，应根据医嘱给予抗生素治疗。

（三）循环负荷过重反应

由于输液速度过快，或患者原有心肺功能不良者，在短时间内输入过多液体，使循环血容量急剧增加，致心脏负担过重而引起心力衰竭、肺水肿。

1.主要表现

急性左心衰竭的症状，患者突感胸闷、呼吸急促、咳嗽、咳粉红色泡沫痰、面色苍白、出冷汗，心前区疼痛或有压迫感，严重者可自口鼻涌出大量的泡沫样血性液体；肺部布满湿啰音；脉搏快且弱；还可有尿量减少、水肿、腹水、颈静脉怒张等症状。

2.循环负荷过重反应的预防

为防止患者出现循环负荷过重反应，输液时要控制输液速度不宜过快，对老年人、小儿及心肺功能不良者尤应注意。

3.循环负荷过重反应的处理

（1）输液过程中加强巡视注意观察，一旦发现，应立即停止输液，并通知医师。

（2）病情允许的患者可取端坐位，两腿下垂，以减少下肢静脉回流，减轻心脏负担。

（3）按医嘱给予血管扩张药，扩张外周血管，减轻循环负荷，缓解肺水肿；给予利尿剂，有助于缓解肺水肿。

（4）高流量吸氧，湿化瓶内注入20％～30％乙醇，以降低肺泡内泡沫表面的张力，使泡沫破裂、消散，从而改善肺泡内的气体交换，减轻缺氧症状。

（5）根据医嘱给予氨茶碱和毛花苷C等药物。

（6）必要时可进行四肢轮扎，有效地减少静脉回心血量。但注意掌握轮扎时间、部位及观察肢体情况，每5～6分钟轮流放松一个肢体的止血带。另外，还可采用静脉放血的方法，每次放血量为200～300 mL，以缓解循环负荷过重状况。

（四）空气栓塞

空气经静脉进入循环，可导致严重后果，甚至导致死亡。原因是空气进入静脉，随血液循环进入右心房，再到右心室，如空气量少则随血液被压入肺动脉，再分散到肺小动脉，最后到肺毛细血管后被打散、吸收，损害较小；当大量的空气进入右心室可阻塞肺动脉入口，使血液无法进入肺内,从而导致气体交换障碍,机体严重缺氧,可致患者立即死亡。

造成空气栓塞的原因是输液导管内空气未排净、导管连接不紧、有缝隙;或在加压输液、输血时无人看守导致液体走空等;更换药液不及时,更换药液后未检查输液管内是否进气,当输液管走空范围较大或滴壶以下部分进气未采取措施,则在更换药液后由于液体的压力,将气体压入静脉。

1.主要症状和体征

患者突然出现胸部感觉异常不适或有胸骨后疼痛,随即出现呼吸困难,严重发绀,濒死感、心前区可听到响亮持续的水泡音,心电图检查表现为心肌缺血和急性肺心病的改变。严重者意识丧失、死亡。

2.空气栓塞的预防

由于空气栓塞可造成严重后果,甚至导致患者死亡,因而在输液时必须排净空气,及时更换药液,每次更换药液都要认真检查输液管内是否有空气,滴壶液面是否过低,发现异常及时予以调整。如需加压输液、输血,护士应严密监测,不得随意离开患者。

3.空气栓塞的处理

一旦发生空气进入静脉,嘱患者立即取左侧卧位,病情允许最好取头低足高位,该体位有利于气体浮向右心室尖部,避免阻塞肺动脉口,从而防止发生肺阻塞;再者由于心脏不断跳动,可将空气混成泡沫,分次小量进入肺动脉内,以免发生肺栓塞。如果可能,也可通过中心静脉导管抽出空气。

(费　倩)

第四节　休息与睡眠护理

休息与睡眠是人类最基本的生理需要。良好的休息和睡眠如同充分的营养和适度的运动一样,对保持和促进健康起着重要作用。作为护士,必须了解睡眠的分期、影响睡眠的因素及患者的睡眠习惯,切实解决患者的睡眠问题,帮助患者达到可能的最佳睡眠状态。

一、休息

休息是指在一段时间内,通过相对地减少机体活动,使身心放松,处于一种没有紧张和焦虑的松弛状态。休息包括身体和心理两方面的放松,通过休息,可以减轻疲劳和缓解精神紧张。

(一)休息的意义和方式

1.休息的意义

对健康人来说,充足的休息是维持机体身心健康的必要条件;对患者来说,充足的休息是促进疾病康复的重要措施。休息对维护健康具有重要的意义,具体表现:①休息可以减轻或消除疲劳,缓解精神紧张和压力。②休息可以维持机体生理调节的规律性。③休息可以促进机体正常的生长发育。④休息可以减少能量的消耗。⑤休息可以促进蛋白质的合成及组织修复。

2.休息的方式

休息的方式是因人而异的,取决于个体的年龄、健康状况、工作性质和生活方式等因素。对不同的人而言,休息有着不同的含义。例如,对从事脑力劳动的人而言,他的休息方式可以是散步、打球、游泳等;而对于从事这些活动的运动员来讲,他的休息反而是读书、看报、听音乐。无论采取何种方式,只要达到缓解疲劳、减轻压力、促进身心舒适和精力恢复的目的,就是有效的休息。在休息的各种形式中,睡眠是最常见也是最重要的一种。

(二)休息的条件

要想得到充足的休息,应满足以下三个条件,即充足的睡眠、生理上的舒适和心理上的放松。

1.充足的睡眠

休息的最基本的先决条件是充足的睡眠。充足的睡眠可以促进个体精力和体力的恢复。虽然每个人所需要的睡眠时间有较大的区别,但都有最低限度的睡眠时数,满足了一定的睡眠时数,才能得到充足的休息。护理人员要尽量使患者有足够的睡眠时间和建立良好的睡眠习惯。

2.生理上的舒适

生理上的舒适也就是身体放松,是保证有效休息的前提。因此,在休息之前必须将患者身体上的不适降至最低程度。护理人员应为患者提供各种舒适服务,包括去除或控制疼痛、提供舒适的体位或姿势、协助患者搞好个人卫生、保持适宜的温湿度、调节睡眠时所需要的光线等。

3.心理上的放松

要得到良好的休息,必须有效地控制和减少紧张和焦虑,心理上才能得到放松。患者由于生病、住院时个体无法满足社会上、职业上或个人角色在义务上的需要,加之住院时对医院环境及医务人员感到陌生、对自身疾病的担忧等,患者常常会出现紧张和焦虑。因此,护理人员应耐心与患者沟通,恰当地运用其知识和技能,提供及时、准确的服务,尽量满足患者的各种需要,才能帮助患者减少紧张和焦虑。

二、睡眠

睡眠是各种休息中最自然、最重要的方式。人的一生中有 1/3 的时间要用在睡眠上。任何人都需要睡眠,通过睡眠可以使人的精力和体力得到恢复,可以保持良好的觉醒状态,这样才能精力充沛地从事劳动或其他活动。睡眠对于维持人的健康,尤其是促进疾病的康复,具有重要的意义。

(一)睡眠的定义

现代医学界普遍认为睡眠是一种主动过程,是一种知觉的特殊状态。睡眠时,人脑并没有停止工作,只是换了模式,虽然对周围环境的反应能力降低,但并未完全消失。通过睡眠,人的精力和体力得到恢复,睡眠后可保持良好的觉醒状态。

由此,可将睡眠定义为周期性发生的持续一定时间的知觉的特殊状态,具有不同的时相,睡眠时可相对地不做出反应。

(二)睡眠原理

睡眠是与较长时间的觉醒交替循环的生理过程。目前认为,睡眠由睡眠中枢控制。睡眠中枢位于脑干尾端,它向上传导冲动,作用于大脑皮质(也称上行抑制系统),与控制觉醒状态的脑干网状结构上行激动系统的作用相拮抗,引起睡眠和脑电波同步化,从而调节睡眠与觉醒的相互转化。

(三)睡眠分期

通过脑电图(EEG)测量大脑皮质的电活动,眼电图(EOG)测量眼睛的运动,肌电图(EMG)测量肌肉的状况,发现睡眠的不同阶段脑、眼睛、肌肉的活动处于不同的水平。正常的睡眠周期可分为两个相互交替的不同时相状态,即慢波睡眠和快波睡眠。成人进入睡眠后,首先是慢波睡眠,持续80~120分钟后转入快波睡眠,维持20~30分钟后,又转入慢波睡眠。整个睡眠过程中有四或五次交替,越近睡眠的后期,快波睡眠持续时间越长。两种睡眠时相状态均可直接转为觉醒状态,但在觉醒状态下,一般只能进入慢波睡眠,而不能进入快波睡眠。

1.慢波睡眠(slow wave sleep,SWS)

脑电波呈现同步化慢波时相,伴有慢眼球运动,肌肉松弛但仍有一定张力,亦称正相睡眠(orthodox sleep,OS)或非快速眼球运动睡眠(non-rapid eye movement sleep,NREM sleep)。在这段睡眠期间,大脑的活动下降到最低,使得人体能够得到完全的舒缓。此阶段又可分为四期。

(1)第Ⅰ期:入睡期,是所有睡眠时相中睡得最浅的一期,常被认为是清醒与睡眠的过渡阶段,仅维持几分钟,很容易被唤醒。此期眼球有着缓慢的运动,生理活动开始减少,同时生命体征和新陈代谢逐渐减缓,在此阶段的人们仍然认为自己是清醒的。

(2)第Ⅱ期:浅睡期。此阶段的人们已经进入无意识阶段,不过仍可听到声音,仍然容易被唤醒。此期持续10~20分钟,眼球不再运动,机体功能继续变慢,肌肉逐渐放松,脑电图偶尔会产生较快的宽大的梭状波。

(3)第Ⅲ期:中度睡眠期,持续15~30分钟。此期肌肉完全放松,心搏缓慢,血压下降,但仍保持正常,难以唤醒并且身体很少移动,脑电图显示梭状波与δ波(大而低频的慢波)交替出现。

(4)第Ⅳ期:深度睡眠期,持续15~30分钟。全身松弛,无任何活动,极难唤醒,生命体征比觉醒时明显下降,体内生长激素大量分泌,人体组织愈合加快,遗尿和梦游可能发生,脑电波为慢而高的δ波。

2.快波睡眠(fast wave sleep,FWS)

快波睡眠亦称异相睡眠(paradoxical sleep,PS)或快速眼球运动睡眠(rapid eye movement sleep,REM sleep)。此期的睡眠特点是眼球转动很快,脑电波活跃,与觉醒时很难区分。其表现与慢波睡眠相比,是各种感觉功能进一步减退,唤醒阈值提高,极难唤醒,同时骨骼肌张力消失,肌肉几乎完全松弛。此外,这一阶段还会有间断的阵发性表现,如眼球快速运动、部分躯体抽动,同时有心排血量增加、血压上升、心率加快、呼吸加快而不规则等交感神经兴奋的表现。多数在醒来后能够回忆的生动、逼真的梦境都是在此期发生的。

睡眠中的一些时相对人体具有特殊的意义。如在NREM第Ⅳ期的睡眠中,机体会释放大量的生长激素来修复和更新上皮细胞和某些特殊细胞,如脑细胞,故慢波睡眠有利于促进生长和体力的恢复。而REM睡眠则对于学习记忆和精力恢复似乎很重要。因为在快波睡眠中,脑耗氧量增加,脑血流量增多,且脑内蛋白质合成加快,有利于建立新的突触联系,可加快幼儿神经系统成熟。同时,快波睡眠对保持精神和情绪上的平衡最为重要。因为这一时期的梦境都是生动的、充满感情色彩的,此梦境可减轻、缓解精神压力,使人将忧虑的事情从记忆中消除。非快速眼球运动睡眠与快速眼球运动睡眠的比较见表2-1。

表2-1 非快速眼球运动睡眠与快速眼球运动睡眠的比较

项目	非快速眼球运动睡眠	快速眼球运动睡眠
脑电图	(1)第Ⅰ期:低电压α节律8~12次/秒 (2)第Ⅱ期:宽大的梭状波14~16次/秒 (3)第Ⅲ期:梭状波与δ波交替 (4)第Ⅳ期:慢而高的δ波1~2次/秒	去同步化快波

续表

项目	非快速眼球运动睡眠	快速眼球运动睡眠
眼球运动	慢的眼球转动或没有	阵发性的眼球快速运动
生理变化	(1)呼吸、心率减慢且规则 (2)血压、体温下降 (3)肌肉渐松弛 (4)感觉功能减退	(1)感觉功能进一步减退 (2)肌张力进一步减弱 (3)有间断的阵发性表现:心排血量增加、血压升高、呼吸加快且不规则、心率加快
合成代谢	人体组织愈合加快	脑内蛋白质合成加快
生长激素	分泌增加	分泌减少
其他	第Ⅳ期发生夜尿和梦游	做梦且为充满感情色彩、稀奇古怪的梦
给你	有利于个体体力的恢复	有利于个体精力的恢复

(四)睡眠周期

对大多数成人而言,睡眠是每 24 小时循环一次的周期性程序。一旦入睡,成人平均每晚经历 4～6 个完整的睡眠周期,每个睡眠周期由不同的睡眠时相构成,分别是 NREM 睡眠的四个时相和 REM 睡眠,持续 60～120 分钟不等,平均为 90 分钟。睡眠周期各时相按一定的顺序重复出现。这一模式总是从 NREM 第Ⅰ期开始,依次经过第Ⅱ期、第Ⅲ期、第Ⅳ期之后,返回 NREM 的第Ⅲ期然后到第Ⅱ期,再进入 REM 期,当 REM 期完成后,再回到 NREM 的第Ⅱ期(图 2-1),如此周而复始。在睡眠时相周期的任一阶段醒而复睡时,都需要从头开始依次经过各期。

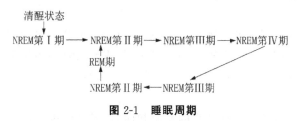

图 2-1　睡眠周期

在睡眠周期中,每一时相所占的时间比例随睡眠的进行而有所改变。一般刚入睡时,个体进入睡眠周期约 90 分钟后才进入 REM 睡眠,随睡眠周期的进展,NREM 第Ⅲ、Ⅳ时相缩短,REM 阶段时间延长。在最后一个睡眠周期中,REM 睡眠可达到 60 分钟。因此,大部分 NREM 睡眠发生在上半夜,REM 睡眠则多在下半夜。

(五)影响睡眠的因素

1.生理因素

(1)年龄:通常人睡眠的需要量与其年龄成反比,但有个体差异。新生儿期每天睡眠时间最长,可达 16～20 小时,成人 7～8 小时。

(2)疲劳:适度的疲劳,有助于入睡,但过度的精力耗竭反而会使入睡发生困难。

(3)昼夜节律:"睡眠-觉醒"周期具有生物钟式的节律性,如果长时间频繁地夜间工作或航空时差,就会造成该节律失调,从而影响入睡及睡眠质量。

(4)内分泌变化:妇女月经前期和月经期常出现嗜睡现象,绝经期妇女常失眠,与内分泌变化有关。

(5)寝前习惯:睡前的一些行为习惯,如看报纸杂志、听音乐、喝牛奶、洗热水澡或泡脚等,当这些习惯突然改变或被阻碍进行时,可能使睡眠发生障碍。

(6)食物因素:含有较多 L-色氨酸的食物,如肉类、乳制品和豆类都能促进入睡,缩短入睡时间,是天然的催眠剂;少量饮酒能促进放松和睡眠,但大量饮酒会干扰睡眠,使睡眠变浅;含有咖啡因的浓茶、咖啡及可乐饮用后使人兴奋,即使入睡也容易中途醒来,且总睡眠时间缩短。

2.病理因素

(1)疾病影响:几乎所有疾病都会影响睡眠。例如,各种原因引起的疼痛未能及时缓解时严重影响睡眠,精神分裂症、强迫性神经症等患者常处于过度觉醒状态。生病的人需要更多时间的睡眠来促进机体康复,却往往因为多种症状困扰或特殊的治疗限制而无法获得正常的睡眠。

(2)身体不适:身体的舒适是获得休息与安睡的先决条件,饥饿、腹胀、呼吸困难、憋闷、身体不洁、皮肤瘙痒、体位不适等都是常见的影响睡眠的原因。

3.环境因素

睡眠环境影响睡眠状况,适宜的温湿度、安静、整洁、舒适、空气清新的环境常可增进睡眠,反之则会对睡眠产生干扰。

4.心理因素

焦虑不安、强烈的情绪反应(如恐惧、悲哀、激动、喜悦)、家庭或人际关系紧张等常常影响患者的睡眠。

5.其他

食物摄入多少、体育锻炼情况、某些药物等也会影响睡眠形态。

(六)促进睡眠的护理措施

1.增进舒适

人们在感觉舒适和放松时才能入睡。为了使患者放松,对于一些遭受病痛折磨的患者采用有效镇痛的方法;做好就寝前的晚间护理,如协助患者洗漱、排便;帮助患者处于正确的睡眠姿势,妥善安置身体各部位的导管、引流管,以及牵引、固定等特殊治疗措施。

2.环境控制

人们睡眠时需要的环境条件包括适宜的室温和通风、最低限度的声音、舒适的床和适当的照明。一般冬季室温 18 ～22 ℃、夏季 25 ℃左右、湿度以 50％～60％为宜;根据患者需要,睡前开窗通风,清除病房内异味,使空气清新;保持病区尽可能的安静,尽量减少晚间交谈;提供清洁、干燥的卧具和舒适的枕头、被服;夜间调节住院单元的灯光。

3.重视心理护理

多与患者沟通交流,找出影响患者休息与睡眠的心理社会因素,通过鼓励倾诉、正确指导,消除患者紧张和焦虑情绪,恢复平静、稳定的状态,提高休息和睡眠质量。

4.建立休息和睡眠周期

针对患者的不同情况,帮助患者建立适宜的休息和睡眠周期。患者入院后,原有的休息和睡眠规律被打乱,护士应在患者醒时进行评估、治疗和常规护理工作,避免因一些非必需任务而唤醒患者,同时鼓励患者合理安排日间活动,适当锻炼。

5.尊重患者的睡眠习惯

病情允许的情况下,护理人员应尽可能根据患者就寝前的一些个人习惯,选择如提供温热饮料,允许短时间的阅读、听音乐,协助沐浴或泡脚等方式促进睡眠。

6.健康教育

使患者了解睡眠对健康与康复的重要作用,心、身放松的重要意义和一些促进睡眠的常用技巧。与患者一起讨论有关休息和睡眠的知识,分析困扰患者睡眠的因素,针对具体情况给予相应指导,帮助患者建立有规律的生活方式,养成良好的睡眠习惯。

(何　娟)

第五节　清 洁 护 理

清洁是患者的基本需求之一,是维持和获得健康的重要保证,清洁可以清除微生物及污垢,防止细菌繁殖,促进血液循环,有利于体内废物排泄。同时,清洁使人感到愉快、舒适。

一、口腔护理

口腔护理的目的有以下几方面:①保持口腔的清洁、湿润,使患者舒适,预防口腔感染等并发症。②防止口臭、口垢,促进食欲,保持口腔的正常功能。③观察口腔黏膜和舌苔的变化、特殊的口腔气味,可提供病情的动态信息,如肝功能不全患者,出现肝臭,常是肝性脑病的先兆。

常用的漱口液有生理盐水、朵贝尔溶液(复方硼酸溶液)、1%～3%过氧化氢溶液、2%～3%硼酸溶液、1%～4%碳酸氢钠溶液、0.02%呋喃西林溶液、0.1%醋酸溶液。

(一)协助口腔冲洗

1.目的

协助口腔手术后使用固定器,或对有口腔病变的患者清洁口腔。

2.用物准备

治疗碗、治疗巾、弯盘、生理盐水、朵贝尔溶液、口镜、抽吸设备、压舌板、手电筒、20 mL 空针及冲洗针头。

3.操作步骤

(1)洗手。

(2)准备用物携至患者床旁。

(3)向患者解释。协助患者采取半坐位式,并于胸前铺治疗巾及放置弯盘:①装生理盐水及朵贝尔溶液于溶液盘内,并接上,用 20 mL 注射器抽吸并连接针头。②协助医师冲洗。③冲洗毕,擦干患者嘴巴。④整理用物后洗手。⑤记录。

4.注意事项

为了避免冲洗中弄湿患者,必要时给予手电筒照光,冲洗时需特别注意齿缝、前庭外,若有舌苔,可用压舌板外包纱布予以机械性刮除,冲洗中予以持续性的低压抽吸,必要时协助更换湿衣服。

(二)特殊口腔冲洗

1.用物准备

(1)治疗盘:治疗碗(内盛含有漱口液的棉球 12～16 个,棉球湿度以不能挤出液体为宜;弯血管钳、镊子)、压舌板、弯盘、吸水管、杯子、治疗巾、手电筒,需要时备张口器。

（2）外用药:按需准备,如液状石蜡、冰硼散、西瓜霜、金霉素甘油、制霉菌素甘油等,酌情使用。

2.操作步骤

（1）将用物携至床旁,向患者解释以取得合作。

（2）协助患者侧卧,面向护士,取治疗巾,围于颌下,置弯盘于口角边。

（3）先湿润口唇、口角,观察口腔黏膜有无出血、溃疡等现象。对长期应用抗生素、激素者应注意观察有无真菌感染。有活动义齿者,应取下。一般先取上面义齿,后取下面义齿,并放置容器内,用冷开水冲洗刷净,待患者漱口后戴上或浸入清水中备用(昏迷的患者的义齿应浸于清水中保存)。浸义齿的清水应每天更换。义齿不可浸在乙醇或热水中,以免变色、变形和老化。

（4）协助患者用温开水漱口后,嘱患者咬合上下齿,用压舌板轻轻撑开一侧颊部,以弯血管钳夹有漱口液的棉球由内向门齿纵向擦洗。同法擦洗对侧。

（5）嘱患者张口,依次擦洗一侧牙齿上内侧面、上颌面、下内侧面、下颌面,再弧形擦洗一侧颊部。同法擦洗另一侧。洗舌面及硬腭部(勿触及咽部,以免引起恶心)。

（6）擦洗完毕,帮助患者用洗水管以漱口水漱口,漱口后用治疗巾拭去患者口角处水。

（7）口腔黏膜如有溃疡,酌情涂药于溃疡处。口唇干裂可涂擦液状石蜡。

（8）撤去治疗巾,清理用物,整理床单。

3.注意事项

（1）擦洗时动作要轻,特别是对凝血功能差的患者要防止碰伤黏膜及牙龈。

（2）昏迷患者禁忌漱口,须用张口器时,应从臼齿放入(牙关紧闭者不可用暴力张口),擦洗时须用血管钳夹紧棉球,每次一个,防止棉球遗留在口腔内,棉球蘸漱口水不可过湿,以防患者将溶液吸入呼吸道。

（3）传染病患者的用物按隔离消毒原则处理。

二、头发护理

(一)床上梳发

1.目的

梳发、按摩头皮,可促进血液循环,除去污垢和脱落的头发、头屑,使患者清洁舒适和美观。

2.用物准备

治疗巾、梳子、30%乙醇溶液、纸袋(放脱落头发)。

3.操作步骤

（1）铺治疗巾于枕头上,协助患者把头转向一侧。

（2）将头发从中间梳向两边,左手握住一股头发,由发梢逐渐梳到发根。长发或遇有打结时,可将头发绕在示指上慢慢梳理。避免强行梳拉,造成患者疼痛。如头发纠集成团,可用30%乙醇湿润后,再小心梳理,同法梳理另一边。

（3）长发酌情编辫或扎成束,发型尽可能符合患者所好。

（4）将脱落头发置于纸袋中,撤下治疗巾。

（5）整理床单,清理用物。

(二)床上洗发(橡胶马蹄形垫法)

1.目的

同床上梳发、预防头虱及头皮感染。

2.用物准备

治疗车上备一只橡胶马蹄形垫,治疗盘内放小橡胶单,大、中毛巾各一条,眼罩或纱布,别针,棉球两只(以不吸水棉花为宜),纸袋,洗发液或肥皂,梳子,小镜子,护肤霜,水壶内盛 40～45 ℃热水,水桶(接污水)。必要时备电吹风。

3.操作步骤

(1)备齐用物携至床旁,向患者解释,以取得合作,根据季节关窗或开窗,室温以 24 ℃为宜。按需要给予便盆。移开床旁桌椅。

(2)垫小橡胶单及大毛巾于枕上,松开患者衣领向内反折,将中毛巾围于颈部,以别针固定。

(3)协助患者斜角仰卧,移枕于肩下,患者屈膝,可垫膝枕于两膝下,使患者体位安全舒适。

(4)置马蹄形垫垫于患者后颈部,使患者颈部枕于突起处,头在槽中,槽形下部接污水桶。

(5)用棉球塞两耳,用眼罩或纱布遮盖双眼或嘱患者闭上眼。

(6)洗发时先用两手掬少许水于患者头部试温,询问患者感觉,以确定水温是否合适;然后用水壶倒热水充分湿润头发,倒洗发液于手掌上,涂遍头发,用指尖揉搓头皮和头发,用力要适中,揉搓方向由发际向头顶部;使用梳子除去落发,置于纸袋中,用热水冲洗头发,直到冲净为止。观察患者的一般情况,注意保暖,洗发完毕,解下颈部毛巾,包住头发,一手托头,一手撤去橡胶马蹄垫。除去耳内棉球及眼罩,用患者自备的毛巾擦干脸部,酌情使用护肤霜。

(7)帮助患者卧于床正中,将枕、橡胶单、浴巾一起自肩下移至头部,用包头的毛巾揉搓头发,再用大毛巾擦干或电风吹干。梳理成患者习惯的发型,撤去上述用物。

(8)整理床单,清理用物。

4.注意事项

(1)要随时观察患者的病情变化,如脉搏、呼吸、血压有异常时应立即停止操作。

(2)注意室温和水温,及时擦干头发,防止患者受凉。

(3)防止水流入眼及耳内,避免沾湿衣服和床单。

(4)衰弱患者不宜洗发。

三、皮肤清洁与护理

(一)床上擦浴

1.用物准备

治疗车上备:面盆两只、水桶两只(一桶盛热水,水温在 50～52 ℃,并按年龄、季节、习惯,增减水温,另一桶接污水)、治疗盘(内置小毛巾两条、大毛巾、浴皂、梳子、小剪刀、50％乙醇、爽身粉)、清洁衣裤、被服。另备便盆、便盆布和屏风。

2.操作步骤

(1)推治疗车至床边,向患者解释,以取得合作。

(2)将用物放在便于操作处,关好门窗调节室温,用屏风或拉布遮挡患者,按需给予便盆。

(3)将脸盆放于床边桌上,倒入热水 2/3 满,测试水温,根据病情放平床头及床尾支架,松开床尾盖被。

(4)将微湿小毛巾包在右手上,为患者洗脸及颈部,左手扶患者头顶部,先擦眼,然后像写"3"字样,依次擦洗一侧额部、颊部、鼻翼部、人中、耳后下颌,直至颈部。另一侧同法。用较干毛巾依次擦洗一遍,注意擦净耳郭,耳后及颈部皮肤。

（5）为患者脱下衣服，在擦洗部位下面铺上浴巾，按顺序擦洗两上肢、胸腹部。协助患者侧卧，背向护士依次擦洗后颈部、背臀部，为患者换上清洁裤子。擦洗中，根据情况更换热水，注意擦净腋窝及腹股沟等处。

（6）擦洗的方法为先用涂肥皂的小毛巾擦洗，再用湿毛巾擦去皂液。清洗毛巾后再擦洗，最后用浴巾边按摩边擦干。动作要敏捷，为取得按摩效果，可适当用力。

（7）擦洗过程中，如患者出现寒战、面色苍白等病情变化时，应立即停止擦浴，给予适当的处理，同时注意观察皮肤有无异常。擦洗毕，可在骨突处用50％乙醇做按摩，扑上爽身粉。

（8）整理床单，必要时梳发、剪指甲及更换床单。

（9）如有特殊情况，需做记录。

3.注意事项

护士操作时，要站在擦浴的一边，擦洗完一边后再转至另一边，站立时两脚要分开，重心应在身体中央或稍低处，拿水盆时，盆要靠近身边，减少体力消耗；操作时要体贴患者，保护患者自尊，动作要敏捷、轻柔，减少翻动和暴露，防止受凉。

（二）压疮的预防及护理

压疮是指机体局部组织由于长期受压，血液循环障碍，造成组织缺氧、缺血、营养不良而致的溃烂和坏死，亦称压疮。导致活动受限的因素一般都会增加压疮的发生。常见的因素有压力、剪力、摩擦力、潮湿等。好发部位为枕部、耳郭、肩胛部、肘部、骶尾部、髋部、膝关节内外侧、外踝、足跟。

1.预防措施

预防压疮在于消除其发生的原因。因此，要求做到勤翻身、勤按摩、勤整理、勤更换。交班时要严格细致的交接局部皮肤情况及护理措施。

（1）避免局部长期受压：①鼓励和协助卧床患者经常更换卧位，使骨骼突出部位交替的受压，翻身间隔时间应根据病情及局部受压情况而定。一般2小时翻身1次，必要时1小时翻身1次，建立床头翻身记录卡。②保护骨隆突处和支持身体空隙处，将患者体位安置妥当后，可在身体空隙处垫软枕、海绵垫。需要时可垫海绵垫、气垫褥、水褥等，使支持体重的面积宽而均匀，作用于患者身上的正压及作用力分布在一个较大的面积上，从而降低在隆突部位皮肤上所受的压强。③对使用石膏、夹板、牵引的患者，衬垫应平整、松软适度，尤其要注意骨骼突起部位的衬垫，要仔细观察局部皮肤和肢端皮肤颜色改变的情况，认真听取患者反映，适当给予调节，如发现石膏绷带凹凸不平，应立即报告医师，及时修正。

（2）避免潮湿、摩擦及排泄物的刺激：①保持皮肤清洁干燥。大小便失禁、出汗及分泌物多的患者应及时擦干，以保护皮肤免受刺激。床铺要经常保持清洁干燥，平整无碎屑，被服污染要随时更换。不可让患者直接卧于橡胶单上。小儿要勤换尿布。②不可使用破损的便盆，以防擦伤皮肤。

（3）增进局部血液循环：对易发生压疮的患者，要常检查，用温水擦澡、擦背或用湿毛巾行局部按摩。①全背按摩：协助患者俯卧或侧卧，露出背部，先以热水进行擦洗，再以两手或一手沾上少许50％乙醇按摩。按摩者斜站在患者右侧，左腿弯曲在前，右腿伸直在后，从患者骶尾部开始，沿脊柱两侧边缘向上按摩（力量要能够刺激肌肉组织）至肩部时用环状动作。按摩后，手再轻轻滑至尾骨处。此时，左腿伸直，右腿弯曲，如此有节奏按摩数次，再用拇指指腹由骶尾部开始沿脊柱按摩至第7颈椎。②受压处局部按摩：沾少许50％乙醇，以手掌大、小鱼际紧贴皮肤，压力均匀向心方向按摩,由轻至重,由重至轻,每次 3～5 分钟。

电动按摩器按摩:电动按摩器是依靠电磁作用,引导治疗器头震动,以代替各种手法按摩,操作者持按摩器根据不同部位选择合适的按摩头,紧贴皮肤,进行按摩。

(4)增进营养的摄入:营养不良是导致压疮的内因之一,又可影响压疮的愈合。蛋白质是身体修补组织所必需的物质,维生素也可促进伤口愈合。因此,在病情允许时可给予高蛋白、高维生素膳食,以增进机体抵抗力和组织修复能力。此外,适当补充矿物质,可促进慢性溃疡的愈合。

2.压疮的分期及护理

(1)淤血红润期:压疮初期,局部皮肤受压或受到潮湿刺激后,开始出现红、肿、热、麻木或有触痛。此期要及时除去致病原因,加强预防措施,如增加翻身次数及防止局部继续受压、受潮。

(2)炎性浸润期:红肿部位如果继续受压,血液循环仍得不到改善,静脉回流受阻,局部静脉淤血,受压表面呈紫红色,皮下产生硬结,表面有水泡形成。对未破小水泡要减少摩擦,防破裂感染,让其自行吸收,大水泡用无菌注射器抽出泡内液体,涂以消毒液,用无菌敷料包扎。

(3)溃疡期:静脉血液回流受到严重障碍,局部淤血致血栓形成,组织缺血缺氧。轻者,浅层组织感染,脓液流出,溃疡形成;重者,坏死组织发黑,脓性分泌物增多,有臭味,感染向周围及深部扩展,可达骨骼,甚至可引起败血症。

四、会阴部清洁卫生的实施

(一)目的
保持清洁,清除异味,预防或减轻感染、增进舒适、促进伤口愈合。

(二)用物准备
便盆、屏风、橡胶单、中单、清洁棉球、大量杯、镊子、浴巾、毛巾、水壶(内盛 50～52 ℃的温水)、清洁剂或呋喃西林棉球。

(三)操作方法
1.男患者会阴的护理

(1)携用物至患者床旁,核对后解释。

(2)患者取仰卧位。为遮挡患者可将浴巾折成扇形盖在患者的会阴部及腿部。

(3)带上清洁手套,一手提起阴茎,一手取毛巾或用呋喃西林棉球擦洗阴茎头部、下部和阴囊。擦洗肛门时,患者可取侧卧位,护士一手将臀部分开,一手用浴巾将肛门擦洗干净。

(4)为患者穿好衣裤,根据情况更换衣、裤、床单。整理床单,患者取舒适卧位。

(5)整理用物,清洁整齐,记录。

2.女患者会阴部护理

(1)用物至患者床旁,核对后解释。

(2)患者取仰卧位。为遮挡患者可将浴巾折成扇形盖在患者的会阴部及腿部。

(3)先将橡胶单及中单置于患者臀下,再置便盆于患者臀下。

(4)护士一手持装有温水的大量杯,一手持夹有棉球的大镊子,边冲水边用棉球擦洗。

(5)冲洗后擦干各部位。撤去便盆及橡胶单和中单。

(6)为患者穿好衣裤,根据情况更换衣、裤、床单。整理床单,患者取舒适卧位。

(7)整理用物,清洁整齐,记录。

(四)注意事项

(1)操作前应向患者说明目的,以取得患者的合作。

(2)在执行操作的原则上,尽可能尊重患者习惯。

(3)注意遮挡患者,保护患者隐私。

(4)冲洗时从上至下。

(5)操作完毕后应及时记录所观察到的情况。

(高艳萍)

第六节 监 测 技 术

一、体温、脉搏、呼吸测量

(一)目的

通过观察体温、脉搏、呼吸变化,了解疾病发生和发展的规律。协助医师做出正确诊断,为治疗和护理提供依据。

(二)操作前准备

1.告知患者/家属

操作目的、方法、注意事项、配合方法。

2.评估患者

(1)年龄、病情、意识状态、自理能力、治疗情况、合作程度、心理状态。

(2)测量部位肢体及皮肤状况。

(3)影响测量准确性的相关因素。

3.操作护士

着装整洁、修剪指甲、洗手、戴口罩。

4.物品准备

治疗盘、弯盘、体温计、手表、快速手消毒剂;集体测量时备治疗车、记录单、笔。

5.环境

室温适宜、光线充足、环境安静。

(三)操作过程

(1)携用物至患者床旁,核对腕带及床头卡。

(2)测量体温:根据患者病情选择合适的体温测量方式(腋下、口腔、直肠),协助患者取舒适卧位。①腋下测温:需擦干腋窝,将体温计水银端放于腋窝深处并紧贴皮肤,10分钟后取出读数。②口腔测温:将口表水银端斜放于患者舌下,让患者紧闭口唇,切勿用牙咬,用鼻呼吸,3分钟后取出读数。③直肠测温:患者取侧卧或屈膝仰卧位露出臀部,润滑肛表水银端,轻轻插入肛门3～4 cm,婴儿1.25 cm、幼儿2.5 cm。3分钟后取出读数。

(3)测量脉搏:①将患者手臂放于舒适位置。②用示、中、无名指指腹按于桡动脉处或其他浅表大动脉处。③计数30秒,将测得的脉率×2。④脉搏异常,危重患者需测量1分钟。⑤脉搏短细时需 2 人同时分别测量心率和脉率 1 分钟,以分数方式记录,即心率/脉率。

(4)测量呼吸:①以诊脉状,观察胸腹起伏,计数 30 秒。②危重患者呼吸不易观察时,用少许棉絮置于患者鼻孔前,计数 1 分钟棉絮被吹动的次数。

(5)协助患者取舒适卧位。

(6)消毒体温计。

(7)洗手、记录、确认医嘱。

(四)注意事项

(1)婴幼儿、意识不清或不合作患者测温时,护士不宜离开。

(2)婴幼儿、精神异常、昏迷、口腔疾病、不合作、口鼻手术或呼吸困难患者,禁忌测量口温。

(3)进食、吸烟、面颊部做冷、热敷患者应推迟 30 分钟后测口腔温度。

(4)腋下有创伤、手术、炎症、腋下出汗较多、极度消瘦的患者,不宜采取腋下测温;沐浴后需待 20 分钟后再测腋下温度。

(5)腹泻、直肠或肛门手术,心肌梗死患者不宜采用直肠测量法。

(6)体温和病情不相符合时重复测温,必要时可同时采取两种不同的测量方式作为对照。

(7)异常脉搏应测量 1 分钟,当脉搏细弱难以触诊时,可用听诊器听诊心率 1 分钟代替。

(8)偏瘫患者选择健侧肢体测量脉搏。

(9)除桡动脉外,可测颞动脉、肱动脉、颈动脉、股动脉、腘动脉、足背动脉等。

(10)测量呼吸时宜取仰卧位。

(11)不可用拇指诊脉。

(五)评价标准

(1)患者和/或家属能够知晓护士告知的事项,对服务满意。

(2)遵循查对制度,符合标准预防、安全原则。

(3)护士操作过程规范、准确。

二、血压测量

(一)目的

测量血压值,观察血压的动态变化,协助诊断,为预防、治疗、康复、护理提供依据。

(二)操作前准备

1.告知患者

操作目的、方法、注意事项、配合方法。

2.评估患者

(1)年龄、病情、意识状态、治疗情况、心理反应、合作程度。

(2)测量部位肢体及皮肤状况。

(3)影响测量准确性的相关因素。

3.操作护士

着装整洁、修剪指甲、洗手、戴口罩。

4.物品准备

血压计、听诊器、快速手消毒剂,集体测量时备治疗车、记录单。

5.环境

室温适宜、光线充足、环境安静。

（三）操作过程

肱动脉测量方法如下。

（1）携用物至患者床旁，核对腕带及床头卡。

（2）取舒适卧位，协助患者露出手臂并手掌向上，肘部伸直，排尽袖带内空气，袖带缠于上臂中部，下缘距肘窝 2～3 cm，松紧以放进一指为宜。

（3）使水银柱"0"点与肱动脉、心脏处于同一水平，将听诊器胸件放在肱动脉搏动最强处固定，充气至动脉搏动音消失，再加压使压力升高 2.7～4.0 kPa(20～30 mmHg)，缓慢放气。

（4）告知患者血压数值。

（5）取下袖带，排尽空气，血压计向右倾斜 45°，关闭水银槽开关。

（6）整理床单位，协助患者采取舒适卧位。

（7）消毒血压计、听诊器。

（8）洗手、记录、确认医嘱。

（四）注意事项

（1）对需要长期密切观察血压的患者，应遵循四定的原则：定时间、定体位、定部位、定血压计。

（2）测量肢体的肱动脉与心脏处于同一水平位置，卧位时平腋中线，坐位时平第 4 肋。

（3）偏瘫患者选择健侧上臂测量。

（4）测量前需检查血压计的有效性，定期监测、校对血压计。

（5）如发现血压听不清或异常时，应重测；先驱净袖带内空气，使汞柱降至"0"，稍休息片刻再行测量，必要时作对照复查。

（五）评价标准

（1）患者和/或家属能够知晓护士告知的事项，对服务满意。

（2）遵循查对制度，符合标准预防、安全原则。

（3）测量方法正确，测量结果准确。

三、心电监测

（一）目的

遵医嘱正确监测患者心率、心律、呼吸、血压、血氧饱和度，动态评价病情变化，为临床治疗提供依据。

（二）操作前准备

1.告知患者/家属

操作目的、方法、注意事项、配合方法。

2.评估患者

（1）病情、年龄、意识状态、合作程度、心理反应。

（2）胸部皮肤情况。

3.操作护士

着装整洁、修剪指甲、洗手、戴口罩。

4.物品准备

治疗车、监护仪、导联线、一次性电极片、酒精或盐水棉签数根、污物桶、快速手消毒剂。

5.环境

整洁、安静。

(三)操作过程

(1)携用物至患者床旁,核对腕带及床头卡。

(2)协助患者平卧位,暴露胸部皮肤。

(3)连接监护仪电源,将电极片连接于导联线上。

(4)酒精棉签擦净皮肤,电极片贴于患者胸部正确位置。

(5)连接 SPO_2、血压袖带。

(6)打开监护仪开关,设置监测指标的报警界限。

(7)整理用物及床单位,按医疗垃圾分类处理用物。

(8)擦拭治疗车。

(9)洗手、记录、确认医嘱。

(四)注意事项

(1)放置电极片时,应避开伤口、瘢痕、中心静脉插管、起搏器及电除颤时电极板的放置部位。

(2)密切监测患者异常心电波形,排除各种干扰和电极脱落,及时通知医师处理;带有起搏器的患者要区别正常心律与起搏心律。

(3)定期更换电极片及其粘贴位置。

(4)心电监护不具有诊断意义,如需更详细了解心电图变化,需做常规导联心电图。

(5)对躁动患者,应当固定好电极和导线,避免电极脱位以及导线打折缠绕。

(五)评价标准

(1)患者和/或家属能够知晓护士告知的事项,对服务满意。

(2)护士操作过程规范、准确。

(3)遵循查对制度,符合标准预防及安全原则。

(4)注意观察患者病情变化,出现异常情况时,及时处理。

四、血糖监测

(一)目的

遵医嘱准确测量患者血糖,为诊断和治疗提供依据。

(二)操作前准备

1.告知患者

操作目的、方法、注意事项、配合方法。

2.评估患者

(1)病情、意识状态、治疗情况、合作程度。

(2)末梢循环及皮肤情况、进食时间。

(3)评估血糖仪的工作状态,检查试纸有效期。

3.操作护士

着装整洁、修剪指甲、洗手、戴口罩。

4.物品准备

治疗车、治疗盘、75％乙醇、棉签、血糖仪、血糖试纸、一次性采血针、快速手消毒剂、利器盒、污物桶。

5.环境

整洁、安静。

(三)操作过程

(1)携用物至患者床边,核对腕带及床头卡。

(2)清洁患者双手,协助患者取适当体位。

(3)血糖仪按照说明书使用。

(4)用75％酒精消毒指端皮肤,待干。

(5)采血宜选用指血自然流出法,采血后干棉签按压。

(6)读取血糖值,告知患者。

(7)整理床单位,协助患者取舒适卧位。

(8)按医疗垃圾分类处理用物。

(9)擦拭治疗车、血糖仪。

(10)洗手、记录、确认医嘱。

(四)注意事项

(1)测血糖前,确认血糖仪上的号码与试纸号码一致。

(2)测血糖时应轮换采血部位。

(3)避免试纸受潮、污染。

(4)血糖仪应按生产商使用要求定期进行标准液校正。

(五)评价标准

(1)患者能够知晓护士告知的事项,对服务满意。

(2)遵循查对制度,符合标准预防、安全原则。

(3)操作过程规范,动作娴熟。

五、血氧饱和度监测

(一)目的

监测患者血氧饱和度(SPO_2),动态评价病情变化,为临床治疗提供依据。

(二)操作前准备

1.告知患者和/或家属

操作目的、方法、注意事项、配合方法。影响监测效果的因素。

2.评估患者

(1)意识状态、吸氧浓度、自理能力、合作程度。

(2)指(趾)端循环、皮肤完整性、指(趾)甲以及肢体活动情况。

3.操作护士

着装整洁、修剪指甲、洗手、戴口罩。

4.物品准备

治疗车、血氧饱和度监测仪、酒精或盐水棉签、快速手消毒剂、污物桶。

5.环境

安静、整洁、光线适宜。

(三)操作步骤

(1)携用物至患者床旁,核对腕带及床头卡。

(2)协助患者取舒适体位,暴露测量部位。

(3)连接血氧饱和度监测仪电源。

(4)清洁患者局部皮肤及指(趾)甲。

(5)安放传感器。

(6)开机,设置报警界限,读取数值并告知患者。

(7)整理床单位,安抚患者。

(8)整理用物,按医疗垃圾分类处理用物。

(9)擦拭治疗车。

(10)洗手、记录、确认医嘱。

(四)注意事项

(1)SPO$_2$监测报警低限设置为90%,发现异常及时通知医师。

(2)注意休克、体温过低、低血压或使用血管收缩药物、贫血、偏瘫、指甲过长、同侧手臂测量血压、周围环境光照太强、电磁干扰及涂抹指甲油等对监测结果的影响。

(3)注意更换传感器的位置,以免皮肤受损或血液循环受阻。

(4)怀疑CO中毒的患者不宜选用脉搏血氧监测仪。

(5)对躁动患者,应当固定好导线,避免传感器脱位以及导线打折缠绕。

(五)评价标准

(1)患者和/或家属能够知晓护士告知的事项,对服务满意。

(2)传感器安放正确,接触良好,松紧度适宜。

(3)操作过程规范、安全,动作熟练。

六、中心静脉压监测

(一)目的

了解循环血量,判断心功能及外周循环阻力,指导临床补液,评估治疗效果。

(二)操作前准备

1.告知患者/家属

操作目的、方法、注意事项、配合方法。

2.评估患者

(1)病情、意识状态、合作程度。

(2)中心静脉置管及周围皮肤情况。

(3)体位及凝血状况。

3.操作护士

着装整洁、修剪指甲、洗手、戴口罩。

4.物品准备

治疗车、监护仪、压力套装(导联线、压力传感器、加压袋、0.9%氯化钠溶液 250 mL)、穿刺盘、污物桶、快速手消毒剂。

5.环境

整洁、安静、私密。

(三)操作步骤

(1)携用物至患者床旁,核对腕带及床头卡。

(2)连接电源,打开监护仪开关。

(3)协助患者取平卧位,暴露置管部位。

(4)将压力套装挂在输液架上,加压袋充气加压至 40.0 kPa(300 mmHg),排气。

(5)拧下置管上的肝素帽,消毒,连接压力传感器,冲管。

(6)在监护仪上调到 CVP 的模块,设置参数。

(7)将传感器置于腋中线第 4 肋间(右心房水平),校正零点,测压,读数。

(8)测量完毕。

(9)整理患者,协助取安全、舒适卧位。

(10)整理用物,按医疗垃圾分类处理用物。

(11)擦拭治疗车。

(12)洗手、记录、确认医嘱。

(四)注意事项

(1)严格无菌操作。

(2)避免打折扭曲,保持测压管道的通畅。

(3)每天检查穿刺部位皮肤有无红肿、脓性分泌物,定期更换敷料、管路、压力套装和冲洗液。

(4)选择标准的测压零点,传感器置于腋中线第 4 肋间与右心房同一水平,每次测压前均应校正压力传感器零点。

(5)中心静脉测压通路应避免输注血管活性药物,以防引起血压波动。

(6)注意影响中心静脉压数值的因素,如患者的体位、机械通气、腹内压等。

(7)观察有无心律失常、出血和血肿、气胸、血管损伤等并发症的发生,股静脉插管时,注意观察置管侧下肢有无肿胀、静脉回流受阻等下肢静脉栓塞的表现。

(五)评价标准

(1)患者和/或家属能够知晓护士告知的事项,对服务满意。

(2)遵循无菌操作原则、符合消毒隔离制度。

(3)操作过程规范、安全,动作娴熟。

七、Swan-Ganz 导管监测

(一)目的

(1)评估左右心室功能,反映左心室前负荷和右心室后负荷。

(2)指导治疗,为扩容补液,应用强心药物、血管收缩药物和血管扩张药物治疗提供依据,同时还可以判断治疗效果和预后。

(二)操作前准备

1.告知患者

操作目的、方法、注意事项、配合方法。

2.评估患者

(1)病情,体位及合作程度。

(2)置管及穿刺处周围皮肤情况。

3.操作护士

着装整洁、修剪指甲、洗手、戴口罩。

4.物品准备

测压装置、监护仪、注射器、快速手消毒剂等。

5.环境

安静、整洁。

(三)操作过程

(1)携用物至患者床旁,核对腕带及床头卡。

(2)暴露置管部位。测量导管插入长度。

(3)连接测压装置,加压袋充气加压至40.0 kPa(300 mmHg)左右,注意排尽管道内气体。

(4)测压前需调整零点,压力换能器需与患者右心房保持同一水平。

(5)测量肺动脉楔压时,应将气囊缓慢充气(充气量<1.5 mL),待出现嵌顿压图形后,记录数字并放掉气囊内气体。

(6)非测量肺动脉楔压时,抽尽气囊内气体并锁住气囊注射器。

(7)记录测量数据。

(8)整理床单位,协助患者取舒适卧位。

(9)整理用物,按医疗垃圾分类处理用物。

(10)洗手、签字、确认医嘱。

(四)注意事项

(1)每次测量各项指标之前需调定零点。

(2)穿刺伤口定期换药,若渗出液较多应及时换药。

(3)保证测压装置严密畅通。

(4)及时了解影响压力测定的因素,观察有无相关并发症的发生。

(5)保持管道通畅,每小时用肝素生理盐水3~5 mL冲洗测压导管及Swan-Ganz导管。

(6)拔除导管时,应在监测心率、心律的条件下进行,拔管后,穿刺的局部应压迫止血。

(五)评价标准

(1)患者和/或家属能够知晓护士告知的事项,对服务满意。

(2)遵循查对制度,符合无菌技术、标准预防原则。

(3)操作过程规范、安全,动作轻柔。

(孔祥华)

第七节 身体活动管理

一、移动技术

(一)目的
协助不能自行移动的患者进行床上移动,达到患者舒适的目的。

(二)操作前准备
1.告知患者
操作目的、方法、注意事项、配合方法。

2.评估患者
(1)病情、意识状态、皮肤情况、活动耐力及配合程度。
(2)肢体活动能力、体重,有无约束、伤口、引流管、骨折和牵引等。

3.操作护士
着装整洁、修剪指甲、洗手、戴口罩。

4.物品准备
快速手消毒剂、必要时备软枕。

5.环境
整洁、安静。

(三)操作步骤
1.协助患者移向床头

(1)一人协助法:适用于轻症或疾病恢复期患者。①核对患者腕带、床头卡。②固定床脚刹车,妥善安置各种管路。③视病情放平床头,将软枕横立于床头。④患者仰卧屈膝,双手握住床头栏杆,也可搭在护士肩部或抓住床沿。⑤护士一手托在患者肩部,另一手托住臀部,同时让者两臂用力,脚蹬床面,托住患者重心顺势向床头移动。⑥放回软枕,根据病情摇起床头。⑦固定管路,整理床单位。⑧洗手。

(2)二人协助法:适用于重症或体重较重的患者。①同一人协助法①~③。②患者仰卧屈膝。③两位护士分别站在床的两侧,交叉托住患者颈肩部和臀部,或一人托住肩及腰部,另一人托住臀部及腘窝部,两人同时抬起患者移向床头。④放回枕头。⑤协助患者取舒适卧位,固定管路,整理床单位。⑥洗手。

2.协助患者翻身侧卧

(1)一人协助法:适用于体重较轻的患者。①核对患者腕带、床头卡。②固定床脚刹车,妥善安置各种管路。③患者仰卧,两手放于腹部。④将患者肩部、臀部移向护士侧床沿,护士两腿分开 11~15 cm,以保持平衡,使重心稳定。⑤移上身,护士将患者近侧肩部稍托起,一手伸入肩部,并用手臂扶托颈项部;另一手移至对侧肩背部,用合力抬起患者上身移至近侧。再将患者臀部、双下肢移近并屈膝,使患者尽量靠近护士。⑥护士一手托肩,一手扶膝,轻轻将患者转向对侧,背向护士。⑦按侧卧要求,在患者背部及所需部位垫上软枕。⑧固定管路,整理床单位。

⑨洗手。⑩记录翻身时间和皮肤情况。

(2)二人协助法:适用于重症或体重较重的患者。①同一人协助法①~③。②护士两人站在床的同一侧,一人托住患者颈肩部和腰部,另一人托住患者臀部和腘窝部,两人同时抬起患者移向近侧。③分别托扶患者的肩、腰、臀和膝,轻轻将患者翻向对侧。④同一人协助法⑦~⑩。

(四)注意事项

(1)注意各种体位转换间的患者安全,保护管路。

(2)注意体位转换后患者的舒适;观察病情、生命体征的变化,记录体位维持时间。

(3)协助患者体位转换时,不可拖拉,注意节力。

(4)被动体位患者翻身后,应使用辅助用具支撑体位保持稳定,确保肢体和关节处于功能位。

(5)注意各种体位受压处的皮肤情况,做好预防压疮的护理。

(6)颅脑手术后,不可剧烈翻转头部,应取健侧卧位或平卧位。

(7)颈椎或颅骨牵引患者,翻身时不可放松牵引。

(8)石膏固定和伤口较大患者翻身后应使用软垫支撑,防止局部受压。

(五)评价标准

(1)患者和/或家属能够知晓护士告知的事项,对服务满意。

(2)卧位正确,管道通畅。

(3)护理过程安全,患者局部皮肤无擦伤,无其他并发症。

(4)操作规范,动作熟练。

二、运送技术

(一)目的

运送不能下床的患者。

(二)操作前准备

1.告知患者

操作目的、方法、注意事项、配合方法。

2.评估患者

(1)病情、意识状态、体重及配合能力。

(2)躯体活动能力、皮肤情况。

(3)有无约束、各种管路情况,身体有无移动障碍。

3.操作护士

着装整洁、修剪指甲、洗手、戴口罩。

4.物品准备

轮椅、平车、被单。

5.环境

运送环境安全。

(三)操作步骤

(1)轮椅运送:①携用物至患者床旁,核对腕带、床头卡。②从床上向轮椅移动时,在床尾处备轮椅,轮椅应放在患者健侧,固定轮椅。③协助患者下床、转身,坐入轮椅后,放好足踏板。④患者坐不稳或轮椅下斜坡时,用束腰带保护患者。⑤下坡时,倒转轮椅,使轮椅缓慢下行,患者头及背部应向后靠。⑥从轮椅向床上移动时,推轮椅至床尾,轮椅朝向床头,并固定轮椅。⑦协助患者站起、转身、坐至床边。⑧协助患者取舒适卧位,整理床单位。⑨整理用物,洗手。

(2)平车运送:①携用物至患者床旁,核对腕带、床头卡。②挪动法:适用于能在床上配合移动的患者。将平车推至与床平行,并紧靠床边,固定平车,将盖被平铺于平车上,协助患者移动到平车上,盖好被单。③搬运法:儿童或体重较轻者可采用1人搬运法;不能自行活动或体重较重者采用2~3人搬运法;病情危重或颈、胸、腰椎骨折患者采用4人以上搬运法;应先将平车推至床尾,使平车头端与床尾成钝角,固定平车,1人或以上人员将患者搬运至平车上,盖好被单。④拉起护栏。⑤头部置于平车的大轮端。⑥推车时小轮在前,车速适宜,护士站于患者头侧,上下坡时应使患者头部在高处一端。⑦返回病房时,同法移回病床,协助患者取舒适卧位。⑧整理用物及床单位。⑨洗手。

(四)注意事项

(1)使用前应先检查轮椅和平车,保证完好无损方可使用;轮椅、平车放置位置合理,移动前应先固定。

(2)轮椅、平车使用中注意观察病情变化,确保安全。

(3)保护患者安全、舒适,注意保暖,骨折患者应固定好骨折部位再搬运。

(4)遵循节力原则,速度适宜。

(5)在搬运过程中,妥善安置各种管路,避免牵拉。

(五)评价标准

(1)患者和/或家属能够知晓护士告知的事项,对服务满意。

(2)护理过程安全,患者出现异常情况时,护士处理及时。

三、预防跌倒

(一)目的

评估患者及客观危险因素,采取防止患者跌倒的有效措施,保证患者安全。

(二)操作前准备

1.告知患者和/或家属

(1)操作目的、注意事项、配合方法。

(2)预防跌倒的方法。

2.评估患者

(1)病情、年龄、意识、自理能力、步态、合作程度、心理状态。

(2)用药、既往病史、目前疾病状况等。

3.操作护士

着装整洁、洗手、戴口罩。

4.物品准备

根据患者情况适时准备污物桶、快速手消毒剂、隔离衣。

5.环境

(1)地面、各种标识、灯光照明、病房设施。

(2)易跌倒的因素。

(3)整洁、私密、温度适宜。

(三)操作步骤

(1)穿隔离衣,携用物至患者床旁,核对腕带、床头卡。

(2)协助患者取舒适、安全卧位。

(3)定时巡视患者,严密观察患者的生命体征及病情变化,合理安全陪护。

(4)遵医嘱按时给患者服药,告知患者服药后注意事项,患者服药后,密切观察患者状况。

(5)将病床调至最低位置,并固定好脚刹,必要时加床挡。

(6)患者坐凳稳定,螺丝固定牢固。

(7)呼叫器、便器等常用物品放在患者易取处。

(8)搬运患者时将平车(轮椅)固定,防止滑动,就位后拉好护栏。

(9)创造良好的病室安全环境,保持地面干净无水迹,走廊畅通,无障碍物、光线明亮。

(10)加强与患者及家属的交流沟通,关注患者的心理需求,给予必要的生活帮助和护理。

(11)整理用物及床单位,用物按医疗垃圾分类处理。

(12)脱隔离衣,洗手、记录。

(四)注意事项

(1)做好防止患者跌倒的宣教工作。

(2)对年老体弱、活动不便者,下床活动时应有保护措施。

(3)搬运患者时将平车(轮椅)固定,防止滑动,就位后拉好护栏。

(4)创造良好的病室安全环境,保持地面干净无水迹,走廊畅通,无障碍物、光线明亮。

(5)加强与患者及家属的交流沟通,关注患者的心理需求,给予必要的生活帮助和护理。

(五)评价标准

(1)患者和/或家属能够知晓护士告知的事项,对服务满意。

(2)操作规范,动作娴熟。

(3)护理过程安全。

(温 洁)

第八节 约束带应用技术

为防止神志不清、意识障碍、躁动等患者出现坠床、撞伤、抓伤等意外而加重病情,甚至危及生命,有时会采用必要的约束措施对患者进行保护,临床上一般采用普通布制约束带对患者进行约束,达到制动的目的。

一、适应证

(1)躁动、焦虑、意识不清有严重自伤、伤人及自杀倾向者。

(2)特殊治疗期间临时限制。

(3)病情危重,身上有各类插管且患者意识障碍不能配合治疗,有拔管倾向者。

二、常见的约束方式

(一)约束带

常用于固定患者手腕和踝部。将肢体放置约束带上(系带朝外放置),包裹手腕或踝部,约束带系好后,固定于床挡上,松紧以伸进1~2指为宜(图2-2)。

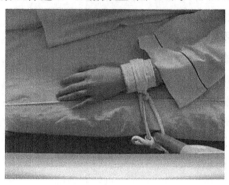

图2-2 约束带

(二)约束手套

搭扣扣紧,开口在手背;开口拉紧并重叠于腕部内侧,固定带根据患者具体情况缠绕2~3圈,固定于床或床挡上。

三、评估

(1)评估患者进行约束的指征,有无禁忌证。可用可不用时尽量不用,使用前需征得主管医师的同意。

(2)评估约束肢体部位的皮肤及血液循环状况。

四、操作前护理

(1)护士准备:掌握约束带应用技术并能正确实施。

(2)物品准备:约束用具。

(3)向患者和家属解释使用约束带的目的、使用时间、方法及注意事项等,取得患者和家属的配合。

五、操作中护理

(1)根据患者的情况选择约束部位,常用约束部位为手腕、踝关节。用准备好的约束带从中间绕转,再对折成双套结,必要时套结处可用衣袖或棉垫包裹,将套结在约束部位稍拉紧,松紧适度,以能放入1~2指为宜,以免影响血液循环,再打一个结使肢体不易脱出,将约束带固定于床挡上。

(2)做好被约束患者的生活护理,满足生活需要,保证床单位整洁舒适。

(3)每2小时放松肢体一次并动态观察约束部位外周循环情况及约束带松紧程度,必要时给予方巾衬垫,发现异常及时处理。

(4)约束时注意患者卧位,保持肢体功能位,经常更换体位,保证患者的卧位舒适。约束带的打结处不得让患者的双手触及,以免患者解开套结发生意外。外周血氧指套可从约束手套前端拉链处放进去,不松开约束处。同时医师进行神经科查体时,同样可以打开拉链进行检查,护士动态观察末梢血运情况。

六、操作后护理

(1)记录给予约束的原因、时间、部位,相应的护理措施及解除约束的时间,并做好交接班。
(2)加强巡视,及时满足患者的需求。

七、注意事项

(1)严格掌握约束带使用适应证,维护患者的自尊,尊重患者及家属的意愿。
(2)保护性约束属于制动措施,不宜长时间使用。
(3)单纯约束效果不佳时,可遵医嘱结合镇静药物使用。
(4)动态评估患者约束的必要性,如为制动措施,患者病情稳定或意识障碍加重无自主活动时应及时解除约束。
(5)约束的目的是保护患者安全、保证治疗的措施,不可作为惩罚患者的手段。

(朱蓓蓓)

第九节　抗痉挛体位摆放技术

神经系统疾病常常是疾病与障碍共存,可造成患者运动、感觉、认知等障碍,尤其运动障碍是神经系统疾病最常出现的障碍。抗痉挛体位在临床上通常是指患者根据治疗、护理及康复需要所采取并能保持的身体姿势或某种体位。抗痉挛体位的摆放是使患者尽量缩短仰卧位的时间或与其他体位交替使用,使肢体处于抗痉挛体位。早期抗痉挛体位的摆放有助于抑制和减轻肢体痉挛姿势的发生或畸形的出现,且降低并发症出现和继发损伤;在以临床抢救为主要治疗的急性期,抗痉挛体位的正确摆放,可有效降低瘫痪肢体痉挛的发生,使躯干和肢体保持在功能状态的作用,有助于疾病康复期的功能训练。以脑卒中为例,患者瘫痪肢体常见的痉挛模式为肩下沉后缩、上肢屈曲、前臂旋前、腕关节掌屈、手指屈曲和内收;骨盆退缩及下肢外旋;髋、膝关节伸直,足下垂、内翻。

一、适应证

(1)脑卒中患者。
(2)脑外伤患者。
(3)脊髓损伤患者。

二、评估

(1)评估患者肢体瘫痪情况。
(2)评估患者意识状态及合作程度。

(3)评估患者身体状况、有无外伤、肢体有无残缺。

(4)评估环境是否安静、安全、温度适宜。

三、操作前准备

(1)护士准备:掌握抗痉挛体位摆放的技能并能正确实施。

(2)环境准备:病室清洁,光线充足,温湿度适宜,注意遮挡,保护患者隐私。

(3)物品准备:软枕、软垫。

(4)向患者及家属解释操作目的及注意事项,取得患者及家属配合。

四、操作中护理

根据患者肢体瘫痪情况及当前体位选择合理的摆放体位。抗痉挛体位常用种类及方法如下。

(一)患侧卧位

患侧在下,健侧在上,头部垫枕,患臂外展,前身旋后,患肩向前拉出,以避免受压和后缩,肘伸展,掌心向上;患侧下肢轻度屈曲放在床上,健腿屈髋屈膝向前放于长枕上,健侧上肢放松,放在胸前的枕上或躯干上。该体位是最重要的体位,是偏瘫患者的首选体位,一方面患者可通过健侧肢体早日进行一些日常活动,另一方面可通过自身体重对患侧肢体的挤压,刺激患侧的本体感受器,强化感觉输入,也抑制患侧肢体的痉挛模式。

(二)健侧卧位

健侧在下,患侧在上,头部垫枕,患侧上肢伸展位,使患侧肩胛骨向前向外展,前臂旋前,手指伸展,掌心向下;患侧下肢取轻度屈曲位放于长枕上,患侧踝关节不能向内翻悬在枕头边缘,防止足内翻下垂。

(三)仰卧位

头部垫薄枕,患侧肩胛和上肢下垫一长枕,上臂旋后,肘与腕均伸直,掌心向上,手指伸展位,整个上肢平放于枕上;患侧髋下、臀部、大腿外侧放垫枕,防止下肢外展、外旋;膝下稍垫起,保持伸展微屈。该体位尽量少用,一方面易引起压疮,另一方面易受紧张性颈反射的影响,激发异常反射活动,强化患者上肢的屈曲痉挛和下肢的伸肌痉挛。

(四)端坐卧位

端坐卧位又名坐位。扶患者坐起,床上放一跨床小桌,桌上放软枕,患者可扶桌休息;若用床头支架或靠背架,将床头抬高,患者背部也能向后倚靠。

更换体位过程中应密切观察患者的一般情况及生命体征,如有异常情况,应立即停止操作,并通知医师给予处理。操作过程中还应注意患者管路情况,预防非计划性拔管。

五、操作后护理

(1)体位更换完毕,再次确认患者安全(管路、皮肤、有无坠床风险、生命体征是否正常)及患者的舒适程度。

(2)保证患者肢体及各关节处于功能体位。

(3)盖好被子,注意保暖,整理床单位。

(4)洗手,签字,记录患者情况。

六、注意事项

(1)抗痉挛体位的摆放应从急性期尽早开展,并以不影响临床救治为前提。

(2)抗痉挛体位在卧位摆放中,始终要注意让患者保持防止痉挛模式,注意肩关节不能内旋,髋关节不能外旋,各种卧位要循环交替。

(3)患侧卧位时,由于肩关节容易受损害,对肩关节要更加细心防护,同时身体不可翻转过度,以保证患侧肩不被压在身体下面。

(4)针对瘫痪患者的抗痉挛体位,是从治疗角度出发设计的临时性体位,为了防止关节挛缩影响运动功能,必须定时进行体位变换。

(5)在抗痉挛体位摆放中可充分利用小垫或软枕,以抬高肢体,促进静脉回流。

(6)在进行体位摆放时,切忌使用暴力牵拉肢体。

(7)在任何一种体位下,若患者出现不适症状,应及时做出调整。

(刘 聪)

第十节 翻身叩背技术

翻身叩背是神经科常见操作技术之一,是促进患者气道分泌物的排出,减轻阻塞,提高血氧浓度,改善通气、换气功能,降低肺部感染发生率的一种经济快捷的操作技术。

一、适应证

(1)呼吸衰竭的患者。

(2)咳嗽咳痰费力的患者。

(3)长期卧床的患者。

(4)肺部感染的患者。

(5)使用呼吸机辅助呼吸的患者。

二、禁忌证

(1)背部大面积皮肤感染、破溃。

(2)胸肺部疾病,如肿瘤、血管畸形、肺结核、气胸、胸腔积液及胸壁疾病、咯血。

(3)出血性疾病和凝血功能异常者。

(4)不能耐受翻身拍背者。

(5)急性心肌梗死,心脏房、室纤颤。

(6)癫痫持续状态。

(7)下肢静脉血栓形成早期(形成2周内)。

三、评估

(1)评估患者此项操作的适应证、重点叩击部位、有无禁忌证。

（2）评估患者的意识及合作程度。

（3）评估患者的管路情况。

（4）评估操作环境是否安静、安全、温度适宜。

四、操作前准备

（1）护士准备。着装整洁，洗手，戴口罩。

（2）向患者及家属解释翻身叩背的目的、方法及配合的注意事项，解除患者及家属顾虑取得合作。

（3）肠内营养支持患者，操作前后停止营养液泵入30分钟，并在操作前抽吸胃液，防止叩击过程中患者出现呕吐导致误吸。

（4）适当调高室温。

五、操作中护理

（一）时间

长期瘫痪卧床的患者，2～3小时翻身叩背一次。

（二）方法

翻身叩背时，一般给予侧卧位，先做一侧，然后给患者翻身，再做另一侧。手法为五指并拢，中间凹陷呈勺状，由下向上、由外向内叩击。叩击力度取决于患者体质的强弱、病情及肺部感染的情况，逐渐增加力度，循序渐进，在叩背过程中密切观察患者病情变化，如有异常立即停止叩背（图2-3）。

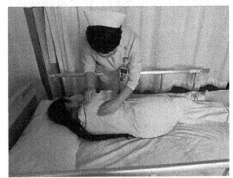

图2-3　翻身叩背

六、操作后护理

（1）翻身叩背后，对于不能自主咳嗽、咳痰、吞咽的患者，尤其是气管切开的患者，治疗中应随时为患者排痰。

（2）操作后协助患者摆好体位。

（3）洗手，记录患者配合程度、排痰能力、痰液性质等并签字。

（4）加强巡视，满足患者生活需要。

七、注意事项

（1）听诊后，湿啰音明显部位可重点叩击，促进深部痰液排出。患者病情允许，可配合体位引流。

（2）叩击时注意避开胃肠、心脏、肾区等部位。

（陶小庆）

第十一节　呼吸机使用技术

呼吸机是一种能代替、控制或改变人的正常生理呼吸，增加肺通气量，改善呼吸功能，减轻呼吸肌做功消耗，节约心脏储备能力的装置。

一、适应证

目前尚无适应证的公认标准，随着应用目的不同而异，以下仅供参考。

（1）严重通气不良和换气障碍。

（2）患者出现呼吸节律异常，自主呼吸微弱或者消失。

（3）急性呼吸衰竭时血气分析 $PaO_2 < 8.0$ kPa（60 mmHg），$PaCO_2 > 6.7$ kPa（50 mmHg）。

（4）慢性呼吸衰竭的患者吸氧（鼻导管或面罩）后 $PaO_2 < 6.7$ kPa（50 mmHg），$PaCO_2 > 9.3$ kPa（70 mmHg）且持续上升，血气 pH 动态下降。

（5）神经肌肉麻痹累及呼吸肌。

（6）颅内病变或头部外伤所致呼吸中枢异常引起的呼吸停止。

（7）心肺复苏术后。

二、相对禁忌证

（1）大咯血或有气道梗阻的患者。

（2）伴有肺大疱的呼吸衰竭。

（3）张力性气胸。

（4）急性心肌梗死引起的呼吸衰竭。

三、评估

（1）评估患者的病情、准备使用呼吸机的类型（有创或无创）。

（2）评估患者意识及合作程度。

（3）评估操作环境是否安全。

四、操作前护理

（1）洗手、戴口罩。

（2）准备用物：呼吸机、灭菌注射用水、注射器、膜肺、简易呼吸器、吸痰用物（吸痰管、冲管生理盐水、吸引设备）、口咽通气道、胶带。

（3）使用有创呼吸机的患者根据病情，配合医师建立人工气道（气管插管或气管切开），并妥善固定。

(4)协助医师将呼吸机与设备带正确连接,顺序开机后由医师调整呼吸机参数,使用膜肺协助医师进行测试,确定呼吸机运转正常。

(5)将呼吸机湿化罐中注入灭菌注射用水,水量为不超过标志线以上,并调好湿化罐温度。

五、操作中护理

(1)协助医师将呼吸机与患者人工气道进行连接。

(2)严密监测意识、瞳孔、生命体征及动脉血气分析变化。观察患者一般情况、临床症状是否趋于平稳。

(3)给予患者吸痰,保证呼吸道通畅。

(4)及时、准确记录呼吸机参数、上机过程和患者疾病状态。

六、操作后护理

(1)定时观察患者病情变化及生命体征,观察患者人机配合情况。

(2)加强巡视,满足患者生活需要。

(3)妥善固定人工气道及管路,防止因牵拉造成人工气道移位或脱出。每天评估气管插管深度,详细记录于护理记录上。经口经鼻气管插管每天评估受压处皮肤及黏膜,气管切开插管处伤口应每天换药,并评估伤口及皮肤情况,如有异常立即通知医师,并给予处理。

(4)保持人工气道通畅,定时予患者吸痰,咳嗽反射差或瘫痪的患者每2~3小时进行翻身、拍背、吸痰,翻身前需将口腔及气道内分泌物吸出,防止误吸,拍背后再次吸痰。

(5)判断痰液性质、颜色及痰量,如有异常及时通知医师,根据医嘱定时予患者湿化气道及雾化药物治疗。

(6)清醒患者,针对呼吸机应用的必要性进行健康教育取得配合;依从性差的患者,进行心理护理及保护性约束,必要时药物镇静,避免非计划性拔管。

七、呼吸机使用期间注意事项

(1)开关呼吸机顺序正确,严密观察呼吸机的运转情况,正确识别报警信息,分析原因,及时给予处理。若一时无法判断报警原因,可先将呼吸机与插管连接处断开,利用简易呼吸器辅助患者呼吸,必要时更换呼吸机后再查找报警原因,并观察患者生命体征及病情变化。

(2)适时在加温加湿器内添加灭菌注射用水,保持标准水位;保持集水管在管路的最低位,翻身前需要先倾倒冷凝水,避免反流。冷凝水应倾倒在装有 2 000 mg/L 含氯消毒液的带盖容器中。

(3)每天更换呼吸机过滤器,用潮湿的纱布擦拭呼吸机机身,干纱布擦拭屏幕。

(4)长期使用呼吸机的患者,每周更换呼吸机外管路一次,更换时注意无菌操作。

(5)停止使用时,呼吸机给予擦拭后送至呼吸治疗中心,由专人负责清洗、消毒、检测后备用。

(陈小兰)

第十二节 管饲喂养技术

神经疾病患者出现意识障碍、精神障碍、吞咽困难、延髓麻痹、神经性呕吐等临床症状时,不能通过自行进食方式供给营养,需遵医嘱给予管饲喂养,使患者早期得到营养支持,保证良好的营养状态,提高自身免疫力,利于疾病的早期康复。

一、适应证

(1)不能经口进食的患者,如患者存在意识障碍、吞咽障碍、气管插管、口腔疾病或口腔手术后。

(2)患者存在精神障碍,拒绝进食。

(3)进食量少,不能满足机体需要量的患者。

二、禁忌证

(1)门静脉高压合并食管静脉曲张的患者。

(2)患者处于消化道出血急性期。

(3)食管被强酸或强碱灼伤未愈。

(4)患者手术后消化功能未恢复。

(5)消化道梗阻的患者。

(6)存在不适宜鼻饲的其他疾病的患者。

三、评估

(1)了解患者鼻饲喂养的目的及有无禁忌证,评估患者鼻腔情况。

(2)评估患者意识状态及合作程度。

(3)评估操作环境是否安静、安全。

四、操作前准备

(1)护士准备:着装整洁,洗手,戴口罩。

(2)环境准备:病室清洁,光线充足。

(3)物品准备:根据医嘱,准备好用物,包括放置胃管用物(治疗车、型号适宜的胃管、清洁手套、胶布、20 mL 注射器、听诊器、纱布,棉签、液状石蜡、温水、治疗碗、手电)及鼻饲用物(鼻饲营养液、鼻饲营养袋、肠内营养输注泵)。

(4)患者准备:协助患者摆好体位。

(5)核对患者,向患者及家属解释鼻饲的目的、方法及配合的注意事项,消除患者顾虑,取得合作,操作前签署操作知情同意书。

五、操作中护理

(1)再次核对患者正确无误后协助患者摆放体位。清醒患者抬高床头,半卧位或坐位;昏迷者床头抬高 30°。

(2)清洁准备放置胃管的鼻腔,并再次观察鼻腔有无异常。

(3)测量胃管置入深度。测量鼻尖→耳垂→剑突的距离。正常成年人胃管置入深度为45～55 cm。

(4)使用润滑油充分润滑胃管后将胃管迅速置入,插入深度10～20 cm 觉得有阻力时嘱患者或协助其低头,并做吞咽动作,继续插入直至胃管到达测量长度。

(5)使用胶布妥善固定胃管,并在胃管上贴好"胃肠"标识。

(6)利用听气过水声或回抽胃液等方法确定胃管位置正常。

(7)根据医嘱进行鼻饲。

(8)进行鼻饲的患者选择适宜配套的肠内营养输注泵及泵管,严格按照主管医师的医嘱(包括鼻饲液种类、每天泵入总量及泵入速度)进行操作。

(9)鼻饲时密切观察患者病情变化,生命体征是否平稳,有无呛咳、反流、呕吐、误吸等异常情况。

六、操作后护理

(1)鼻饲完毕后用 20～40 mL 温水将胃管冲净,妥善固定。肠内营养输注泵管需每天更换。

(2)观察鼻饲后患者的反应,有无呕吐、腹胀、腹泻等症状。

(3)再次评估患者合作情况,保证管路安全。

(4)操作后洗手,妥善处理用物,签字并详细记录。

七、注意事项

(1)患者在鼻饲过程中突然出现呛咳、面色发绀、呼吸急促或咳出类似营养液颜色的分泌物时,应立即停止鼻饲并通知医师;抽吸胃内容物,观察胃内残留量,存在误吸时给予气道吸引,尽可能地将呕吐误吸物吸净,若患者存在血氧下降,则应配合医师抢救。

(2)给予口服药物前后,停止泵入营养液 30 分钟,防止与营养液相互作用,导致患者出现胃肠痉挛、腹泻等并发症;药物应研磨后给予,鼻空肠管、胃空肠造瘘管给药后应加强冲管,避免管路堵塞。

(3)鼻饲原则为鼻饲量从少到多,鼻饲速度从慢到快,严格遵医嘱执行。

(4)营养液室温放置,更换时要现用现开启,禁止一次将营养液全部开启。

(5)吸痰、翻身、外出检查前半小时,暂停鼻饲营养。

(6)每天鼻饲前回抽胃液或鼻饲中定时回抽胃内容物,异常时通知医师给予相应处理。

(7)鼻饲营养液通路与静脉通路分开悬挂,并在鼻饲泵管旁悬挂"胃肠"提示标志。

八、另外两种常见管饲途径

(一)鼻空肠管

置入长度一般是 110～120 cm。建议 6 周更换一次。优点是管路前段直至空肠,无特殊情况下不易发生反流。缺点是费用较高,且固定效果不令人满意,遇躁动不配合的患者易发生脱管。另外管腔较细,易发生堵管,且置管操作在介入科进行,不适宜危重患者。

(二)胃造瘘管/胃空肠造瘘管

置管需在介入引导下,经皮穿刺放置胃造瘘管。胃空肠造瘘管是在胃造瘘管的基础上经胃造瘘管置入一根空肠营养管至空肠上段的技术。在胃潴留、反复胃食管反流等疾病的患者有很广泛的应用,临床有固定良好、可同时胃肠内营养和胃肠减压的优点。缺点是空肠造瘘管又长又细,易堵管,建议使用具有定时冲管功能的肠内营养输注泵和营养袋。

(刘 聪)

第十三节 导 尿 术

一、目的

(1)为尿潴留患者解除痛苦;使尿失禁患者保持会阴清洁、干燥。

(2)收集无菌尿标本,做细菌培养。

(3)避免盆腔手术时误伤膀胱,为危重、休克患者正确记录尿量,测尿比重提供依据。

(4)检查膀胱功能,测膀胱容量、压力及残余尿量。

(5)鉴别尿闭和尿潴留,以明确肾功能不全或排尿功能障碍。

(6)诊断及治疗膀胱和尿道的疾病,如进行膀胱造影或对膀胱肿瘤患者进行化疗(简称化疗)等。

二、准备

(一)物品准备

治疗盘内:橡皮圈 1 个,别针 1 枚,备皮用物 1 套,一次性无菌导尿包 1 套(治疗碗 2 个、弯盘、双腔气囊导尿管根据年龄选不同型号尿管,弯血管钳 1 把、镊子 1 把、小药杯内置棉球若干个,液状石蜡棉球瓶 1 个,洞巾 1 块),弯盘 1 个,一次性手套 1 双,治疗碗 1 个(内盛棉球若干个),弯血管钳 1 把、镊子 2 把、无菌手套 1 双,常用消毒溶液如 0.1% 苯扎溴铵(新洁尔灭)、0.1%氯己定等,无菌持物钳及容器 1 套。

治疗盘外:小橡胶单和治疗巾 1 套(或一次性治疗巾),便盆及便盆巾。

(二)患者、护理人员及环境准备

使患者了解导尿的目的、方法、注意事项及配合要点。取仰卧屈膝位,调整情绪,指导或协助患者清洗外阴,备便盆。护理人员应衣帽整齐,修剪指甲,洗手,戴口罩。环境安静、整洁,光线、温度、湿度适宜,关闭门窗,备屏风或隔帘。

三、评估

(1)评估患者病情、治疗情况、意识、心理状态及合作程度。

(2)评估患者排尿功能异常的程度,膀胱充盈度及会阴部皮肤、黏膜的完整性。

(3)向患者解释导尿的目的、方法、注意事项及配合要点。

四、操作步骤

(1)操作者位于患者右侧,帮助患者取仰卧屈膝位,脱去对侧裤腿,盖在近侧腿上,对侧下肢和上身用盖被盖好,两腿略外展,暴露外阴部。

(2)将一次性橡胶单和治疗巾垫于患者臀下,弯盘放于患者臀部,治疗碗内盛棉球若干个。

(3)左手戴手套,右手持血管钳夹取消毒棉球做外阴初步消毒,按由外向内,自上而下,依次消毒阴阜、两侧大阴唇。

(4)左手分开大阴唇,换另一把镊子按顺序消毒大小阴唇之间—小阴唇—尿道口—自尿道口至肛门,减少逆行感染的机会。污棉球置于弯盘内,消毒完毕,脱下手套置于治疗碗内,污物放置治疗车下层。

(5)在患者两腿间打开无菌导尿包,用持物钳夹浸消毒液的棉球于药杯内。

(6)戴无菌手套,铺洞巾,使洞巾与包布内面形成无菌区域。嘱患者勿移动肢体保持体位,以免污染无菌区。

(7)按操作顺序排列好用物,用镊子取液状石蜡棉球,润滑导尿管前端。

(8)左手拇指、示指分开并固定小阴唇,右手持弯持物钳夹取消毒棉球,按由内向外,自上而下顺序消毒尿道口、两侧小阴唇、尿道口,尿道口处要重复消毒一次,污棉球及弯血管钳置于弯盘内,右手将弯盘移至靠近床尾无菌区域边沿,便于操作。

(9)右手将无菌治疗碗移至洞巾旁,嘱患者张口呼吸,用另一只弯血管钳夹持导尿管对准尿口轻轻插入尿道4～6 cm,见尿液后再插入1～2 cm。

(10)左手松开小阴唇,下移固定导尿管,将尿液引入治疗碗。注意询问患者的感觉,观察患者的反应。

(11)导尿毕,夹住导管末端,轻轻拔出导尿管,避免损伤尿道黏膜。撤下洞巾,擦净外阴,脱去手套置弯盘内,撤出臀部一次性橡胶单和治疗巾置治疗车下层。协助患者穿好裤子,整理床单位。

(12)整理用物。

(13)洗手,记录。

五、注意事项

(1)向患者及其家属解释留置导尿管的目的和护理方法,使其认识到预防泌尿道感染的重要性,并主动参与护理。

(2)保持引流通畅,避免导尿管扭曲堵塞,造成引流不畅。

(3)防止泌尿系统逆行感染。

(4)患者每天摄入足够的液体,每天尿量维持在2 000 mL以上,达到自然冲洗尿路的目的,以减少尿路感染和结石的发生。

(5)保持尿道口清洁,女患者用消毒棉球擦拭外阴及尿道口,如分泌物过多,可用0.02%高锰酸钾溶液冲洗,再用消毒棉球擦拭外阴及尿道口。

(6)每周定时更换集尿袋1次,定时排空集尿袋,并记录尿量。

(7)每月定时更换导尿管1次。

(8)采用间歇性夹管方式,训练膀胱反射功能。关闭导尿管,每4小时开放1次,使膀胱定时充盈和排空,促进膀胱功能的回复。

(9)离床活动时,应用胶布将导尿管远端固定在大腿上,集尿袋不得超过膀胱高度,防止尿液逆流。

(10)协助患者更换体位,倾听患者主诉,并观察尿液性状、颜色和量,尿常规每周检查一次,若发现尿液浑浊、沉淀、有结晶,应做膀胱冲洗。

(陈彩凤)

第十四节　膀胱冲洗术

一、目的

(1)对留置导尿管的患者,保持其尿液引流通畅。
(2)清除膀胱内的血凝块、黏液、细菌等异物,预防感染的发生。
(3)治疗某些膀胱疾病,如膀胱炎、膀胱肿瘤。

二、准备

(一)用物准备

治疗盘(消毒物品)1套、无菌膀胱冲洗装置1套、冲洗液按医嘱备、弯血管钳1把、输液调节器1个,必要时备启瓶器、输液架各1个。

(二)患者、护理人员及环境准备

患者了解膀胱冲洗目的、方法、注意事项及配合要点。护理人员应衣帽整齐,修剪指甲,洗手,戴口罩。环境安静、整洁,光线、温度、湿度适宜,关闭门窗。

三、操作步骤

(1)准备物品和冲洗溶液(生理盐水、0.02%呋喃西林溶液、3%硼酸溶液、0.2%氯己定溶液、0.1%新霉素溶液、0.1%雷夫奴尔溶液、2.5%醋酸等),仔细检查冲洗液有无浑浊、沉淀或絮状物;备齐用物,携至患者床边。

(2)核对患者床号、姓名,向患者解释操作目的和过程。

(3)按医嘱取冲洗液,冬季冲洗液应加温至38～40℃,以防低温刺激膀胱,常规消毒瓶塞,打开膀胱冲洗装置,将冲洗导管针头插入瓶塞,严格执行无菌操作技术,将冲洗液瓶倒挂于输液架上,瓶内液面距床面60 cm,以便产生一定的压力使液体能够顺利滴入膀胱,排气后用弯血管钳夹导管。

(4)打开引流管夹子,排空膀胱,降低膀胱内压,便于冲洗液顺利滴入膀胱。

(5)夹毕引流管,开放冲洗管,使溶液滴入膀胱,调节滴速,滴速一般为60～80滴/分,以免患者尿意强烈,膀胱收缩,迫使冲洗液从导尿管侧溢出尿道外。

(6)待患者有尿意或滴入溶液200～300 mL后,夹毕冲洗管,放开引流管,将冲洗液全部引流出来后,再夹毕引流管。

(7)按需要量,如此反复冲洗,一般每天冲洗 2 次,每次 500~1 000 mL,冲洗过程中,经常询问患者感受,观察患者反应及引流液性状。

(8)冲洗完毕,取下冲洗管,清洁外阴部,固定好导尿管。

(9)协助患者取舒适卧位,整理床单位,清理物品。

(10)洗手记录冲洗液名称、冲洗量、引流量、引流液性质,冲洗过程中患者的反应。

四、注意事项

(1)严格遵医嘱并根据病情准备冲洗液。

(2)根据膀胱冲洗"微温、低压、少量、多次"的原则进行冲洗。

(3)保持冲洗管及引流管的无菌,冲洗过程中注意无菌原则。

(4)冲洗过程若患者出现不适或有出血情况,应立即停止冲洗,并与医师联系。

(5)如滴入治疗用药,须在膀胱内保留 30 分钟后再引流出体外,有利于药液与膀胱内液充分接触,并保持有效浓度。

(6)冲洗时不宜按压膀胱。

（向喜桃）

第十五节　阴道冲洗与给药

一、目的

清洁阴道、妇科手术和阴道手术术前准备。

二、评估

(一)评估患者

(1)双人核对医嘱。

(2)核对床号、姓名、病历号和腕带(请患者自己说出床号和姓名)。

(3)评估患者是否有同房史。

(4)评估患者病情和年龄、意识状态和合作程度。

(5)告知患者阴道冲洗的目的和方法,取得患者的配合。

(6)评估患者外阴情况,阴道分泌物、性状、气味等。

(二)评估环境

安静整洁,宽敞明亮,关门窗或隔帘遮挡,温度适宜,30 分钟内无打扫。

三、操作前准备

(一)人员准备

仪表整洁,符合要求。洗手,戴口罩。

(二)物品准备

治疗车上层放置窥器 1 个、手套 1 副、检查垫 1 个、无菌冲洗桶(内装 0.5‰碘伏溶液,水温 39～41 ℃)、无菌冲洗盘(内装弯盘 2 个、长镊子 2 把、大纱球 2 个)、甲硝唑 0.2 g、肥皂水、快速手消毒剂。以上物品符合要求,均在有效期内。治疗车下层放置医疗废物桶、生活垃圾桶。

四、操作程序

(1)双人核对药物浓度、剂量和用法。

(2)核对患者床号、姓名、病历号和腕带(请患者自己说出床号和姓名)。

(3)协助患者移至检查室,将检查垫铺于检查床上。

(4)协助患者至检查床上,嘱患者脱去一侧裤腿,取膀胱截石位,嘱患者臀部尽量靠近检查床的外缘,暴露外阴。

(5)将装有 0.5‰碘伏溶液的冲洗桶挂在架子上(高于检查床平面 1 m 以上的距离)。

(6)拉开检查床下的污物桶。

(7)快速手消毒剂消毒双手。

(8)打开无菌冲洗盘,将弯盘打开,1 个弯盘内倒入肥皂水,另一弯盘内放置 2 把长镊子和 2 个大纱球。

(9)戴手套,左手将窥器轻轻放入阴道(嘱患者放松),暴露宫颈,将窥器固定,右手用长镊子夹大纱球蘸肥皂水擦洗阴道壁、宫颈穹隆,边擦洗边转动窥器,确保阴道壁各个方向均擦拭到,直至干净,将纱球弃至医疗废物桶内(视患者情况必要时可更换纱球再次擦洗)。

(10)镊子置于治疗车下层。

(11)右手持冲洗桶下端的冲洗管用 0.5‰碘伏溶液冲洗阴道、阴道壁的各个方向,同时转动窥器,直至冲洗干净。

(12)轻压窥器外端,使阴道积液流出,持第 2 把镊子夹取干纱球擦干阴道积液。

(13)用镊子夹取甲硝唑 0.2 g,放置阴道后穹隆处,松开窥器,将镊子与窥器一同轻轻取出,投入医疗废物桶。

(14)协助患者擦干外阴,穿好衣裤,再次核对。

(15)向患者交代注意事项。

(16)整理用物,洗手,脱口罩。

五、注意事项

(1)充分暴露宫颈,冲洗要彻底。

(2)护患之间进行有效的沟通,可以减轻阴道冲洗给患者带来的心理压力。冲洗过程中应注意观察患者情况,如有问题及时通知医师。

(3)操作时动作轻柔,避免或减轻患者的不适。

(4)注意保暖,为患者做好遮挡,保护隐私。

(5)严格无菌操作。

(6)冲洗时避免浸湿患者的衣服。

(7)月经未净者避免治疗。

(汪　琴)

第三章

五官科护理

第一节 泪 器 病

一、急性泪囊炎患者的护理

(一)概述

急性泪囊炎由毒力强的致病菌如金黄色葡萄球菌或 β-溶血链球菌、少见的白色念珠菌引起，多为慢性泪囊炎的急性发作，也可以无溢泪史而突然发生。新生儿泪囊炎的致病菌多为流感嗜血杆菌。

(二)病因

(1)在慢性泪囊炎的基础上侵入毒力强的细菌。

(2)机体抵抗力下降。

(三)诊断要点

1.临床表现

起病急，泪囊部红、肿、热、痛明显，可波及眼睑及颜面部，甚至引起蜂窝织炎或脓肿，局部形成的脓肿破溃后可形成泪囊瘘，可伴有发热、畏寒等全身症状。

2.辅助检查

(1)血常规检查可见中性粒细胞计数升高。

(2)分泌物做细菌培养。

(四)治疗

(1)早期局部热敷，超短波治疗。

(2)滴抗生素眼药，全身使用抗生素或磺胺类药物。

(3)脓肿出现波动感则切开引流。

(4)炎症期禁忌泪道冲洗或泪道探通，以免感染扩散。

(五)主要护理问题

1.疼痛

疼痛与泪囊感染有关。

2.焦虑/恐惧

焦虑/恐惧与急性起病、疼痛及担心预后有关。

3.知识缺乏

缺乏急性泪囊炎相关治疗、护理的知识。

4.潜在并发症

眼眶蜂窝织炎。

(六)护理目标

(1)患者疼痛消除或程度减轻。

(2)患者焦虑/恐惧程度减轻,配合治疗及护理。

(3)患者能掌握急性泪囊炎治疗、护理的相关知识。

(4)无并发症的发生。

(七)护理措施

1.眼痛护理

(1)评估患者疼痛情况,了解疼痛的性质及程度,及时告知医师给予正确的处置。

(2)疼痛较轻,随时间的延长而消失或缓解,可安慰患者、给予解释,加强观察。

(3)疼痛较重,立即通知医师予以检查,按医嘱予止痛药并安慰患者。

(4)提供安静舒适的环境。

2.伤口观察及护理

(1)脓肿切开引流后注意观察敷料有无渗血、渗液,若有,应及时通知医师并更换敷料。

(2)保持敷料的清洁与干燥,如有污染及时更换。

3.用药护理

按医嘱局部及全身应用敏感抗生素。

4.基础护理

加强巡视,保持床单元卫生及患者的个人卫生。

5.其他护理

早期指导患者进行局部热敷。注意避免温度过高烫伤患者,注意观察热敷部位皮肤情况。

(八)并发症的处理及护理

并发症的处理及护理见表 3-1。

二、慢性泪囊炎患者的护理

(一)概述

慢性泪囊炎是由于鼻泪管下端阻塞,泪囊内分泌物滞留伴发感染引起。常见的致病菌有肺炎球菌、链球菌、葡萄球菌等。好发于婴儿和中老年女性,单侧发病较多。慢性泪囊炎是眼部的感染病灶,对眼球构成潜在威胁。一旦角膜损伤或行内眼手术时,泪囊中的致病菌及脓性分泌物反流到结膜囊或内眼导致角膜炎或眼内炎。

(二)病因

(1)成人发病的原因不明,可能与沙眼、泪道外伤、鼻中隔偏曲、下鼻甲肥大、鼻炎等因素有关。

表 3-1　并发症的处理及护理

常见并发症	临床表现	处理
眼眶蜂窝组织炎	眼睑皮肤呈鲜红色,肿胀、隆起,波及同侧颜面部 压痛明显,皮肤接触坚硬球结膜水肿 全身伴寒战、高热、头痛等中毒症状	全身应用敏感抗生素,肿胀成熟后切开引流
泪囊瘘管	瘘管形成	全身应用敏感抗生素 急性炎症消退后再行鼻腔泪囊吻合术
全身脓毒血症	局部化脓病灶或多发性脓肿形成 全身高热、烦躁、恶心、头痛等症状 白细胞计数明显升高,C反应蛋白试验结果阳性	做体液培养,明确病原微生物 全身足量应用敏感抗生素 脓肿有波动感时切开引流
术后伤口裂开	出血 眼部不适、异物感	包扎、观察 必要时重新处理伤口

(2)新生儿由于鼻泪管下端的胚胎残膜尚未退化,造成鼻泪管下端阻塞,使泪液和细菌潴留于泪囊,引发感染。

(三)诊断要点

1.临床表现

主要表现为泪溢,泪溢使泪囊部皮肤潮红、糜烂,出现泪囊区湿疹样表现。鼻侧球结膜充血。挤压泪囊区有黏液脓性分泌物从泪小点溢出。泪囊区可出现囊样隆起。

2.辅助检查

(1)X线泪道造影检查。

(2)分泌物做细菌培养。

(四)治疗

1.手术治疗

手术是主要的治疗手段。

(1)鼻腔泪囊吻合术:在泪囊和鼻腔间建立永久性的泪液引流通道。

(2)内镜:通过鼻内镜行泪囊鼻腔道口术,重建泪液引流通道。

(3)泪囊摘除术:高龄患者可行泪囊摘除术,但术后泪溢症状仍然存在。

2.其他治疗

(1)药物治疗:可予抗生素眼液点眼治疗,或泪道冲洗后注入抗生素眼液。药物治疗仅能暂时减轻症状。

(2)不能耐受手术者:可使用 Transluminal 扩张球扩张远端鼻泪管。

(五)主要护理问题

1.舒适的改变

患者感觉眼部不适与泪溢及脓性分泌物的刺激有关。

2.焦虑

焦虑与长期泪溢有关。

3.知识缺乏

缺乏与慢性泪囊炎相关的治疗、护理知识。

4.潜在并发症

角膜炎、眼内炎等。

(六)护理目标

(1)消除或减少患者的泪溢症状,及时清除脓性分泌物。

(2)患者焦虑程度减轻,积极配合治疗、护理。

(3)患者能掌握慢性泪囊炎治疗、护理的相关知识。

(4)减少并发症的发生。

(七)术前护理措施

1.心理护理

(1)向患者解释手术方式、术中配合方法、注意事项等。对于泪囊摘除的患者,术前应告知患者手术可以消除病灶,不能解决泪溢的问题。使患者提前做好心理准备。

(2)根据患者的具体情况采取针对性的心理干预措施。

2.生活护理

(1)主动巡视病房,尽量满足患者生活上的合理需求。

(2)将常用物品放在患者易于取放的位置,尽量定位放置。

(3)为患者提供不能自理部分的生活护理。

3.眼部准备

(1)术前滴用抗生素眼液。

(2)协助患者完成术前各项眼部检查。

(3)泪囊内有脓液时,禁忌做泪道探通术。

4.术前常规准备

(1)协助完善各项术前检查。

(2)测量生命体征。

(八)术后护理措施

1.泪囊炎术后护理常规

(1)密切观察伤口敷料情况。注意加压包扎的敷料是否固定,有无渗血的情况,若有,及时通知医师并给予处理。

(2)关注患者术后是否有眼痛、畏光、流泪等角膜刺激症状。并了解疼痛的性质及程度,及时告知医师给予正确的处置。

(3)嘱患者勿擤鼻、挖鼻,以免引起逆行感染或引流管的移位耽误伤口愈合。

(4)预防感冒、咳嗽,以免引起感染及出血,用1%麻黄碱液滴鼻,一天3次,用3～5天。

(5)加强巡视,做好患者的基础护理及生活护理。

(6)术后第二天拔除鼻腔填塞的油纱条,应注意与术中记录的纱条数吻合,防止遗漏。

2.体位与活动

术后患者取半坐卧位,有利于引流,减少活动。

3.健康宣教

(1)嘱患者保护术眼,避免搓揉及抓碰术眼。

(2)指导患者正确点眼药的方法。

(3)嘱患者多食用含维生素 A、B 族维生素丰富的食物。进食温凉饮食,减少出血。

(4)加强锻炼,增强抵抗力。

(九)特别关注

(1)慢性泪囊炎对眼球的潜在威胁,在行内眼手术前应彻底治疗慢性泪囊炎。拟行白内障手术时,应在泪囊炎术后 1 个月或连续 3 次结膜分泌物培养为阴性时方能接受白内障手术。

(2)行泪囊鼻腔吻合术后,在拔除鼻腔填塞的油纱条时,应注意与术中记录的纱条数吻合,防止遗漏。

(费　倩)

第二节　角结膜干燥症

一、概述

角结膜干燥症(keratoconjunctivitis sicca,KCS)又称干眼症,是因泪腺分泌数量下降或泪液质量异常导致的泪膜功能异常,是常见的眼表疾病。临床上通常分为泪液生成不足型和蒸发过强型两类。

二、病因与发病机制

病因很多,研究认为主要因素为泪液质和量或动力学异常,导致泪膜不稳定和眼表组织病变。临床上通常分为泪液生成不足型和蒸发过强型两类。泪液生成不足型:为水样液缺乏性干眼症。蒸发过强型:泪液分泌正常,由于蒸发过强导致,如睑板腺功能障碍,长期配戴角膜接触镜等。

三、临床表现

眼部干涩、异物感为最常见症状,其他症状有烧灼感、痒感、视物模糊、畏光、容易视疲劳、粘丝状分泌物等。

四、辅助检查

(一)泪液分泌试验

正常 10～15 mm,低分泌为低于 10 mm,干眼为低于 5 mm。

(二)泪膜破裂时间

小于 10 秒为泪膜不稳定。

(三)角膜荧光素染色、角结膜虎红染色

观察角膜上皮缺损和判断泪河的高度,观察干燥失活的上皮细胞。

(四)泪液溶菌酶含量测定

溶菌区<21.5 mm² 或含量<120 μg/L,提示干眼症。

(五)泪液渗透压测定

有一定特异性,大于 312 mOms/L 可诊断为干眼症。

五、处理原则

对症治疗,人工泪液、泪小点封闭治疗。

六、护理评估

(一)健康史

多见于 40 岁以上人群;了解患者是否为长时间近距离用眼者;是否有沙眼病史或长时间配戴隐形眼镜史。

(二)身体评估

常见症状为眼部干涩和异物感。还可有烧灼感、痒感、视物模糊、畏光、容易视疲劳、粘丝状分泌物、不耐受烟尘环境等症状。

(三)心理、社会评估

干眼症为慢性病,需长期用药,且患者易产生视疲劳,影响学习工作。评估患者心理状况,有无焦虑、烦躁情绪。评估患者用眼卫生习惯、职业性质、对本病的认识程度。

七、主要护理诊断/问题

(一)舒适改变

眼干涩、异物、灼烧感等与角结膜缺乏润滑液有关。

(二)知识缺乏

缺乏干眼症的防治及保健知识。

八、护理目标

(1)眼干涩、异物感等症状得到改善或消失,恢复舒适。

(2)了解角结膜干燥症的相关防治知识。

九、护理措施

(一)用药护理

干眼症是慢性病,鼓励患者坚持用药,常用药物:①人工泪液替代治疗,滴用不含防腐剂的人工泪液。一天不可超过 6 次,避免将正常的泪膜冲走,加重症状。②睑板腺功能障碍者可用 0.05%~0.10%环孢霉素 A 滴眼液,2 次/天,维持 6 个月,刺激泪液分泌。

(二)保留泪液

戴硅胶眼罩、湿房镜或潜水镜。暂时性或永久性泪点封闭(激光、烧灼、泪小点栓子等),使泪液不经泪小点排入鼻腔,减少人工泪液使用频率。

(三)严重干眼症者

可行自体游离颌下腺导管移植手术,按外眼手术做好围术期护理。

（四）消除诱因

避免长时间阅读、使用电脑等易产生视疲劳的因素。

十、护理评价

通过治疗和护理,患者能够达到:①眼部不适感减轻,恢复舒适。②了解角结膜干燥症的相关防治知识。

十一、健康教育

(1)干眼症是慢性病,鼓励患者坚持治疗,注意用眼卫生。

(2)避免长时间阅读或使用电脑,注意坐姿,适当做瞬目运动,眺望远方,休息眼睛。

(3)避免接触烟雾、风尘和空调环境,减少对眼睛的刺激。

(4)屈光不正者佩戴合适度数的眼镜;佩戴角膜接触镜者,应选用质量较好的护理液。

(5)饮食营养,多吃新鲜蔬菜、水果,增加维生素类的摄入。

（费 倩）

第三节 结 膜 炎

一、急性细菌性结膜炎

（一）概述

急性细菌性结膜炎是由细菌感染引起的急性结膜炎症的总称,包括超急性化脓性结膜炎和急性卡他性结膜炎。

（二）病因与发病机制

超急性化脓性结膜炎传染性强、破坏性大,主要为淋球菌和脑膜炎球菌感染所致成人主要为淋球菌性尿道炎的自身感染,新生儿主要为出生时被患有淋球菌性阴道炎的母体产道感染。

急性细菌性结膜炎的常见致病菌为肺炎双球菌、Koch-Weeks 杆菌和葡萄球菌等。传染性较强,可在学校、工厂或公共场所如游泳馆等引起群体性传播。

（三）临床表现

超急性化脓性结膜炎:多见于生后 2～5 天的新生儿。起病急骤,多为双眼,有畏光、流泪、眼睑、结膜高度充血、水肿等症状,重者球结膜突出于睑裂外,有假膜形成。大量脓性分泌物,伴有耳前淋巴结肿大。成人症状与之相似,但较小儿轻。

急性细菌性结膜炎(急性卡他性结膜炎):发病急,潜伏期为1～3 天。可双眼同时或先后发病,自觉流泪、异物感、灼热感等,眼部分泌物多,晨起时睁眼困难。

（四）辅助检查

结膜分泌物涂片,结膜刮片,必要时可做细菌培养及药敏实验。

（五）处理原则

抗感染治疗,局部或全身应用抗生素。

(六)护理评估

1.健康史

了解患者有无传染性眼病接触史及用眼卫生情况。有无淋球菌性尿道炎病史。新生儿患儿母亲有无淋菌性尿道炎、阴道炎等病史。

2.身体评估

(1)超急性化脓性结膜炎:起病急骤,多双眼发病,有畏光、流泪,眼睑、结膜高度充血、水肿等症状,大量脓性分泌物,伴有耳前淋巴结肿大。重者球结膜突出于睑裂外,可有假膜形成。多见于生后2～5天的新生儿。

(2)急性细菌性结膜炎(急性卡他性结膜炎):发病急,潜伏期为1～3天。可双眼同时或先后发病,自觉流泪、异物感、灼热感等,眼部分泌物多,晨起时睁眼困难。眼睑肿胀,结膜充血,穹隆部和睑结膜最为显著,可发生结膜下出血斑点或边缘性角膜浸润或溃疡。

3.心理、社会评估

发病突然,畏光、流泪,眼睑、结膜高度充血、水肿,大量分泌物,常影响患者外观。本病具有传染性,容易造成患者孤僻、自卑心理。了解患者心理状况和对其工作、生活的影响。

(七)主要护理诊断/问题

1.舒适改变

与畏光、流泪,眼睑、结膜高度充血、水肿等症状及并发症有关。

2.潜在并发症

角膜炎症、溃疡、穿孔、眼内炎等。

3.知识缺乏

缺乏相关疾病的预防、治疗知识。

(八)护理目标

(1)刺激症状减轻或消失,恢复舒适。

(2)无并发症发生或并发症及时控制。

(3)患者及家属无交叉感染发生。

(九)护理措施

1.结膜囊冲洗

冲洗结膜囊以清除分泌物,保持眼部清洁。淋球菌感染采用1 000～5 000 U/mL青霉素溶液冲洗。冲洗时患者头偏向患侧,避免冲洗液流入健眼。冲洗动作要轻柔,以免损伤角膜。有假膜形成者,先去除假膜再行冲洗。

2.用药护理

局部用5 000～10 000 U/mL青霉素溶液滴眼,急性期5～10分钟滴眼一次。眼睑可涂眼膏。累及角膜时,应用阿托品眼膏散瞳,减少并发症。分泌物较多时,清除分泌物后用药,必要时全身用药。

3.禁忌包扎或热敷

包扎或热敷患眼可导致分泌物排出不畅。结膜囊湿度、温度增高有利于细菌繁殖生长,加重病情。

4.预防交叉感染

实行隔离护理及治疗,注意洗手和个人卫生,接触患者后立即冲洗并消毒双手,眼药一人一瓶、一眼一瓶,禁忌互用。眼部检查时,先检查健眼,后检查患眼。患者用过的医疗器皿,接触过眼分泌物和病眼的仪器、用具等要及时彻底消毒,敷料烧毁。

(十)护理评价

经过精心治疗和护理,患者达到:①症状减轻或消失,恢复舒适。②无并发症发生或并发症得到及时控制。③患者及家属无交叉感染发生。

(十一)健康教育

(1)宣传预防知识,提倡个人卫生,与患者接触后立即洗手。

(2)淋菌性尿道炎患者应积极治疗尿道炎。

(3)患者患病期间不要外出,勤洗手、洗脸,切勿用手揉眼,避免进入公共场所及游泳池,以免发生交叉感染。

(4)做好学校、幼儿园、游泳池等公共场所的卫生管理工作。

二、病毒性结膜炎

(一)概述

病毒性结膜炎是一种常见的急性传染性眼病,可由多种病毒引起,传染性强,好发于夏、秋季节,通常有自限性。流行性角结膜炎、流行性出血性结膜炎临床上最常见。

(二)病因与发病机制

1.流行性角结膜炎

由腺病毒 8、19、29 和 37 型引起的接触性传染病,主要为 8 型引起。发病急剧,可散发或流行。

2.流行性出血性结膜炎

由肠道病毒 70 型引起,也可由柯萨奇病毒 A24 引起的接触性传染病。多为双眼,人群普遍易感,易引起大面积暴发流行。

(三)临床表现

自觉异物感、疼痛、畏光、流泪等症状。部分患者可有头痛、发热、咽痛等上呼吸道感染症状,伴有耳前淋巴结肿大、压痛。查体可见眼睑水肿、球结膜充血、睑结膜滤泡增生。水样分泌物,常侵犯角膜,角膜荧光染色见点状上皮脱落。流行性出血性结膜炎可见球结膜上点片状出血。

(四)辅助检查

分泌物涂片镜检见单核细胞增多,可分离到病毒。

(五)处理原则

支持疗法,抗病毒治疗。

(六)护理评估

1.健康史

了解患者有无与病毒性结膜炎患者接触史,或工作、生活环境中近期有无病毒性结膜炎流行。

2.身体评估

(1)症状:自觉异物感、疼痛、畏光、流泪。

(2)体征:眼睑水肿,球结膜充血,睑结膜滤泡增生,角膜点状上皮脱落,水样分泌物。流行性出血性结膜炎可见球结膜上点片状出血。

（3）部分患者可有头痛、发热、咽痛等上呼吸道感染症状,伴有耳前淋巴结肿大、压痛。

3.心理、社会评估

评估患者隔离后的心理状态及对疾病的认知程度。

(七)主要护理诊断/问题

1.舒适改变

异物感、疼痛、畏光、流泪等症状与病毒侵犯角膜有关。

2.知识缺乏

缺乏病毒性结膜炎传染性及预防传染的相关知识。

(八)护理目标

（1）眼部疼痛、异物感等症状消失,恢复舒适。

（2）患者及家属无交叉感染发生。

(九)护理措施

（1）生理盐水冲洗结膜囊,眼局部冷敷以减轻症状及充血。

（2）抗病毒治疗:抗病毒滴眼液（1%碘苷、4%吗啉胍、0.1%阿昔洛韦等）每小时滴眼1次。合并角膜炎、混合感染者,可配合使用抗生素眼药水。角膜基质浸润者可酌情使用糖皮质激素。角膜上皮病变可选用人工泪液及促角膜上皮细胞修复药物。

(十)护理评价

通过精心的治疗与护理,患者能够达到:①疼痛、异物感、畏光、流泪等症状消失,恢复舒适。②严格隔离消毒,未发生交叉感染。

(十一)健康教育

（1）防止交叉感染,做好消毒隔离工作。

（2）患者不要到公共场所活动,家属不与患者共用洗漱用品,以免被传染。

三、沙眼

(一)概述

沙眼是由沙眼衣原体引起的一种慢性传染性结膜角膜炎。因其睑结膜表面粗糙不平,似沙粒状外观,故称沙眼。沙眼是主要的致盲性眼病之一。

(二)病因与发病机制

沙眼是由A、B、C或Ba抗原型沙眼衣原体感染结膜、角膜所致。通过直接接触眼分泌物或污染物进行传播。

(三)临床表现

急性期有眼红、眼痛、异物感、畏光等症状及少量黏液脓性分泌物。数周后症状逐渐消失进入慢性期,慢性期症状不明显。长期迁延不愈、反复感染,病程迁延数年至数十年。发生角膜并发症后,可导致不同程度视力障碍甚至失明。

(四)辅助检查

结膜刮片Giemsa染色后寻找包涵体,荧光抗体染色法及酶联免疫法测定沙眼衣原体抗体明确诊断。

(五)处理原则

局部及全身用药控制沙眼,及时处理并发症及后遗症。

（六）护理评估

1.健康史

了解患者有无沙眼接触史。了解患者个人卫生习惯、生活及环境卫生条件等。

2.身体评估

（1）症状：急性期有眼红、眼痛、异物感、畏光及少量黏液脓性分泌物。数周后症状逐渐消失进入慢性期，症状不明显。长期迁延不愈、反复感染，病程迁延数年至数十年。发生角膜并发症后，可导致不同程度视力障碍甚至失明。

（2）体征：急性期表现为急性滤泡性结膜炎，眼睑红肿，结膜充血，上穹隆部及上睑结膜血管模糊，睑结膜面乳头增生、布满滤泡，耳前淋巴结肿大。慢性期表现为结膜轻度充血，睑结膜面有乳头、滤泡形成，角膜血管翳、倒睫等。

（3）沙眼分期方法（我国于 1979 年制定）。

Ⅰ期（进行活动期）：上睑结膜乳头与滤泡并存，上穹隆结膜血管模糊不清，有角膜血管翳。

Ⅱ期（退行期）：除少许活动期病变外，有瘢痕形成。

Ⅲ期（完全瘢痕期）：活动性病变完全消失，代之以瘢痕，此期无传染性。

（4）后遗症与并发症：倒睫及睑内翻、上睑下垂与睑球粘连、结膜角膜干燥症、角膜混浊、慢性泪囊炎。

3.心理、社会评估

沙眼早期，患者因症状轻多不重视治疗。部分患者因病程长、反复发作，难以坚持药物治疗。晚期患者因并发症导致视力下降、容貌改变易产生悲观、自卑等心理。

（七）主要护理诊断/问题

1.舒适改变

眼部刺激症状及眼部感染导致。

2.潜在并发症

倒睫、睑内翻、上睑下垂、睑球粘连、慢性泪囊炎、结膜干燥症、角膜混浊。

3.知识缺乏

缺乏沙眼相关预防及治疗知识。

（八）护理目标

（1）眼部刺激症状消失或减轻。

（2）无并发症发生。

（3）患者及家属无交叉感染。

（九）护理措施

1.局部治疗

常用药物有 0.1％利福平滴眼液、0.3％氧氟沙星滴眼液，每天4～6次，晚间涂红霉素、四环素眼膏，持续用药 1～3 个月。

2.全身治疗

急性沙眼或严重沙眼患者口服阿奇霉素、红霉素和罗红霉素等。

3.并发症及后遗症治疗

倒睫可行电解术，睑内翻可行睑内翻矫正手术，角膜混浊可行角膜移植术。按外眼手术护理常规及角膜移植护理常规做好手术护理，向患者解释手术方法、目的，缓解患者紧张情绪，积极配合治疗。

(十)护理评价

通过精心的治疗与护理,患者能够达到:①刺激症状消失或减轻,恢复舒适。②无并发症发生。③患者及家属掌握相关疾病预防及治疗知识。

(十一)健康教育

(1)加强卫生宣教,加强对浴室、游泳馆等公共场所的卫生管理,做好水源清洁、消毒工作。

(2)提倡一人一盆一巾,培养不用手揉眼的良好卫生习惯。患者用过的物品应洗净、煮沸、晒干,防止交叉感染。

(3)避免接触传染,避免或减少沙眼反复感染的机会。

(费　倩)

第四节　角　膜　炎

一、细菌性角膜炎患者的护理

(一)概述

细菌性角膜炎是由细菌感染引起的角膜上皮缺损及缺损区下角膜基质坏死的化脓性角膜炎,又称为细菌性角膜溃疡。病情较危重,如果得不到及时有效的治疗,可发生角膜溃疡穿孔,严重时眼球萎缩。即使病情得到及时控制,也会遗留轻重不同的角膜瘢痕或角膜新生血管,影响视力甚至失明。

(二)病因

(1)主要致病菌表皮葡萄球菌、铜绿假单胞菌、金黄色葡萄球菌等。

(2)条件致病菌由于抗生素和糖皮质激素的滥用,一些条件致病菌引起的感染日渐增多。

(3)外伤或佩戴角膜接触镜多为诱发因素。

(三)病理

角膜炎的病因不一,但其病理变化过程具有共同的特性,可以分为浸润期、溃疡期、溃疡消退期及愈合期4个阶段。浸润期可在角膜上形成局限性灰白色浸润灶,溃疡期表现为坏死的角膜上皮和基质脱落形成角膜溃疡,角膜穿孔后极易发生眼内感染,可致眼球萎缩而失明。溃疡消退期症状和体征明显改善,溃疡边缘浸润减轻,可有新生血管进入角膜。随着溃疡区上皮的再生,前弹力层和基质缺损由成纤维细胞产生的瘢痕组织修复。根据溃疡深浅程度的不同而遗留厚薄不等的瘢痕。可分为角膜薄翳、角膜斑翳和角膜白斑。

(四)诊断要点

1.临床表现

发病前多有角膜外伤史。主要表现为角膜刺激征,如患眼疼痛、流泪、畏光、异物感及视力下降;铜绿假单胞菌性角膜炎则以起病急骤,开始即剧烈眼痛,视力减退伴红肿、畏光、流泪为特点,可在数小时或1~2天内破坏整个角膜,甚至穿孔。

2.实验室诊断

药物治疗前,从浸润灶刮取坏死组织,涂片染色找到细菌,结合临床大体能做出初步诊断。近年用于临床的角膜共焦显微镜提供了一种无创性的检查手段,适用于早期的病因诊断。

(五)治疗

细菌性角膜炎的治疗原则是积极控制感染,减轻炎症反应,促进溃疡愈合,减少瘢痕形成。

1.抗生素

局部使用是最有效的途径。

(1)高浓度的抗生素眼液:急性期频繁滴眼,每 15～30 分钟一次;严重病例,在开始的 30 分钟,每 5 分钟滴药一次。

(2)浸泡抗生素的胶原盾或药液中添加赋形剂,可延长药物接触时间。

(3)抗生素眼膏:常夜间使用。

(4)如果有巩膜化脓、溃疡穿孔、睑内或全身播散的可能,或继发于角膜或巩膜穿通伤,应同时全身应用抗生素。

2.1‰阿托品眼液或眼膏

并发虹膜睫状体炎亦给予散瞳。

3.其他药物

局部使用胶原酶抑制剂,如依地酸二钠、半胱胺酸等,可减轻角膜溃疡发展。口服大量维生素 C、B 族维生素有助于溃疡愈合。

4.治疗性角膜移植

药物治疗无效、病情急剧发展,可能或已经穿孔可考虑施行。

(六)主要护理问题

1.眼痛

与角膜炎症刺激有关。

2.感知改变

视力障碍,与角膜溃疡有关。

3.潜在并发症

角膜溃疡穿孔、化脓性眼内炎及全眼球炎,与严重角膜溃疡有关。

4.焦虑

与病情反复,担心预后有关。

5.有外伤的危险

与视力障碍有关。

6.知识缺乏

缺乏角膜外伤后预防感染的知识。

(七)护理目标

(1)眼痛、畏光、流泪及异物感减轻或消失。

(2)视力提高或稳定。

(3)减少或不发生并发症。

(4)消除焦虑、悲观情绪。

(5)无外伤发生。

(6)获得角膜炎的防治知识。

(八)护理措施

1.一般护理

(1)床边隔离,严禁与内眼手术患者同住一室;房间、家具定期消毒;个人用物及眼药水专用;器械用后消毒,脏敷料焚毁;治疗操作前后消毒双手;铜绿假单胞菌性角膜溃疡患者,按传染病患者进行护理,污染物品严格消毒,避免交叉感染。

(2)加强生活护理,根据视力障碍的程度,采取相应的防护措施,避免因视力障碍发生意外,避免患者外伤,物品放置合理,便于患者取用。

(3)为患者提供清洁、安静、舒适的病室环境,保证患者充足的睡眠,且光线宜暗,患者可戴有色镜或遮盖眼垫,以保护溃疡面,避免光线刺激,减轻畏光、流泪症状。

(4)有前房积脓者取半卧位,使脓液积聚于前房下部,防止脓液流向后方,减少对角膜内皮的损害。

(5)避免剧烈运动、减少户外活动,告知患者勿用手擦眼球,勿用力咳嗽及打喷嚏,防止角膜溃疡穿孔。

(6)服用多种维生素和食用易消化的食物,避免便秘而增加腹压,防止角膜穿孔。

2.用药护理

(1)急性期选用高浓度抗生素眼液频繁滴眼,5分钟一次,病情控制后30分钟一次。在细菌培养、药物敏感试验报告出来之前,常选用0.3％氧氟沙星、0.3％妥布霉素等眼液。睡前涂眼膏。

(2)散瞳:1％阿托品眼膏涂眼,充分散瞳,使眼内肌肉得以休息,减轻炎症反应,预防虹膜后粘连,阿托品有扩张血管和抑制腺体分泌的作用,嘱患者多饮水。

(3)降眼压:深部角膜溃疡,为预防角膜溃疡穿孔可加压包扎,局部及全身应用降眼压剂。

(4)糖皮质激素:细菌性角膜炎急性期不能使用糖皮质激素,可影响角膜溃疡的愈合导致穿孔。慢性期病灶愈合后可酌情使用。

(5)其他辅助治疗:局部应用胶原酶抑制剂,可减轻角膜溃疡发展。口服大量维生素C、B族维生素促进溃疡愈合。局部热敷、眼垫包盖有助于炎症吸收及保护溃疡面。

(6)指导患者进行局部热敷,可促进血液循环,有助于炎症吸收。

(7)严密观察患者角膜刺激征、病灶分泌物、结膜充血、视力及角膜有无穿孔等情况,如出现异常,立即通知医师并协助处理。

3.心理护理

进行耐心的心理护理,鼓励患者表达自己的感受,及时给予安慰,向患者解释眼痛的原因、治疗方法及预后,消除其恐惧、悲观情绪,使其能积极配合治疗、护理工作。

4.健康宣教

(1)饮食指导:进食清淡、易消化、高营养的食物。

(2)保证充足睡眠,注意用眼卫生,避免长时间用眼。

(3)避免揉眼、碰撞眼球或俯身用力等动作,保持排便通畅,以免增加眼压,增加溃疡穿孔危险。

(4)生活用品专用,以免交叉感染。

(5)注意安全,避免眼部外伤的发生。

(6)出院后按时复诊、按时用药,眼部出现异常及时就诊。

5.预防措施

细菌性角膜炎的预防措施主要是防止角膜外伤,注意劳动保护,例如,在农村和工厂要积极宣传和采取措施防止眼外伤的发生。对已受伤者应立即治疗,防止感染。此外,还应积极治疗沙眼,矫正倒睫,根治结膜炎、睑缘炎及泪囊炎,矫正睑外翻或睑闭合不全等眼病。

(九)并发症的处理及护理

并发症的处理及护理见表 3-2。

表 3-2　并发症的处理及护理

常见并发症	临床表现	处理
角膜薄翳		口服维生素 A、B 族维生素、维生素 C、维生素 D 等药物来改善
角膜斑翳	视力减退	局部抗生素治疗
角膜白斑		角膜移植术
化脓性眼内炎	眼红肿、疼痛、畏光、流泪 视力急剧减退 眼睑及角结膜充血、水肿	1%阿托品散瞳 局部使用广谱抗生素,同时给予糖皮质激素 玻璃体腔内注射有效剂量抗生素 手术治疗:行玻璃体切割术
角膜穿孔	视力下降 眼痛、畏光、流泪	患眼遮盖眼垫,勿用手揉眼 饮食清淡、易消化,注意饮水量 深部角膜溃疡,后弹力层膨出者,可加压包扎

(十)特别关注

(1)防止角膜溃疡穿孔。

(2)采取隔离措施,预防交叉感染。

二、真菌性角膜炎患者的护理

(一)概述

真菌性角膜炎是一种由致病真菌引起的、致盲率极高的感染性角膜病。真菌性角膜炎起病缓慢、病程长,病程可持续达 2~3 个月,常在发病数天内出现角膜溃疡。因致病菌种不同,角膜溃疡形态不一。真菌性角膜炎并非少见。夏秋农忙季节发病率高。在年龄与职业上,多见于青壮年、老年及农民。

(二)病因

当眼外伤、手术或长期局部使用抗生素、皮质类固醇,以及机体抵抗力下降或角膜炎症后及干眼症等,可使非致病的真菌变为致病菌,引起角膜继发性真菌感染;或当角膜被真菌污染的农作物(如谷物、枯草、树枝等)擦伤及角膜异物挑除后引起真菌感染。常见的致病菌以曲霉菌多见,其次是镰刀菌、白色念珠菌、头芽孢菌及链丝菌等。

(三)诊断要点

1.病史

植物性角膜外伤史或长期使用激素和抗生素病史。

2.临床表现

起病缓慢、刺激症状较轻,伴视力障碍。前房积脓,特别是在早期,常为本病的特征之一。角膜浸润灶呈灰白色或乳白色浑浊,形状不规则,表面欠光泽,呈"舌苔"或"牙膏"状,高起于角膜表面。基质有菌丝繁殖,浸润较为致密。因菌丝伸入溃疡四周而形成伪足,或在溃疡外围呈现出所谓"卫星"病灶。有时在溃疡边界处可出现浅沟,形成"免疫环"。丝状真菌穿透性强,可穿透角膜进入前房侵犯虹膜和眼内组织,病情极难控制,可导致真菌性眼内炎。

3.实验室诊断

可行溃疡组织刮片检查、角膜组织活检确诊。用共焦显微镜检查角膜感染灶,可直接发现真菌病原体(菌体或菌丝)。

(四)治疗

(1)局部应用的抗真菌类药物,如0.25%两性霉素B眼液、5%那他霉素眼液。在点眼的同时,可使用全身抗真菌药。

(2)并发虹膜睫状体炎者,应扩瞳。本病忌用糖皮质激素。

(3)对药物治疗无效,角膜即将穿孔者可施行穿透性角膜移植。

(五)主要护理问题

1.眼痛

与角膜炎症刺激有关。

2.潜在并发症

角膜溃疡穿孔、真菌性眼内炎,与严重溃疡有关。

3.感知改变

视力障碍,与角膜炎症有关。

4.知识缺乏

缺乏角膜外伤后感染的预防知识。

5.预感性悲哀

与病程长、担心预后有关。

(六)护理目标

(1)眼痛症状减轻或消失。

(2)视力得到提高或稳定。

(3)无并发症发生或得到积极治疗。

(4)消除焦虑心理。

(七)护理措施

1.一般护理

(1)床边隔离:严禁与内眼手术患者同住一室,房间、家具定期消毒;个人用物及眼药水专用;医疗操作前后消毒双手,避免交叉感染。

(2)为患者提供清洁、安静、舒适的病室环境,保证患者充足的睡眠,光线宜暗,以减轻畏光、流泪症状。

(3)告知患者保持排便通畅,勿用力咳嗽及打喷嚏,避免腹压增高。

(4)嘱患者饮食上宜多进含有丰富蛋白质、维生素类和易消化食物。

(5)密切观察患者病情变化。如视力、角膜刺激征及有无角膜穿孔发生,发现异常,及时通知医师给予处理。

2.用药护理

(1)遵医嘱正确应用抗真菌药物:白天滴眼液,每 0.5～1.0 小时点眼一次,睡前涂眼膏。抗真菌药物联合应用,有协同作用,可减少药量和降低毒性反应。临床治愈后仍要坚持用药 1～2 周,以防复发。

(2)伴有虹膜睫状体炎时,应用散瞳剂,散瞳后可防止虹膜后粘连及解除瞳孔括约肌痉挛和睫状肌痉挛,减轻疼痛。点眼后应压迫泪囊部 2～3 分钟,防止通过鼻黏膜吸收,引起不良反应,有穿孔危险者不宜散瞳。

(3)按医嘱用药,角膜溃疡患者眼药种类多时,合理安排点眼药的时间、次序。

(4)注意观察药物的眼表毒性反应,结膜充血水肿、点状角膜上皮脱落等。

3.眼部护理

(1)保持眼部及周围皮肤清洁,每天早上用生理盐水棉签清洁眼部及周围皮肤,如结膜囊脓性分泌物较多时,可行结膜囊冲洗。

(2)检查、治疗及护理操作动作要轻巧,切忌不能向眼球加压,不能翻转眼睑以免溃疡穿孔。

(3)点眼后嘱患者不要用力闭眼及用手揉眼,以防挤压眼球,引起溃疡穿孔。

(4)角膜后弹力层膨出时要用绷带包扎,防止穿孔。

(5)眼部疼痛者,根据病情适当使用止痛药。

(八)健康宣教

(1)嘱患者应注意眼部卫生,不用脏手或脏毛巾擦眼睛。

(2)饮食清淡、高营养、易消化食物,多食水果、蔬菜,忌食刺激性食物。

(3)避免揉眼、碰撞眼球或俯身用力等动作。如眼中进入异物,勿用手揉眼,立即点抗生素眼药水或眼膏预防感染。

(4)告知患者眼外伤后及长期使用糖皮质激素眼药水、眼膏者,应注意眼部病情变化,避免真菌性角膜炎的发生。

(5)生活用品专用,以免交叉感染。

(6)保持情绪稳定,建立良好的生活方式,避免熬夜、饮酒、暴饮暴食、感冒发热、日光曝晒等诱因。

(7)出院指导按医嘱继续药物治疗;按时复诊,发现病情变化随时就诊;病情稳定后每月复查,直至痊愈。

(九)预防措施

眼角膜外伤及药物的滥用是真菌性角膜炎发病的主要相关因素;避免眼角膜外伤,禁止滥用抗生素及皮质类固醇等激素类药物,是预防本病的关键。

(十)并发症的处理及护理

并发症的处理及护理见表 3-3。

(十一)特别关注

(1)防止角膜溃疡穿孔和真菌性眼内炎的发生。

(2)避免发生院内交叉感染。

表 3-3 并发症的处理及护理

常见并发症	临床表现	处理
真菌性眼内炎	眼痛 视力下降	遵医嘱正确应用抗真菌药物,每 0.5～1 小时点眼一次,睡前涂眼膏。抗真菌药物联合应用,有协同作用,可减少药量和降低毒性反应。临床治愈后仍要坚持用药 1～2 周,以防复发
角膜穿孔	视力下降 眼痛加剧、畏光、流泪	患眼遮盖眼垫,勿用手揉眼 饮食清淡,易消化,注意饮水量 深部角膜溃疡,后弹力层膨出者,可加压包扎 使用散瞳剂,防止虹膜后粘连 结膜下注射时,避开溃疡面并避免同一部位反复穿刺

三、单纯疱疹病毒性角膜炎患者的护理

(一)概述

单纯疱疹病毒性角膜炎(herpes simplex keratitis,HSK)是因单纯疱疹病毒感染使角膜形成不同形状和不同深度的浑浊或溃疡的角膜炎症,是目前最严重的常见角膜病。人类是 HSK 的唯一天然宿主,主要通过密切接触感染。在 6 个月至 5 岁的儿童感染者中约 60％有潜伏感染。几乎 100％三叉神经节内有 HSK 潜伏。此病反复发作,严重威胁视功能,在角膜病中致盲率居首位。

(二)病因

单纯疱疹病毒性角膜炎分为 HSK-Ⅰ型和 HSK-Ⅱ型两个血清型,大多数眼部感染都是由 HSK-Ⅰ型所引起。原发感染后病毒终生潜伏于体内待机再发。继发感染多见于 5 岁以上儿童和成人。一些非特异性刺激如感冒、发热、疟疾、感情刺激、月经、日晒、应用皮质类固醇、退翳及创伤等都可能成为复发的因素。

(三)病理

其主要病理损害机制,一方面是由于单纯疱疹病毒对角膜细胞的直接损害,另一方面是感染病毒作为外来抗原,引起机体自身的免疫反应,导致细胞免疫对自身角膜组织的损害。原发性角膜感染仅局限上皮病变,而角膜的原发上皮损害常很快消退,使角膜基质和内皮细胞免受损害。对于复发性感染,HSK-Ⅰ首先感染角膜上皮细胞,形成上皮型损害,表现为点状、树枝状、地图状的典型病损。随着病变的不断恶化,角膜基质细胞可能受到累及,形成临床上更为常见的迁延性基质型角膜病损。而内皮型病变通常是由于 HSK-Ⅰ直接侵犯角膜内皮细胞而引起,并非由上皮型或基质型病变进展而来的。

(四)诊断要点

1.临床表现

(1)原发单疱病毒感染:常见于幼儿,有全身症状,眼部表现为滤泡性结膜炎,眼睑皮肤疱疹,点状或树枝状角膜炎,其特点是树枝短,出现时间晚,持续时间短。

(2)复发单疱病毒感染:①树枝状和地图状角膜炎。常见症状有畏光、流泪、眼睑痉挛。树枝状角膜溃疡是单疱病毒角膜炎最常见的形式。溃疡形态似树枝状,在树枝的末端可见结节状小泡,病变区附近上皮水肿、松解,易自前弹力层剥脱。2％荧光素染色,呈明显树枝状淡绿色着色,

故称树枝状角膜炎。在病变区角膜知觉减退或完全丧失,可能延误就诊时机。随着病情进展,树枝状角膜炎病变向四周及基质深层扩展,溃疡面积扩大,边缘不整齐,呈灰白色地图状。②盘状角膜炎和葡萄膜炎,是角膜基质受侵犯的常见类型。角膜表面粗糙,呈颗粒状水肿或上皮完整。而基质层则由于浸润、水肿而增厚,呈毛玻璃样灰色浑浊。病变区多位于角膜中央,呈盘状,境界清楚。有时可表现为基质的弥漫性浸润。后弹力层出现皱襞,内皮有水肿;有较多灰色带色素斑点状角膜后沉着物(KP)。角膜知觉消失。视力明显减退。刺激症状轻微或无症状。病程可长达一至数月。轻者水肿吸收,愈后遗留斑翳。重者伴有基质坏死病变,有浅层及深层血管伸入。常并发虹膜睫状体炎,可出现前房积脓。亦可继发青光眼。愈后遗留永久性角膜瘢痕。

2.实验室诊断

实验室检查有助于诊断,如角膜上皮刮片发现多核巨细胞,角膜病灶分离到单疱病毒,单克隆抗体组织化学染色发现病毒抗原。PCR 技术可检测角膜、房水、玻璃体内及泪液中的病毒DNA,是印证临床诊断的一项快速和敏感的检测方法。近年发展的原位 PCR 技术敏感性和特异性更高。

(五)治疗

治疗原则为抑制病毒在角膜内的复制,减轻炎症反应引起的角膜损害。

1.一般治疗

树枝状角膜炎可以行清创性刮除病灶区上皮的治疗,以减少病毒向角膜基质蔓延。

2.药物治疗

常用抗病毒药物有更昔洛韦眼液和眼膏、1%三氟胸腺嘧啶核苷、0.05%安西他滨(环胞苷)滴眼液、0.1%碘苷(疱疹净)眼液等。急性期每 1～2 小时点眼 1 次,晚上涂抗病毒药物眼膏。

3.手术治疗

可行结膜瓣遮盖术、前房穿刺术、板层或穿透角膜移植术。已穿孔的病例可行治疗性穿透性角膜移植。术后局部使用激素同时应全身使用抗病毒药物。

4.中医治疗

根据发病原因进行辨证治疗。

(六)主要护理问题

1.眼痛

眼痛与角膜炎症反应有关。

2.感知改变

视力障碍,与角膜浸润灶有关。

3.潜在并发症

角膜溃疡、穿孔、眼内炎、继发青光眼。

4.预感性悲哀

预感性悲哀与疾病反复发作、担心预后有关。

(七)护理目标

(1)眼痛症状减轻或消失。

(2)视力得到提高或稳定。

(3)无并发症发生或得到积极治疗。

(4)消除焦虑心理。

(八)护理措施

1.一般护理

(1)加强生活护理。避免患者外伤,物品放置合理,便于患者取用。

(2)为患者提供清洁、安静、舒适的病室环境,保证患者充足的睡眠,必要时,患者可戴有色镜或遮盖眼垫,以保护溃疡面,减轻畏光、流泪症状。

(3)告知患者勿用手擦眼球,保持排便通畅,勿用力咳嗽及打喷嚏。

(4)密切观察患者病情变化。如视力、角膜刺激征、结膜充血,以及角膜病灶和分泌物变化,有无角膜穿孔发生,发现异常,及时通知医师给予处理。

2.治疗与用药护理

(1)使用抗单纯疱疹病毒眼药水及眼膏,常用的有更昔洛韦、三伏胸腺嘧啶、安西他滨,要注意观察肝、肾功能。

(2)有虹膜睫状体炎时,应用散瞳剂,散瞳后可防止虹膜后粘连及解除瞳孔括约肌痉挛和睫状肌痉挛,减轻疼痛。点眼后应压迫泪囊部2~3分钟,防止通过鼻黏膜吸收,引起不良反应。外出可戴有色眼镜,以减少光线刺激。

(3)遵医嘱使用糖皮质激素眼药水者,要告知患者配合使用抗单纯疱疹病毒眼药水,停药时,要逐渐减量,注意激素类药物的并发症,如细菌和真菌的继发感染、角膜溶解、青光眼等。

(4)对于树枝状、地图状上皮性角膜炎或有角膜溃疡者,禁用糖皮质激素药物。

3.心理护理

加强与患者的沟通,进行细致的心理护理,向患者解释疾病的诱因、复发原因、治疗方法及预后,解除其恐惧、悲观情绪,能积极配合治疗、护理工作。

4.健康宣教

(1)指导家属医疗护理,帮助患者消除诱发因素,合理用药,减低复发率。

(2)加强身体锻炼,增强机体免疫力。

(3)保持个人卫生,注意休息,饮食清淡、高营养。避免揉眼、碰撞眼球或俯身用力等,保持排便通畅,以免增加眼压,增加溃疡穿孔危险。

(4)生活用品专用,以免交叉感染。

(5)出院指导按时用药、按时复诊,直至病情稳定痊愈。

5.预防措施

单纯疱疹病毒性角膜炎病程长,易复发。平时应注意增强体质,一旦患病,应频繁滴用抗病毒眼药水,同时用抗生素类药水预防细菌感染。在溃疡活动期不能为了缓解症状而滥用皮质类固醇眼药水,以免引起病情加重甚至角膜穿孔等严重并发症的发生。纠正偏食,补充多种维生素,对预防本病的发生也起重要的作用。

(九)并发症的处理及护理

并发症的处理及护理见表3-4。

(十)特别关注

(1)避免复发。

(2)积极采取措施,控制病情进展,防止角膜穿孔。

表 3-4　并发症的处理及护理

常见并发症	临床表现	处理
虹膜睫状体炎	疼痛 畏光 流泪及视力减退	充分散瞳；早期、有效 外出可戴有色眼镜，以减少光线刺激 糖皮质激素的应用：用药 2 周以上者不要突然停药，应酌情减量 非激素性消炎剂：吲哚美辛（消炎痛）有镇痛及消炎作用，主要抑制葡萄膜炎时前房中前列腺素的增高，以达到抗炎或降压的作用，常用的有阿司匹林、吲哚美辛
继发性青光眼	视力下降 眼痛、头痛、恶心、呕吐 眼压升高	口服碳酸酐酶抑制剂 静脉输注甘露醇溶液 局部滴用 β 受体阻滞剂

（费　倩）

第五节　外 耳 疾 病

一、外耳道炎

外耳道炎是外耳道皮肤或皮下组织广泛的急、慢性炎症。由于在潮湿的热带地区发病率高，因而又被称为"热耳病"。根据病程可将外耳道炎分为急性弥漫性外耳道炎和慢性外耳道炎，较为常见的是急性弥漫性外耳道炎。

（一）病因

1.温度与湿度

温度升高，空气湿度大，影响腺体分泌，降低局部防御能力。

2.外耳道局部环境改变

外耳道局部环境的改变，如游泳、洗头或沐浴时水进入外耳道，浸泡皮肤，角质层被破坏，微生物侵入。同时改变了外耳道酸性环境使外耳道抵抗力下降。

3.外耳道皮肤损伤

挖耳时损伤外耳道皮肤，引起感染。

4.中耳炎

中耳炎分泌物的持续刺激使皮肤损伤感染。

5.全身性疾病

全身性疾病使身体抵抗力下降，引起外耳道感染，如糖尿病、慢性肾炎、内分泌紊乱、贫血等。

（二）治疗原则

清洁外耳道，使局部干燥和引流通畅，并使外耳道处于酸性环境；合理使用敏感抗生素；外耳道红肿严重时，可用消炎消肿纱条置于外耳道；耳痛剧烈时可适当予以止痛剂。

(三)护理评估

1.健康史

(1)评估患者耳部不适及疼痛、分泌物流出发生和持续的时间。

(2)有无明显诱因如挖耳损伤皮肤,游泳、洗头时污水进入外耳道等。

(3)有无全身性疾病史,如糖尿病、慢性肾炎、内分泌紊乱、贫血等。

2.身体状况

(1)急性外耳道炎:①发病初期耳内有灼热感,随后疼痛剧烈,甚至坐卧不宁,咀嚼、说话、牵拉耳郭、按压耳屏时加重,伴有外耳道分泌物。②外耳道皮肤弥漫性肿胀、充血。③可伴发热,耳周淋巴结肿大。

(2)慢性外耳道炎:①自觉耳痒不适,可有少量分泌物流出。游泳、洗头或耳道损伤可使之转为急性。②检查可见外耳道皮肤增厚,有痂皮附着,去除后皮肤呈渗血状。耳道内可有少量稠厚或豆腐渣样分泌物。

3.辅助检查

(1)耳窥镜检查,了解外耳道皮肤肿胀及鼓膜情况。

(2)分泌物细菌培养和药敏试验。

4.心理-社会状况

评估患者的文化层次、职业、卫生习惯、居住环境等。

(四)护理措施

1.心理护理

向患者简单说明发病的原因和治疗的情况,并告知患者不要担心,密切配合医师治疗,使病情得到控制。

2.用药护理

根据医嘱使用敏感抗生素,全身或局部使用,控制炎症。外耳道红肿可根据医嘱局部覆用鱼石脂甘油,消炎消肿。耳痛剧烈影响睡眠时,按医嘱给予止痛药和镇静剂。进食流质或半流质食物,减少咀嚼引起的疼痛。

3.耳道清洁

仔细清除耳道内分泌物,可用无菌棉签蘸生理盐水擦拭,并教会患者或家属正确擦拭的方法,以保持局部清洁干燥,减少刺激,又不会损伤外耳道。

4.健康指导

(1)教会患者或家属正确滴耳药的方法。

(2)用药后如有耳部症状加重,应及时就医,确定是否局部药物过敏。

(3)无论慢性或急性外耳道炎,均应坚持治疗至完全治愈,防止复发或迁延不愈。

(4)加强个人卫生,经常修剪指甲,避免挖耳损伤皮肤。

(5)炎症期间不要从事水上运动。

(6)游泳、洗头、沐浴时不要让水进入外耳道,如有水进入外耳道内,可用无菌棉签或柔软纸巾放在外耳道口将水吸出。或患耳向下,蹦跳几下,让水流出后擦干。保持外耳道清洁干燥。

(7)如有中耳疾病,应积极治疗。

(8)积极治疗全身性疾病。

二、外耳湿疹

外耳湿疹是发生在外耳道、耳郭、耳周皮肤的变态反应性皮炎。

(一)病因

病因不清,可能与变态反应因素、神经功能障碍、内分泌功能失调、代谢障碍、消化不良等因素有关。引起变态反应的因素可为食物(如牛奶、海鲜等)、吸入物(如花粉、动物的皮毛、油漆等)、接触物(如药物、化妆品、化纤织物、助听器的塑料外壳、眼镜架、肥皂、化学物质等)等,也可从头面部和颈部皮炎蔓延而来,潮湿和高温常是诱因。外耳道湿疹还可由化脓性中耳炎的脓性分泌物持续刺激引起。

(二)治疗原则

去除变应原,口服抗过敏药,局部对症治疗。有继发感染加用抗生素。

(三)护理评估

1.健康史

(1)评估患者外耳不适和出现红斑、丘疹、水疱等症状的时间,发作的频次。

(2)了解患者有无上述诱因或过敏体质等。

2.身体状况

急性期主要表现为外耳奇痒、灼热感、有渗液。外耳皮肤红肿、红斑、粟粒状丘疹、小水疱等,慢性期患处皮肤增厚、粗糙、皲裂、有脱屑和色素沉着。易反复发作。

3.心理-社会状况

评估患者的年龄、性别、文化层次、职业、生活习惯、饮食习惯、生活和工作环境等。

(四)护理措施

1.用药护理

根据医嘱指导患者服用抗过敏药和抗生素,减轻不适反应。

2.局部用药

根据医嘱指导患者局部用药的方法,如下。

(1)急性期渗液较多时,用炉甘石剂清洗渗液和痂皮后,用3％硼酸溶液湿敷1～2天。干燥后可用10％氧化锌软膏涂擦。

(2)亚急性湿疹渗液不多时局部涂擦2％甲紫溶液。

(3)慢性湿疹局部干燥时,局部涂擦10％氧化锌软膏、抗生素激素软膏或艾洛松软膏等。干痂较多时先用过氧化氢清洗局部后再用上述膏剂。皮肤增厚者可用3％水杨酸软膏。

3.饮食护理

进清淡饮食,禁忌食用辛辣、刺激或有较强变应原食物,如牛奶、海鲜类等。

4.心理护理

向患者讲解发病的原因和治疗的方法、效果等预防再次发作的措施,使患者情绪稳定,密切配合医师治疗。

5.耳道清洁

对慢性化脓性中耳炎患者尤应注意清除外耳道脓液,减少刺激。保持耳郭清洁干燥。

6.健康指导

(1)嘱患者不要搔抓挖耳,不用热水肥皂擦洗患处。

（2）根据医嘱坚持用药和复诊，积极治疗慢性化脓性中耳炎、头颈面部湿疹。

（3）加强个人卫生，经常修剪指甲，避免挖耳损伤皮肤。

（4）不进行水上运动，洗头洗澡时注意保护耳郭。

（5）避免食用鱼、虾、海鲜类、牛奶等易过敏食物，不吃辛辣、刺激性食物。

（6）避免接触变应原物质，如化妆品、耳环、油漆和化纤织物等。

（7）锻炼身体，均衡营养，充足睡眠，提高机体抵抗力。

三、外耳道异物

外耳道异物多见于小儿，以学龄前儿童为最多。

（一）病因

（1）儿童将豆类、小珠粒等塞入外耳道。

（2）成人挖耳时将纸条、棉花球等不慎留在外耳道内。

（3）工作中因意外事故发生，将小石块、铁屑、木屑等飞入耳内。

（4）医师在对患者治疗时误留棉花或纱条在耳内。

（5）小飞虫等误入耳内。

（二）治疗原则

据异物大小、形状、性质和部位，采用不同的取出方法，并以不造成感染和损伤为原则。

（三）护理评估

1.健康史

（1）评估患者耳内不适和疼痛发生的时间，有无异物进入及何种异物，它的形状和性质等。

（2）询问患者有无挖耳习惯或耳外伤史。

2.身体状况

（1）小的非生物性异物可无症状，也可引起轻度耳内不适。

（2）遇水膨胀的异物在耳道内会很快引起胀痛或感染，疼痛剧烈，小儿会哭闹不停，并常以手抓挠患耳。

（3）昆虫等进入耳道，可引起疼痛、奇痒、噪声，甚至损伤鼓膜。

（4）异物刺激外耳道和鼓膜会引起反射性咳嗽或眩晕。

3.辅助检查

耳镜检查了解异物的大小、性质、形状和位置。

4.心理-社会状况

评估患者的年龄、性别、文化层次、职业、生活习惯、生活环境、卫生习惯、对疾病的认知等。

（四）护理措施

1.心理护理

向患者或小孩家属简单说明取异物的过程，可能出现的不适及如何与医师密切配合，对儿童应采取鼓励亲切的语言，减轻其恐惧感。

2.异物取出

协助医师用合适的器械和正确的方法取出异物。如对活动的昆虫类异物，可先用油类滴入耳道内，将其杀死，再行取出或冲出。对较大或嵌顿的异物，需在全麻下取出。取异物的过程尽量避免损伤外耳道，如损伤无法避免，根据医嘱局部使用抗生素。

3.健康指导

(1)指导家长不要把容易误塞入耳内的小玩具或小球类物品放在小孩容易拿得到的地方。

(2)因工作场所容易飞入铁屑或木屑者,应有保护意识,戴防护帽。

(3)如有小飞虫飞入耳内,应及时到专科医院取出,不要自行挖耳,防止残体遗留耳内引起感染。

(4)成人挖耳时不要将棉签等放入外耳道过深。

四、耵聍栓塞

由于耵聍在外耳道内积聚较多,形成较硬的团块,阻塞外耳道,称为耵聍栓塞。

(一)病因

(1)尘土杂物进入外耳道构成耵聍的核心。

(2)习惯性挖耳,反复将耵聍块推向外耳道深部。

(3)外耳因各种刺激如炎症等致耵聍腺分泌过多。

(4)外耳道畸形、狭窄、肿瘤、异物等妨碍耵聍向外脱落。

(5)老年人肌肉松弛,下颌关节运动无力,外耳道口塌陷影响耵聍向外脱落。

(6)油性耵聍或耵聍变质。

(二)治疗原则

根据耵聍阻塞的部位、大小及性质采取不同的取出方法,并以保护外耳道和鼓膜为原则。常用方法:①耵聍钩取出法;②外耳道冲洗法;③吸引法。

(三)护理评估

1.健康史

(1)评估患者耳部不适、闷胀感持续的时间。

(2)了解患者有无挖耳、异物飞入耳内、外耳道畸形、狭窄、外伤史等。

2.身体状况

(1)耳内不适,局部瘙痒感。

(2)耵聍完全阻塞外耳道,引起耳闷胀不适,伴听力下降,可有与脉搏一致的搏动性耳鸣。

(3)耳道内进水后,耵聍膨胀引起耳道胀痛。

(4)耳镜检查可见外耳道内棕黑色团块,质地不一。

3.辅助检查

听力检查示传导性听力损失。

4.心理-社会状况

评估患者的年龄、文化层次、卫生习惯、饮食习惯、对疾病的认知状况等。

(四)护理措施

1.耵聍取出

向患者解释耳部不适的原因及处理方法,配合医师采用正确方法将耵聍取出,取出过程预防外耳道和鼓膜损伤。

2.滴耳指导

对需先用滴耳剂软化耵聍的患者,应教会患者或家属正确滴耳的方法,并告知患者,滴软化剂后,耳部胀痛感会加重,是正常反应,不必紧张。

3.外耳道冲洗

耵聍软化后按外耳道冲洗法将耵聍冲洗干净。患者取坐位,解释操作目的和注意事项,取得配合。检查耵聍的位置、大小,确定耳膜完整,中耳无炎症,可以冲洗。将弯盘置于患耳耳垂下方,紧贴皮肤,头稍向患侧倾斜,协助医师固定弯盘。左手向后上方牵拉耳郭(小儿向后下方),右手将吸满温生理盐水、装有塑料管的橡皮球对准外耳道后上壁方向冲洗,使水沿外耳道后上壁进入耳道深部,借回流力量冲出耵聍。用纱布擦干耳郭,用铁棉签擦净耳道内残留的水,检查外耳道内是否清洁,如有耵聍残留,可再次冲洗至彻底冲净为止。

4.健康指导

(1)养成良好的卫生习惯,避免用手挖耳。

(2)耵聍聚积较多,不易脱落时,应及时到专科医院取出,防止外耳道堆积过多,形成胆脂瘤。

(3)耵聍取出之后的短时期内,如有声响过高时,可用无菌棉花松松塞在外耳道口,半天到一天后取出。

(4)对皮脂腺分泌旺盛的患者,建议其减少食物中油脂的摄入。

(5)外耳道炎症患者积极治疗。

(费　倩)

第六节　中 耳 疾 病

一、分泌性中耳炎

分泌性中耳炎是以中耳积液(包括浆液、黏液、或浆黏液)及听力下降为主要特征的中耳非化脓性炎性疾病,可分为急性和慢性两种。急性中耳炎症未愈、病程大于 8 周者称为慢性分泌性中耳炎。

(一)病因

尚不完全明了,可能与咽鼓管功能障碍、感染、免疫反应等有关。

(二)治疗原则

清除中耳积液(鼓膜穿刺抽液、鼓膜切开、鼓室置管术等);控制感染,改善咽鼓管通气引流,病因治疗。

(三)护理评估

1.健康史

了解病程,询问患者发病前有无感冒、腺样体肥大、鼻炎、鼻窦炎、中耳感染等,近期有无乘坐飞机。

2.身体状况

(1)听力下降:急性发病者大多于感冒后有听力减退,听力可因头位不同而改变;慢性者起病隐匿。

(2)耳痛:急性者可有隐隐耳痛,慢性者耳痛不明显。

(3)耳鸣:有"噼啪"声、"嗡嗡"声及流水声等。当头部震动时耳内可有气过水声。

(4)耳内闭塞感:本病尚有耳内闭塞或闷胀感,按压耳屏后可暂时减轻。

3.辅助检查

(1)耳镜检查:急性期可见鼓膜充血、内陷;鼓室积液时可见液平面或鼓膜呈淡黄、橙红或琥珀色。慢性者鼓膜可呈灰蓝或乳白色。

(2)听力测试:示传导性聋。

(3)声阻抗测定:鼓室压曲线常呈平坦型或高负压型。

(4)乳突 X 线检查:多发现乳突气房模糊,密度增加。

(5)鼓膜穿刺:可抽出积液。

4.心理-社会状况

评估患者年龄、性别、文化层次、对疾病的认知、家庭功能状况、情绪反应等。

(四)护理措施

1.心理护理

向患者及其家人介绍本病的致病原因和各种治疗方法,增强患者信心,使其积极配合治疗。

2.用药护理

遵医嘱给予抗生素类、类固醇激素类药物以控制感染,减轻炎性渗出和机化。注意观察用药效果和不良反应。

3.滴鼻指导

教会患者正确的滴鼻药方法,遵医嘱给予1%的麻黄碱滴鼻,保持鼻腔及咽鼓管通畅。

4.操作配合

行咽鼓管吹张时,应先清除鼻腔分泌物。行鼓膜穿刺抽液时,严格按操作规程执行。行鼓膜切开或鼓室置管术者,向其解释目的及注意事项,以利其配合。

5.健康指导

(1)加强体育锻炼,增强体质,防止感冒。乘飞机起飞或降落时,做吞咽或张口说话动作,使咽鼓管两侧压力平衡。

(2)嘱患者积极治疗鼻咽部疾病,如腺样体肥大、鼻窦炎、扁桃体炎等。

(3)对 10 岁以下儿童告知家长定期行筛选性声阻抗检测。

(4)掌握正确的擤鼻方法,压一侧鼻翼擤出或吸至咽部吐出。

(5)行鼓室置管术后,勿自行用棉棒擦拭外耳道,以防小管脱出。通气管取出前或鼓膜切开者,禁止游泳及淋浴,以防耳内进水,导致中耳感染。

(6)本病急性期,应尽早、彻底治愈,以免迁延成慢性。

二、急性化脓性中耳炎

急性化脓性中耳炎是中耳黏膜的急性化脓性炎症。

(一)病因

主要致病菌为肺炎链球菌、流感嗜血杆菌、乙型溶血性链球菌、葡萄球菌及铜绿假单胞菌等。感染途径以咽鼓管途径为最常见,也可经外耳道鼓膜途径感染,血行感染者极少见。

(二)治疗原则

控制感染、通畅引流、祛除病因。

(三)护理评估

1.健康史

评估患者是否有上呼吸道感染和传染病史。近期是否接受过鼓膜穿刺或置管、咽鼓管吹张等治疗。了解擤鼻习惯、婴幼儿吮乳姿势,以及是否有污水入耳等情况。

2.身体状况

(1)耳痛:早期患者感耳深部锐痛或搏动性跳痛,疼痛可向同侧头部或牙齿放射。鼓膜穿孔流脓后疼痛减轻。

(2)耳鸣及听力减退:患耳可有搏动性耳鸣,听力逐渐下降。耳痛剧烈者,轻度的耳聋可不被察觉。鼓膜穿孔后听力反而提高。

(3)耳漏:鼓膜穿孔后耳内有液体流出,初为血水脓样,以后变为脓性分泌物。

(4)全身症状:轻重不一,可有畏寒、发热、怠倦、食欲减退。小儿症状较成人严重,可有高热、惊厥,常伴有呕吐,腹泻等消化道症状。鼓膜穿孔后,体温逐渐下降,全身症状亦明显减轻。

3.辅助检查

(1)耳镜检查:可见鼓膜充血、肿胀,鼓膜穿孔后可见穿孔处有搏动亮点,为脓液从该处涌出。

(2)耳部触诊:乳突部可有轻压痛,鼓窦区较明显。

(3)听力检查:多为传导性聋。

(4)血常规检查:显示白细胞总数和多形核白细胞数量增加,鼓膜穿孔后血常规结果恢复正常。

(5)乳突 X 线检查:乳突部呈云雾状模糊,但无骨质破坏。

4.心理-社会状况

注意评估患者的年龄、文化层次、生活习惯、心理状态及对疾病的认知程度。

(四)护理措施

1.用药护理

(1)遵医嘱给予足量广谱抗生素控制感染,同时观察药物的疗效及不良反应。

(2)耳痛剧烈者,遵医嘱酌情应用镇静、止痛药物。

(3)观察体温变化,高热者给予物理降温或遵医嘱使用退热药。

2.滴耳护理

正确使用滴耳药。禁止使用粉剂滴耳,以免其与脓液结块而影响引流。

3.滴鼻护理

并发上呼吸道感染或有鼻炎鼻窦炎者给予血管收缩药滴鼻,以利咽鼓管引流通畅。

4.病情观察

注意观察耳道分泌物性质、量和伴随症状,注意耳后是否有红肿、压痛。如出现恶心、呕吐、剧烈头痛、烦躁不安等症状时,应警惕并发症的发生。必要时配合医师做鼓膜切开术,以利排脓。

5.饮食护理

注意休息,多饮水,进食易消化营养丰富的软食,保持大便通畅。

6.健康教育

(1)告知正确的擤鼻方法,指导母亲采取正确的哺乳姿势。

(2)及时清理外耳道脓液,指导正确的滴耳药方法。嘱患者坚持治疗,按期随访。

(3)有鼓膜穿孔或鼓室置管者避免游泳等可能导致鼓室进水的活动。禁滴酚甘油。

(4)加强体育锻炼,增强抗病能力,做好各种传染病的预防接种工作。患上呼吸道感染等疾病时积极治疗。

三、急性坏死性中耳炎

急性坏死性中耳炎是中耳黏膜、鼓膜和听小骨急性的严重破坏,炎症深达骨质。

(一)病因

常为小儿流感、麻疹尤其是猩红热的并发症。

(二)治疗原则

全身应用大剂量抗生素控制感染,手术引流、清除病灶。

(三)护理评估

1.健康史

评估近期有无患流感或猩红热、麻疹等传染病等。

2.身体状况

与急性化脓性中耳炎类似,但程度更严重。听力下降明显,鼓膜穿孔较大,鼓室内常伴有肉芽形成,脓液稀,有臭味。

3.辅助检查

(1)耳镜检查:可见鼓膜穿孔较大,多呈肾形。

(2)听力检查:常为较严重的传导性耳聋。

(3)乳突 X 线或颞骨 CT 检查:显示听骨链、乳突气房、鼓室和乳突天盖及乙状窦骨质破坏。

4.心理-社会状况

评估患者的年龄、文化层次、生活习惯和心理状况及家属的支持情况等。

(四)护理措施

1.心理护理

耐心倾听患者主诉,向患者和家属讲解疾病发生的原因和治疗方法,消除其紧张焦虑情绪,鼓励患者积极配合治疗。

2.用药护理

遵医嘱给予大剂量广谱抗生素控制感染,注意药物的疗效及不良反应。

3.疼痛护理

评估患者疼痛程度,给予精神安慰,分散注意力,必要时按医嘱给予镇痛剂。

4.滴鼻、滴耳护理

正确使用滴鼻药和滴耳药。鼓膜穿孔、持续流脓者可局部滴用无耳毒性抗生素,如泰利必妥滴耳液,滴前先用 3% 过氧化氢溶液清洗外耳道脓液。

5.病情观察

注意观察病情变化,注意有无恶心、呕吐、头痛、表情淡漠或耳后红肿、明显压痛等症状,防止发生颅内、外并发症。

6.健康教育

(1)向患者及家属讲解疾病的危害,嘱患者积极治疗,按期随访,病情变化时及时就医。

(2)告知鼓膜穿孔或鼓室成形术后不宜游泳,洗头和沐浴时可用干棉球塞于外耳道口,谨防污水流入耳内。

（3）忌用氨基糖苷类抗生素滴耳液（如新霉素、庆大霉素等）滴耳，以防耳中毒。

（4）行鼓室成形术患者术后 2～3 个月内不要乘坐飞机，以防气压突然变化影响手术效果。并告知其术后 3 个月耳内会有少量渗出，此为正常现象，注意保持外耳道清洁，防止感染。

（5）加强锻炼，增强机体抵抗力，认真做好各种传染病的预防接种工作。

四、慢性化脓性中耳炎

急性化脓性中耳炎病程超过 6 周时，病变侵犯中耳黏膜、骨膜或深达骨质，造成不可逆损伤，常合并存在慢性乳突炎，此谓慢性化脓性中耳炎。

（一）病因

与急性化脓性中耳炎治疗不及时或用药不当，全身或局部抵抗力下降，致病菌毒力过强，鼻、咽部存在慢性病灶致中耳炎反复发作等有关。

（二）治疗原则

祛除病因、控制感染、通畅引流、消除病灶、提高听力。

（三）护理评估

1.健康史

认真评估患者是否曾患急性化脓性中耳炎，是否有鼻咽部慢性疾病，是否有免疫力低下等情况。

2.身体状况

可分为三型，即单纯型、骨疡型、胆脂瘤型。

（1）单纯型：间歇性耳流脓，量多少不等。脓液呈黏液性或黏脓性，一般不臭，鼓膜穿孔常呈中央性。听觉损伤为轻度传导性耳聋。

（2）骨疡型：耳持续性流脓，脓液黏稠，常有臭味，可有血丝或耳内出血。鼓膜边缘性穿孔、紧张部大穿孔或完全缺失。患者多有较重的传导性耳聋。

（3）胆脂瘤型：长期耳流脓，脓量多少不等，有特殊臭味。鼓膜松弛部穿孔或紧张部后上方边缘性穿孔。听力检查一般为不同程度的传导性耳聋。

（4）颅内并发症：患者可有头痛、恶心、呕吐、发热等症状，表示炎症已由骨质破坏向颅内扩散。胆脂瘤型慢性化脓性中耳炎最易出现颅内并发症。

3.辅助检查

（1）耳镜检查：可见鼓膜穿孔大小不等，可分为中央性和边缘性两种。穿孔处可见鼓室内壁黏膜充血、肿胀或有肉芽、息肉循穿孔伸展于外耳道。鼓室内或肉芽周围及外耳道有脓性分泌物。

（2）听力检查：显示传导性或混合性耳聋，程度轻重不一，少数可为重度感音性听力丧失。

（3）乳突 X 线或颞骨 CT 检查：单纯型无骨质破坏征，骨疡型有骨质破坏征象，胆脂瘤型可见圆形或椭圆形透亮区。

4.心理-社会状况

注意评估患者的文化层次、性格特征、对疾病的认知程度等。

（四）护理措施

1.滴耳、滴鼻护理

按医嘱指导患者正确使用滴耳液，用药前先用 3‰过氧化氢溶液彻底清洗外耳道内脓液，然后再滴用抗生素耳剂。正确使用1‰麻黄碱液滴鼻,保持咽鼓管通畅。

2.病情观察

密切观察病情变化,注意有无头痛、恶心、呕吐、发热及耳后红肿、明显压痛等症状,防止发生颅内、外并发症。对疑有颅内并发症者,禁止使用止痛、镇静类药物,以免掩盖症状。应密切观察生命体征变化,及时、准确使用降压药物,全身使用足量抗生素,保持大便通畅,以防止发生脑疝。

3.健康教育

(1)向患者及家属讲解慢性化脓性中耳炎的危害,特别是引起颅内、外并发症的严重性,引起患者对疾病治疗的重视。嘱患者积极配合治疗,按期随访,病情变化时及时就医。

(2)教会患者正确的滴耳和洗耳方法及注意事项。忌用氨基糖苷类抗生素滴耳液(如新霉素、庆大霉素等)滴耳,以防耳中毒。脓液多或穿孔小者,忌用粉剂,以免影响引流。

(3)加强锻炼,增强机体抵抗力,积极治疗鼻咽部慢性疾病。

（费　倩）

第七节　内耳疾病

一、耳硬化症

耳硬化症是内耳骨迷路发生反复的局灶性吸收并被富含血管和细胞的海绵状新骨所代替,继而血管减少,骨质沉着,形成骨质硬化病灶而产生的疾病。好发于前庭窗前区和圆窗边缘。好发年龄为20～40岁,女性多于男性。

(一)病因

尚无定论,可能与遗传、种族、代谢紊乱及内分泌障碍等因素有关。

(二)治疗原则

各期镫骨硬化患者以手术治疗为主,可采用镫骨部分或全部切除、人工镫骨术等。另可选配助听器和采用药物治疗。据报道氟化钠肠衣片、硫酸软骨素片等药物对本病有一定的防治作用。

(三)护理评估

1.健康史

仔细询问患者是否有代谢紊乱、内分泌障碍等疾病,家族中是否有类似病例,女性患者是否怀孕。

2.身体状况

(1)缓慢进行性听力下降:可因妊娠、分娩、外伤、过劳及烟酒过度等而致听力减退加剧。

(2)耳鸣:一般以"轰轰"或"嗡嗡"低音调为主,可为持续性或间歇性。

(3)韦氏错听(闹境返聪):在嘈杂环境中,患者的听觉反较在安静环境中为佳,此现象称为韦氏错听。

(4)眩晕:少数患者在头部活动时出现轻度短暂眩晕。

3.辅助检查

(1)耳镜检查:可见外耳道宽大,皮肤菲薄,鼓膜完整,标志清楚,可见 Schwartze 征。

(2)听力检查:可表现为单纯传导性聋或伴有不同程度耳蜗功能损失之混合性聋。

(3)声导抗测试:显示 A 型鼓室导抗图。

(4)颞骨 CT 扫描:明确病变部位。

4.心理-社会状况

注意评估患者的性别、年龄、文化层次、对疾病的认知程度,以及压力应对方式等。

(四)护理措施

1.心理护理

多与患者接触,了解患者焦虑的原因、程度,让家人经常探望和陪伴患者。告知其治疗方法和目的,鼓励患者勇敢面对疾病,积极配合治疗。

2.安全护理

注意患者安全,避免车辆等物体的撞击。外出检查和活动要有人陪伴。在可能出现危险的地方安置警示牌。

3.佩戴助听器

不宜手术或不愿意接受手术的患者,可佩戴助听器。应告知患者助听器的类型、适配对象和佩戴效果,协助患者选配合适的助听器。

4.健康教育

(1)佩戴助听器的患者应每天清洗耳模和套管,耳部感染时不可佩戴。不用时关闭助听器,准备备用电池,夜间将电池盖打开,以免漏电。

(2)口服氟化钠肠衣片等药物者应注意饭后服用。

(3)手术后注意休息,避免剧烈活动,尤其是头部过度晃动和撞击。

(4)伤口未愈不可洗头,以防污水流入耳内。

(5)注意保暖,防止感冒,防止致病菌进入鼓室。

二、梅尼埃病

梅尼埃病是一种原因不明的以膜迷路积水为主要病理特征,以发作性眩晕、波动性耳聋、耳鸣、耳内胀满感为临床特征的内耳疾病。多见于 50 岁以下的中青年。

(一)病因

病因未明,主要学说有耳蜗微循环障碍,内淋巴液生成、吸收平衡障碍,变态反应与自身免疫异常,另外可能与遗传、病毒感染等有关。

(二)治疗原则

采用以调节自主神经功能、改善内耳微循环,以及解除迷路积水为主的药物综合治疗或手术治疗。手术有保存听力的颈交感神经节普鲁卡因封闭术、内淋巴分流术、前庭神经切除术及非听力保存的迷路切除术等。

(三)护理评估

1.健康史

评估患者是否患过各种耳病,有无其他自身免疫性疾病,有无家族遗传史,有无反复发作的眩晕、耳鸣和听力障碍等情况。

2.身体状况

(1)眩晕:多为无先兆突发旋转性眩晕,伴有恶心、呕吐、面色苍白、出冷汗、脉迟缓、血压下降等症状。

(2)耳鸣:多出现在眩晕发作之前,眩晕发作时加剧,间歇期自然缓解,但常不消失。

(3)耳聋:一般为单侧,多次发作后明显。发作期加重,间歇期减轻,呈明显波动性听力下降,耳聋随发作次数增加而加重。

(4)耳胀满感:发作期患侧头部或耳内有胀满、沉重或压迫感,有时感耳内灼热或钝痛。

3.辅助检查

(1)耳镜检查:鼓膜多正常,咽鼓管功能良好。

(2)听力检查:呈感音性聋,多年长期发作者可能呈感音神经性聋。

(3)前庭功能试验:早期患者前庭功能正常或轻度减退。发作期可见自发性水平型或水平旋转型眼震,发作过后,眼震逐渐消失。多次发作后,可出现向健侧的优势偏向。晚期出现半规管轻瘫或功能丧失。

(4)甘油试验:阳性反应提示耳聋系膜迷路积水引起。

(5)颞骨 CT 扫描:偶显前庭导水管周围气化差,导水管短而直。

4.心理-社会状况

注意评估患者的年龄、文化层次、心理状况及对本病的认知程度。

(四)护理措施

1.心理护理

向患者讲解本病的有关知识,使其主动配合治疗和护理,消除其紧张、恐惧心理,使之心情愉快、精神放松。对久病、频繁发作、伴神经衰弱者要多做耐心解释,消除其思想负担。心理精神治疗的作用不容忽视。

2.病情观察

观察眩晕发作的次数、持续时间、患者的自我感觉,以及神志、面色等情况。眩晕发作前,可有耳鸣为先发症状。

3.用药护理

按医嘱给予镇静药、改善微循环药及减轻膜迷路积水等药物,同时观察药物疗效和不良反应,如长期使用利尿剂者,应注意补钾。

4.饮食护理

给予高蛋白、高维生素、低脂肪、低盐饮食,适当减少饮水量。

5.休息护理

急性发作时应卧床休息,避免意外损伤。休养环境宜暗并保持安静舒适。对症状重或服用镇静药者,起床时动作要慢,下床活动时有人搀扶,防止跌倒。

6.手术护理

对发作频繁、症状重、保守治疗无效而选择手术治疗者,应告知其手术目的和注意事项,做好各项术前准备,围术期护理按耳科手术患者护理常规。

7.健康教育

(1)指导患者在治疗的同时配合适当的体育运动,如做呼吸操、散步、做静功等助气血运行的运动,增强体质。

(2)指导患者保持健康的心理状态和良好的生活习惯,起居规律、睡眠充足。戒除烟酒,禁用耳毒性药物。

(3)对眩晕发作频繁者,告知其不要骑车、登高等,以免发生危险。

(4)积极治疗因病毒引起的呼吸道感染及全身性疾病。

(费　倩)

第八节　鼻　炎

一、急性鼻炎

急性鼻炎是由病毒感染引起的鼻黏膜急性炎症性疾病。

(一)病因

主要为病毒感染,继之合并细菌感染。最常见的是鼻病毒,其次是流感和副流感病毒、腺病毒等。病毒主要经飞沫传播,其次是通过被污染的物体或食物进入鼻腔或咽部而传播。病毒常于人体处在某种不利的因素下侵犯鼻黏膜。

1.全身因素

受凉、过劳、烟酒过度、维生素缺乏、内分泌失调或其他全身性慢性疾病等。

2.局部因素

鼻中隔偏曲、慢性鼻炎等鼻腔慢性疾病,邻近的感染灶如慢性化脓性鼻窦炎、慢性扁桃体炎,以及小儿腺样体肥大或腺样体炎等。

(二)治疗原则

以支持和对症治疗为主,同时注意预防并发症。全身应用抗生素和抗病毒药物,局部使用血管收缩剂滴鼻。

(三)护理评估

1.健康史

(1)评估患者有无与感冒患者密切接触史。

(2)了解患者最近有无受凉、过劳、烟酒过度等诱因。

(3)了解患者有无全身慢性病或鼻咽部慢性疾病。

2.身体状况

(1)发病初期鼻内有灼热感、喷嚏,接着出现鼻塞、水样鼻涕、嗅觉减退及闭塞性鼻音。

(2)继发细菌感染后鼻涕变为黏液性、黏脓性,进而脓性。

(3)大多有全身不适、倦怠、发热(37～40 ℃)和头痛等。小儿全身症状较成人重,多有高热(39 ℃以上),甚至惊厥,常出现消化道症状,如呕吐、腹泻等。

(4)鼻腔检查可见鼻黏膜充血、肿胀、总鼻道或鼻底有较多分泌物。

3.辅助检查

实验室检查可见合并细菌感染者可出现白细胞数升高。

4.心理-社会评估

评估患者(家属)对疾病的认知程度、文化层次、卫生习惯、饮食习惯、有无不良嗜好、情绪反应等。

(四)护理措施

1.饮食护理

嘱患者多饮水,清淡饮食,疏通大便,注意休息。可用生姜、红糖、葱白煎水热服。

2.用药护理

指导患者正确使用解热镇痛药、抗生素和抗病毒药物。

3.滴鼻护理

指导患者正确滴鼻,改善不适,也可按摩迎香、鼻通穴,减轻鼻塞。告知患者注意血管收缩剂的连续使用不宜超过 7 天。

4.健康指导

(1)告知患者急性鼻炎易传播给他人,指导其咳嗽、打喷嚏时用纸巾遮住口鼻,急性炎症期间餐具与家人分开。室内经常通风换气,不与他人共用毛巾,不到人多的公共场合,与他人接触时尽量戴口罩等,防止传播给他人。

(2)嘱患者平时养成良好的生活习惯,注意保暖,不过度熬夜和烟酒,不挑食,保证营养均衡,适当锻炼身体,讲卫生,积极治疗局部和全身其他疾病,提高机体抵抗力。

(3)指导患者锻炼对寒冷的适应能力,提倡冷水洗脸,冬季增加户外活动。

二、慢性鼻炎

慢性鼻炎是发生在鼻腔黏膜和黏膜下层的慢性炎症,可分为慢性单纯性鼻炎和慢性肥厚性鼻炎。

(一)病因

1.局部因素

(1)急性鼻炎反复发作或未获彻底治愈。

(2)鼻腔解剖变异及鼻窦慢性疾病。

(3)邻近感染病灶如慢性扁桃体炎、腺样体肥大或腺样体炎。

(4)鼻腔用药不当或过久等。

2.职业及环境因素

长期或反复吸入粉尘(如水泥、石灰、煤尘、面粉等)或有害化学气体,生活或生产环境中温度和湿度的急剧等。

3.全身因素

全身因素包括全身慢性疾病如贫血、糖尿病、风湿病、慢性便秘等,营养不良如维生素 A、维生素 C 缺乏,内分泌疾病或失调等。

4.其他因素

烟酒嗜好、长期过度疲劳、先天或后天性免疫功能障碍。

(二)治疗原则

根除病因,合理应用鼻腔减充血剂,恢复鼻腔通气功能。慢性肥厚性鼻炎可行下鼻甲激光、射频消融术或部分切除术。

(三)护理评估

1.健康史

(1)评估患者有无鼻咽部的慢性炎症性疾病,有无鼻部长期不当用药等。

（2）了解患者有无贫血、风湿病、慢性便秘等慢性疾病。

（3）评估患者有无长期过劳等诱因。

2.身体状况

（1）慢性单纯性鼻炎表现为间歇性或交替性鼻塞,较多黏液性鼻涕,继发性感染时有脓涕。鼻黏膜充血、下鼻甲肿胀,表面光滑、柔软而富有弹性,探针轻压可现凹陷,但移开探针则凹陷很快复原,对血管收缩剂敏感。

（2）慢性肥厚性鼻炎呈单侧或双侧持续性鼻塞,通常无交替性。鼻涕呈黏液性或黏脓性,不易擤出。有闭塞性鼻音、耳鸣和耳堵塞感,并伴有头痛、头昏沉、咽干、咽痛。少数患者可能有嗅觉减退。下鼻甲黏膜肥厚、充血,严重者黏膜呈紫红色,黏膜表面不平,探针轻压凹陷不明显,触之有硬实感。对血管收缩剂不敏感。

3.心理-社会评估

评估患者的性别、年龄、文化程度、对疾病的认知程度,患者的心理状况、职业、工作环境及生活习惯等。

（四）护理措施

（1）指导患者正确用药,改善鼻塞、头痛等不适。

（2）嘱患者及时治疗原发病,如全身慢性疾病、鼻窦炎、邻近感染病灶和鼻中隔偏曲等。

（3）增加营养、补充维生素,禁烟、酒,锻炼身体,增强机体的抵抗力。

（4）注意休息,勿过度劳累,远离粉尘或有害化学气体。

（费　倩）

第九节　鼻　窦　炎

鼻窦炎是鼻窦黏膜的炎症性疾病,多与鼻炎同时存在,所以也称为鼻-鼻窦炎,发病率15％左右,是鼻科最常见的疾病之一。

一、急性鼻窦炎

（一）病因

1.局部因素

鼻腔疾病（如急或慢性鼻炎、鼻中隔偏曲、异物及肿瘤等）、邻近器官的感染病灶（如扁桃体炎、上列第2双前磨牙和第1、2磨牙的根尖感染、拔牙损伤上颌窦等）、直接感染（鼻窦外伤骨折、异物进入窦腔、跳水不当或游泳后用力擤鼻导致污水进入窦腔）、鼻腔填塞物留置过久、气压骤变（航空性鼻窦炎）等。

2.全身因素

全身因素如过度疲劳、营养不良、维生素缺乏、变应性体质、贫血及糖尿病、内分泌疾病（甲状腺、脑垂体或性腺功能不足）等。

（二）治疗原则

消除病因,清除鼻腔、鼻窦分泌物,促进鼻腔和鼻窦的通气引流,控制感染,防止并发症或病变迁延成慢性鼻窦炎。

1.全身治疗

全身治疗包括对症处理、抗感染治疗、中医治疗等。

2.局部治疗

局部治疗包括鼻内用药、上颌窦穿刺冲洗、物理疗法等。

(三)护理评估

1.健康史

(1)评估患者有无上呼吸道感染史,有无鼻部疾病。

(2)了解患者以往健康状况,有无全身其他疾病。

(3)了解患者最近有无乘坐飞机、潜水或跳水等。

2.身体状况

(1)全身症状:畏寒、发热、食欲减退、周身不适等,儿童可出现咳嗽、呕吐、腹泻等。

(2)局部症状:①持续性鼻塞,常有闭塞性鼻音。②大量黏液脓性或脓性涕,牙源性上颌窦炎有恶臭脓涕。③涕中带血或自觉有腥臭味。④局部疼痛和头痛。不同鼻窦炎疼痛的程度、位置和规律不同。急性上颌窦炎疼痛部位在颌面部或上列牙,晨起时不明显,后逐渐加重,至午后最明显;急性额窦炎为前额部疼痛,晨起后明显,渐加重,中午最明显,午后渐减轻;筛窦炎为内眦或鼻根处疼痛,程度较轻,晨起明显,午后减轻;蝶窦炎表现为枕后痛或眼深部痛,晨起轻,午后重。

(3)体征:鼻镜检查可见鼻黏膜充血肿胀,中鼻道或嗅裂有脓性分泌物。局部压痛,额窦炎压痛点在眶内上壁,筛窦压痛点在内眦,上颌窦压痛点在犬齿窝。

3.辅助检查

(1)实验室检查。

(2)鼻内镜检查、鼻窦 X 线或 CT 检查了解炎症程度和范围。

4.心理-社会评估

评估患者的年龄、性别、文化层次、对疾病认知程度、职业、情绪状态、生活方式、饮食习惯等。

(四)护理措施

1.用药护理

向患者解释疼痛的原因和缓解方法,遵医嘱指导患者正确用药,尤其是抗生素使用要及时、足量、足够时间,不可随意停药,并教会患者正确的点鼻和擤鼻的方法,同时告知患者不宜长期使用鼻内血管收缩剂类药物。

2.饮食护理

嘱患者注意休息,多饮水,多食柔软易消化、富含维生素的食物,避免辛辣刺激性食物。

3.健康指导

(1)嘱患者注意生活环境的卫生,保持适宜的温度和湿度,要多开窗通风。

(2)治疗期间要定期随访至痊愈。

(3)对于抵抗力低下或者年老、体弱、婴幼儿,应当注意预防上呼吸道感染,增强体质。

(4)养成良好的生活和饮食习惯,不熬夜,不过度疲劳,饮食均衡,保证营养全面摄入。

(5)对于有鼻部或全身疾病的患者,应嘱其积极治疗原发病。

(6)飞行员、乘务员、潜水员应指导其及时保持鼻窦内外压力平衡的方法。

二、慢性鼻窦炎

急性鼻窦炎反复发作或急性鼻窦炎、鼻炎治疗不当,病程超过 2 个月,即为慢性鼻窦炎,以筛窦和上颌窦最为多见。

(一)病因

主要发病因素有细菌感染、变态反应、鼻腔和鼻窦的解剖变异、全身抵抗力差、鼻外伤、异物、肿瘤等。

(二)治疗原则

控制感染和变态反应导致的鼻腔鼻窦黏膜炎症。改善鼻腔鼻窦的通气、引流。病变轻者及不伴有解剖畸形者,采用药物治疗(包括全身和局部药物治疗)即可取得较好疗效;否则应采取综合治疗手段,包括内科和外科治疗。

1.全身用药

抗生素、糖皮质激素、黏液稀释及改善黏膜纤毛活性药、抗组胺药物。

2.局部用药

鼻腔减充血剂、局部糖皮质激素、生理盐水冲洗。

3.局部治疗

上颌窦穿刺冲洗、额窦环钻引流、鼻窦置换治疗、鼻内镜下吸引。

4.手术治疗

手术治疗以解除鼻腔鼻窦解剖学异常造成的机械性阻塞、结构重建、通畅鼻窦的通气和引流、黏膜保留为主要原则。

(三)护理评估

1.健康史

(1)了解患者有无急性鼻窦炎反复发作史,了解其治疗过程。

(2)了解患者有无鼻部其他疾病或全身病。

2.身体状况

(1)全身症状:可有头昏、易倦、精神抑郁、记忆力减退、注意力不集中等现象。

(2)局部症状:鼻塞;流脓涕,牙源性鼻窦炎时,脓涕多带腐臭味;嗅觉障碍;局部疼痛及头痛,多在低头、咳嗽、用力或情绪激动时症状加重。

(3)后组筛窦炎和蝶窦炎偶可引起视力减退、视野缺损或复视等。

(4)检查可见鼻黏膜充血、肿胀,中鼻道、嗅裂及鼻咽部有脓。

3.辅助检查

(1)鼻内镜检查和鼻窦 CT 扫描可帮助了解鼻腔解剖学结构异常、病变累积的位置和范围。

(2)细菌培养或免疫学检查可进一步确定鼻窦炎的主要致病因素和特征。

4.心理-社会评估

评估患者年龄、性别、文化层次、对疾病的认知程度、职业、性格特点、生活方式、情绪反应等。

(四)护理措施

1.鼻腔冲洗指导

向患者解释鼻腔冲洗的目的及操作方法,协助并指导患者进行鼻腔冲洗,使患者熟练掌握正确的冲洗方法。

2.病情观察

注意观察患者体温变化,有无剧烈头痛、恶性、呕吐等,鼻腔内有无清水样分泌物流出,如发现应及时报告医师处理。

3.饮食护理

饮食要清淡易消化,禁烟酒,禁辛辣刺激性食物。

4.健康指导

(1)告知患者尽量克制打喷嚏,如果克制不住,打喷嚏时一定把嘴张大。

(2)告知患者不用手挖鼻,防止损伤鼻黏膜。

(3)防止感冒,避免与患感冒的人接触。冬春季外出时应戴口罩,减少花粉、冷空气对鼻黏膜的刺激。

(4)保持大便通畅,勿用力排便。

(5)定期门诊随访鼻腔黏膜情况,清理痂皮。

(费　倩)

第十节　鼻　息　肉

鼻息肉是鼻、鼻窦黏膜的慢性炎性疾病,以极度水肿的鼻黏膜在中鼻道形成息肉为临床特征。

一、病因

病因尚未完全清楚。由鼻部黏膜长期水肿所致,以变态反应和慢性炎症为主要原因。

二、治疗原则

现多主张以手术为主的综合治疗,使用糖皮质激素及功能性鼻内镜手术。

三、护理评估

(一)健康史

评估患者以往健康状况,是否有过敏性鼻炎、慢性鼻炎、哮喘史。有无慢性炎症刺激及诱发因素。

(二)身体状况

(1)进行性鼻塞,逐渐转为持续性鼻塞、流涕。有鼻塞性鼻音。

(2)嗅觉障碍及头痛。

(3)外鼻可形成"蛙鼻"。

(4)前鼻镜检查可见鼻腔内有一个或多个表面光滑呈灰白色或淡红色、半透明的新生物,触之柔软,可移动,不易出血,不感疼痛。

(三)辅助检查

(1)鼻内镜检查。

(2)X线鼻窦摄片,明确病变的部位和范围。

(3)病理学检查。

(四)心理-社会评估

评估患者的年龄、性别、对疾病的认知程度、文化层次、生活习惯、饮食习惯等。观察患者对疾病的情绪反应。

四、护理措施

(一)心理护理

向患者及家属介绍疾病的特点,治疗方法和一般预后情况,如何预防复发等,使患者增加对疾病的认识,树立战胜疾病的信心。

(二)用药护理

鼓励患者多喝水,口唇干燥时涂以润唇膏。根据医嘱使用糖皮质激素,减轻鼻塞症状,缓解不适。

(三)术前护理

1.一般准备

(1)术前检查各项检验报告是否正常,包括血尿常规、出凝血试验、肝肾功能、胸片、心电图等,了解患者是否有糖尿病、高血压、心脏病或其他全身疾病,有无手术禁忌证,以保证手术安全。

(2)准备好鼻部 CT 或 X 线片。

(3)根据需要完成药物皮肤敏感试验。

(4)预计术中可能输血者,应做好定血型和交叉配血试验。

(5)术前一天沐浴、剪指(趾)甲,做好个人卫生工作。

(6)术前晚可服镇静剂,以便安静休息。

(7)按医嘱予术前用药,并做好宣教工作。

(8)局麻患者术晨可进少量干食。全麻者术前6小时开始禁食、禁水。

(9)术前有上呼吸道感染者、女患者月经来潮者,暂缓手术。

(10)术前禁烟酒及刺激性食物。

2.鼻部准备

(1)剪去术侧鼻毛,男患者需理发,剃净胡须。如果息肉或肿块过大,已长至鼻前庭,则不宜再剪鼻毛。

(2)检查患者有无感冒、鼻黏膜肿胀等急性炎症,如有应待其消失后手术。

(四)术后护理

1.麻醉护理

局麻患者术后给予半卧位,利于鼻腔分泌物渗出物引流,同时减轻头部充血。全麻按全麻护理常规至患者清醒后,改为半卧位。

2.用药护理

按医嘱及时使用抗生素,预防感染。注意保暖,防止感冒。

3.病情观察

注意观察鼻腔渗血情况,嘱患者如后鼻孔有血液流下,一定要吐出,以便观察出血量,并防止血液进入胃内,刺激胃黏膜引起恶心呕吐。24 小时内可用冰袋冷敷鼻部和额部。如出血较多,及时通知医师处理,必要时按医嘱使用止血药,床旁备好鼻止血包和插灯。

4.饮食护理

局麻患者术后 2 小时、全麻患者术后 3 小时可进温、凉的流质或半流质饮食,可少量多餐,保证营养,避免辛辣刺激性食物。

5.口腔护理

因鼻腔不能通气,患者需张口呼吸,口唇易干裂,所以要做好口腔护理,保持口腔清洁无异味,防止口腔感染,促进食欲。

6.病情指导

(1)因鼻腔内有填塞物,患者会感觉非常不舒适,如鼻部疼痛、头痛、头胀、流泪、咽痛、咽干等,向患者解释不舒适的原因、可能持续的时间、适当吸氧、雾花吸入等方法减轻不舒适症状。

(2)叮嘱患者不要用力咳嗽或打喷嚏,以免鼻腔内纱条松动或脱出而引起出血。教会患者如果想打喷嚏,可用手指按人中、做深呼吸或用舌尖抵住硬腭以制止。

(3)鼻腔填塞纱条者,第二天开始滴液状石蜡以润滑纱条,便于抽取。纱条抽尽后改用呋麻滴鼻液,防止出血并利于通气。

(五)健康指导

(1)保持良好的心理状态,避免情绪激动,适当参加锻炼。

(2)选择含有丰富维生素、蛋白质的饮食增强机体抵抗力,促进疾病康复。

(3)避免挤压、挖鼻、大力擤鼻等不良习惯。

(4)冬春季外出时可戴口罩,减少花粉、冷空气对鼻黏膜的刺激。

(5)遵医嘱按时正确做鼻腔冲洗,定时服药、滴鼻。

(6)尽量避免上呼吸道感染,减少对鼻腔的强烈刺激。

(7)术后定期进行窥镜检查。

(8)2 个月内避免游泳。

（费　倩）

第十一节　喉　炎

一、急性喉炎

急性喉炎是喉黏膜的急性卡他性炎症,好发于冬春季,是一种常见的急性呼吸道感染性疾病。

(一)病因

主要为感染,常发生于感冒之后,先由病毒入侵,再继发细菌感染;用声过度也可引起急性喉炎;吸入有害气体、粉尘或烟酒过度等;烟酒过度、受凉、疲劳也可诱发。

(二)治疗原则

全身应用抗生素和激素治疗;使声带休息;超声雾化吸入治疗;结合中医治疗。

(三)护理评估

1.健康史

了解患者最近有无感冒史,有无用声过度、吸入有害气体、机体抵抗力下降等诱因。

2.身体状况

声嘶是急性喉炎的主要症状,患者可出现咳嗽、咳痰但不严重,喉部不适或疼痛,不影响吞咽。喉镜下可见喉部黏膜呈弥漫性红肿。

3.辅助检查

间接喉镜检查。

4.心理-社会状况

评估患者的年龄、性别、职业、工作环境、文化层次、有无不良生活习惯,评估患者的心理状态以及对疾病的认知程度。

(四)护理措施

1.心理护理

向患者解释引起声音嘶哑和疼痛的原因、治疗方法和预后,使患者理解并坚持治疗。

2.用药护理

根据医嘱指导患者及时用药或应用超声雾化吸入。

3.健康指导

(1)告知患者多饮水,避免刺激性食物,禁烟酒,保持大便通畅。

(2)保持室内温湿度适中。

(3)养成良好的生活习惯,均衡营养,劳逸结合,不熬夜,避免过度劳累。

(4)嘱尽量少说话或噤声,使声带休息。避免发声不当和过度用声等。

二、慢性喉炎

慢性喉炎是指喉部黏膜慢性非特异性炎症。

(一)病因

(1)继发于鼻、鼻窦、咽部感染、下呼吸道感染和脓性分泌物刺激。

(2)急性喉炎反复发作或迁延不愈。

(3)用声过度,发声不当。

(4)长期吸入有害气体,烟酒刺激。

(5)胃食管咽反流。

(6)全身性疾病,如糖尿病、心脏病、肝硬化等使血管收缩功能紊乱,喉部长期处于充血状态,可继发本病。

(二)治疗原则

祛除病因,积极治疗局部或全身疾病;避免过度用声,使用正确发声方法;避免在粉尘或有害气体环境中工作;局部用抗生素和糖皮质激素雾化吸入;中药治疗等。

(三)护理评估

1.健康史

(1)询问患者发病前是否有各种局部和全身慢性病史及长期接触有害气体等。

(2)了解喉部不适发生的时间。

2.身体状况

(1)声音嘶哑,喉部不适、干燥感或喉痛感。

(2)间接喉镜可见喉黏膜弥漫性充血,有黏稠分泌物附着。

3.辅助检查

喉镜检查。

4.心理-社会状况

评估患者的年龄、性别、性格特点,对疾病的认知程度,生活工作环境和职业,有无烟酒嗜好等情况。

(四)护理措施

1.心理护理

耐心向患者介绍疾病的发生、发展以及转归过程,坚持治疗,放松心情,促进康复。

2.用药护理

根据医嘱给予抗生素和糖皮质激素治疗,并注意观察患者的用药效果。

3.健康指导

(1)积极治疗全身及鼻、咽、喉部的慢性疾病,合理用声,避免疲劳。

(2)改善生活和工作环境,避免接触有害气体。

(3)避免辛辣饮食,禁烟酒,进食营养丰富的饮食,增强体质,提高免疫力。

（费　倩）

第十二节　喉　外　伤

一、疾病概要

喉外伤分为喉外部外伤及喉内部外伤两类。喉外部外伤指喉部的皮肤、肌肉、黏膜、血管、神经等组织的损伤。损伤的种类包括钝挫伤、切割伤、刺伤及混合伤等。喉内部外伤包括喉内烫伤、烧灼伤及器械损伤,常见于麻醉插管、化学腐蚀剂及火灾时烟尘等误吞或吸入。引起咽喉部及呼吸道黏膜充血、水肿、糜烂、溃疡及坏死。严重喉外伤如急救不及时;治疗护理不当可发生喉阻塞、气管-食管瘘、瘢痕性上呼吸道狭窄,严重时可危及生命,治疗原则积极采取抢救措施,控制出血,解除呼吸困难、防止休克。手术治疗恢复喉功能。尽量避免出现喉狭窄。

二、临床护理

(一)术前护理

由于喉部血管丰富,多来自喉动脉、甲状腺动脉及甲状腺组织,出血较严重。易发生休克,应用力压住颈部大血管,减少出血并将伤口出血部位用血管钳夹住。快速建立静脉通道、遵医嘱给予输液输血、用药等抗休克抗感染治疗。保持呼吸道通畅,喉是呼吸的通道,上通咽腔下连气管。喉外伤造成组织移位、出血、分泌物阻塞呼吸道都会引起窒息。应迅速将伤口撑开恢复呼吸道通畅,及时清除口内分泌物、呕吐物,血液、唾液流入下呼吸道造成阻塞,必要时先行环甲膜切开或高位气管切开。使患者保持头低位,同时高流量吸入氧气。常规做 TAT、普鲁卡因皮试、对局部皮肤进行清洗备皮,在抢救的同时将病情,手术有关事项、危险性、并发症向家属说明,取得患者家属的配合,详细记录抢救过程。以便在抢救的同时尽快施行手术。

(二)术后护理

全麻术后进病房监护室,因喉外伤施行喉整复术,需保持颈部伤口无张力,所以体位需平卧后头垫枕,使头前倾 30°,禁止左右摆动,避免将吻合口撕裂。观察伤口有无出血、渗血、气管切开周围皮下气肿。保持呼吸道通畅:喉腔整复术的患者先行气管切开,整复后喉腔放置扩张子关闭伤口。呼吸改为颈部气管切开造瘘口,因此做好气管切开护理保持呼吸道通畅尤为重要。严密观察生命体征及血氧饱和度的动态变化,根据病情调节氧流量,及时吸除气管内分泌物,一般术后 2 周左右拔除扩张子。伤口愈合拔除气管套管。保持室内清洁、安静,定期进行空气消毒。及时换药,保持伤口干燥,密切观察有无感染,应用足量广谱抗生素,防止伤口感染引起喉狭窄,给患者痊愈后的生活及治疗带来困难。喉外伤患者术后均需插鼻饲胃管,减少喉部活动及伤口污染,保证伤口愈合。在鼻饲期间做好口腔护理,保持口腔清洁,预防口腔黏膜糜烂。食物种类多选用米汤、牛奶、果汁,2 天后改为面食、骨头汤等,用食品加工机加工成为糊状,由胃管注入。每天注入 4～5 次,在鼻饲期间要观察患者的胃部反应,随时调整饮食种类。

三、康复护理

喉部手术伤口愈合后,嘱患者预防上呼吸道感染,避免咳嗽,禁止烟酒刺激,少说话,多做深呼吸运动锻炼喉功能,保持室内空气湿润,新鲜,适当锻炼身体,提高机体免疫力和抵抗力。如出现咳嗽给予庆大霉素 16 万单位加地塞米松 5 mg 雾化吸入,每天 1～2 次,5 天 1 个疗程。如果堵管后出现憋气,呼吸不畅,不能拔除气管套管,半年后再做喉整复术。

(费 倩)

第十三节 喉 梗 阻

一、疾病概要

喉梗阻亦称喉阻塞。小儿发生喉阻塞的机会较成人多。喉阻塞有小儿急性喉炎、咽后壁脓肿、呼吸道异物、喉癌、喉乳头状瘤、喉外伤、双侧声带麻痹及先天性喉畸形等。临床症状为:吸气性呼吸困难、吸气性喘鸣、吸气性三凹征(胸骨上凹、锁骨上凹、剑突下凹),根据喉阻塞的程度,引起呼吸困难分为四度,临床护理观察重点。

(一)Ⅰ度呼吸困难

平静时无症状,活动或哭闹时有轻度的吸气性呼吸困难,喉喘鸣及三凹征因为呼吸困难不明显,要详细询问病史、检查,针对病因治疗。

(二)Ⅱ度呼吸困难

安静时有轻微的吸气性呼吸困难,活动时加重,但不影响睡眠及进食。缺氧症状不明显,脉搏整齐有力。要密切观察病情变化、对症处理。给予氧气吸入,镇静药等。

(三)Ⅲ度呼吸困难

吸气性呼吸困难明显,喉鸣较响,三凹征及缺氧症状明显,出现发绀及烦躁不安,并影响睡眠及进食,脉搏快而弱。因为呼吸困难严重,其病因不明确或短时间内不能除去者,应立即行气管切开术。

(四)Ⅳ度呼吸困难

呼吸困难致极度缺氧及二氧化碳蓄积,患者手足乱动、面色苍白、口唇发绀、出汗、全身衰竭、脉搏细弱、心律不齐,可因窒息或心力衰竭而死亡。对于此类患者应快速气管切开,气管插管或插入气管镜,尽快使呼吸道通畅。

二、临床护理

(一)术前护理

严密观察呼吸,对表现呼吸困难和缺氧的患者应给予高流量氧气吸入,并做好术前准备。卧床休息,去枕半卧位,使颈部舒展以利于呼吸和咳痰。密切观察患者的呼吸变化,患者情绪较紧张,应给予心理疏导。对需行气管切开术的患者,向其本人及家属说明手术的必要性及注意事项,以减轻患者焦虑情绪。气管切开护理用物准备:吸痰器、气管套管(按患者年龄准备不同型号套管)、气管切开护理盘(无菌换药碗、吸痰管、血管钳、棉球、纱布、通内管用的探针)、弯盘、60 mL小滴瓶(装抗生素液)及外用盐水。

(二)术后护理

术后取平卧位或半卧位,设专人护理,严密观察生命体征、血氧饱和度的动态变化,根据病情调节吸氧流量。还要注意观察患者呼吸频率及幅度的变化。24 小时内尽量少活动,以防气管套管脱出。术后进流质或半流质饮食,进食时注意有无呛咳及吞咽困难。术后患者暂时不能说话,表现为烦躁不安,护理时应耐心仔细,及时领会患者的意图,可与患者进行书面交流,或让患者堵住气管套管口进行短时交流。保持病室内空气清洁、流通,温度在 18~20 ℃,湿度在 60%~80%,气管切开口处覆盖 1 层无菌湿纱布,以增加吸入空气的湿度,并防止异物误吸。保持呼吸道通畅,及时吸痰,吸痰时注意无菌操作,动作要轻柔,注意吸气管内分泌物的导管不得再用作吸口腔分泌物,以防止交叉感染。为预防套管内结痂形成和感染,每 30 分钟气管内滴入抗生素液 2~3 滴。痰液黏稠不易吸出,可行超声雾化吸入,1~2 次/天,必要时 1 次/2 小时,每天更换 1~2 次气管切开口纱布。气管切开 48 小时抽出伤口内填塞的纱条,1 周后拆除缝线。气管套管外管固定要牢固,系带的松紧度要适宜(系好后能容纳一指为宜),在颈后系死结。执行气管切开护理常规。内管保持通畅。每 4~6 小时清洗内管 1 次,每天消毒 1~2 次。清洗内管时棉球要适量,以防内管变形。注意棉球勿遗漏在内管中。严密观察有无并发症,如刀口出血、皮下气肿、纵隔气肿、气胸、气管食管瘘、肺部感染等。发现并发症应及时汇报医师处理。术后禁用吗啡、可待因、阿托品等镇咳止痛药,以免抑制咳嗽而使分泌物不易咳出。患者剧烈咳嗽时可酌情使用止咳剂,以防脱管。由于剧烈咳嗽或活动、气管套管系带过松导致气管套管脱出时,患者主诉呼吸困难,小儿突然发出啼哭声,吸痰时有阻力,痰液不能够吸出。应立即用止血钳迅速撑开气管切开口,将气管套管插入气管内,同时给予高流量氧气吸入。喉梗阻去除病因后应尽快拔除气管套管,拔管前应先将大号气管套管换成小号的套管,无明显呼吸困难行堵管 48 小时,堵管期间注意观察患者呼吸,平稳即可拔除套管。拔管后伤口用创可贴拉拢,不必缝合,一周左右可自愈。

三、康复护理

气管切开术后需长期带气管套管的患者或暂不能拔管的患者,做好出院指导:气管套管内管的取出与放入;左手按住外套管,右后旋转内管上开关后取出,手法要轻柔,以防将外套管拔出;气管套管的清洗与煮沸消毒法;敷料更换与气管内滴药法;外套管固定的重要性及脱管的急救处理方法等。

(费 倩)

第四章

骨科护理

第一节 颈 椎 病

一、疾病概述

(一)概念

颈椎病指因颈椎间盘退行性变及其继发性改变,刺激或压迫相邻脊髓、神经、血管和食管组织,并引起相应症状和体征。颈椎病是 50 岁以上人群的常见病,男性居多,好发部位依次为 $C_{5\sim6}$,$C_{6\sim7}$。

(二)相关病理生理

颈椎病的发生和发展必须具备以下条件:一是以颈椎间盘为主的退行性变;二是退变的组织和结构必须对颈部脊髓或血管或神经或气管等器官或组织构成压迫或刺激,从而引起临床症状。椎间盘是无血运的组织,由于软骨板营养代谢的改变,致使髓核、纤维环发生退变。一方面,退变的髓核后突,穿过破裂的纤维环直接压迫脊髓;另一方面,髓核脱水使椎间隙高度降低,椎体间松动,刺激椎体后缘骨赘形成;而且椎节的松动还使钩椎关节、后方小关节突及黄韧带增生。

从病理角度看,颈椎病是一个连续的病理反应过程,可将其分为 3 个阶段:椎间盘变性阶段、骨刺形成阶段和脊髓损害阶段。

(三)病因与分类

1.病因

(1)颈椎间盘退行性变:是颈椎病发生和发展的最基本原因。颈椎活动度大,随年龄增长,椎间盘逐渐发生退行性变,使椎间隙狭窄,关节囊、韧带松弛,脊柱活动时稳定性下降,进一步发展引起椎体、椎间关节及其周围韧带发生变性、增生、钙化,最后致相邻脊髓、神经、血管受到刺激或压迫。

(2)先天性颈椎管狭窄:颈椎管的矢状内径对颈椎病的发病有密切关系。椎管矢状内径小于正常(14~16 mm)时,即使退行性变比较轻,也可产生临床症状和体征。

(3)损伤:急性损伤可使原已退变的椎体,椎间盘和椎间关节损害加重而诱发颈椎病;慢性损伤可加速其退行性变的过程。

2.分型

根据受压部位的临床表现不同,一般分为4类。但有些患者以某型为主,同时伴有其他型的部分表现,称为复合型颈椎病。

(1)神经根型颈椎病:在颈椎病中发病率最高,占50%~60%,是由于椎间盘向后外侧突出,致钩椎关节或椎间关节增生、肥大,刺激或压迫单侧或双侧神经根所致。

(2)脊髓型颈椎病:占颈椎病的10%~15%。由于后突的髓核、椎体后缘的骨赘、增生肥厚的黄韧带及钙化的后纵韧带等压迫或刺激脊髓所致。

(3)椎动脉型颈椎病:由于颈椎横突孔增生狭窄、颈椎稳定性下降、椎间关节活动移位等直接压迫或刺激椎动脉,使椎动脉狭窄或痉挛,造成椎-基底动脉供血不足所致。

(4)交感神经型颈椎病:由于颈椎各种结构病变的刺激或压迫颈椎旁的交感神经节后纤维所致。

(四)临床表现

根据颈椎病的类型可有不同表现。

1.神经根型颈椎病

(1)症状:患者常先有颈痛及颈部僵硬,短期内加重并向肩部及上肢放射。用力咳嗽、打喷嚏及颈部活动时疼痛加剧。皮肤可有麻木、过敏等感觉改变;上肢肌力减退、肌萎缩,以大小鱼际肌和骨间肌最为明显,手指动作不灵活。

(2)体征:颈部肌痉挛,颈肩部有压痛,颈部和肩关节活动有不同程度受限。上肢肌腱反射减弱或消失,上肢牵拉试验阳性。

2.脊髓型颈椎病

(1)症状:手部麻木,运动不灵活,特别是精细活动失调、握力减退、下肢无力、步态不稳、有踩棉花样的感觉、躯干有紧束感等;后期出现大小便功能障碍,表现为尿频或排尿、排便困难。

(2)体征:肌力减退,四肢腱反射活跃或亢进,腹部反射、提睾反射和肛门反射减弱或消失。Hoffmann征、髌阵挛及Babinski征等阳性。

3.椎动脉型颈椎病

(1)症状。①眩晕:最常见,多伴有复视、耳鸣、耳聋、恶心呕吐等症状,头颈部活动或姿势改变可诱发或加重眩晕。②猝倒:本型特有的症状,表现为四肢麻木、软弱无力而跌倒,多在头部突然活动后姿势改变时发生,倒地后再站立起来可继续正常活动。③头痛:表现为发作性胀痛,以枕部、顶部为主,发作时可有恶心、呕吐、出汗、流涎、心慌、憋气及血压改变等自主神经功能紊乱症状。

(2)体征:颈部疼痛,活动受限。

4.交感神经型颈椎病

表现为一系列交感神经症状。①交感神经兴奋症状:如头痛或偏头痛、视物模糊、眼球胀痛、耳鸣、听力下降、心前区疼痛、心律失常、血压升高等。②交感神经抑制症状,如畏光、流泪、头晕、眼花、血压下降等。

(五)辅助检查

1.影像学检查

(1)X线检查:神经根型颈椎病患者和脊髓型颈椎病患者,X线正侧位摄片可显示颈椎生理前凸减小、消失或反常,椎间隙变窄,椎体后缘骨赘形成,椎间孔狭窄。

（2）脊髓造影、CT、MRI：可显示颈椎间盘突出、颈椎管矢状径变小、脊髓受压情况。

2.实验室检查

脑脊液动力学试验：脊髓型颈椎病患者显示椎管有梗阻现象。

（六）治疗原则

神经根型、椎动脉型和交感型颈椎病以非手术治疗为主；脊髓型颈椎病由于疾病自然史逐渐发展使症状加重，故确诊后应及时行手术治疗。

1.非手术治疗

原则是去除压迫因素，消炎止痛，恢复颈椎稳定性。

（1）颌枕带牵引：取坐位或卧位，头前屈 10°左右，牵引重量 2～6 kg，每天 2 次，每次1.0～1.5 小时，也可作持续牵引，每天 6～8 小时，2 周为 1 个疗程。脊髓型颈椎病一般不宜作此牵引。

（2）颈托或颈领：限制颈椎过度活动。如充气型颈托除可固定颈椎，还有牵张作用。

（3）推拿按摩：可减轻肌痉挛，改善局部血液循环。脊髓型颈椎病不宜采用此疗法。

（4）理疗：采用热疗、磁疗、超声疗法等，可改善颈部血液循环，促进局部水肿消退和肌肉松弛。

（5）药物治疗：目前，无治疗颈椎病的特效药物，所用药物皆属对症治疗，如非甾体抗炎药、肌松弛剂及镇静剂等。

2.手术治疗

手术治疗适用于诊断明确，且出现以下情况时考虑手术：①保守治疗半年无效或影响正常生活和工作。②神经根性剧烈疼痛，保守治疗无效。③上肢某些肌肉，尤其手内在肌无力、萎缩，经保守治疗 4～6 周后仍有发展趋势。

手术的目的是通过切除对脊髓、神经造成压迫的组织、骨赘、椎间盘和韧带，或椎管扩大成形，使脊髓和神经得到充分减压；或通过植骨，内固定行颈椎融合，获得颈椎稳定性。手术可分前路、前外侧和后路手术。常用的术式有颈椎间盘摘除、椎间植骨融合术、前路侧方减压术、颈椎半椎板切除减压或全椎板切除术、椎管成形术等。

二、护理评估

（一）术前评估

1.健康史

（1）一般情况：了解患者的性别、年龄、职业、营养状况、生活自理能力、大小便情况等。

（2）既往史：有无颈肩部急慢性损伤和肩部长期固定史，以往的治疗方法和效果。以往是否有高血压、糖尿病等病史。

（3）家族史：家中有无类似病史。

2.生命体征(T、P、R、BP)

按护理常规监测生命体征。

3.患者主诉

有无颈肩痛，肢体麻木、无力，大、小便障碍等症状。

4.相关记录

疼痛部位及程度，疼痛与活动、体位有无明显关系，有无颈部活动受限，四肢感觉运动情况等。有无眩晕、头痛、视物模糊、耳鸣、心跳加速或猝倒等，导致症状加重或减轻的因素。

(二)身体评估

1.术前评估

(1)视诊:观察步态有无跛行、摇摆步态等;椎旁皮肤有无红肿、破损;脊柱有无畸形。

(2)触诊:棘突、椎旁有无压痛,评估患者躯干、四肢感觉功能。

(3)叩诊:局部有无叩击痛,肢体腱反射。

(4)动诊:颈椎及肢体活动度、肌力、肌张力情况,观察对比双侧有无差异。

(5)特殊试验:臂丛牵拉试验、压颈试验、椎间孔挤压、分离试验,病理征(Hoffmann 征、Babinski 征等)。

2.术后评估

(1)视诊:手术切口、步态。

(2)触诊:评估患者躯干、四肢感觉功能。

(3)叩诊:四肢腱反射。

(4)动诊:肢体肌力、肌张力情况。

(三)心理-社会评估

患者及家属对该病的认识、心理状态,有无焦虑及焦虑的原因,家庭及社会对患者的支持程度。

(四)辅助检查阳性结果评估

X 线片显示颈椎曲度改变、椎间隙变窄、椎间孔狭窄等。CT、MRI 显示椎间盘突出的部位、程度及与有无神经根受压。

(五)治疗效果的评估

1.非手术治疗评估要点

(1)病史评估:了解与患者相关的情况,如职业、有无外伤、发病时间、治疗经过等。

(2)影像资料评估:查看 CT、MRI,了解椎管形态、观察颈椎间盘突出、颈椎管狭窄、脊髓受压情况。

2.手术治疗评估要点

(1)心理评估:向患者介绍与疾病相关的知识,说明手术的重要性,解释手术的方式、术前术后的配合事项及目的,耐心解答问题,消除不良心理,使其增加战胜疾病的信心,积极配合治疗。

(2)既往史:了解患者全身的情况,是否有心脏病、高血压、糖尿病等,如有异常积极治疗,减少术后并发症的发生。

(3)疼痛评估:评估患者疼痛诱发因素、部位、性质、程度和持续时间,并进行疼痛评分。

(4)神经功能评估:严密观察四肢感觉运动及会阴部神经功能情况,并进行术前术后对比,可了解神经受压症状有无改善或加重。

三、护理诊断(问题)

(一)低效型呼吸形态

低效型呼吸形态与颈髓水肿、植骨块脱落或术后颈部水肿有关。

(三)有受伤害的危险

受伤与肢体无力及眩晕有关。

(三)潜在并发症

术后出血、脊髓神经损伤。

(四)躯体活动障碍

与颈肩痛及活动受限有关。

四、主要护理措施

(一)术前护理

1.心理护理

向患者解释病情,告知其治疗的周期较长,术后恢复可能需要数月甚至更长时间,让患者做好充分的思想准备。对患者焦虑的心情表示理解,向患者介绍治疗方案及手术的必要性、手术目的及优点、目前医院的医疗护理情况和技术水平,使其产生安全感,愉快地、充满信心的接受手术。重视社会支持系统的影响,尤其是亲人的关怀和鼓励。

2.术前训练

(1)呼吸功能训练:术前指导患者练习深呼吸、行吹气泡或吹气球等训练,以增加肺的通气功能。

(2)气管食管推移训练:适用于颈椎前路手术患者。指导患者用自己的 2～4 指插入切口侧的内脏鞘与血管神经鞘间隙处,持续将气管、食管向非手术侧推移。用力要缓和,如出现头晕、恶心、呕吐等不适,可休息后再继续。

(3)俯卧位训练:适用于后路手术的患者,以适应术中长时间俯卧位并预防呼吸受阻。开始每次 30～40 分钟,每天 3 次;以后逐渐增至每次 3～4 小时,每天 1 次。

3.安全护理

患者存在肌力下降致四肢无力时,应防烫伤和跌倒,指导患者不要自行倒开水,穿防滑鞋,在干燥地面、有人陪同的情况下行走。

(二)术后护理

1.密切监测生命体征

注意呼吸频率、深度的改变,脉搏节律、速率的改变,保持呼吸道通畅,低流量给氧。呼吸困难是前路手术最危急的并发症,多发生在术后 1～3 天内。因此,颈椎手术患者床旁应常规准备气管切开包。

2.体位护理

行内固定植骨融合的患者,加强颈部制动。患者取平卧位,颈部稍前屈,两侧颈肩部置沙袋以固定头部,侧卧位时枕与肩宽同高,在搬动或翻身时,保持头、颈和躯干在同一平面上,维持颈部相对稳定。下床活动时,需行头颈胸支架固定颈部。

3.并发症的观察与护理

(1)术后出血:注意观察生命体征、伤口敷料及引流液。如 24 小时出血量超过 200 mL,检查是否有活动性出血;若引流量多且呈淡红色,考虑脑脊液漏发生,及时报告医师处理。注意观察颈部情况,检查颈部软组织张力。若发现患者颈部明显肿胀,并出现呼吸困难、烦躁、发绀等表现时,报告并协助医师剪开缝线、清除血肿。若血肿清除后,呼吸仍不改善应实施气管切开术。

(2)脊髓神经损伤:手术牵拉和周围血肿压迫均可损伤脊髓及神经,患者出现声嘶、四肢感觉运动障碍及大小便功能障碍。手术牵拉所致的神经损伤为可逆的,一般在术后 1～2 天内明显好转或消失;血肿压迫所致的损伤为渐进的,术后应注意观察,以便及时发现问题并处理。

(3)植骨块脱落、移位:多发生在术后5～7天内,由颈椎活动不当时椎体与植骨块间产生界面间的剪切力使骨块移位、脱落。所以,颈椎术后应重视体位护理。

4.功能训练

指导肢体能活动的患者做主动运动,以增强肢体肌肉力量;肢体不能活动者,病情许可时,协助并指导其做各关节的被动运动,以防肌肉萎缩和关节僵硬。一般术后第1天,开始进行各关节的主被动功能锻炼;术后3～5天,引流管拔出后,可戴支架下地活动,坐位和站立位平稳训练及日常生活能力的训练。

(三)健康教育

1.纠正不良姿势

在日常生活、工作、休息时注意纠正不良姿势,保持颈部平直,以保护头、颈、肩部。

2.保持良好睡眠体位

理想的睡眠体位应该是使头颈部保持自然仰伸位、胸部及腰部保持自然曲度、双髋及双膝略呈屈曲,使全身肌肉、韧带及关节获得最大限度的放松和休息。

3.选择合适枕头

以中间低两端高、透气性好、长度超过肩宽10～16 cm、高度以颈部压下一拳头高为宜。

4.避免外伤

行走或劳动时注意避免损伤颈肩部。一旦发生损伤,尽早诊治。

5.加强功能锻炼

长期伏案工作者,宜定期远视,以缓解颈部肌肉的慢性劳损。

五、护理效果评估

(1)患者维持正常、有效的呼吸。

(2)患者安全,未发生眩晕和意外伤害、能陈述预防受伤的方法。

(3)患者术后未发生相关并发症,或并发症发生后得到及时的治疗处理。

(4)患者肢体感觉和活动能力逐渐恢复正常。

(张在静)

第二节 腰椎间盘突出症

一、疾病概述

(一)概念

腰椎间盘突出症是腰椎间盘变性,纤维环破裂,髓核突出刺激或压迫神经根、马尾神经所表现的一种综合征,是腰腿疼痛最常见的原因之一。腰椎间盘突出中以 $L_{4\sim5}$、$L_5\sim S_1$ 间隙发病率最高,占90%～96%,多个椎间隙同时发病者仅占 5%～22%。

(二)分型及病理

腰椎间盘突出症的分型方法较多,各有其根据及侧重面。从病理变化及 CT、MRI 发现,结合治疗方法可作如下分型。

1.膨隆型

纤维环有部分破裂,而表层完整,此时髓核因压力而向椎管局限性隆起,但表面光滑。这一类型经保守治疗大多数可缓解或治愈。

2.突出型

纤维环完全破裂,髓核突向椎管,但有后纵韧带或一层纤维膜覆盖,表面高低不平或呈菜花状。常需手术治疗。

3.脱垂游离型

破裂突出的椎间盘组织或碎块脱入椎管内或完全游离。此型不单可引起神经根症状,还易压迫马尾神经。非手术治疗往往无效。

4.Schmorl 结节及经骨突出型

前者是指髓核经上、下软骨终板的发育性或后天性裂隙突入椎体松质骨内;后者是髓核沿椎体软骨终板和椎体之间的血管通道向前纵韧带方向突出,形成椎体前缘的游离骨块。这两型临床上仅出现腰痛,而无神经根症状,无需手术治疗。

(三)病因

1.椎间盘退行性变

椎间盘退行性变是椎间盘突出的基本病因。随年龄增长,纤维环和髓核含水量逐渐减少,使髓核张力下降,椎间盘变薄。同时,透明质酸钠及角化硫酸盐减少,低分子量糖蛋白增加,原纤维变性及胶原纤维沉积增加,髓核失去弹性,椎间盘结构松弛、软骨板囊性变。

2.损伤

积累伤力是椎间盘变性的主要原因,也是椎间盘突出的诱因。积累伤力中,反复弯腰、扭转动作最易引起椎间盘损伤,故本症与某些职业、工种有密切关系,如驾驶员、举重运动员和从事重体力劳动者。

3.遗传因素

有色人种本症发病率较低;<20 岁的青少年患者中约 32% 有阳性家族史。

4.妊娠

妊娠期盆腔、下腰部组织充血明显,各种结构相对松弛,而腰骶部又承受较平时更大的重力,这样就增加了椎间盘损害的机会。

5.其他

如遗传、吸烟及糖尿病等诸多因素。

上腰段椎间盘症少见,其发生多存在下列因素:①脊柱滑脱症。②病变间隙原有异常。③过去有脊柱骨折或脊柱融合术病史。

(四)临床表现

腰椎间盘突出症常见于 20~50 岁患者,男女之比为(4~6)∶1。20 岁以内占 6% 左右,老人发病率最低。患者多有弯腰劳动或长期坐位工作室,首次发病常是半弯腰持重或突然扭腰动作过程中,其症状、体征如下所述。

1.症状

(1)腰痛:是大多数本症患者最先出现的症状,发生率约91％。由于纤维环外层及后纵韧带受到突出髓核刺激,经窦椎神经而产生的下腰部感应痛,有时亦影响到臀部。

(2)坐骨神经痛:虽然高位腰椎间盘突出（$L_{2~3}$、$L_{3~4}$）可引起股神经痛,但其发病率不足5％。绝大多数患者是$L_{4~5}$、$L_5 \sim S_1$间隙突出,故坐骨神经痛最为多见,发生率达97％左右。典型坐骨神经痛是从下腰部向臀部、大腿后方、小腿外侧直到足部的放射痛。约60％患者在喷嚏或咳嗽时由于增加腹压而使疼痛加剧。早期为痛觉过敏,病情较重者出现感觉迟钝或麻木。少数患者可有双侧坐骨神经痛。

(3)马尾神经受压:向正后方突出的髓核或脱垂、游离椎间盘组织可压迫马尾神经,出现大小便障碍、鞍区感觉异常。发生率占0.8％～24.4％。

2.体征

(1)腰椎侧凸:是一种为减轻疼痛的姿势性代偿畸形,具有辅助诊断价值。如髓核突出在神经根外侧,上身向健侧弯曲,腰椎侧凸向患侧可松弛受压的神经根;当突出的髓核在神经根内侧时,上身向患侧弯曲,腰椎凸向健侧可缓解疼痛。如神经根与脱出的髓核已有粘连,则无论腰椎凸向何侧均不能缓解疼痛。

(2)腰部活动受限:几乎全部患者都有不同程度的腰部活动受限。其中以前屈受限最明显,是由于前屈位时进一步促使髓核向后移位并增加对受压神经根的牵张之故。

(3)压痛及骶棘肌痉挛:89％患者在病变间隙的棘突间有压痛,其旁侧1 cm处压之有沿坐骨神经的放射痛。约1/3患者有腰部骶棘肌痉挛,使腰部固定于强迫体位。

(4)直腿抬高试验及加强试验:患者仰卧、伸膝、被动抬高患肢。正常人下肢抬高到60°～70°时感腘窝不适。本症患者神经根受压或粘连,下肢抬高在60°以内即可出现坐骨神经痛,成为直腿抬高试验阳性。其阳性率约90％。在直腿抬高试验阳性时,缓慢降低患肢高度,待放射痛消失,这时再被动背屈患肢踝关节以牵拉坐骨神经,如又出现放射痛成为加强试验阳性。有时因突出髓核较大,抬高健侧下肢也可因牵拉硬脊膜而累及患侧诱发患侧坐骨神经发生放射痛。

(五)辅助检查

1.X线平片

单纯X线平片不能直接反应是否存在椎间盘突出。片上所见脊柱侧凸,椎体边缘增生及椎间隙变窄等均提示退行性变。如发现腰骶椎结构异常（移行椎、椎弓根崩裂、脊椎滑脱等）,说明相邻椎间盘将会由于应力增加而加快变性,增加突出的机会。

2.CT和MRI检查

CT可显示骨性椎管形态,黄韧带是否增厚及椎间盘突出的大小、方向等,对本病有较大诊断价值,目前已普遍采用。MRI可全面地观察各腰椎间盘是否病变,也可在矢状面上了解髓核突出的程度和位置,并鉴别是否存在椎管内其他占位性病变。

3.其他检查

电生理检查（肌电图、神经传导速度及诱发电位）可协助确定神经损害的范围及程度,观察治疗效果。

(六)治疗原则

1.非手术治疗

腰椎间盘突出症中多数患者可经非手术疗法缓解或治愈。其目的是使椎间盘突出部分和受到刺激的神经根的炎性水肿加速消退,从而减轻或解除对神经根的刺激或压迫。非手术治疗主要适用于:①年轻、初次发作或病程较短者。②休息后症状可自行缓解者。③X线检查无椎管狭窄。方法包括绝对卧床休息、持续牵引、理疗、推拿、按摩、封闭治疗、髓核化学溶解法等。

2.经皮髓核切吸术

经皮髓核切吸术是通过椎间盘镜或特殊器械在 X 线监视下直接进入椎间隙,将部分髓核搅碎吸出,从而减轻了椎间盘内压力达到缓解症状的目的。主要适用于膨出或轻度突出型的患者,且不合并侧隐窝狭窄者。对明显突出或髓核已脱入椎管者仍不能回纳。与本方法原理和适应证类似的尚有髓核激光气化术。

3.手术治疗

已确诊的腰椎间盘突出症患者,经严格非手术治疗无效,马尾神经受压者或伴有椎管狭窄者可考虑行髓核摘除术。手术治疗有可能发生椎间盘感染、血管或神经根损伤,以及术后粘连症状复发等并发症,故应严格掌握手术指征及提高手术技巧。

近年来,采用微创外科技术使手术损伤减小,取得良好效果。

(七)预防

由于腰椎间盘突出症是在退行性变基础上受到积累伤力所致,而积累伤又是加速退变的重要因素,故减少积累伤就显得非常重要。长期坐位工作者需注意桌、椅高度,定时改变姿势。职业工作中常弯腰劳动者,应定时伸腰、挺胸活动,并使用宽腰带。治疗后患者在一定期间内佩戴腰围,但应同时加强腰背肌训练,增加脊柱的内在稳定性。长期使用腰围而不锻炼腰背肌,反可因失用性肌萎缩带来不良后果。如需弯腰取物,最好采用屈髋、屈膝下蹲方式,减少对椎间盘后方的压力。

二、护理评估

(一)一般评估

1.健康史

(1)一般情况:了解患者的性别、年龄、职业、营养状况、生活自理能力等。

(2)既往史:是否有先天性的椎间盘疾病、既往有无腰部外伤、慢性损伤史,是否做过腰部手术。

(3)外伤史:评估患者有无急性腰扭伤或损伤史。询问受伤时患者的体位、外来撞击的着力点,受伤后的症状和腰痛的特点和程度、致腰痛加剧或减轻的相关因素、有无采取制动和治疗措施。

(4)家族史:家中有无类似病史。

2.生命体征(T、P、R、BP)

按护理常规监测生命体征。

3.患者主诉

有无腰背痛、下肢痛、麻木、大小便障碍等症状。

4.相关记录

疼痛部位及程度,疼痛与腹压、活动、体位有无明显关系,有无跛行、脊柱畸形及活动受限,有无压痛、反射痛,双下肢肢体感觉运动情况等。

(二)身体评估

1.术前评估

(1)视诊:观察步态有无跛行、摇摆步态等;椎旁皮肤有无破损,肢体有无肿胀或肌萎缩;脊柱有无畸形。

(2)触诊:棘突、椎旁有无压痛,下肢、肛周感觉有无减退,肛门括约肌功能等。

(3)动诊:腰椎活动范围,腰部有无叩击痛,双下肢的运动功能、肌力、肌张力的变化,对比双侧有无差异等。

(4)量诊:肢体长度测量、肢体周径测量及腰椎活动度测量。

(5)特殊检查试验:直腿抬高试验、股神经牵拉试验、肛门反射等。

2.术后评估

(1)视诊:患者手术切口、步态、肢体有无肿胀或肌萎缩等。

(2)触诊:切口周围皮温有无增高,下肢有无肌肉萎缩,下肢、肛周感觉情况。

(3)动诊:双下肢的运动功能、肌力的变化,双侧有无差异,腰椎活动范围。

(4)量诊:肢体长度测量、肢体周径测量。

(5)特殊检查试验:直腿抬高试验、股神经牵拉试验、肛门反射等。

(三)心理-社会评估

观察患者的情绪变化,了解其对疾病的认知程度及对手术的了解程度,有无紧张、恐惧心理;评估患者的家庭及支持系统对患者的支持帮助能力等。

(四)辅助检查阳性结果评估

X线片显示腰椎生理曲度消失,侧突畸形、椎间隙变窄及椎体边缘骨质增生等。CT、MRI显示椎间盘突出的部位、程度及与有无神经根受压。

(五)治疗效果的评估

1.非手术治疗评估要点

(1)病史评估:了解与患者相关的情况,如职业、有无外伤、发病时间、治疗经过等。

(2)影像资料评估:查看CT、MRI,了解椎管形态、观察腰椎间盘髓核突出的程度和位置等,分析是否需要手术治疗。

2.手术治疗评估要点

(1)心理评估:向患者介绍与疾病相关的知识,说明手术的重要性,解释手术的方式、术前术后的配合事项及目的,耐心解答问题,消除不良心理,使其增加战胜疾病的信心,积极配合治疗。

(2)既往史:了解患者全身的情况,是否有心脏病、高血压、糖尿病等,如有异常,积极治疗,减少术后并发症的发生。

(3)疼痛评估:评估患者疼痛诱发因素、部位、性质、程度和持续时间,并进行疼痛评分。

(4)神经功能评估:严密观察双下肢感觉运动及会阴部神经功能情况,并进行术前术后对比,可了解神经受压症状有无改善或加重。

三、护理诊断(问题)

(一)疼痛

疼痛与髓核受压水肿、神经根受压及肌痉挛有关。

（二）躯体移动障碍

躯体移动障碍与椎间盘突出或手术有关。

（三）便秘

便秘与马尾神经受压或长期卧床有关。

（四）知识缺乏

缺乏疾病的相关认识。

（五）潜在并发症

脑脊液漏、椎间隙感染。

四、主要护理措施

（一）减轻疼痛

1.休息

长时间站立或坐立使腰椎负荷增加,神经根受压症状加重,故减轻腰椎负荷的方法就是卧床休息,卧硬板床,采取舒适、腰背肌放松体位。翻身时保持脊柱成一直线。

2.心理护理

指导患者放松心情,可让患者听音乐、看电视或与人聊天,分散其注意力。

3.药物镇痛

根据医嘱使用镇痛药或非类固醇消炎止痛药。

（二）患者活动能力改善、舒适度增加

(1)体位护理:术后平卧2小时后即可协助患者轴线翻身,四肢成舒适体位摆放。

(2)按摩受压部位,避免压疮发生,更换床单时避免拖、拉、推等动作。指导患者进行功能锻炼。

(3)协助患者做好生活护理。

（三）预防便秘

1.排便训练

多数患者不习惯床上排便而导致便秘,应指导患者床上使用便盆,指导床上排便。

2.饮食指导

指导患者多饮水,给予富含膳食纤维的易消化饮食,多食新鲜蔬菜、水果。

3.药物通便

根据医嘱使用开塞露、麻仁软胶囊等通便药物。

4.适宜环境及心理疏导

可在患者排便时挡上屏风,尽可能减少病房人员,并给患者予心理支持,给其提供适宜的环境和时间。

（四）功能锻炼

向患者说明术后功能锻炼对预防深静脉血栓、防止神经根粘连及恢复腰背肌功能的重要性。功能锻炼的原则:幅度由小到大、次数由少到多,以身体无明显不适为宜。

1.术后第1天

(1)踝泵运动:全范围地伸屈踝关节或360°旋转踝关节,在能承受的范围内尽可能多做,200～300次/天,以促进血液循环,防止深静脉血栓的形成。

（2）股四头肌舒缩运动：主动收缩和放松大腿肌肉，每次持续 5～10 秒，如此反复进行，100～200 次/天，锻炼下肢肌力。

2.术后第 2 天

（1）直腿抬高运动：患者平卧于床上，伸直膝关节并收缩股四头肌后抬高患肢，抬到最高点时停留10～15 秒，再缓慢放下，双下肢交替进行，每天 3～4 次，每次 20 分钟。

（2）屈膝屈髋运动：患者平卧于床上，下肢屈曲，双手抱住膝关节，使其尽可能向胸前靠近。

3.术后 1 周

腰背肌锻炼：采用 5 点支撑法，患者仰卧，屈肘伸肩，然后屈膝伸髋，以双脚双肘及头部为支点，使腰部离开床面，每天坚持数十次。

（五）并发症的护理

1.脑脊液漏

表现为恶心、呕吐和头痛等，伤口引流量大、色淡。给予去枕平卧、头低脚高位，伤口局部用沙袋压迫，同时放松引流负压，将引流瓶放置于床缘水平，遵医嘱补充大量液体。必要时探查伤口，行裂口缝合或修补硬膜。

2.椎间隙感染

椎间隙感染是椎节深部的感染，表现为腰背部疼痛和肌肉痉挛，并伴有体温升高。一般采用抗生素治疗。

（六）用药护理

遵医嘱按时、按量口服止痛药、神经营养药物。

（七）健康教育

1.起卧方法

术后坐位或下床时需戴腰围，起床时先平卧戴好腰围，然后侧卧，用双上肢慢慢撑起身体坐立。禁止平卧位突然起床的动作。由坐位改为卧位时先双手支撑慢慢侧卧，然后平卧，松开腰围。

2.维持正常体重

因肥胖会加重腰椎的负荷，超重或肥胖者必要时应控制饮食和减轻体重。

3.休息

术后注意劳逸结合，避免长时间坐位或站立，三个月内避免弯腰负重、提重物等活动，戴腰围6～8 周。

五、护理效果评估

（1）患者舒适度增加，疼痛症状减轻或消失。

（2）患者躯体活动能力改善。

（3）患者下肢肌力增强。

（4）患者无并发症发生，或发生后得到及时处理。

（张在静）

第三节 腰椎椎管狭窄症

一、概述

凡造成腰椎椎管、神经根管及椎间孔变形或狭窄而引起马尾神经或神经根受压,并产生相应的临床症状者,称为腰椎椎管狭窄症。它是由先天性或后天性等各种原因使椎管前后、左右内径缩小或断面形状异常,而使腰椎椎管狭窄。这种狭窄可能使骨的变化,如腰椎骨质增生,小关节突肥大等,也可能是软组织的改变,如腰椎间盘后突,黄韧带肥厚所引起。患者的主要症状是腰、腿疼痛和间歇性跛行,腰痛的特点多显于站立位或走路过久时,若躺下或蹲位以及骑自行车时,疼痛多能缓解或自行消失,腿疼是一侧、双侧或双下肢交替出现,鞍区麻木、肢体感觉减退。X线、CT、MRI检查能进一步确定并定性。

二、治疗原则

(一)非手术治疗

骨盆牵引,推拿按摩,手法复位,骶管注射。

(二)手术治疗

全椎板切除术、椎管扩大成形术及植骨内固定术。

三、护理措施

(一)心理护理

患者病情重,病程长,容易出现焦虑悲观情绪,多与患者交谈,给患者以安慰和必要的解释。介绍治疗成功的病例,增强其战胜疾病的信心。

(二)牵引护理

嘱患者仰卧于硬板床上行胸腰对抗牵引,牵引带松紧适宜,以不影响患者呼吸为度,髋部的牵引带应在髂前上棘稍上的位置,以患者能忍受不滑脱为度,牵引过程中要加强巡视,保持有效牵引,询问患者有无疼痛加重,给予及时处理,牵引后嘱患者卧床休息10～20分钟。

(三)骶管注射护理

简单介绍骶疗的过程,消除紧张不安心理,血糖控制在正常范围内。骶管注射过程询问患者有无特殊不适,如双下肢感觉、运动等情况。骶管注射后嘱患者卧床休息30～60分钟,观察小便及双下肢感觉运动,针眼处保持干燥清洁,避免感染。

(四)腰部中药熏蒸护理

熏蒸时应巡视患者情况,调节适宜的温度,防止烫伤。如年老患者合并心脏病、高血压,熏蒸时有头晕、心慌、乏力等不适,应及时处理。熏蒸完毕,用干毛巾擦干,并用衣物围腰,局部保暖,防止受凉感冒,忌用凉水或凉性药物外洗及外敷。

(五)手法复位前后患者护理

(1)复位前嘱患者在床上练习大小便。

（2）腰椎复位后,嘱其绝对卧床制动 72 小时,协助其直线翻身,平卧时腰部加垫厚约 2 cm。

（3）观察大小便及双下肢感觉运动情况。

（4）做好皮肤护理,防止压伤。

（5）指导行双下肢肌肉等长收缩锻炼,每天 2 次,每次 10～20 分钟。

（6）初次由医护人员指导佩戴腰围下床,观察是否有头晕等不适,并及时处理。

（六）术前训练

指导患者床上练习大小便,进行四肢的各项锻炼及俯卧位训练,坚持每次 30 分钟,循序渐进至俯卧位 2 小时,使其适应手术。

（七）饮食护理

手术前,尊重患者的饮食习惯,进食高蛋白、高维生素、高纤维素易消化的食物,每天饮鲜牛奶 250～500 mL。准备手术的患者应在麻醉前 6～8 小时禁食,4～6 小时禁水。手术当天根据麻醉方式选择进食的时间,硬膜外麻醉禁食 4～6 小时后进流食,全麻手术 6 小时后无胃肠道反应者可先进流食,逐渐改为半流食或普食。术后第 2 天可根据患者的食欲习惯,宜食清淡高维生素的易消化食物,如新鲜蔬菜、香蕉、稀饭、面条等;忌食生冷、辛辣、油腻、煎炸食物。以后可指导其进食高蛋白、高营养的食物,如牛奶、鸡蛋、瘦肉、骨头汤等,节制饮食,鼓励少食多餐,防止腹胀、便秘。

（八）体位护理

手术后患处制动,搬动时平抬平放,保持脊柱平直,避免腰部扭曲。指导正确的翻身方法,防止发生畸形或进一步损伤,滚动式翻身,每 2 小时翻身 1 次。

（九）病情观察

手术后,严密观察患者的肢体感觉运动情况,注意大小便情况,并与术前相比较,发现异常,通知医师处理。观察伤口渗血情况,引流管是否通畅以及引流量和颜色,如果刀口处渗血较多,通知医师及时更换敷料,若 24 小时引流量超过 300 mL 且色淡呈血清样,伴有恶心,呕吐,可能有脑脊液漏,应报告医师关闭或拔除引流管,抬高床尾,俯卧与侧卧位交替,局部加压,并注意观察神志、瞳孔、生命体征及是否有颈项强直等症状出现。

（十）预防并发症

1.尿潴留

尿潴留者给予局部热敷、刺激、按摩、诱导,必要时留置导尿管,引流袋不能高于膀胱水平,勿用力挤压,同时注意关闭开关,定时放尿,引流袋应放置妥当,固定牢靠,避免引流管弯曲受压,保持通畅。保持会阴部清洁干燥,尿道外口及接近尿道口段的导尿管应每天用0.5％碘伏擦拭消毒 2 遍;若有大便污染或女性月经期时,应及时清洗消毒,保持干燥;告知患者禁饮浓茶和咖啡等,多饮水,每天2 500～3 000 mL,以便有足够的尿液自然冲洗尿道。

2.坠积性肺炎

卧床患者协助进行翻身拍背,鼓励主动排痰、咳嗽,指导进行深呼吸和吹气球锻炼,鼓励患者早期进行主动活动,经常改变体位,病房内定时通风。

3.血栓性静脉炎

术后 6 小时协助患者做下肢伸屈运动,改善肢体及足趾的血运,协助患者翻身,鼓励在床上做肢体活动;活动不便者,应做肢体被动活动或按摩;对于手术大、时间长,或有下肢静脉曲张者,应密切观察病情,早发现及时治疗;如发生血栓性静脉炎时,应绝对卧床休息,避免肢体活动忌按摩,保持患肢抬高,以利于静脉回流。

4.压疮

卧床患者保持床铺平整、松软、清洁、干燥,保持皮肤的清洁;条件允许的情况下,最好每天用温水擦浴,使局部皮肤血液循环得到改善,定时翻身,防止局部长期受压。在为患者翻身、按摩、床上使用大小便器时,应注意不要推、拉、拖,以免损伤局部皮肤,增加营养,多食富含高蛋白,脂肪,维生素等营养食物,增强机体抵抗能力。必要时卧气垫床。

5.便秘

术后应指导患者保证足够的饮水量,注意饮食搭配,在保证营养摄入的基础上,进食新鲜的水果和富含纤维素的蔬菜,如芹菜、韭菜、青菜等;还可嘱患者可服适量的蜂蜜,养成定时排便的习惯,在不影响病情的条件下,改变体位,以利通便。卧床时间较长的患者,进行腹部按摩,以一手示、中、无名指放于患者右下腹,另一手三指重叠于上,按顺时针方向,沿升结肠、横结肠、降结肠方向依次按摩,促进肠管蠕动,必要时可使用药物或灌肠等方法解除便秘。

四、功能锻炼

手术当天做踝关节的背伸跖屈旋转,上肢的伸屈外展、抓举等活动,术后第 1 天主动加被动直腿抬高以及双下肢各关节活动,每天 2~3 次,每次 5~10 分钟,以后逐渐增加次数,以不疲劳为度。根据病情术后 2~3 周,指导进行腰背肌功能锻炼,每天 2~3 次,每次 5~10 分钟,逐渐增加次数,以不疲劳为度,坚持 1 年以上。

五、出院指导

(1)慎起居,避风寒,腰部注意保暖。保持日常生活的正确站姿、坐姿及行走姿势,避免久坐久站,弯腰扭腰。

(2)加强营养,增加机体抵抗能力,根据不同体质进行饮食调护,如肾阳虚者多食温补之品,如羊肉,猪肉,桂圆等;肝肾阴虚者,多食清补之品,如山药、鸭肉、牛肉、百合、枸杞子等;一般患者可食胡桃、瘦肉、骨头汤、黑芝麻等补肝肾强筋骨的食物。

(3)继续佩戴腰围 1~3 个月。

(4)继续进行双下肢及腰背肌功能锻炼,进行倒走锻炼,3 个月内避免弯腰,拾取低处物品应先下蹲,6 个月内避免挑抬重物。宜多躺,不宜久坐,经常变换姿势,适当卧床休息。保持正确的站姿,坐姿及行走姿势。

(5)定期复查。

（张在静）

第四节 关 节 脱 位

一、肩关节脱位

(一)疾病概述

1.概念

肩关节脱位最常见,占全身关节脱位的 45%,多发生于青壮年,男性多于女性。肩关节由肩胛骨的关节盂和肱骨头构成,属球窝关节,关节盂面积小而浅,肱骨头相对大而呈球形,其面积为关节盂的 4 倍,关节囊薄而松弛,周围韧带较薄弱,关节结构不稳定,运动范围大,故易于发生脱位。

2.相关病理生理

创伤性关节脱位后,主要表现为构成关节的骨端移位、关节囊破裂、关节腔周围积血。血肿机化后,形成肉芽组织,继而发展成为纤维组织,与关节周围组织粘连。脱位可伴关节附近韧带、肌和肌腱损伤,也可伴撕脱性骨折及周围血管、神经损伤。

3.病因和分类

创伤是肩关节脱位的主要原因,多由间接暴力引起。当身体侧位跌倒时,手掌撑地,肩关节呈外展外旋位,肱骨头在外力作用下突破关节囊前壁,滑出肩胛盂而致脱位;也可由于上臂过度外展外旋后伸时,肱骨颈或肱骨大结节抵触于肩峰时构成杠杆支点,使肱骨头向盂下滑出发生脱位。直接暴力可致肩关节后方直接受到撞伤,使肱骨头向前脱位。

肩关节脱位分为前脱位、后脱位、下脱位和盂上脱位。由于肩关节前下方组织薄弱,因此以前脱位多见。因脱位后肱骨头所在的位置不同,前脱位又分为喙突下脱位、盂下脱位和锁骨下脱位。脱位后常合并肱骨大结节骨折和肩袖的撕裂,严重者可合并肱骨外科颈骨折及臂丛神经损伤。

4.临床表现

(1)症状:肩关节脱位后,患肩肿胀、疼痛、主动和被动活动受限。患肢呈弹性固定于轻度外展内旋位,肘关节屈曲,患肢较对侧长,常以健侧手托住患侧前臂、头和躯干向患侧倾斜。

(2)体征:肩关节脱位后,关节盂空虚,肩峰突出,肩部失去原有圆隆曲线,呈方肩畸形;肩胛盂处有空虚感;在腋窝、喙突下或锁骨下可触及移位的肱骨头;搭肩试验(Dugas)阳性,即肩关节脱位后,患侧手掌搭到健侧肩部时,患肘部不能贴近胸壁;患侧肘部紧贴胸部时,患侧手掌不能搭到健肩。

5.辅助检查

X 线检查可明确脱位的类型、移位方向、有无合并肱骨大结节撕脱性及肱骨外科颈骨折。对怀疑有肱骨头骨折者可行 CT 扫描。

6.治疗原则

(1)非手术治疗。①手法复位:脱位后要尽快复位,选择臂丛神经麻醉或全身麻醉,使肌肉松弛,在无痛下进行复位。常用手牵足蹬法(Hippocrates 法)和悬垂法(Stimson 法)。②固定:单纯肩关节前脱位,复位后腋窝处垫棉垫,用三角巾悬吊上肢,保持肘关节屈曲 90°;关节囊破损明显或仍有肩关节半脱位者,应将患侧手置于对侧肩上,上肢贴靠胸壁,腋下垫棉垫,用绷带将患肢固定于胸壁前,固定于内收内旋位。肩关节后脱位,复位后用人字石膏或外展架固定在外展、后伸、外旋位。一般固定 3~4 周,合并大结节骨折者适当延长 1~2 周;40 岁以上的患者,固定时间可相应缩短,因为年长患者关节制动时间越长,越容易发生关节僵硬。有习惯性脱位病史的年轻人适当延长固定期。③功能锻炼:固定期间活动腕部和手指,并做上臂、前臂肩关节肌群的收缩运动;疼痛肿胀缓解后,可指导患者用健侧手缓慢推动患肢外展与内收活动,活动范围以不引起患侧肩部疼痛为限;3 周后,指导患者进行弯腰、垂臂、甩肩锻炼。具体方法:患者弯腰 90°,患肢自然下垂,以肩为顶点作圆锥形环转,范围由小到大;4 周后,指导患者做手指爬墙外展、爬墙上举、滑车带臂上举、举手摸顶锻炼,使肩关节功能完全恢复。

(2)手术治疗：手术切开复位术适用于肩关节新鲜脱位合并肱骨颈、肱骨干骨折，或肩盂骨折块嵌入关节内，或肱二头肌长头嵌于关节间，或合并血管、神经损伤的患者；习惯性肩关节脱位；儿童及青年人的陈旧性脱位等。

(二)护理评估

1.一般评估

(1)健康史：一般情况，如年龄、出生时情况、对运动的喜好等。外伤史：评估患者有无突发外伤史、受伤后的症状和疼痛的特点、受伤后的处理方法。既往史：患者以前有无类似外伤病史、有无关节脱位习惯、既往脱位后的治疗及恢复情况等。

(2)生命体征(T、P、R、BP)：创伤性脱位合并血管损伤时，可能导致血压下降等，观察有无休克。

(3)患者主诉：脱位原因、时间；有无外伤史；导致脱位的外力方式、性质；脱位后处理措施；疼痛性质及程度。

(4)相关记录：疼痛评分、全身皮肤及其他部位外伤情况。

2.身体评估

(1)术前评估。①视诊：患者有无被迫性体位；脱位关节有无肿胀、皮下瘀斑、畸形；有无血管及神经受压的表现、皮肤有无受损。②触诊：有无压痛、是否触及脱出的关节头及空虚的关节盂、患肢动脉搏动的情况、有无感觉异常。③叩诊：患肢神经反射是否正常。④动诊：脱位关节活动能力，患肢肌力。⑤量诊：患肢有无短缩、双侧肢体周径大小、关节活动度。⑥特殊检查：Dugas征(肩关节脱位)。⑦术前准备评估：术前实验室检查结果评估包括血常规及血生化、胸部 X 线片、心电图等；术区皮肤、饮食、肠道、用药准备；评估患者对手术过程的了解程度，有无过度焦虑或者担忧；对预后的期望值等。

(2)术后评估：了解麻醉和手术方法、手术经过是否顺利、术中出血情况；了解术后生命体征、切口及引流情况等；观察有无并发血管、神经损伤。①视诊：手术切口有无红肿；术区敷料有无渗血、渗液；患肢的颜色及有无肿胀。②触诊：患肢动脉搏动是否可扪及；患肢感觉有无异常。③动诊：观察患肢关节主动活动及被动活动情况，有无关节僵硬。④量诊：使用疼痛评分尺进行疼痛评分；使用皮尺及量角器分别测量患肢肿胀度及关节活动度。

3.心理-社会评估

评估患者的心理状况，了解患者及家属对疾病、治疗及预后的认知程度，家庭的经济承受能力，对患者的支持态度及其他社会支持系统情况。

4.辅助检查阳性结果评估

X 线检查结果，确定脱位类型及骨折情况。

5.治疗效果评估

(1)非手术治疗效果评估要点：①评估外固定是否有效，松紧度是否适宜，患肩是否固定于关节功能位，有无相关并发症，如皮肤压疮、关节僵硬等。②评估患肢末梢血运感觉、患肢动脉搏动是否可扪及；肢端活动是否正常；皮温是否正常；有无异常感觉，如麻木等。③评估患者功能锻炼情况，如肌力、关节活动范围等，锻炼进程有无按计划进行。

(2)手术治疗效果评估要点。①生命体征的评估：是否能维持生命体征的平稳。②体位评估：是否采取正确的体位，以保持关节功能位及舒适为标准。③手术切口评估：敷料是否干洁、固定，弹性绷带包扎松紧是否适宜。④术肢末梢血运评估：术肢桡动脉搏动是否可扪及；手指活动是否正常;术肢皮温是否正常;有无异常感觉,如麻木等。⑤功能锻炼程度评估:患者是否按计划进行康复训练,效果如何。⑥相关并发症评估:关节僵硬、臂丛神经损伤(肩关节脱位)等。

(三)护理诊断

1.疼痛

与关节脱位引起局部组织损伤及神经受压有关。

2.躯体活动障碍

与关节脱位、疼痛、制动有关。

3.知识缺乏

与缺乏有关复位后继续治疗及正确功能锻炼的知识有关。

4.焦虑

与担忧预后有关。

5.潜在并发症

(1)关节僵硬:与关节脱位后复位需固定关节有关。

(2)血管、神经受损。

(四)主要护理措施

1.术前护理

(1)休息与体位:急性期患者应适当休息、抬高患肢,促进局部血液回流和减轻肿胀;保持患肩于功能位,以预防关节畸形及病理性脱位;关节脱位复位后外固定时间一般为3～4周,合并骨折者适当延长外固定时间。

(2)饮食:易消化食物,多进含蛋白质、维生素、钙、铁丰富的食物;预防便秘者选用富含植物纤维食物,如粗粮、蔬菜、水果等;多饮水,每天饮水量大于 3 000 mL,防止粪便干燥;多食酸奶,以促进肠蠕动;避免食用刺激性食物,如辣椒等。

(3)用药护理:遵医嘱及时用药,观察药效及不良反应,及时记录及处理。

(4)专科护理。①疼痛的护理:评估患者疼痛程度,及时合理给予非药物止痛,如早期局部冷疗、心理疗法等,疼痛评分为 4 分以上者,按需予药物止痛。及时评估用药后的疼痛缓解情况。②肿胀的护理:早期冷敷,减轻损伤部位的出血和水肿;24 小时后热敷,以减轻肌肉的痉挛;后期理疗,改善血液循环,促进渗出液的吸收。③外固定的护理:密切观察固定位置有无移动,保持有效固定;有无局部压迫症状及皮肤情况;让患者了解固定时限。④患肢末梢血运观察:注意观察肢端末梢血运、运动、感觉情况。如发现肢体远端苍白、厥冷、发绀、疼痛、感觉减退及麻木等异常情况,应及时通知医师妥善处理。

2.术后护理

(1)生命体征的测量:术后 24 小时内,密切观察生命体征的变化,进行床边心电监护,每30 分钟～1 小时记录 1 次,观察有无因术中出血、麻醉等引起血压下降。

(2)体位的护理:全身麻醉术后应去枕平卧 6 小时,6 小时后可予适当摇高床头或取半卧位,术后1～2 天可根据患者情况考虑起床活动;术后患肢用三角巾悬吊于胸前,保持肘关节屈曲 90°。

(3)切口的观察:保持切口敷料清洁干燥,一旦被血液渗透应及时更换,以防止切口感染。

(4)患肢肢端血液循环的观察:密切观察患肢桡动脉搏动及手指的感觉活动情况,注意有无血管神经的损伤,出现异常时及时通知医师处理。

3.术后并发症护理

(1)肩关节僵硬的护理:循序渐进进行康复训练。固定期间行肌肉等长缩，如前臂肌肉收缩、股四头肌收缩训练；远端关节早期活动，如手指抓捏、握拳活动、前臂伸展运动等，促进血液循环；去除外固定后，练习脱位关节的活动及关节周围肌力训练，以主动锻炼为主，以不引起剧烈疼痛为度，切忌粗暴进行被动活动。

(2)血管、神经受损的护理:肩关节脱位或术后发生神经损伤并不多见，但如果出现患肢无力，肩外展功能丧失，要考虑有臂丛神经损伤，应及时通知医师，予神经营养药物，局部理疗，加强手指各关节及腕关节的主、被动活动，防止肌肉萎缩和关节僵硬。一般采用非手术治疗可恢复，观察 3 个月，如无恢复迹象应行手术探查。

4.心理护理

关节脱位多由意外事故造成，患者常焦虑、恐惧及自信心不足等，在生活上给予帮助，加强沟通，耐心开导，使之心情舒畅，从而愉快地接受配合治疗及康复。

5.健康教育

向患者及家属讲解肩关节脱位治疗和康复的知识。说明复位后固定的目的、方法、重要意义及注意事项，使其充分了解固定的重要性、必要性及复位后必须固定的时限。讲述功能锻炼的重要性和必要性，并指导其进行康复锻炼，使患者能自觉按计划实施。固定期间进行肌肉舒缩活动及邻近关节主动活动，切忌被动运动；固定拆除后，逐步进行肢体的全范围功能锻炼，防止关节粘连和肌萎缩。习惯性反复脱位者，须保持有效固定并严格遵医嘱坚持功能锻炼，避免各种导致再脱位的原因。

(五)护理效果评估

(1)患者疼痛是否得到有效控制，疼痛主诉减少。

(2)患者是否掌握关节功能康复训练相关知识，关节功能恢复程度，能否满足日常活动需要。

(3)有无血管、神经损伤或发生时能否及时发现和护理。

(4)手术切口能否保持清洁干燥，有无切口感染的发生。

(5)有无相关并发症发生。

二、髋关节脱位

(一)疾病概述

1.概念

髋关节由股骨头和髋臼构成，是杵臼关节。髋臼为半球形，深而大，周围有坚韧带与肌群，结构相当稳定，故往往只有强大暴力才能导致髋关节脱位；约 50％髋关节脱位同时合并有骨折。

2.相关病理生理

创伤性关节脱位后，主要表现为构成关节的骨端移位，关节囊破裂，关节腔周围积血。血肿机化后，形成肉芽组织，继而发展成为纤维组织，与关节周围组织粘连。脱位可伴关节附近韧带、肌和肌腱损伤，也可伴撕脱性骨折及周围血管、神经损伤。

3.病因和分类

髋关节脱位根据股骨头的位置可分为以下 3 种脱位。

(1)髋关节后脱位:髋关节于屈曲、内收位时，股骨头顶在髋臼后上缘，若暴力由前向后冲击膝部，并经股骨干纵轴传递到股骨头，使股骨头冲破关节囊后上部分而发生脱位。如撞车、高处坠落或弯腰姿势时重物打击于腰背部时。

(2)髋关节前脱位:髋关节处于过度外展外旋位时,遭到外展暴力使大转子顶端与髋臼上缘相撞击,使股骨头冲破前方关节囊而脱出到闭孔或耻骨处,也称闭孔部脱位或耻骨部脱位。

(3)髋关节中心脱位:当暴力作用于大转子外侧时,使股骨头冲击髋臼底部,引起髋臼底部骨折,如外力继续作用,股骨头连同髋臼骨折片一齐向盆腔内移位时,为中心脱位。

以后脱位最常见,占全部髋关节脱位的85%~90%。脱位时常造成关节囊撕裂、髋臼后缘或股骨头骨折。有时合并坐骨神经挫伤或牵拉伤。

4.临床表现

(1)症状:患侧髋关节疼痛,主动活动功能丧失,被动活动时引起剧烈疼痛。

(2)体征:①髋关节后脱位时,患肢呈屈曲、内收、内旋或缩短畸形。臀部可触及脱出的股骨头,大粗隆上移。髋部疼痛、关节功能障碍明显,肿胀不明显;可合并坐骨神经损伤,大多为挫伤,主要原因为股骨头压迫。表现为大腿后侧、小腿后侧及外侧和足部全部感觉消失,膝关节的屈肌,小腿和足部全部肌瘫痪,足部出现神经营养性改变。②髋关节前脱位时,患肢呈轻度屈髋、过度外展、外旋畸形。耻骨脱位时患肢极度外旋90°畸形,髋外侧较平,患肢屈髋15°~20°外展畸形,腹股沟区可触及股骨头;会阴部脱位时在会阴部可触及股骨头。③髋关节中心脱位时,如股骨头移位不多者只有局部疼痛、肿胀及活动障碍,无特殊体位畸形;股骨头移位严重者患肢有轻度缩短畸形,大转子因内移而不易摸到。

5.辅助检查

X线检查可了解脱位的类型及有无合并髋臼或股骨头骨折。

6.治疗原则

(1)非手术治疗。①手法复位:髋关节脱位后宜尽早复位,最好在24小时内,超过24小时后再复位,十分困难。髋关节前脱位,常用的复位方法为提拉法(Allis)。②固定:复位后,用持续皮牵引或穿丁字鞋固定患肢,保持患肢于伸直、外展位,防止髋关节屈曲、内收、内旋,禁止患者坐起。一般固定2~3周。③功能锻炼:固定期间患者可进行股四头股收缩锻炼,患肢距小腿关节的活动及其余未固定关节的活动;3周后开始活动关节;4周后,去除皮牵引,指导患者扶双拐下地活动;3个月内,患肢不负重,以免发生股骨头缺血性坏死或因受压而变形;3个月后,经X线检查证实股骨头血液供应良好者,可尝试去拐步行,进行步态训练。

(2)手术治疗:对手法复位失败者或髋臼后上缘有大块骨片复位不良或不稳者,应选择早期髋关节切开复位内固定术。

(二)护理评估

1.一般评估

(1)健康史:评估患者受伤的原因、时间;受伤的姿势;外力的方式、性质;脱位的轻重程度;评估患者受伤时的身体状况及病情发展情况;了解伤后急救处理措施。

(2)生命体征(T、P、R、BP):评估意识等,观察有无休克。

(3)患者主诉:外伤史及脱位的原因、时间;疼痛的程度。

(4)相关记录:疼痛评分、全身皮肤及其他部位外伤情况。

2.身体评估

(1)术前评估。①视诊:患者有无被迫性体位;患肢有无短缩、屈曲、内收内旋或外展外旋畸形;脱位关节有无肿胀、皮下瘀斑;有无血管及神经受压的表现、皮肤有无受损。②触诊:有无压痛、是否触及脱出的关节头；患肢足背动脉搏动的情况、有无感觉异常。③叩诊：患肢神经反射是否正常。④动诊：脱位关节活动能力，患肢肌力。⑤量诊：患肢有无短缩、双侧肢体周径大小、关节活动度。⑥术前准备评估：术前实验室检查结果评估包括血常规及血生化、胸部 X 线片、心电图等；术区皮肤、饮食、肠道、用药准备；评估患者对手术过程的了解程度，有无过度焦虑或者担忧；对预后的期望值等。

(2)术后评估：了解麻醉和手术方法、手术经过是否顺利、术中出血情况；了解术后生命体征、切口及引流情况等；观察有无并发血管神经损伤。①视诊：手术切口有无红肿；术区敷料有无渗血、渗液；患肢的颜色及有无肿胀。②触诊：患肢动脉搏动是否可扪及；患肢感觉有无异常。③动诊：观察患肢关节主动活动及被动活动情况，有无关节僵硬。④量诊：使用疼痛评分尺进行疼痛评分；使用皮尺及量角器分别测量患肢肿胀度及关节活动度。

3.心理-社会评估

评估患者的心理状况，了解患者及家属对疾病、治疗及预后的认知程度，家庭的经济承受能力，对患者的支持态度及其他社会支持系统情况。

4.辅助检查阳性结果评估

X 线检查结果，确定脱位类型及骨折情况，并与股骨颈骨折鉴别。

5.治疗效果评估

(1)非手术治疗效果评估要点：①评估外固定是否有效，松紧度是否适宜，患髋是否固定于关节功能位，有无相关并发症，如皮肤压疮、下肢深静脉血栓形成等。②评估患肢末梢血运感觉，患肢动脉搏动是否可扪及；肢端活动是否正常；皮温是否正常；有无异常感觉，如麻木、感觉消退等。③评估患者功能锻炼情况，如肌力、关节活动范围等，锻炼进程有无按计划进行。

(2)手术治疗效果评估要点。①生命体征的评估：是否能维持生命体征的平稳，有无发生出血性休克等。②体位评估：是否采取正确的体位，以保持关节功能位及舒适为标准。③手术切口评估：敷料是否干洁固定，弹性绷带包扎松紧是否适宜。④术肢末梢血运评估：术肢桡动脉搏动是否可扪及；足趾活动是否正常；术肢有无肿胀，皮温是否正常；有无异常感觉，如麻木、感觉消退等。⑤功能锻炼程度评估：患者是否按计划进行康复训练，效果如何。⑥相关并发症评估：便秘、压疮、下肢深静脉血栓形成、坠积性肺炎等。

(三)护理诊断

1.疼痛

疼痛与关节脱位引起局部组织损伤及神经受压有关。

2.身体活动障碍

身体活动障碍与关节脱位、疼痛、制动有关。

3.知识缺乏

缺乏有关复位后继续治疗及正确功能锻炼的知识。

4.焦虑

焦虑与担忧预后有关。

5.潜在并发症

便秘、压疮、下肢深静脉血栓形成、坠积性肺炎、血管神经受损。

(四)主要护理措施

1.术前护理

(1)体位:髋关节后脱位患者固定于轻度外展,前脱位固定于内收、内旋、伸直位,中心脱位固定于外展位。抬高患肢并保持患肢于关节功能位,以利静脉回流,减轻肿胀。

(2)缓解疼痛。①局部冷热敷:受伤24小时内局部冷敷,达到消肿止痛的目的;受伤24小时后,局部热敷以减轻肌肉痉挛引起的疼痛。②避免加重疼痛的因素:进行护理操作或移动患者时,托住患肢,动作轻柔,避免不适活动加重疼痛。③镇痛:应用心理暗示、转移注意力或松弛疗法等非药物镇痛方法缓解疼痛,必要时遵医嘱应用镇痛剂。

(3)外固定护理:使用石膏固定或牵引的患者,密切观察固定是否有效,固定物压迫处皮肤有无受损;患肢末梢血运感觉情况。

(4)皮肤护理:髋关节脱位固定后需长期卧床的患者,鼓励其经常更换体位,保持床单整洁,预防压疮产生。对于皮肤感觉功能障碍的肢体,防止烫伤和冻伤。

2.术后护理

(1)生命体征的测量:术后24小时内,密切观察生命体征的变化,进行床边心电监护,每30分钟~1小时记录1次,观察有无因术中出血、麻醉等引起血压下降。

(2)体位的护理:全身麻醉术后应去枕平卧6小时,6小时后可予适当摇高床头或取半卧位,保持患肢外展中立位。

(3)切口的观察:保持切口敷料清洁干燥,一旦被血液渗透应及时更换,以防止切口感染。

(4)患肢肢端血液循环的观察:密切观察患肢足背动脉搏动及足趾的感觉活动情况,注意有无血管神经的损伤,出现异常时及时通知医师处理。

3.术后并发症护理

(1)便秘:重建正常排便形态:定时排便,注意便意,食用促进排泄的食物,如粗粮、蔬菜、水果、豆类及其他粗糙食物;摄取充足水分,进行力所能及的活动等;必要时使用甘油栓、开塞露等塞肛或进行灌肠。

(2)压疮。①预防压疮:原则是防止组织长时间受压,改善营养及血液循环情况;重视局部护理;加强观察,对发生压疮危险度高的患者进行预防。②护理措施:采用Braden评分法来评估发生压疮的危险程度,评分值越小,说明器官功能越差,发生压疮的危险性越高;间歇性解除压迫,卧床患者每2~3小时翻身1次,有条件者可使用减压贴、气垫床等;保持皮肤清洁和完整;加强营养,补充丰富蛋白质、足量热量、维生素C和维生素A及矿物质。③发生压疮后,评估压疮分期,进行对应处理。

(3)下肢深静脉血栓。①评估危险因素:手术种类、创伤程度、手术时间及术后卧床时间;年龄,年龄越大,发病率明显升高;制动时间,固定姿势;既往史,既往有静脉血栓形成史者的发病率为无既往史者的5倍;恶性肿瘤;其他,如肥胖、血管内插管等。②预防措施:活动,卧床者至少每2~3小时翻身1次;手术患者术后抬高患肢高于心脏水平,利于静脉回流,鼓励尽早床上行踝泵运动、股四头肌舒缩运动等;鼓励早期下床活动;穿弹力长袜或弹性绷带包扎,可减少静脉瘀滞和增加回流,降低末端腓肠静脉血栓;使用间歇外部回压装置,增加血流速度;尽量避免下肢血管穿刺;遵医嘱使用抗凝药物,如低分子肝素钙、利伐沙班片等。③下肢深静脉血栓形成后处理:绝对卧床休息,抬高患肢20°~30°;床上活动时避免动作过大,禁止患肢按摩,避免用力排便,以防血栓脱落而致肺栓塞;观察患肢肿胀程度、外周循环等变化;遵医嘱使用抗凝、溶栓药物,并观察有无出血倾向，监测凝血功能；警惕肺栓塞的形成，临床无症状肺栓塞多见，一般在血栓形成1～2周内发生，且多发生在久卧开始活动时，当下肢深静脉血栓患者出现气促、咳嗽、呼吸困难、咳血样泡沫痰等症状时应及时处理。

（4）坠积性肺炎：鼓励患者有效咳嗽及咳痰；翻身叩击背部每 2 小时 1 次；痰液黏稠不易咳出时行雾化吸入，以稀释痰液，利于引流；指导行深呼吸训练等。

4.心理护理

关节脱位多由意外事故造成，患者常焦虑、恐惧及自信心不足等，在生活上给予帮助，加强沟通，耐心开导，使之心情舒畅，从而愉快地接受配合治疗及康复。

5.健康教育

向患者及家属讲解髋关节脱位治疗和康复的知识。说明复位后固定的目的、方法、重要意义及注意事项，使其充分了解固定的重要性、必要性及复位后必须固定的时限。讲述功能锻炼的重要性和必要性，并指导其进行康复锻炼，使患者能自觉按计划实施。固定期间进行肌肉舒缩活动及邻近关节主动活动，切忌被动运动；固定拆除后，逐步进行肢体的全范围功能锻炼，防止关节粘连和肌萎缩。

(五)护理效果评价

（1）患者疼痛是否得到有效控制，疼痛主诉减少。

（2）患者是否掌握关节功能康复训练相关知识，关节功能恢复程度，能否满足日常活动需要。

（3）患者有无发生血管神经损伤，能否得到及时发现及处理。

（4）手术切口能否保持清洁干燥，有无感染的发生。

（5）有无发生相关并发症。

三、肘关节脱位

(一)疾病概述

1.概念

肘关节脱位发病率仅次于肩关节，多发生于 10～20 岁青少年，男性多于女性，多为运动损伤。

2.相关病理生理

脱位后局部肿胀明显，如不及时复位，易导致前臂缺血性痉挛。

3.病因和分类

多由间接暴力引起。根据脱位的方向可分为后脱位、前脱位、侧方脱位。后脱位为最常见的肘关节脱位，当肘关节处于伸直位，前臂旋后位跌倒时，暴力经前臂传递至尺、桡骨上端，在尺骨鹰嘴处产生杠杆作用，导致前方关节囊撕裂，使尺、桡骨近端同时脱向肱骨远端的后方，发生肘关节后脱位；当肘关节处于内翻或外翻位时遭受暴力，可发生尺侧或桡侧侧方脱位；当肘关节处于屈曲位时，肘后方受到直接暴力作用，可产生尺骨鹰嘴骨折和肘关节前脱位，此类相对少见。

4.临床表现

（1）症状：肘关节局部疼痛、肿胀、弹性固定，功能受限。肘关节处于半屈近于伸直位，患者以健手支托患肢前臂。

（2）体征：脱位后，肘部变粗后突，前臂短缩，肘后凹陷，鹰嘴后突显著，肘后三角关系失常。鹰嘴突高出内外髁，可触及肱骨下端。若局部明显肿胀，则可能出现正中神经或尺神经损伤，亦可出现动脉受压的临床表现。

(3)后脱位时,可合并正中神经或尺神经损伤,偶尔可损伤肱动脉。①正中神经损伤:表现为拇指、示指、中指的感觉迟钝或消失,不能屈曲,拇指不能外展和对掌,形成典型的"猿手"畸形。②尺神经损伤:主要表现为手部尺侧皮肤感觉消失、小鱼际肌及骨间肌萎缩、掌指关节过伸、拇指不能内收、其他四指不能外展及内收、呈"爪状手"畸形。③动脉受压:可出现患肢血液循环障碍,主要表现为患肢苍白、发冷、大动脉搏动减弱或消失等。

5.辅助检查

X线检查可明确脱位的类型、移位情况及有无合并骨折。对于陈旧性关节脱位,能明确有无骨化性肌炎或缺血性骨坏死。

6.治疗原则

(1)非手术治疗方法。①复位:一般情况下,通过闭合方法可完成脱位关节的复位。复位方法为助手配合沿畸形关节方向行前臂和上臂牵引和反牵引,术者从肘后用双手握住肘关节,以指推压尺骨鹰嘴向前下,同时矫正侧方移位,助手在复位过程中维持牵引并逐渐屈肘,出现弹跳感表示复位成功。②固定:复位后,用超过关节夹板或长臂石膏托固定于屈肘90°位,再用三角巾悬吊于胸前,一般固定2~3周。③功能锻炼:固定期间,可做伸掌、握拳、手指屈伸等活动,同时在外固定保护下做肩、腕关节、手指活动。去除固定后,练习肘关节的屈伸、前臂旋转活动及锻炼肘关节周围肌力,通常需要3~6个月方可恢复。

(2)手术治疗方法:手法复位失败时,不可强行复位,应采取手术复位。合并有神经损伤者,手术时先探查神经,在保护神经的前提下进行手术复位。

(二)护理评估

1.一般评估

(1)健康史:评估患者的一般情况,如年龄、性别;评估患者受伤的原因、时间;受伤的姿势;外力方式、性质;评估患者受伤时的身体状况及病情发展情况;了解伤后急救处理措施。

(2)生命体征(T、P、R、BP):创伤性脱位合并血管损伤时,可能导致血压下降等,观察有无休克。

(3)患者主诉:脱位原因、时间;有无外伤史;导致脱位的外力方式、性质;脱位后处理措施;疼痛性质及程度。

(4)相关记录:疼痛评分、全身皮肤及其他外伤情况。

2.身体评估

(1)术前评估。①视诊:患肢局部情况,脱位关节有无肿胀、皮下瘀斑、畸形。②触诊:有无压痛、是否触及脱出的关节头及空虚的关节盂、患肢动脉搏动的情况、有无感觉异常。③叩诊:患肢神经反射是否正常。④动诊:脱位关节活动能力,患肢肌力。⑤量诊:患肢有无短缩、双侧肢体周径大小、关节活动度。⑥术前准备评估:术前实验室检查结果评估:血常规及血生化、胸部X线片、心电图等;术前术区皮肤、饮食、肠道、用药准备。⑦患者准备:评估患者对手术过程的了解程度,有无过度焦虑或者担忧;对预后的期望值等。

(2)术后评估:了解麻醉和手术方法、手术经过是否顺利、术中出血情况;了解术后生命体征、切口及引流情况等;观察有无并发血管神经损伤。①视诊:手术切口有无红肿;术区敷料有无渗血、渗液;患肢的颜色及有无肿胀。②触诊:患肢动脉搏动是否可扪及;患肢感觉有无异常。③动诊:观察患肢关节主动活动及被动活动情况,有无关节僵硬。④量诊:使用疼痛评分尺进行疼痛评分;使用皮尺及量角器分别测量患肢肿胀度及关节活动度。

3.心理-社会评估

评估患者有无恐惧、紧张心理;家庭及社会支持情况;患者对预后的认知程度等,引导患者正确配合疾病的治疗与护理。

4.辅助检查阳性结果评估

X线检查结果,确定脱位类型及骨折情况。

5.治疗效果的评估

(1)非手术治疗效果评估要点:①评估外固定(夹板、石膏)是否有效,松紧度是否适宜,有无相关并发症,如皮肤压疮、前臂缺血性坏死、关节僵硬等。②评估患肢末梢血运感觉,患肢桡动脉搏动是否可扪及;肢端活动是否正常;皮温是否正常;有无异常感觉,如麻木等。③评估患者功能锻炼情况,如肌力、关节活动范围等,锻炼进程有无按计划进行。

(2)手术治疗评估要点。①生命体征的评估:能否维持生命体征平稳。②术区切口评估:敷料是否干洁固定,弹性绷带包扎松紧是否适宜。③术肢末梢血运评估:术肢桡动脉搏动是否可扪及;手指活动是否正常;术肢皮温是否正常;有无异常感觉,如麻木等。④体位评估:是否采取正确的体位,以保持关节功能位及舒适为标准。⑤功能锻炼程度评估:患者是否按计划进行康复训练,效果如何。⑥相关并发症评估:关节僵硬、前臂缺血性坏死等。

(三)护理诊断

1.疼痛

与关节脱位引起局部组织损伤及神经受压有关。

2.躯体活动障碍

与关节脱位、疼痛,制动有关。

3.知识缺乏

与缺乏有关复位后继续治疗及正确功能锻炼的知识有关。

4.焦虑

与担忧预后有关。

5.潜在并发症

(1)前臂缺血性坏死:与肘关节脱位外固定装置压迫血管、神经等有关。

(2)关节僵硬:与关节脱位后复位需固定关节有关。

(四)主要护理措施

1.术前护理

(1)休息:急性期患者应适当休息、抬高患肢,促进局部血液回流和减轻肿胀;保持患肢于功能位,以预防关节畸形及病理性脱位。

(2)饮食:易消化食物,多进含蛋白质、维生素、钙、铁丰富的食物。

(3)体位:肘关节脱位复位后肘关节固定于90°,前臂固定于旋前、旋后中间位,用三角巾或前臂吊带固定患侧肩,避免前臂下垂。

(4)用药护理:遵医嘱及时用药,观察药效及不良反应,及时记录及处理。

(5)专科护理。①疼痛的护理:评估患者疼痛程度,及时合理给予非药物止痛如早期局部冷疗、心理疗法等,疼痛评分为4分以上者,按需予药物止痛。及时评估用药后的疼痛缓解情况。②肿胀的护理:早期冷敷,减轻损伤部位的出血和水肿;24小时后热敷,以减轻肌肉的痉挛;后期理疗,改善血液循环,促进渗出液的吸收。③外固定的护理:根据外固定方式(夹板、石膏等)进行对应护理;密切观察固定位置有无移动,保持有效固定;有无局部压迫症状及皮肤情况;让患者了解固定时限(一般为 4 周,如合并骨折可适当延长时间),若固定时间过长易发生关节僵硬,过短,损伤的关节囊、韧带得不到充分修复,易发生再脱位。④患肢末梢血运观察:注意观察肢端的末梢血运、运动、感觉情况。如发现肢体远端苍白、厥冷、发绀、疼痛、感觉减退及麻木等异常情况,应及时通知医师妥善处理。

2.术后护理

(1)生命体征的测量:术后 24 小时内,密切观察生命体征的变化,进行床边心电监护,每 30 分钟~1 小时记录 1 次,观察有无因术中出血、麻醉等引起血压下降。

(2)体位的护理:全身麻醉术后应去枕平卧 6 小时,6 小时后可予适当摇高床头或取半卧位,保持患肢抬高位,利于血液回流,减轻肿胀。

(3)切口的观察:保持切口敷料清洁干燥,一旦被血液渗透予及时更换,以防止切口感染。

(4)患肢肢端血液循环的观察:密切观察患肢桡动脉搏动及手指的感觉活动情况,注意有无血管神经的损伤,出现异常时及时通知医师处理。

3.术后并发症护理

(1)前臂缺血性坏死的护理:密切观察外固定装置的松紧度,随时调整,避免前臂血管、神经受压;密切观察手的感觉、运动和循环情况,出现麻木、疼痛、皮温凉时,及时报告医师处理。

(2)关节僵硬的护理:循序渐进进行康复训练。固定期间行肌肉等长收缩,如前臂肌肉收缩;远端关节早期活动,如手指抓捏、握拳活动、前臂伸展运动等,促进血液循环;去除外固定后,练习脱位关节的活动及关节周围肌力训练,以主动锻炼为主,以不引起剧烈疼痛为度,切忌粗暴进行被动活动,以免引起骨化性肌炎而加重肘关节僵硬。

4.心理护理

关节脱位多由意外事故造成,患者常焦虑、恐惧及自信心不足等,在生活上给予帮助,加强沟通,耐心开导,使之心情舒畅,从而愉快地接受配合治疗及康复。

5.健康教育

向患者及家属讲解肘关节脱位治疗和康复的知识。说明复位后固定的目的、方法、重要意义及注意事项,使其充分了解固定的重要性、必要性及复位后必须固定的时限。讲述功能锻炼的重要性和必要性,并指导其进行康复锻炼,使患者能自觉按计划实施。固定期间进行肌肉舒缩活动及邻近关节主动活动,切忌被动运动;固定拆除后,逐步进行肢体的全范围功能锻炼,防止关节粘连和肌萎缩。

(张在静)

第五节　肩胛骨骨折

一、概述

肩胛骨贴附于胸廓后外侧,界于 2~7 肋骨之间,是三角形的扁骨,有三缘、三角及两面。肩胛骨为肌肉所包裹保护,骨折不常见,其中体部骨折最多见,占 49%～89%,多为直接暴力引起,骨折严重移位者,可有肩部塌陷、肩峰隆起呈方肩畸形。伤后肩胛区压痛,局部肿胀,或伴有皮肤挫伤。患侧肩部外展活动受限,内收屈肘时疼痛加重,患者常用健侧手托住患肢以固定保护患侧。X 线检查可明确诊断。

二、主要治疗

(一)非手术治疗

用弹力带、三角巾悬吊患肢,适用于无移位骨折、轻度移位骨折。患肢外展皮牵引,适用于肩胛颈骨折无明显移位或移位不大、粉碎性骨折。尺骨鹰嘴牵引,适用于骨折移位明显、嵌插骨折或不稳定骨折。

(二)手术治疗

切开复位钢板内固定术,适用于骨折移位较多、畸形明显或肩关节下沉较多者。

三、护理规范

(一)入院前

入院时详细询问病史,了解患者的生活习惯,认真观察患者疼痛性质及患肢末梢感觉、运动情况。

(二)入院后

入院后需牵引者指导其练习床上大小便,准备手术者还应进行俯卧训练,每天 2 次,每次1～2 小时。

(三)牵引

牵引患者要注意牵引的角度、重量及患者的感觉,保证有效牵引。牵引重量 3～6 kg,牵引时肩外展 90°、屈肘 90°,将患肢抬高 10 cm。皮牵引时注意观察患肢末梢血液循环,行骨牵引时要注意保护针眼处不被污染,钢针不移动,并保持有效牵引,一般牵引 3～4 周去除牵引后下床。

(四)饮食护理

牵引或手术前,根据患者的饮食习惯,指导其进食高维生素、清淡可口、易消化食物,如新鲜蔬菜、香蕉、米粥、面条等,忌生冷、辛辣、油腻、煎炸食物。牵引或手术后根据患者具体情况嘱其进食高蛋白、高营养食物,如牛奶、鸡蛋、排骨汤、瘦肉、水果、新鲜蔬菜等,注意饮食节制,以利骨折愈合。

(五)体位护理

一般采取平卧位,合并肋骨骨折者半卧位,尽量使患者卧位舒适。

(六)病情观察

手术后严密观察刀口渗血情况,记录大小便次数,并与术前对比,如有异常情况及时报告医师处理。

(七)防止发生并发症

(1)便秘:多食含粗纤维食物及润肠通便食物,如芹菜、萝卜、香蕉、蜂蜜水等,同时指导或协助患者沿结肠走向做腹部按摩,每天 2 次。

(2)压疮:每 2 小时按摩受压部位 1 次,必要时用气垫床。

(八)功能锻炼

手法复位固定或手术患者自麻醉消失后开始做腕关节及手指各关节轻度活动,24小时后做握拳、伸指活动,腕关节做掌屈、背伸活动,肘关节做伸屈活动、前臂做内旋外旋活动,每天2～3次,每次5～10分钟。2～3周后用健手扶持患肢前臂肩关节轻度活动,如耸肩,肩关节外展、内收,肘关节屈曲等。4周后逐渐增加活动量及次数,以不感到疲劳为宜。牵引患者去除牵引后开始进行肘关节及肩关节活动。对老年患者,应鼓励其尽早进行功能锻炼。

(九)出院指导

(1)按医嘱服用接骨续筋药物,以促进骨折愈合。出院时将所带药物的名称、剂量、时间、用法、注意事项,向患者介绍清楚。

(2)嘱患者加强营养,多食胡桃、瘦肉、骨头汤、山芋肉、黑芝麻等补肝肾强筋骨之食品。

(3)功能锻炼:带悬吊带或三角巾出院的患者,应告诉患者保持有效的悬吊,遵医嘱撤除。解除外固定后可做手指爬墙运动,肩关节外展、内收活动,反复多次,循序渐进,不可操之过急,以恢复肩关节的功能为宜。

(4)慎起居,避风寒,注意休息,保持心情愉快,勿急躁。

(5)手法复位后1周复查1次,术后伤口愈合的患者2～4周复查1次,未拆线者1周来院复查1次,如有不适随时来诊。

(6)3个月可恢复正常活动,并逐渐恢复工作。

(张在静)

第六节 骶骨骨折

一、骶骨骨折机制及特征

骶骨骨折常与骨盆骨折伴发,单纯骶骨骨折很少见。骨盆骨折患者中骶骨骨折的发病率为35%(4%～74%)。正常情况下,骶骨抗压缩应力很强,而抗剪力和张力较弱;而在骨盆环完整时,除了直接暴力外骶骨只能受到压缩应力作用,所以骶骨骨折常伴发于骨盆骨折。骶骨骨折常常是单侧下肢或者单侧躯体的暴力沿髋骨间接作用于骶骨所致,最常见的应力是张力和剪力。

旋转力:伴发耻骨联合分离或者耻骨、坐骨支骨折的严重暴力。作用于下肢的、强大的过伸张力导致髋骨沿骶髂关节的水平轴旋转,如果骶髂关节不旋转(骶髂关节抗这种应力的能力很强),就会发生经$S_{1\sim2}$的骶孔骨折。骨折后髂后上棘上移而髋骨不上移。反方向的髋骨旋转可见耻骨联合端上移,这种损伤相对少见。

杠杆作用:一旦骨盆环的前方被破坏,骨盆的两个半环产生明显分离,常见于碾压伤或者下肢极度外展。骶髂关节张开到极限,就会产生经骶骨翼的骨折;骨折常常介于第1、第2骶孔水平之间。其机制类似于完全张开的合页将固定螺钉拔出。反方向的损伤导致耻骨联合端相互重叠,相对少见。

剪切力:坐位时暴力作用于膝部,使半侧骨盆直接向后移位。这种暴力更容易导致髋关节后脱位;但是如果受伤时髋关节轻度外展,就可能导致半侧骨盆向后向上移位,导致骶椎侧块承受剪切力而骨折。

具体到某一例患者各种应力结合到一起并占不同的比例,因此不可能精确地分析某种应力的作用。例如在坠落伤时,身体的重力和下肢、骨盆传导地面的抵抗力共同作用于骶骨水平,使骨盆沿水平轴旋转同时骶骨则受到来自身体重力的作用而产生垂直向尾侧移位的倾向,从而导致骶骨的横行骨折。

二、骶骨骨折诊断

(一)骶骨骨折的分类

目前,尚无统一的骶骨骨折分类方法。骶骨骨折分类总体而言可以分为 3 种。

第一种分类方法是将骶骨骨折作为骨盆环损伤的一部分。Letournel、Tile 等将骨盆骨折按照损伤机制和骨盆的稳定程度分为 3 种类型,在此基础上发展成为 AO-ASIF 分类。①A 型骨折:单纯髂骨骨折或骶尾骨折,由于骨盆后弓仍保持完整,骨盆稳定性不受影响。②B 型骨折:由旋转暴力而致伤,骨盆环的完整性受到不完全破坏,骨折表现为旋转不稳。B1 型为单侧翻书样外旋损伤;B2 型为侧方挤压性内旋损伤,骶骨前方受到撞击而发生压缩骨折,同时合并对侧或双侧的耻骨支骨折;B3 型则损伤更为严重,表现为双侧的翻书损伤或内旋损伤。③C型骨折:一侧或双侧骨盆环的完全性断裂,不仅表现为旋转不稳,而且存在后方及垂直不稳。此时骶骨骨折已不应被作为孤立性损伤来对待,而是应将其作为不稳定性骨盆骨折的一部分来处理。

第二种骶骨骨折分类方法针对累及腰骶交界的骨折,这类骨折非常不容易诊断。腰骶韧带非常坚强,除非有骨质疏松,这个节段的损伤通常只发生于高能量外伤。Isler 根据主要骨折线相对于 $L_5 \sim S_1$ 椎小关节的位置,以及腰骶交界稳定性将这种损伤分为 3 型(图 4-1)。①Ⅰ型,$L_5 \sim S_1$ 椎小关节外侧的经骶骨翼的骨折,这种骨折不影响腰骶的稳定性,但是可能影响骨盆环稳定性;②Ⅱ型,经 $L_5 \sim S_1$ 椎小关节的骨折,这种骨折可能会影响腰骶稳定性及骨盆的稳定性,可伴有不同程度移位和神经损伤;③Ⅲ型,累及椎管的骨折,这类骨折都不稳定,如果是双侧骨折则可以导致腰骨盆分离,需要予以固定。

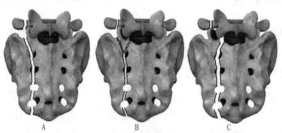

图 4-1　骶骨骨折的 Isler 分型

最后一种骶骨骨折分型强调骶骨的内在特征。根据 Denis 分区对骶骨骨折进行分类,即 1 区(骶孔外侧)骨折、2 区(累及骶孔但未累及骶管)骨折和 3 区(累及骶管)骨折。

Roy-Camille、Strange-Vognsen 和 Lebch 将 DenisⅢ区的横行骨折进一步进行分类(图 4-2)。Ⅰ型损伤最轻,表现为后凸畸形而没有移位或者轻度移位;Ⅱ型骨折表现为后凸畸形,骶骨不完全向前脱位;Ⅲ型表现为骶骨完全脱位;Ⅳ型骨折包含的范围比较大,包括伴有 S_1 椎体粉碎性骨折的全部上述 3 个类型的骨折,这种类型的骶骨骨折非常少见。Roy-Camille 的骨折分型仅考虑到发生于 $S_{1 \sim 2}$ 的横行骨折,但是在少数情况下,横行骨折也可以发生于 S_3 以下。根据横行骨折发生的位置，又将发生于 $S_{1\sim2}$ 的骨折称为高位骶骨骨折，发生于 S_3 以下的骨折称为低位骶骨骨折。

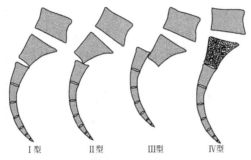

图 4-2　**骶骨骨折的 Ryo-Camille 分型**

而 Gibbons 等则将 Denis Ⅲ 型骨折又分为两型：纵行和横行骨折。纵行常伴有严重的骨盆损伤；横行常见于高处坠落伤和交通伤，常伴有严重的神经损伤，又称为跳跃者骨折，或自杀者骨折。当横行骨折同时伴有纵行骨折时，根据骨折线的形状，可以将骶骨骨折分成 H、U、L 及 T 形骨折（图 4-3）。

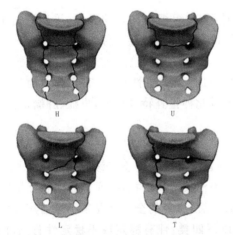

图 4-3　**按骨折线形状对骶骨骨折进行分型**

此外，根据骶骨骨折的原因不同还可分为暴力性骨折和骶骨不全骨折（SIF）。骶骨不全骨折是指非肿瘤因素引起的骶骨强度下降而发生的应力性骨折，好发于 60 岁以上的女性。

（二）物理检查

据报道，有 24％～70％ 的骶骨骨折患者在首诊时被漏诊。骶骨骨折的延误诊断可能会对患者的预后产生不良影响。骶骨骨折的患者常常有多发损伤。对于高能量钝性损伤的患者必须进行全面的物理检查；尤其是对于有骨盆周围疼痛的患者更应该高度警惕骶骨损伤，应全面检查骨盆环的稳定性。

除了检查患者的运动和感觉功能及下肢的反射，神经系统检查还应当包括肛门指诊，并记录肛门括约肌的自发收缩和最大主动收缩的力量，肛周 $S_{2\sim5}$ 支配区轻触觉和针刺觉的情况，以及肛周刺激收缩反射、球海绵体反射和提睾反射的情况。女性患者怀疑有骶骨骨折时应当考虑进行阴道检查。除了支配膀胱和直肠的神经受损外，外伤和骨折移位也可能会损伤支配生殖系统功能的神经。必要时需要请泌尿外科及妇科医师会诊。

　　骶骨骨折,尤其是伴有神经系统损伤时需要对双侧下肢的血供进行检查。除了评估远端的动脉搏动情况外,还应当测量踝臂指数。发现异常时应当考虑行下肢血管造影。

　　骨盆周围有软组织损伤时应当考虑到有骶骨骨折的可能性。如果有皮下积液,提示腰骶筋膜脱套伤,应当特别重视;因为经该区域的手术感染风险很高、切口不易愈合。

　　骶骨骨折的患者常常伴发胸腰椎骨折,在进行神经损伤评估时,应当全面地检查分析。

(三)影像学检查

　　常规的骨盆 X 线正侧位片表现为骶孔线、椎间盘线的异常,如模糊、中断、消失、结构紊乱、硬化、左右不对称等征象。

1.脊髓造影检查

　　脊髓造影解决了脊神经根不能显影的困难,同时理想的脊髓造影片也可对 S_1、S_2 以上的脊神经根袖内的部分神经显影,而对于 S_2 以下骶神经根、硬脊膜外神经根、骶丛神经、坐骨神经均不能显影。

2.CT 检查

　　CT 检查能很好地显示骨结构,确定骨折部位,显示椎管形态及椎管内有无骨折块。

3.MRI 检查

　　MRI 较其他影像技术对神经、软组织有良好的显像,采用先进的 MRI 技术,使用适当的表面线圈和脉冲序列能够获得较清楚的周围神经影像。

4.放射性核素扫描(^{99m}Tc)

　　该检查诊断骶骨不全骨折(SIF)的敏感性很高,表现为单侧或双侧骶骨翼上位于骶髂关节与骶孔之间核素异常浓聚。不过此种检查特异性差,炎症、肿瘤也可有浓聚征。

三、骶骨骨折的治疗

　　处理骶骨骨折患者时,必须首先遵循创伤患者诊治的总体原则。骶骨骨折时常伴有骨盆环的破坏、神经根损伤、马尾神经损伤及脊柱的损伤,它们之间相互影响。总体而言,应当根据骨盆环和腰骶的稳定性、神经损伤情况及患者的全身状况来制订治疗方案。

　　骶骨骨折应当初步分为以下四类:伴有稳定或不稳定性骨盆环损伤,伴有腰骶椎小关节损伤,伴有腰骶分离,伴有神经损伤及马尾神经或脊髓压迫。

(一)伴有骨盆环损伤的骶骨骨折

　　此种骨折必须对骨盆环的稳定性进行评估。当存在明显的骨盆环不稳定时,需要对骨盆环进行初步的复位和固定;方法包括骨牵引、外固定架、骨盆固定带、骨盆钳等。这些方法都可以达到复位骨折、减少出血的目的。如果患者的血流动力学不稳定,可以考虑进行血管造影栓塞。

　　对于骨盆环稳定的患者,并且无神经损伤、软组织损伤也较轻,保守治疗效果比较好。具体方法:对于无移位的稳定骨折采用卧床休息,早期不负重下床活动;对于移位的骶骨骨折可手法复位后行骨牵引,牵引复位时需要准确地设计好牵引的方向和力量。牵引重量一般为患者自身体重的 1/5～1/4,牵引时间应在伤后 24 小时内完成且不少于 8 周。

(二)伴有腰骶椎小关节损伤的骶骨骨折

　　Isler 第一个提出了腰骶交界损伤与不稳定性骶骨骨折的关系。他提出骨折线经过 S_1 上关节突或者位于 S_1 上关节突内侧的垂直型骶骨骨折会影响腰骶交界的稳定性。他还发现腰骶交界损伤与半骨盆脱位有关。这种类型的损伤见于 38% 的垂直不稳定型骶骨骨折和 3.5% 的旋转不稳定型骶骨骨折。

但是 Isler 可能低估了伴有腰骶椎小关节损伤的骶骨骨折的发病率,因为限于那个时代的影像学检查条件,很多病例可能漏诊了。对于经骶孔的尤其是伴有移位的骶骨骨折,应当考虑腰骶交界损伤的可能,应当行进一步检查。一旦确诊,应进行手术固定。

(三)腰骶脱位的骶骨骨折

腰骶脱位也称为创伤性腰骶前脱位,非常少见。临床表现为腰椎滑脱至骶骨前方,可能伴有双侧$L_5 \sim S_1$椎小关节脱位、同侧的椎小关节骨折或者经骶骨椎体的骨折。可能有多种受伤机制,都属于高能量损伤。

腰骶脱位非常少见、表现通常不典型,而且患者的病情通常都非常重,所以腰骶脱位在首诊时常漏诊。脊柱骨盆分离(也称为 U 型骶骨骨折)的损伤与此类似,治疗相当困难。它们的共同特征是骶骨与腰椎及骨盆分离,都是高能量损伤所致,患者存活的概率很小。这种损伤高度不稳定。

固定方法包括骶髂螺钉、接骨板螺钉及腰椎-骨盆桥接固定等。因为发病率很低,虽然各种方法都有一定的临床应用效果的报道,但是各种固定方法的优缺点及临床适应证目前还无法准确评价。

(四)伴有神经损伤和压迫的骶骨骨折

神经损伤的情况对治疗方法的选择也有指导作用。马尾神经完全横断的患者减压固定手术的重要性比马尾神经不完全断裂患者就差一些。

骶骨骨折手术治疗指征:有神经损伤的表现同时存在神经压迫的客观证据,伴有软组织裂伤以及广泛的腰骶结构损伤。对于多发伤患者固定骶骨骨折后早期活动,可作为相对手术指征,有利于患者康复。手术的目的是稳定骨折、恢复腰骶对线、改善神经状态、充分的软组织覆盖及改善全身状况。

(五)减压

骶骨骨折时神经损伤的程度不同;轻者可为单一神经根病变,重者可能马尾神经完全横断。横行骶骨骨折时马尾神经完全断裂的发生率是35%。根据骶骨骨折的移位和成角情况,骶神经根可能会受压、挫伤或者受牵拉。因此,可以通过骨折复位间接减压,也可以通过椎板切除或骶孔扩大来直接减压。对于马尾神经横断或者骶神经根撕脱的患者,单纯减压是没有意义的。

减压手术没有绝对的适应证,术后的结果也无法预测。然而对于伴有神经损伤的骶骨骨折患者,骨折愈合后神经周围纤维化、骶管及骶孔内瘢痕的形成会令骶神经根减压更加困难。因此,神经减压最好在受伤后 72 小时内完成。对于伴有足下垂的患者行保守治疗或者延期手术,75%的患者预后差。尽管L_5神经根在骶骨水平位于椎管外,但是骶骨翼的骨折块向上向后移位可能会导致 L_5 神经根受牵拉、压迫甚至卡压于骨折块与 L_5 横突之间,需要手术减压。

(六)固定

骨折的手术固定通常是与减压同时进行的,因为减压本身就可能会加重不稳定。固定手术指征包括伴有骨盆环或腰骶不稳定以及软组织裂伤的骶骨骨折。固定方法包括前方骨盆固定、骶髂螺钉、骶骨直接固定及腰骨盆固定等。建议对大多数骶骨骨折患者采用骶髂螺钉固定。

对于需要手术固定的骶骨骨折,应当首先考虑到恢复骨盆前环的稳定性。利用接骨板、外固定架等固定骨盆前环,可以增加骨盆后方结构(包括骶骨)的稳定性。在俯卧位行后路手术时,前方固定还可以起到保护骨盆的作用。但是对伴有垂直不稳定骨盆骨折的骶骨骨折,单独固定骨盆前环并不能为骶骨骨折提供足够的稳定性,还应当手术固定骶骨骨折。

骶骨固定方法的选择不单纯取决于骨折的移位程度和生物力学需要,还应当考虑到局部软组织条件。理想的固定系统应当能够提供足够的生物力学稳定性,同时对软组织刺激小、软组织并发症(如伤口裂开、感染等)少。大多数的骶骨骨折都可以用骶髂螺钉固定。

1.骶髂螺钉

最初设计用于骶髂关节损伤的骶髂螺钉在治疗垂直型骨盆后方损伤及骶骨骨折时非常有用,在 U 形骶骨骨折的治疗中也取得了很好的疗效,但是很少用于横行骶骨骨折。患者仰卧位或俯卧位,可以在透视条件下经皮植入螺钉。螺钉的植入高度依赖于透视成像。这种技术的安全性已经得到广泛验证。相对常见的并发症包括骨折复位的丢失和骨折复位不良,神经损伤或肠道结构损伤非常少见。考虑到骶孔可能会受损,应当避免加压。骶骨翼及骶骨斜坡的解剖存在变异,这种解剖变异可能会导致植入螺钉过程中的神经损伤。此外,经皮骶髂螺钉固定不适用于腰骶严重解剖异常及无法闭合复位的患者。

2.骶骨棒

后路骶骨棒固定手术简单、安全、创伤小。缺点:①过度加压可能致骶骨压缩骨折加重,损伤骶神经。②双侧骶髂关节脱位或骨折不适用。③对髂后上棘损伤也不适用。骶骨棒适用于 Denis Ⅰ型骨折,如用于 Denis Ⅱ型、Denis Ⅲ型骨折,骶骨棒的横向加压作用可能引起或加重骶神经损伤。骶骨棒加外支架治疗也可用于治疗 Tile C 型骨折,能够达到很好的复位固定,也可将骶骨棒穿过髂骨、骶骨,然后穿过对侧髂骨固定,用于双侧骶髂关节脱位或骨折、中度分离骨折,甚至产后骨盆带不稳定者。由骶骨棒和 CD 棒组合而成的 π 棒也可用于治疗骶骨骨折,由于有 CD 棒的纵向支撑对抗骶骨的垂直移位,骶骨棒无须加压过紧,对于 Ⅱ、Ⅲ型骨折来说可使用在髂后棘内侧的螺帽防止过度加压,从而避免损伤骶神经。由于骶骨的复杂化和个体变化大,骶骨棒固定方法操作复杂、难度大、技术要求高,术前应仔细设计骶骨棒的通道。

3.三角接骨术

三角接骨术即联合应用椎弓根螺钉系统和骶骨横行固定系统(骶髂螺钉或骶骨接骨板),适用于治疗垂直剪力引起的骶骨骨折,提供了多平面的稳定,术后即可下床,疗效良好。对于垂直不稳定骶骨骨折治疗,三角固定接骨较单独应用骶髂螺钉固定更稳定。三角固定为静力固定,虽然固定牢靠,但可能产生应力遮挡效应而影响骨愈合,且手术创伤大。

4.接骨板

后路或前路接骨板固定骨盆前环骨折合并骶髂关节骨折,可采用后侧小块接骨板局部固定骶髂关节骨折,单纯后侧接骨板固定的抗分离及抗旋转能力与单枚骶髂螺钉固定相近,但比 2 枚骶髂螺钉固定差。也可采用 2 块 3~4 孔重建接骨板前路固定,前路接骨板固定可解剖复位,提高关节的稳定性,其缺点:①对骨折仅起连接作用,抗旋转作用差,不能早期下地。②手术创伤大,前路显露困难,操作复杂,出血多。

5.锁定加压接骨板

随着内固定器材的发展,锁定加压接骨板的出现,微创技术的要求及骨质疏松症患者的增多,近来出现了引入内支架治疗骶骨骨折的理念,将 LCP 用于骶骨骨折治疗。LCP 可用于骨质疏松症患者或骨质薄的患者(Denis Ⅱ型、Denis Ⅲ型骨折及粉碎性骨折)。LCP 固定创伤小,不足之处在于费用较高。

6.腰椎-骨盆桥接固定

在改良 Galveston 技术基础上发展而来的腰椎-骨盆固定技术包括 $L_3 \sim S_2$ 椎弓根螺钉、髂骨钉、骶髂钉、Jackson 棒、纵向的连接棒及横联构成,适用于伴腰骶不稳定的骶骨骨折。通过腰椎-骨盆桥接提供腰骶及骶骨骨盆间的稳定性。患者可以不借助支具早期活动。手术过程中可以进行广泛的神经根减压,还可以与骶髂螺钉联合应用。对于腰骶交界部骨折及 $L_5 \sim S_1$ 椎间盘突出的患者还可以行 $L_5 \sim S_1$ 的椎间融合。近年来,该方法得到不断改进,应用也越来越多,但是该技术对软组织条件要求高,内固定断裂、深部感染、切口愈合困难等并发症不容忽视。

(七)骶骨不全骨折的治疗

几乎所有学者都认为卧床休息是最好的治疗方法,可有效控制疼痛,一般 1 个月内疼痛缓解,6～12 个月疼痛消失。同时应针对骨质疏松治疗。但也有学者主张早期下床活动,因为骶骨不全骨折属于稳定性骨折,不需手术,且患者多为老年人,卧床休息时间过长将导致肌肉、心脏、呼吸、消化、泌尿生殖、血管、内分泌等系统的并发症,严重影响患者的治疗效果和生活质量,某些并发症甚至会导致患者死亡。在控制疼痛、严密监控的情况下,让患者借助支撑物早期下床活动将会有效减少上述并发症,并可减少患者的住院时间和费用。近年来兴起的骶骨成形术为治疗提供了新的选择,这项技术可以达到即刻缓解疼痛的目的,但是目前还没有随机对照的临床研究和长期临床应用结果的报道。

(姜燕花)

第五章

妇 科 护 理

第一节　妇科患者的常规护理

一、概述

妇科患者是指妇科住院患者,包括普通妇科、妇科内分泌等住院患者。本节内容涉及妇科疾病常见症状体征、辅助检查、症状护理、术前及术后护理、心理护理、健康教育及注意事项。

二、护理评估

(一)健康史

1.现病史

了解本次疾病发生、演变和诊疗全过程,包括起病时间、主要症状特点、有无伴随症状、发病后诊疗情况及结果、睡眠、饮食、体重及大小便等一般情况的变化。

2.月经史

了解患者的月经史,包括初潮年龄、月经周期及经期持续时间、经量、经期伴随症状。了解月经异常者前次月经时间、末次月经时间、经期有无不适、有无痛经,以及疼痛部位、性质、程度、起止时间等。对于绝经后患者,应询问其绝经年龄、绝经后有无不适等。

3.婚育史

婚姻及生育状况。了解患者结婚年龄、婚次、男方健康情况、分娩史和流产史,主要有分娩或流产次数及时间,分娩方式,有无难产史,产后或流产后有无出血、感染史,采取的避孕措施等。

4.既往史

过去的健康和疾病情况包括以往健康状况、疾病史,特别是妇科病、结核病、肝炎、心血管疾病及腹部手术史等,询问药物、食品过敏史。

5.个人史

询问患者的生活及居住情况,出生地和曾居住地区,个人特殊嗜好、生活方式、营养、卫生习惯、有无烟酒嗜好、有无毒品使用史。

6.家族史

了解父母、兄弟、姊妹及子女的健康状况,询问家族成员有无遗传性疾病(如血友病、白化病等)、可能与遗传有关的疾病(如糖尿病、高血压、肿瘤等)以及传染病(如结核等)。

(二)临床表现

1.症状

妇科常见症状主要有阴道流血、白带异常、下腹痛等。

2.体征

外阴发育情况;宫颈大小、硬度,有无糜烂样改变、撕裂、息肉、腺囊肿,有无接触性出血、举痛及摇摆痛等;宫体位置、大小、硬度、活动度,表面是否平整,有无突起,有无压痛等;腹部有无压痛、反跳痛及肌紧张,能否扪到包块,包块位置、大小、硬度,表面光滑与否,活动度,有无压痛以及与子宫及盆壁关系。

(三)辅助检查

1.影像学检查

(1)超声检查:B超检查子宫肌瘤、子宫腺肌病和腺肌瘤、盆腔炎性疾病、盆腔子宫内膜异位症、卵巢肿瘤、卵泡发育监测、宫内节育器探测等。

(2)X线检查:X线检查借助造影诊断先天性子宫畸形,了解子宫腔及输卵管腔内形态;胸部X线片主要用于妇科恶性肿瘤肺转移的诊断。

(3)计算机断层扫描(CT)、磁共振成像(MRI)、正电子发射扫描(PET)用于妇科肿瘤的进一步检查。

2.生殖道脱落细胞学检查

生殖道脱落细胞学检查用于诊断生殖道感染性疾病和初步筛选恶性肿瘤。

3.宫颈脱落细胞人乳头状瘤病毒(HPV)、脱氧核糖核酸(DNA)检测

宫颈脱落细胞 HPV DNA 检测为宫颈癌及癌前病变的常见筛查手段。

4.妇科肿瘤标志物检查

糖类抗原 125(CA125)、甲胎蛋白(AFP)、癌胚抗原(CEA)、雌激素受体(ER)、孕激素受体(PR)、*Myc* 基因、*ras* 基因等。

5.女性内分泌激素测定

促性腺激素释放激素(gonadotropin releasing hormone,GnRH)、促卵泡生成素(follicle stimulating hormone,FSH)、黄体生成素(luteinizing hormone,LH)、催乳素(prolactin,PRL)、人绒毛膜促性腺激素(human chorionic gonadotropin,human chorionic gonadotrophin,HCG)、人胎盘催乳素(human placental lactogen,HPL)、雌激素、孕激素、雄激素等。

6.女性生殖器官活组织检查

局部活组织检查、诊断性宫颈锥切、诊断性刮宫、组织穿刺。

7.妇科内镜检查

阴道镜、宫腔镜、腹腔镜。

(四)高危因素

1.自理能力受限

此类患者有发生坠床和跌倒的风险,常见于特级、一级护理患者,如化疗所致变态反应若或骨髓抑制的危重症、复杂大手术、妇科肿瘤大手术、妇科肿瘤动脉灌注及栓塞化疗者等。

2.皮肤完整性受损

此类患者有感染或发生压疮的危险,常见于恶性肿瘤患者术后或化疗期间。

(五)心理-社会因素

1.环境改变引发的问题

患者对医院环境感到陌生,对病房作息时间、探视制度不适应,一时不能接受患者的角色。

2.疾病引发的问题

患者对自己所患疾病的性质和程度不清楚,对治疗和护理的期望值过高,难以忍受疾病本身给躯体带来的痛苦,不能接受治疗过程中产生的疼痛等不适。

3.家庭支持与经济状况引发的问题

生病后患者不能照顾家庭或影响生育,患者可能产生负疚感,患者及家属有烦躁、焦虑情绪。恶性肿瘤患者因治疗周期长,可能出现经济困难;担心预后差,患者及家属可能有恐惧、绝望、沮丧、悲哀等情绪变化。

4.宗教信仰与社会关系

宗教信仰与社会关系包括宗教信仰、价值观、工作状况、生活方式、家庭状况、经济状况等。

三、护理措施

(一)入院护理

1.接诊

收集病历资料,填写入院登记,建立病历,填写体温单及首次护理记录单。

2.安置患者

安排床位,填写床头卡,佩戴手腕带,介绍病区环境,送患者到病床。

(二)住院护理

1.常规护理

(1)病房整洁、安静,保持床单位清洁、舒适,注意室内空气流通,避免交叉感染。

(2)测量生命体征,定期巡视病房,细致观察病情变化及治疗反应等,发现异常及时报告医师,做好护理记录和书面交班,危重患者床边交班。

2.晨、晚间护理

整理床单位,开窗通风或关门窗,协助患者翻身、取舒适体位,适时做好压疮护理,以及头面部、口腔、会阴部、足部护理,维护管路安全,观察患者生命体征及病情变化,进行饮食、活动等方面的指导。晚间请探视人员离开病区,创造良好环境,促进患者入睡。

3.症状护理

(1)阴道流血:①测量体温、脉搏、呼吸、血压,观察患者面色、嘴唇、甲床的颜色,评估出血量,记录阴道流血量、颜色及性状,观察有无组织物排出,必要时送病检,观察有无腹痛等其他伴随症状;②预防感染,注意观察体温、脉搏的变化以及白细胞计数和分类的变化,保持会阴部清洁、勤换护垫;③进食高蛋白、高热量、高维生素、易消化、含铁丰富的饮食,以补充因流血导致的铁、蛋白质等营养物质的丢失;④阴道流血量多、体质虚弱的重度贫血患者需卧床休息,以减少机体消耗,活动时避免体位突然改变而发生直立性低血压。

(2)白带异常:①询问并观察患者白带的量、性状、气味,是否伴有外阴瘙痒或灼痛,注意观察用药反应;②注意个人卫生,保持外阴部清洁、干燥,勤换内裤,尽量避免搔抓外阴部致皮肤破损;

③治疗期间禁止性生活;④告知行阴道分泌物检查前24~48小时避免性交、避免阴道灌洗或局部用药;⑤月经期间暂停阴道冲洗及阴道用药。

(3)下腹痛:①观察下腹痛部位、性质、时间、起病缓急,有无恶心、呕吐、发热等伴随症状;②注意生命体征的变化,未确诊时禁用止痛药;③嘱卧床休息,取平卧或半坐卧位,以缓解疼痛、局限炎症。

(4)下腹部肿块:①观察有无腹痛、阴道流血、排液、发热等症状;②巨大肿块、腹水患者应每天测量并记录空腹体重及腹围,巨大包块压迫膀胱、直肠致排尿排便不畅时,应给予导尿、通便治疗。

4.用药护理

遵医嘱及时、准确用药,对患者说明药物名称、用药目的、剂量、方法、可能出现的不良反应及应对措施。

5.术前护理

(1)饮食护理:外阴、阴道手术及恶性肿瘤手术或可能涉及肠道的手术,术前3天进无渣半流质饮食,术前一天进流质饮食,手术前8小时禁食,术前4小时禁饮。

(2)皮肤准备:腹部手术备皮范围是上起剑突水平,两侧至腋中线,下至大腿内上侧1/3及会阴部。阴道手术上起耻骨联合上10 cm,两侧至腋中线,下至外阴部、肛门周围、臀部及大腿内侧上1/3。腹腔镜手术患者重点做好脐周清洁,清除脐窝污垢。

(3)肠道准备:应遵医嘱于术前3天、术前1天、手术当日灌肠或清洁灌肠,也可以口服缓泻剂代替多次灌肠。

(4)阴道准备:遵医嘱术前1天或3天行阴道冲洗或擦洗,每天1~2次。

6.术中护理

按手术室护理常规护理。

7.术后护理

(1)床边交班:术毕返回病房,责任护士向手术室护士及麻醉师详细了解术中情况,包括麻醉类型、手术范围、术中出血量、尿量、用药情况、有无特殊注意事项等;及时为患者测量血压、脉搏、呼吸;观察患者神志;检查输液、腹部伤口、引流管、背部麻醉管、镇痛泵、阴道流血情况等,认真做好床边交班并详细记录。

(2)术后体位:术毕返回病房,根据麻醉方式决定体位,硬膜外麻醉者去枕平卧6~8小时,全麻患者未清醒时应去枕平卧,头偏向一侧,然后根据不同手术指导患者采取不同体位,如外阴癌根治术应采取平卧位,腹部手术可采取半卧位。

(3)监测生命体征:通常术后每15~30分钟测量一次脉搏、呼吸、血压,观察患者神经精神状态,4~6小时平稳后可根据手术大小及病情改为每4小时1次或遵医嘱监测并记录。

(4)饮食护理:术后6小时禁食、禁饮,根据病情遵医嘱开始进食流质饮食,然后进食半流质饮食,最后过渡到普食。

(5)伤口护理:观察伤口有无渗血、渗液或敷料脱落情况,有无阴道流血,发现异常应报告医师及时处理。

(6)导尿管护理:保持导尿管通畅,观察并记录尿量、颜色、性质,手术当日每小时尿量应不少于100 mL,至少50 mL,如有异常,及时通知医师。根据手术范围及病情,术后留置尿管1~14天,保持会阴清洁,每天2次擦洗会阴,防止发生泌尿系统感染,尿管拔除后4~6小时应督促并协助患者自行排尿,以免发生尿潴留。

(7)引流管护理:包括盆、腹腔引流管,可经腹部或阴道放置,合理固定引流管,注意保持引流管通畅,避免扭曲、受压及脱落,注意观察引流液的颜色、性状及量,并做好记录。一般 24 小时内引流液不超过 200 mL,性状应为淡血性或浆液性,引流量逐渐减少,根据引流量,一般留置 24～48 小时,引流量小于 10 mL 时便可拔除。拔管后,注意观察置管伤口的愈合情况。

(8)活动指导:鼓励患者尽早下床活动,暂时不能下床的患者需勤翻身、适当活动四肢,以改善胃肠功能,预防或减轻腹胀,协助并教会患者做踝足运动,预防静脉血栓的发生。术后第一次下床的患者起床需缓慢,有护士或家属陪护,防止因直立性低血压引起晕厥。

(9)疼痛护理:伤口疼痛,通常术后 24 小时内最为明显,可以更换体位以减轻伤口张力,遵医嘱给予止痛药;腹腔镜手术术后 1～2 天,因二氧化碳气腹原因可引起双肋部及肩部疼痛,即串气痛,多可自行缓解,适当活动四肢可减轻症状,必要时使用镇痛剂。

(10)腹胀护理:如出现腹胀不能缓解,可采取肛管排气、肌内注射新斯的明、"1、2、3"溶液灌肠等护理措施。

8.心理护理

(1)针对患者在不同情况下的心理反应,做出正确的心理评估与判断。

(2)鼓励患者表达自己的情绪,耐心倾听,深入沟通交流,介绍病区病友认识,使其尽快适应医院环境,与医师护士及病友建立良好的关系。

(3)介绍疾病的发展及转归,治疗方案的选择及治疗过程中的注意事项,解答患者及家属的疑问,耐心开导和鼓励患者,使其正确面对疾病,以积极的姿态配合治疗。

(4)争取家属及朋友的支持与开导,建议采取适当的方法放松心情,如听音乐、看书、按摩、深呼吸、热水浴等。

(5)尊重个人宗教信仰及价值观,尊重其采取解除焦虑的措施,如哭泣、愤怒、诉说等。

(6)警惕发生意外,密切观察患者心理变化,及时报告医师,进行心理与药物治疗。

9.危急状况处理

妇科住院患者的常见危急状况是急性大出血(包括内出血),处理措施如下。

(1)立即通知医师的同时,置患者于头抬高 15°,下肢抬高 20°休克卧位,测量生命体征。

(2)迅速扩容,建立静脉通道(18 G 留置针),输入平衡液,对于失血多,血管穿刺困难者,行颈外静脉穿刺或立即配合医师行中心静脉置管术,保证充分的液体补充。

(3)氧气吸入,氧流量调至 2～4 L/min,保持呼吸道通畅,观察生命体征变化。

(4)静脉采血送检,协助医师做好辅助检查及对症处理,输入血液制品,观察输血反应。

(5)需手术的患者必须及时做好术前准备,如交叉配血、备皮、留置导尿管,更换手术衣,尽快护送患者入手术室。

(6)抢救患者执行口头医嘱时需复述,经确认无误后方可执行,抢救完成后 6 小时内及时补记。真实、完整书写护理记录单。

(三)出院护理

(1)执行出院医嘱,通知患者或家属出院时间,做出院健康指导。

(2)协助患者或家属整理物品,办理出院手续,解除腕带。

(3)转入社区继续治疗的患者和社区医务人员交接患者治疗、护理、药品、物品和病情记录单,完整交接患者信息,核对准确。

(4)撤去床头卡,清理床单位,终末消毒,铺好备用床。

(刘　敏)

第二节　功能失调性子宫出血

功能失调性子宫出血(dysfunctional uterine bleeding,DUB)简称功血,为妇科常见病。它是由于调节生殖系统的神经内分泌机制失常引起的异常子宫出血,而全身及内、外生殖器官无器质性病变存在。常表现为月经周期长短不一、经期延长、经量过多或不规则阴道出血。功血可分为排卵性功血和无排卵性功血两类,约85%病例属无排卵性功血。功血可发生于月经初潮至绝经期间的任何年龄,约50%患者发生于绝经前期,育龄期约占30%,青春期约占20%。

一、护理评估

(一)健康史

1.无排卵性功血

(1)青春期:与下丘脑-垂体-卵巢轴调节功能未健全有关,过度劳累、精神紧张、恐惧、忧伤、环境及气候改变等应激刺激,及肥胖、营养不良等因素易导致下丘脑-垂体-卵巢轴调节功能紊乱,卵巢不能排卵。

(2)绝经过渡期:因卵巢功能衰退,卵巢对促性腺激素敏感性降低,卵泡在发育过程中因退行性变而不能排卵。

(3)生育期:可因内、外环境改变,如劳累、应激、流产、手术或疾病等引起短暂无排卵。亦可因肥胖、多囊卵巢综合征、高催乳素血症等因素长期存在,引起持续无排卵。

2.排卵性功血

黄体功能不足原因在于神经内分泌调节功能紊乱,导致卵泡期促卵泡生成素(FSH)缺乏,卵泡发育缓慢,雌激素分泌减少,正反馈作用不足,黄体生成素(LH)峰值不高,使黄体发育不全、功能不足。子宫内膜不规则脱落者,由于下丘脑-垂体-卵巢轴调节功能紊乱或黄体机制异常引起萎缩过程延长。

评估时注意了解患者的发病年龄、月经史、婚育史及发病诱因,有无性激素治疗不当及全身性出血性疾病史。

(二)身体状况

1.月经紊乱

(1)无排卵性功血:最常见的症状是子宫不规则性出血,特点是月经周期紊乱,经期长短不一,经量多少不定。可先有数周或数月停经,然后阴道流血,量较多,持续2～3周或更长时间,不易自止,无腹痛或其他不适。

(2)排卵性功血:黄体功能不足者月经周期缩短,月经频发(月经周期短于21天),不易受孕或怀孕早期易流产;子宫内膜不规则脱落者月经周期正常,但经期延长,长达9～10天,多发生于产后或流产后。

2.贫血

因出血多或时间长,患者出现头晕、乏力、面色苍白等贫血征象。

3.体格检查

体格检查包括全身检查和妇科检查,排除全身性疾病及生殖器官器质性病变。

(三)心理-社会状况

青春期患者常因害羞而影响及时诊治,生育期患者担心影响生育而焦虑,围绝经期患者因治疗效果不佳或怀疑为恶性肿瘤而焦虑、紧张、恐惧。

(四)辅助检查

1.诊断性刮宫

诊断性刮宫可了解子宫内膜反应、子宫内膜病变,达到止血的目的。不规则流血者可随时刮宫,用以止血。确定有无排卵或黄体功能,于月经前一天或者月经来潮 6 小时内做诊断性刮宫,无排卵性功血的子宫内膜呈增生期改变,黄体功能不足显示子宫内膜分泌不良。子宫内膜不规则脱落,于月经周期第 5～6 天进行诊断性刮宫,增生期与分泌期子宫内膜共存。

2.B 超检查

了解子宫内膜厚度及生殖器官有无器质性改变。

3.血常规及凝血功能检查

了解有无贫血、感染及凝血功能障碍。

4.宫腔镜检查

直接观察子宫内膜,选择病变区进行活组织检查。

5.卵巢功能检查

判断卵巢有无排卵或黄体功能。

(五)处理要点

1.无排卵性功血

青春期和生育期患者以止血、调整周期、促排卵为原则。围绝经期患者以止血、防止子宫内膜癌变为原则。

2.排卵性功血

黄体功能不足的治疗原则是促进卵泡发育,刺激黄体功能及黄体功能替代,分别应用氯米芬、人绒毛膜促性腺激素(HCG)和黄体酮;子宫内膜不规则脱落的治疗原则是促使黄体及时萎缩,子宫内膜及时完整脱落,常用药物有孕激素和 HCG。

二、护理问题

(一)潜在并发症

贫血。

(二)知识缺乏

缺乏性激素治疗的知识。

(三)有感染的危险

感染与经期延长、机体抵抗力下降有关。

(四)焦虑

焦虑与性激素使用及药物不良反应有关。

三、护理措施

(一)一般护理

患者体质往往较差,应加强营养,改善全身情况,可补充铁剂、维生素 C 和蛋白质。成人体内大约每 100 mL 血中含 50 mg 铁,行经期妇女,每天从食物中吸收铁 0.7～2.0 mg,经量多者应额外补充铁。向患者推荐含铁较多的食物如猪肝、胡萝卜、葡萄干等。按照患者的饮食习惯,为患者制订适合于个人的饮食计划,保证患者获得足够的营养。

(二)病情观察

观察并记录患者的生命体征、出量及入量,嘱患者保留出血期间使用的会阴垫及内裤,以便更准确地估计出血量,出血较多者,督促其卧床休息,避免过度疲劳和剧烈活动,贫血严重者,遵医嘱做好配血、输血、止血措施,执行治疗方案,维持患者正常血容量。

(三)对症护理

1.无排卵性功血

(1)止血:对大量出血患者,要求在性激素治疗 8 小时内见效,24～48 小时内出血基本停止,若 96 小时以上仍不止血者,应考虑有器质性病变存在。

性激素止血。①雌激素:应用大剂量雌激素可迅速提高血内雌激素浓度,促使子宫内膜生长,短期内修复创面而止血,主要用于青春期功血。目前多选用妊马雌酮 2.5 mg 或己烯雌酚1～2 mg。②孕激素:适用于体内已有一定水平雌激素的患者。常用药物如甲羟黄体酮或炔诺酮,用药原则同雌激素。③雄激素:拮抗雌激素、增加子宫平滑肌及子宫血管张力而减少出血,主要用于围绝经期功血患者的辅助治疗,可随时停用。④联合用药:止血效果优于单一药物,可用三合激素或口服短效避孕药,血止后逐渐减量。

刮宫术:止血及排除子宫内膜癌变,适用于年龄大于 35 岁、药物治疗无效或存在子宫内膜癌高危因素的患者。

其他止血药:卡巴克洛和酚磺乙胺可减少微血管的通透性,氨基己酸、氨甲苯酸、氨甲环酸等可抑制纤维蛋白溶酶,有减少出血量的辅助作用,但不能赖以止血。

(2)调整月经周期:一般连续用药 3 个周期。在此过程中务必积极纠正贫血,加强营养,以改善体质。

雌、孕激素序贯疗法:人工周期,通过模拟自然月经周期中卵巢的内分泌变化,将雌、孕激素序贯应用,使子宫内膜发生相应变化,引起周期性脱落。适用于青春期功血或生育期功血者,可诱发卵巢自然排卵。雌激素自月经来潮第 5 天开始用药,妊马雌酮 1.25 mg 或己烯雌酚 1 mg,每晚 1 次,连服 20 天,于服雌激素最后 10 天加用甲羟黄体酮每天 10 mg,两药同时用完,停药后3～7 天出血。于出血第 5 天重复用药,一般连续使用 3 个周期。用药 2～3 个周期后,患者常能自发排卵。

雌、孕激素联合疗法:可周期性口服短效避孕药,适用于生育期功血、内源性雌激素水平较高者或绝经过渡期功血者。

后半周期疗法:于月经周期的后半周期开始(撤药性出血的第 16 天)服用甲羟黄体酮,每天 10 mg,连服 10 天为 1 个周期,共 3 个周期为 1 个疗程。适用于青春期或绝经过渡期功血者。

(3)促排卵:适用于育龄期功血者。常用药物如氯米芬、人绒毛膜促性腺激素(HCG)等。于月经第5 天开始每天口服氯米芬 50 mg,连续 5 天,以促进卵泡发育。B 超监测卵泡发育接近成熟时,可大剂量肌内注射 HCG 5 000 U 以诱发排卵。青春期不提倡使用。

（4）手术治疗：以刮宫术最常用,既能明确诊断,又能迅速止血。绝经过渡期出血患者激素治疗前宜常规刮宫,最好在子宫镜下行分段诊断性刮宫,以排除子宫内细微器质性病变。对青春期功血刮宫应持慎重态度。必要时行子宫次全切除或子宫切除术。

2.排卵性功血

（1）黄体功能不足：药物治疗如下。①黄体功能替代疗法：自排卵后开始每天肌内注射黄体酮 10 mg,共 10～14 天,用以补充黄体分泌黄体酮的不足。②黄体功能刺激疗法：通常应用 HCG 以促进及支持黄体功能。于基础体温上升后开始,隔天肌内注射 HCG 1 000～2 000 U,共 5 次,可使血浆黄体酮明显上升,随之正常月经周期恢复。③促进卵泡发育：于月经第 5 天开始,每晚口服氯米芬 50 mg,共 5 天。

（2）子宫内膜不规则脱落：药物治疗如下。①孕激素：自排卵后第 1～2 天或下次月经前 10～14 天开始,每天口服甲羟黄体酮 10 mg,连续 10 天,有生育要求可肌内注射黄体酮。②HCG：用法同黄体功能不足。

3.性激素治疗的注意事项

（1）严格遵医嘱正确用药,不得随意停服或漏服,以免使用不当引起子宫出血。

（2）药物减量必须按规定在血止后开始,每 3 天减量 1 次,每次减量不超过原剂量的 1/3,直至维持量,持续用至血止后 20 天停药。

（3）雌激素口服可能引起恶心、呕吐等胃肠道反应,可饭后或睡前服用;对存在血液高凝倾向或血栓性疾病史者禁忌使用。

（4）雄激素用量过大可能出现男性化不良反应。

(四)预防感染

（1）测体温、脉搏。

（2）指导患者保持会阴部清洁,出血期间禁止盆浴及性生活。

（3）注意有无腹痛等生殖器官感染征象。

（4）按医嘱使用抗生素。

(五)心理护理

注意情绪调节,避免过度紧张与精神刺激。特别是青春期少女,父母们不仅要关注女孩的学习状况与膳食状况,还要重视女孩的情绪变化,与其多沟通,了解其内心世界的变化,帮助其释放不良情绪,以使其保持相对稳定的精神-心理状态,避免情绪上的大起大落。

(六)健康指导

（1）宜清淡饮食,多食富含维生素 C 的新鲜瓜果、蔬菜。注意休息,保持心情舒畅。

（2）强调严格掌握雌激素的适应证,并合理使用,对更年期及绝经后妇女更应慎用,应用时间不宜过长,量不宜大,并应严密观察反应。

（3）月经期避免剧烈运动,禁止盆浴及性生活,保持会阴部清洁。

（刘　敏）

第三节　子宫内膜异位症

子宫内膜异位症是指具有生长功能的子宫内膜生长在子宫腔内壁以外引起的症状和体征。异位的子宫内膜绝大多数局限在盆腔内的生殖器官和邻近器官的腹膜面,故临床上称为盆腔子宫内膜异位症。当子宫内膜生长在子宫肌层内称子宫腺肌病,部分患者两者可合并存在。

子宫内膜异位症的发病率近年来明显增高,是目前常见的妇科病之一。多见于30~40岁的妇女。本病为良性病变,但有远距离转移和种植能力。初潮前无发病者,绝经后异位的子宫内膜组织可逐渐萎缩吸收,妊娠或使用性激素抑制卵巢功能可暂时阻止本病的发展,因此,子宫内膜的发病与卵巢的周期性变化有关。也发生周期性出血,引起周围组织纤维化、粘连,病变局部形成紫蓝色硬结或包块。卵巢的子宫内膜异位症最为常见,卵巢内的异位内膜因反复出血而形成多个囊肿,但以单个多见,故又称为卵巢子宫内膜异位囊肿。囊肿内含暗褐色黏稠的陈旧血,状似巧克力液体,故又称为卵巢巧克力囊肿。

一、护理评估

(一)病史

1.月经史

初潮年龄,月经周期、经期、经量是否正常,有无痛经或其他伴随症状。痛经的性质,是否为进行性加重。

2.婚育史

结婚年龄,婚次,夫妻性生活情况,有无经期性交,生育情况,足月产、早产、流产次数,现有子女数等。

3.既往病史

有无先天性生殖道畸形、子宫手术或经期盆腔检查等情况。

(二)身心状态

1.身体状态

(1)痛经:痛经是子宫内膜异位症的典型症状,其特点为继发性和进行性加重。疼痛多位于下腹部和腰骶部,可放射至阴道、会阴、肛门或大腿,常于月经来潮前1~2天开始,经期第一天最为剧烈,以后逐渐减轻,至月经干净时消失。

(2)月经失调:部分患者有经量增多和经期延长,少数出现经前期点滴出血。月经失调可能与卵巢无排卵、黄体功能不足等有关。

(3)性交痛:由于异位的内膜出现在子宫直肠陷凹或病变导致子宫后倾固定,性交时子宫颈受到碰撞及子宫收缩和向上提升,可引起疼痛。

(4)不孕:占40%左右,其不孕的原因可能与盆腔内器官和组织广泛粘连和输卵管的蠕动减弱,影响卵子的排出、摄取和受精卵的运行有关。

2.心理状态

由于疼痛、不孕造成患者顾虑重重,心理压力大,需要手术的患者会有紧张、恐惧等心理问题。

(三)诊断性检查

1.妇科检查

典型者子宫后倾固定,盆腔检查可扪及盆腔内有触痛性结节或子宫旁有不活动的囊性包块。

2.辅助检查

(1)B超检查:可确定卵巢子宫内膜异位囊肿的位置、大小和形状。

(2)腹腔镜检查:可发现盆腔内器官或子宫直肠陷凹、子宫骶骨韧带等处有紫蓝色结节。

二、护理诊断

(一)焦虑

焦虑与不孕和需要手术有关。

(二)知识缺乏

缺乏自我照顾及与手术相关的知识。

(三)舒适改变

舒适改变与痛经及手术后伤口有关。

三、护理目标

(1)患者能正确认识疾病的性质及发生原因,解除紧张、恐惧的心理,坚定治疗信心。

(2)患者自觉疼痛症状缓解。

四、护理措施

(1)心理护理:许多年轻患者因顽固的痛经、不孕等情况而焦虑。护理人员应多关心和理解患者,说明该病只要坚持用药或采取必要的手术便可改善症状,鼓励患者树立信心,积极配合治疗,对尚未生育的患者应给予指导和帮助,促使其尽早受孕。

(2)做好卫生宣传教育工作,防止经血逆流,如有先天性生殖道畸形或后天性炎性阴道狭窄、宫颈粘连等应及时手术。凡进入宫腔内的经腹手术,应保护腹壁切口和子宫切口,防止子宫内膜种植到腹壁切口或子宫切口。经期应避免盆腔检查和性交。

(3)使用激素治疗患者,应介绍服药的注意事项及用后可能出现的反应(恶心、食欲缺乏、闭经、乏力或体重增加等),使其解除思想顾虑,提高治疗效果。

(4)用药期间注意有无卵巢子宫内膜异位囊肿破裂的征象,如出现急性腹痛应及时通知医师,并做好剖腹探查的各项准备。

(5)对需要手术者应按腹部手术做好术前准备和术后护理。

(6)出院健康教育,加强患者对病程及治疗的认识,指导伤口处理和康复教育,术后6周避免盆浴和性生活,6周后来院复查。

五、评价

(1)患者无焦虑的表现并对治疗充满信心。

(2)患者能按时服药并了解药物的反应。

(3)自觉症状缓解和消失。

(刘　敏)

第四节 子宫腺肌病

子宫腺肌病是指当子宫内膜腺体和间质侵入子宫肌层时,形成弥漫或局限性的病变,是妇科常见病。多发生于 30～50 岁经产妇;约 15％的患者同时合并子宫内膜异位症;约 50％的患者合并子宫肌瘤;临床病理切片检查,发现 10％～47％子宫肌层中有子宫内膜组织,但 35％无临床症状。

多次妊娠及分娩、人工流产、慢性子宫内膜炎等造成子宫内膜基底层损伤,子宫内膜自基底层侵入子宫肌层内生长,可能是主要原因。此外,由于内膜基底层缺乏黏膜下层的保护,在解剖机构上子宫内膜易于侵入肌层。腺肌病常合并子宫肌瘤和子宫内膜增生,提示高水平雌孕激素刺激,也可能是促进内膜向肌层生长的原因之一。

应视患者症状、年龄、生育要求而定。药物治疗,适用于症状较轻,有生育要求和接近绝经期的患者;年轻或希望生育的子宫腺肌瘤患者,可试行病灶挖除术;症状严重、无生育要求或药物治疗无效者,应行全子宫切除术。

一、护理评估

(一)健康史

了解患者年龄、婚姻、月经史、婚育史、生育史、出现典型症状的情况以及对患者身心的影响,了解患者既往患病史。子宫腺肌病多发生于生育年龄的经产妇,常合并内异症和子宫肌瘤,有多次妊娠及分娩或过度刮宫史。生殖道阻塞,如单角子宫、宫颈阴道不通畅患者等常同时合并腺肌病。

(二)生理状况

1.症状

询问患者是否有经量过多、经期延长和逐渐加重的进行性痛经。

2.体征

妇科检查时子宫均匀性增大或局限性隆起、质硬且有压痛。

3.辅助检查

阴道 B 超提示子宫增大,肌层中不规则回声增强;盆腔 MRI 可协助诊断;宫腔镜下取子宫肌肉活检,可确诊。

(三)高危因素

1.年龄

40 岁以上的经产妇。

2.子宫损伤

多次妊娠、人工流产、慢性子宫内膜炎等造成子宫内膜基底层损伤。

3.先天不足

生殖道阻塞,如单角子宫、宫颈阴道不通、有子宫无阴道的先天畸形等。

4.卵巢功能失调

高水平雌孕激素刺激者,如子宫肌瘤、子宫内膜增生患者。

(四)心理-社会因素

了解患者对疾病的认知,是否存在焦虑、恐惧等表现;了解患者家庭关系,是否因不孕或继发不孕影响夫妻、家庭关系;了解患者的经济水平等。

二、护理诊断

(一)焦虑

焦虑与月经改变和痛经有关。

(二)知识缺乏

知识缺乏缺乏自我照顾及与手术相关的知识。

(三)舒适改变

舒适改变与痛经有关。

三、护理目标

(1)患者能正确认识疾病的性质及发生原因,解除紧张、恐惧的心理,坚定治疗信心。

(2)患者自觉疼痛症状缓解。

四、护理措施

(一)症状护理

1.月经改变

经量增多者,指导患者使用透气棉质卫生巾,保留卫生巾称重,以评估月经量;经期延长者,早晚用温开水清洗外阴各 1 次,以防逆行感染。若合并贫血,需指导患者遵医嘱服用药物,观察贫血的改善情况。

2.痛经

询问患者疼痛部位、性质、疼痛开始时间及持续时间。疼痛轻者,指导患者腹部热敷、卧床休息;疼痛重者,遵医嘱给予前列腺素合成酶抑制剂。

(二)用药护理

1.口服避孕药

其适用于轻度内异症患者,常用低剂量高效孕激素和炔雌醇复合制剂,用法为每天 1 片,连续用 6~9 个月,护士需观察药物疗效,观察有无恶心、呕吐等不良反应。

2.促性腺激素释放激素激动剂

常用药物:亮丙瑞林 3.75 mg,月经第 1 天皮下注射后,每隔28 天注射 1 次,共 3~6 次。需观察有无潮热、阴道干燥、性欲减退和骨质丢失等不良反应,停药后可消失。连续用药 3 个月以上者,需添加小剂量雌激素和孕激素,以防止骨质丢失。

3.左炔诺黄体酮宫内节育器(LNG-ZUS)

治疗初期部分患者会出现淋漓出血、下移甚至脱落等,需加强随访。

(三)手术护理

1.保守手术

如小病灶挖除术或子宫肌壁楔形切除术,可明显减轻症状并增加妊娠概率。指导其术后 6 个月受孕。

2.子宫切除术

年轻或未绝经的患者可保留卵巢;绝经后或合并严重子宫内膜异位症者,可行双卵巢切除术。

(四)心理护理

(1)痛经、月经改变以及贫血者影响生活质量,患者焦虑烦躁,向患者说明月经时轻度疼痛不适是生理反应,给予舒缓的音乐、舒适的环境,保证足够的休息和睡眠,患者及家属、护士共同制订规律而适度的锻炼计划,家属督促患者适度锻炼,可缓解患者的心理压力。

(2)手术患者担心预后和性生活,说明子宫切除术后症状可基本消失,生活质量会得到改善。此外,子宫是月经来潮和孕育胎儿的器官,切除子宫不会男性化,增加对治疗的信心。

(五)健康指导

(1)指导患者随访:手术患者出院后3个月到门诊复查,了解术后康复情况。

(2)保守手术和子宫切除患者,术后休息1~3个月,3个月之内避免性生活及阴道冲洗,避免提举重物,防止正在愈合的腹部肌肉用力,并应逐渐加强腹部肌肉的力量。未经医护人员许可避免从事可增加盆腔充血的活动,如跳舞、久站等。

(3)有生殖道阻塞疾病时,嘱患者积极治疗,实施整形手术。

(4)对实施保守手术治疗的患者,指导其术后6个月受孕。

(5)注意高危因素与妇科疾病的相关性,定期做好妇科病普查。

五、评估

(1)医务人员避免过度刮宫,减少内膜碎片进入肌层的机会。

(2)药物治疗过程中如出现严重的绝经期症状,可酌情反向添加治疗提高雌激素水平,降低相关血管症状和骨质疏松的发生,也可提高患者的顺应性。

(刘　敏)

第五节　子宫肌瘤

子宫肌瘤是女性生殖器官中最常见的一种良性肿瘤。主要由子宫平滑肌组织增生而成,其间还有少量的纤维结缔组织。多见于30~50岁女性。由于肌瘤生长速度慢,对机体影响不大。所以,子宫肌瘤的临床报道发病率远比真实的要低。

一、护理评估

(一)健康史

了解患者一般情况,评估月经史、婚育史,是否有不孕、流产史;询问有无长期使用雌激素类药物。如果接受过治疗,还应了解治疗的方法及所用药物的名称、剂量、用法及用药后的反应等。

(二)身体状况

1.症状

了解有无月经异常、腹部肿块、白带增多或贫血、腹痛等临床表现,了解出现症状的时间及具体表现。

2.体征

了解妇科检查结果,子宫是否均匀或不规则增大、变硬,阴道有无子宫肌瘤脱出等情况。了解 B 超检查所示结果中肌瘤的大小、个数及部位等。

(三)心理-社会状况

患者及家属对子宫肌瘤缺乏认识,担心肿瘤为恶性,对治疗方案的选择犹豫不决,对需要手术治疗而焦虑不安,担心手术切除子宫可能会影响其女性特征,影响夫妻生活。

二、护理诊断

(1)营养失调:低于机体需要量:与月经改变、长期出血导致贫血有关。

(2)知识缺乏:缺乏子宫肌瘤疾病发生、发展、治疗及护理知识。

(3)焦虑:与月经异常,影响正常生活有关。

(4)自我形象紊乱:与手术切除子宫有关。

三、护理目标

(1)患者获得子宫肌瘤及其健康保健知识。

(2)患者贫血得到纠正,营养状况改善。

(3)患者出院时,不适症状缓解。

四、护理措施

(一)心理护理

评估患者对疾病的认知程度,尊重患者,耐心解答患者提出的问题,告知患者和家属子宫肌瘤是妇科最常见的良性肿瘤,手术或药物治疗都不会影响今后日常生活和工作,让患者消除顾虑,纠正错误认识,配合治疗。

(二)缓解症状

对出血多需住院的患者,护士应严密观察并记录其生命体征变化情况,协助医师完成血常规及凝血功能检查、备血、核对血型、交叉配血等。注意收集会阴垫,评估出血量。按医嘱给予止血药和子宫收缩剂,必要时输血、补液、抗感染或刮宫止血。巨大子宫肌瘤者常出现局部压迫症状,如排尿不畅者应予以导尿;便秘者可用缓泻剂缓解不适症状。带蒂的浆膜下肌瘤发生扭转或肌瘤红色变性时应评估腹痛的程度、部位、性质,有无恶心、呕吐、体温升高征象。需剖腹探查时,护士应迅速做好急诊手术前准备和术中术后护理。保持患者的外阴清洁干燥,如黏膜下肌瘤脱出宫颈口者,应保持其局部清洁,预防感染,为经阴道摘取肌瘤者做好术前准备。

(三)手术护理

经腹或腹腔镜下行肌瘤切除或子宫切除术的患者按腹部手术患者的一般护理,并要特别注意观察术后阴道流血情况。经阴道黏膜下肌瘤摘除术常在蒂部留置止血钳 24～48 小时,取出止血钳后需继续观察阴道流血情况,按阴道手术患者进行护理。

(四)健康教育

1.保守治疗的患者

需定期随访,护士要告知患者随访的目的、意义和随访时间。应 3～6 个月定期复查,期间监测肌瘤生长状况、了解患者症状的变化,如有异常及时和医师联系,修正治疗方案。对应用激素治疗的患者,护士要向患者讲解用药的相关知识,使患者了解药物的治疗作用、使用剂量、服用时间、方法、不良反应及应对措施,避免擅自停药和服药过量引起撤退性出血和男性化。

2.手术后的患者

出院后1个月门诊复查,了解患者术后康复情况,并给予术后性生活、自我保健、日常工作恢复等健康指导。任何时候出现不适或异常症状,需及时随诊。

五、结果评价

(1)患者能叙述子宫肌瘤保守治疗的注意事项或术后自我护理措施。

(2)患者面色红润,无疲倦感。

(3)患者出院时,能列举康复期随访时间及注意问题。

(刘　　敏)

第六节　子宫肉瘤

子宫肉瘤是来源于子宫肌层或肌层内结缔组织和子宫内膜间质的恶性程度较高的女性生殖器官肿瘤。

一、护理评估

(一)临床表现

早期症状不明显,随着病情发展,可出现下列表现。

(1)阴道不规则出血。

(2)阴道分泌物增多或排液。

(3)原有子宫肌瘤短期内增大,腹痛、腹部包块。

(4)可有膀胱或直肠压迫症状。

(5)体征:子宫增大外形不规则,可见脱出宫颈口及阴道内赘生物,晚期可呈冰冻骨盆、腹水、贫血及恶病质。

(二)治疗

治疗以手术为主,术后加用放射治疗(简称放疗)或化疗。

(三)康复

(1)做好心理护理,鼓励患者表达自己感受。

(2)遵医嘱用药。

(3)定期随访,及时发现异常。

二、护理诊断

(一)绝望

绝望与疾病的诊断有关。

(二)疼痛

疼痛与疾病及手术有关。

(三)睡眠形态紊乱

睡眠形态紊乱与疾病的诊断及环境改变有关。

(四)知识缺乏

缺乏疾病相关知识及不了解术前术后注意事项。

三、护理目标

(1)患者能提高对本病的认识,消除绝望心理,增强治疗信心。

(2)减轻缓解疼痛。

(3)改善睡眠质量,适应术前术后环境。

(4)了解疾病知识及术前术后注意事项。

四、护理措施

(一)术前护理

(1)向患者介绍有关子宫肉瘤的医学常识,介绍诊治过程中出现的各种情况及应对措施。

(2)遵医嘱做好术前护理,饮食以高蛋白易消化为主。

(二)协助术后康复

(1)连续心电监护,每小时观察并记录一次生命体征及血氧饱和度。

(2)注意输液速度,记录出入量。

(3)保持尿管、盆腔引流管通畅,认真观察引流物性状及量。

(4)观察伤口有无渗出,腹带松紧适宜,减轻伤口张力。

(5)遵医嘱给予止痛剂。

(6)指导患者进行床上肢体活动,防止静脉血栓及压疮发生。

(三)健康指导

(1)保持外阴清洁干燥。

(2)术后禁止性生活3个月。

(3)遵医嘱每个月入院化疗。

(4)应定期进行肺部检查。

五、评价

(1)患者能列举常用的缓解心理应激的措施,心情平稳,积极配合治疗。

(2)患者术后疼痛逐渐缓解或消失。

(3)患者能叙述影响睡眠的因素及应对技巧。

(4)患者出院时,能列举康复期随访事宜。

(刘　敏)

第七节 子宫颈癌

子宫颈癌又称宫颈浸润癌,是除乳腺癌以外最常见的妇科恶性肿瘤。虽然它的发病率很高,但是宫颈癌有较长的癌前病变阶段,加上近40年来国内外已经普遍开展宫颈细胞防癌普查,使宫颈癌和癌前病变得以早期诊断和早期治疗,宫颈癌的发病率和死亡率也随之不断下降。

一、分类及病理

宫颈癌的好发部位是位于宫颈外口处的鳞-柱状上皮交界区。根据发生癌变的组织不同,宫颈癌可分为:鳞状细胞浸润癌,占宫颈癌的80%～85%;腺癌,占宫颈癌的15%～20%;鳞腺癌,由鳞癌和腺癌混合构成,占宫颈癌的3%～5%,少见,但恶性度最高,预后最差。

本节原位癌、浸润癌指的都是鳞癌。鳞癌与腺癌在外观上并无特殊差别,因为鳞状细胞与柱状细胞都可侵入对方领域,所以,两者均可发生在宫颈阴道部或宫颈管内。

(一)巨检

在发展为浸润癌以前,鳞癌肉眼观察无特殊异常,类似一般的宫颈糜烂(主要是环绕宫颈外口有较粗糙的颗粒状糜烂区,或有不规则的溃破面,触之易出血),随着浸润癌的出现,子宫颈可以表现为以下4种不同类型(图5-1)。

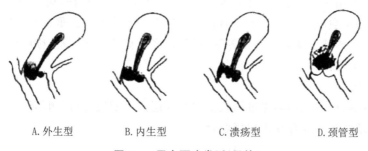

A.外生型　　B.内生型　　C.溃疡型　　D.颈管型

图 5-1 子宫颈癌类型(巨检)

1.外生型

外生型又称增生型或菜花型,癌组织开始向外生长,最初呈息肉样或乳头状隆起,继而又发展为向阴道内突出的大小不等的菜花状赘生物,质地脆,易出血。

2.内生型

内生型又称浸润型,癌组织向宫颈深部组织浸润,宫颈变得肥大而硬,甚至整个宫颈段膨大像直筒一样。但宫颈表面还比较光滑或是仅有浅表溃疡。

3.溃疡型

不论外生型还是内生型,当癌进一步发展时,肿瘤组织发生坏死脱落,可形成凹陷性溃疡,有时整个子宫颈都为空洞所代替,形如火山口样。

4.颈管型

癌灶发生在宫颈外口内,隐蔽在宫颈管,侵入宫颈及子宫峡部供血层以及转移到盆壁的淋巴结。不同于内生型,后者是由特殊的浸润性生长扩散到宫颈管。

(二)显微镜检

1.宫颈上皮内瘤样病变(CIN)

在移行带区形成过程中,未分化的化生鳞状上皮代谢活跃,在一些物质(精子、精液组蛋白、人乳头瘤病毒等)的刺激下,可发生细胞分化不良、排列紊乱,细胞核异常、有丝分裂增加,形成宫颈上皮内瘤样病变,包括宫颈不典型增生和宫颈原位癌。这两种病变是宫颈浸润癌的癌前病变。

通过显微镜下的观察,宫颈癌的进展可分为以下几个阶段(图 5-2)。

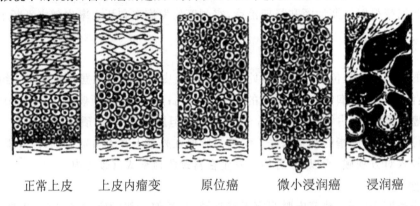

| 正常上皮 | 上皮内瘤变 | 原位癌 | 微小浸润癌 | 浸润癌 |

图 5-2　宫颈正常上皮-上皮内瘤变-浸润癌

(1)宫颈不典型增生:指上皮底层细胞增生活跃、分化不良,从正常的1~2层增生至多层,甚至占据了大部分上皮组织,而且细胞排列紊乱,细胞核增大、染色加深、染色质分布不均,出现很多核异质改变,称为不典型增生。又可分为轻、中、重3种不同程度。重度时与原位癌不易区别。

(2)宫颈原位癌:鳞状上皮全层发生癌变,但是基底膜仍然保持完整,称原位癌。不典型增生和原位癌均局限于上皮内,所以合称子宫颈上皮内瘤样病变(CIN)。

2.宫颈早期浸润癌

原位癌继续发展,已有癌细胞穿过鳞状上皮基底层进入间质,但浸润不深<5 mm,并未侵犯血管及淋巴管,癌灶之间孤立存在未出现融合。

3.宫颈浸润癌

癌继续发展,浸润深度>5 mm,且侵犯血管及淋巴管,癌灶之间呈网状或团块状融合。

二、转移途径

以直接蔓延和淋巴转移为主,血行转移极少见。

(一)直接蔓延

直接蔓延最常见。癌组织直接侵犯邻近组织和器官,向下蔓延至阴道壁。向上累及到子宫腔;向两侧扩散至主韧带、阴道旁组织直至骨盆壁;向前、后可侵犯膀胱、直肠、盆壁等。

(二)淋巴转移

癌组织局部浸润后侵入淋巴管形成瘤栓,随淋巴液引流进入局部淋巴结,在淋巴管内扩散。淋巴转移一级组包括宫旁、宫颈旁、闭孔、髂内、髂外、髂总、骶前淋巴结;二级组包括腹股沟深浅淋巴结、腹主动脉旁淋巴结。

(三)血行转移

血行转移极少见,晚期可转移至肺、肝或骨骼等。

三、临床分期

采用国际妇产科联盟(FIGO,2000 年)修订的宫颈癌临床分期,大体分为 5 期(表 5-1)。

表 5-1　子宫颈癌的临床分期(FIGO,2000 年)

期别	肿瘤累及范围
0 期	原位癌(浸润前癌)
Ⅰ 期	癌灶局限于宫颈(包括累及宫体)
Ⅰ$_a$ 期	肉眼未见癌灶,仅在显微镜下可见浸润癌。
Ⅰ$_{a1}$ 期	间质浸润深度≤3 mm,宽度≤7 mm
Ⅰ$_{a2}$ 期	间质浸润深度>3 至≤5 mm,宽度≤7 mm
Ⅰ$_b$ 期	肉眼可见癌灶局限于宫颈,或显微镜下可见病变>Ⅰ$_{a2}$ 期
Ⅰ$_{b1}$ 期	肉眼可见癌灶最大直径≤4 cm
Ⅰ$_{b2}$ 期	肉眼可见癌灶最大直径>4 cm
Ⅱ 期	癌灶已超出宫颈,但未达盆壁。癌累及阴道,但未达阴道下 1/3
Ⅱ$_a$ 期	无宫旁浸润
Ⅱ$_b$ 期	有宫旁浸润
Ⅲ 期	癌肿扩散至盆壁和/或累及阴道下 1/3,导致肾盂积水或无功能肾
Ⅲ$_a$ 期	癌累及阴道下 1/3,但未达盆壁
Ⅲ$_b$ 期	癌已达盆壁,或有肾盂积水或无功能肾
Ⅳ 期	癌播散超出真骨盆,或癌浸润膀胱黏膜及直肠黏膜
Ⅳ$_a$ 期	癌播散超出真骨盆或癌浸润膀胱黏膜或直肠黏膜
Ⅳ$_b$ 期	远处转移

四、临床表现

(一)症状

早期,可无症状;随着癌细胞的进展,可出现以下表现。

1.阴道流血

流血由癌灶浸润间质内血管所致,出血量根据病灶大小、受累间质内血管的情况而定。年轻患者常表现为接触性出血,即性生活后或妇科检查后少量出血。也有表现为经期延长、周期缩短、经量增多等。年老患者常表现为绝经后不规则阴道流血。

一般外生型癌出血较早,量多;内生型癌出血较晚,量少。一旦侵犯较大血管可引起致命大出血。

2.阴道排液

一般发生在阴道出血之后,白色或血性,稀薄如水样或米泔样。初期量不多、有腥臭;晚期,癌组织坏死、破溃,继发感染则出现大量脓性或米汤样恶臭白带。

3.疼痛

疼痛为癌晚期症状。当宫旁组织明显浸润,并已累及盆壁、神经,可引起严重的腰骶部或坐骨神经痛。盆腔病变严重时,可以导致下肢静脉回流受阻,引起下肢肿胀和疼痛。

4.其他

(1)邻近器官受累症状。①压迫或侵犯膀胱、尿道及输尿管:排尿困难、尿痛、尿频、血尿、尿闭、膀胱阴道瘘、肾盂积水、尿毒症等。②累及直肠:里急后重、便血、排便困难、便秘或肠梗阻、直肠阴道瘘。③宫旁组织受侵:组织增厚、变硬、弹性消失,可直达盆壁,子宫固定不动,可形成"冰冻盆腔"。

(2)恶病质:晚期癌症,长期消耗,出现身心交瘁、贫血、低热、消瘦、虚弱等全身衰竭表现。

(二)体征

早期宫颈癌局部无明显病灶,宫颈光滑或轻度糜烂与一般宫颈炎肉眼难以区别。随着病变的发展,类型不同,体征也不同。外生型宫颈上有赘生物呈菜花状、乳头状,质脆易出血。内生型宫颈肥大、质硬、如桶状,表面可光滑。晚期癌组织坏死脱落可形成溃疡或空洞。阴道受累时,阴道壁变硬弹性减退,有赘生物生长。若侵犯宫旁组织,三合诊检查可扪及宫颈旁组织增厚、变硬、呈结节状,甚至形成冰冻骨盆。

五、治疗原则

以手术治疗为主,配合放疗和化疗。

(一)手术治疗

手术治疗适用于 I_A 期～ II_A 期无手术禁忌证患者。根据临床分期不同,可选择全子宫切除术、子宫根治术和盆腔淋巴结清扫术。年轻患者可保留卵巢及阴道。

(二)放疗

放疗适用于各期患者,主要是年老、严重并发症或Ⅲ期以上不能手术的患者。分为腔内和体外照射两种方法。早期以腔内放射为主、体外照射为辅;晚期则以体外照射为主、腔内放射为辅。

(三)手术加放疗

手术加放疗适用于癌灶较大,先行放疗局限病灶后再行手术治疗;或手术后疑有淋巴或宫旁组织转移者,放疗作为手术的补充治疗。

(四)化疗

化疗用于晚期或有复发转移的患者,也可用于手术或放疗的辅助治疗,目前多主张联合化疗方案。

六、护理评估

(一)健康史

详细了解年轻患者有无接触性出血、年老患者绝经后阴道不规则流血情况。评估患者有无患病的高危因素存在,如慢性宫颈炎的病史及是否有 HPV、巨细胞病毒等的感染;婚育史、性生活史、高危男子性接触史等。

(二)身体状况

1.症状

详细了解患者阴道流血的时间、量、质、色等,有无妇科检查或性生活后的接触性出血;阴道排液的性状、气味;有无邻近器官受累的症状;有无疼痛,疼痛的部位、性质、持续时间等。全身有无贫血、消瘦、乏力等恶病质的表现。

2.体征

评估妇科检查的结果,如宫颈有无异常、有无糜烂和赘生物,宫颈是否出血、肥大、质硬、宫颈管外形呈桶状等。

(三)心理-社会状况

子宫颈癌确诊早期,患者常因无症状或症状轻微,往往对诊断表示怀疑和震惊而四处求医,希望否定癌症诊断;当诊断明确,患者会感到恐惧和绝望,害怕疼痛和死亡,迫切要求治疗,以减轻痛苦、延长寿命。另外,恶性肿瘤对患者身体的折磨会给患者带来巨大的心理应激,而且手术范围大,留置尿管的时间长,疾病和手术对身体的损伤大,恢复时间长,患者很长时间不能正常地生活、工作。

(四)辅助检查

宫颈癌发展过程长尤其是癌前病变阶段,所以应该积极开展防癌普查,提倡"早发现、早诊断,早治疗"。早期宫颈癌因无明显症状和体征,需采用以下辅助检查。

1.宫颈刮片细胞学检查

普查宫颈癌的主要方法,也是早期发现宫颈癌的主要方法之一。注意在宫颈外口鳞-柱上皮交界处取材,防癌涂片用巴氏染色。结果分5级:Ⅰ级正常、Ⅱ级炎症、Ⅲ级可疑癌、Ⅳ级高度可疑癌、Ⅴ级癌。巴氏Ⅲ级及以上细胞,需行活组织检查。

2.碘试验

将碘溶液涂于宫颈和阴道壁,观察其着色情况。正常宫颈阴道部和阴道鳞状上皮含糖原丰富,被碘溶液染成棕色或深赤褐色。若不染色为阳性,说明鳞状上皮不含糖原。瘢痕、囊肿、宫颈炎或宫颈癌等鳞状上皮不含糖原或缺乏糖原,均不染色,所以本试验对癌无特异性。碘试验主要识别宫颈病变危险区,以便确定活检取材部位,提高诊断率。

3.阴道镜检查

宫颈刮片细胞学检查Ⅲ级或以上者,应行阴道镜检查,观察宫颈表面上皮及血管变化,发现病变部位,指导活检取材,提高诊断率。

4.宫颈和宫颈管活组织检查

确诊宫颈癌和癌前病变的金标准。

可在宫颈外口鳞-柱上皮交界处3、6、9、12点4处取材或碘试验不着色区、阴道镜病变可疑区取材做病理检查。宫颈活检阴性时,可用小刮匙刮取宫颈管组织送病理检查。

七、护理诊断

(1)排尿异常:与宫颈癌根治术后对膀胱功能影响有关。

(2)营养失调:与长期的阴道流血造成的贫血及癌症的消耗有关。

(3)焦虑:与子宫颈癌确诊带来的心理应激有关。

(4)恐惧:与宫颈癌的不良预后有关。

(5)自我形象紊乱:与阴道流恶臭液体及较长时间留置尿管有关。

八、护理目标

(1)患者能接受诊断,配合各种检查、治疗。

(2)出院时,患者排尿功能恢复良好。

(3)患者能接受现实,适应术后生活方式。

九、护理措施

(一)心理护理

多陪伴患者,经常与患者沟通,了解其心理特点,与患者、家属一起寻找引起不良心理反应的原因,教会患者缓解心里应激的措施,学会用积极的应对方法,如寻求别人的支持和帮助、向别人倾诉内心的感受等,使患者能以最佳的心态接受并积极配合治疗。

(二)饮食与营养

根据患者的营养状况、饮食习惯协助制订营养食谱,鼓励患者进食高能量、高维生素及营养素全面的饮食,以满足机体的需要。

(三)阴道、肠道准备

术前3天需每天行阴道冲洗2次,冲洗时动作应轻柔,以免损伤子宫颈脆性癌组织引起阴道大出血。肠道按清洁灌肠来准备。另外,术前教会患者进行肛门、阴道肌肉的缩紧与舒张练习,掌握锻炼盆底肌肉的方法。

(四)术后帮助膀胱功能恢复

由于手术范围大,可能损伤支配膀胱的神经,膀胱功能恢复缓慢,所以,一般留置尿管7~14天,甚至21天。

1.盆底肌肉的锻炼

术前教会患者进行盆底肌肉的缩紧与舒张练习,术后第2天开始锻炼,术后第4天开始锻炼腹部肌肉,如抬腿、仰卧起坐等。有资料还报道改变体位的肌肉锻炼有利排尿功能的恢复,锻炼的强度应逐渐增加。

2.膀胱肌肉的锻炼

在拔除尿管前3天开始定时开放尿管,每2~3小时放尿1次,锻炼膀胱功能,促进排尿功能的恢复。

3.导残余尿

在膀胱充盈的情况下拔除尿管,让患者立即排尿,排尿后,导残余尿,每天1次。如残余尿连续3次在100 mL以下,证明膀胱功能恢复尚可,不需再留置尿管;如残余尿超过100 mL,应及时给患者再留置尿管,保留3~5天后,再行拔管,导残余尿,直至低于100 mL以下。

(五)保持负压引流管的通畅

手术创面大,渗出多,同时淋巴回流受阻,术后常在盆腔放置引流管,应密切注意引流管是否通畅,引流液的量、色、质,一般引流管于48~72小时后拔除。

(六)出院指导

(1)定期随访:护士应向出院患者和家属说明随访的重要性及随访要求。第1年内,出院后1个月首次随访,以后每2~3个月随访1次;第2年每3~6个月随访1次;第3~5年,每半年随访1次;第6年开始每年随访1次。如有不适随时就诊。

（2）少数患者出院时尿管未拔，应教会患者留置尿管的护理，强调多饮水、外阴清洁的重要性，勿将尿袋高于膀胱口，避免尿液倒流，继续锻炼盆底肌肉、膀胱功能，及时到医院拔尿管、导残余尿。

（3）康复后应逐步增加活动强度，适当参加社交活动及正常的工作等，以便恢复原来的角色功能。

十、结果评价

（1）患者住院期间能以积极态度配合诊治全过程。

（2）出院时，患者无尿路感染症状，拔管后已经恢复正常排尿功能。

（3）患者能正常与人交往，正确树立自我形象。

（刘　敏）

第八节　子宫内膜癌

子宫内膜癌发生于子宫体的内膜层，又称子宫体癌。绝大多数为腺癌，故亦称子宫内膜腺癌。其多见于老年妇女，是女性生殖器三大恶性肿瘤之一，仅次于子宫颈癌，居第 2 位，近年来我国该病的发病率有上升趋势。腺癌是一种生长缓慢，发生转移也较晚的恶性肿瘤。但是，一旦蔓延至子宫颈，侵犯子宫肌层或子宫外，其预后极差。

一、病因

确切病因尚不清楚，可能与下列因素相关。

（一）体质因素

易发生于肥胖、高血压、糖尿病、绝经延迟、未孕或不育的妇女。这些因素是子宫内膜癌的高危因素。

（二）长期持续的雌激素刺激

在长期持续雌激素刺激而又无孕激素拮抗的情况下，可发生子宫内膜增生症（单纯型或复杂型，伴有或不伴不典型增生），子宫内膜癌发病的危险性增高。临床常见于无排卵性疾病、卵巢女性化肿瘤等。

（三）遗传因素

约 20％的癌患者有家族史。

二、病理

（一）巨检

病变多发生于子宫底部内膜，尤其是两侧宫角。根据病变形态及范围分为两种类型。

1.局限型

肿瘤局限于部分子宫内膜，常发生在宫底部或宫角部，呈息肉状或菜花状，表面有溃疡，容易出血，易侵犯肌层。

2.弥漫型

癌肿累及大部分或全部子宫内膜,呈菜花状,可充满宫腔或脱出子宫颈口外。癌组织表面灰白色或淡黄色。质脆,易出血、坏死或有溃疡形成,侵入肌层少。晚期癌灶可侵入深肌层或宫颈,若阻塞宫颈管引起宫腔积脓。

(二)镜检

1.内膜样腺癌

内膜样腺癌最常见,占子宫内膜癌的 $80\%\sim90\%$,腺体异常增生,癌细胞大而不规则,核大深染。分裂活跃。

2.腺癌伴鳞状上皮分化

腺癌中含成团的分化良好的良性鳞状上皮称为腺角化癌,恶性为鳞腺癌,介于两者之间为腺癌伴鳞状上皮不典型增生。

3.浆液性腺癌

浆液性腺癌占有 10%。复杂乳头样结构、裂隙样腺体、明显的细胞复层、芽状结构形成和核异型。恶性程度很高,常见于年老的晚期患者。

4.透明细胞癌

肿瘤呈管状结构,镜下见多量大小不等、背靠背排列的小管,内衬透明的鞋钉状细胞。

三、转移途径

多数生长缓慢,局限于内膜或宫腔内时间较长,也有极少数发展较快,短期内出现转移。

(一)直接蔓延

癌灶沿子宫内膜向上蔓延生长,经子宫角达输卵管,向下蔓延累及宫颈、阴道;向肌层浸润,可穿透浆膜而延及输卵管、卵巢,并广泛种植于盆腔腹膜、子宫直肠陷凹及大网膜。

(二)淋巴转移

淋巴转移为内膜癌的主要转移途径。其转移途径与肿瘤生长的部位有关。宫底部的癌灶可沿阔韧带上部的淋巴管网转移到卵巢,再向上到腹主动脉旁淋巴结。子宫角及前壁的病灶可经圆韧带转移到腹股沟淋巴结。子宫后壁的病灶可沿骶韧带至直肠淋巴结。子宫下段及宫颈管的病灶与宫颈癌的淋巴转移途径相同。

(三)血行转移

血行转移少见,出现较晚,主要转移到肺、肝、骨等处。

四、临床分期

现广泛采用国际妇产科联盟(FIGO,2000)规定的手术病理分期(表5-2)。

表 5-2　子宫内膜癌临床分期(FIGO,2000)

期别	肿瘤累及范围
0 期	原位癌(浸润前癌)
Ⅰ期	癌局限于宫体
Ⅰ$_a$	癌局限于子宫内膜
Ⅰ$_b$	癌侵犯肌层≤1/2

期别	肿瘤累及范围
Ⅰ$_c$	癌侵犯肌层＞1/2
Ⅱ期	癌累及宫颈,无子宫外病变
Ⅱ$_a$	仅宫颈黏膜腺体受累
Ⅱ$_b$	宫颈间质受累
Ⅲ期	癌扩散于子宫外的盆腔内,但未累及膀胱、直肠
Ⅲ$_a$	癌累及浆膜和/或附件和/或腹腔细胞学检查阳性
Ⅲ$_b$	阴道转移
Ⅲ$_c$	盆腔淋巴结和/或腹主动脉淋巴结转移
Ⅳ期	癌累及膀胱及直肠(黏膜明显受累),或有盆腔外远处转移
Ⅳ$_a$	癌累及膀胱和/或直肠黏膜
Ⅳ$_b$	远处转移,包括腹腔内转移和/或腹股沟淋巴结转移

五、临床表现

(一)症状

极早期的患者无明显症状,随着病程进展后出现下列症状。

1.阴道流血

不规则阴道流血为最常见的症状,量一般不多。绝经后患者主要表现为间歇性或持续性出血,量不多;未绝经者则表现为月经紊乱:经量增多,经期延长,或经间期出血。

2.阴道排液

少数患者述阴道排液增多,为癌肿渗出液或感染坏死所致。早期多为浆液性或浆液血性白带,晚期合并感染则为脓性或脓血性,有恶臭。

3.疼痛

通常不引起疼痛。晚期癌肿侵犯盆腔或压迫神经,可引起下腹部及腰骶部疼痛,并向下肢放射。若癌肿累及宫颈,堵塞宫颈管致使宫腔积脓时,可出现下腹胀痛或痉挛样疼痛。

4.全身症状

晚期可出现贫血、消瘦、乏力、发热、恶病质、全身衰竭等症状。

(二)体征

早期妇科检查无明显异常。随着病情发展,可有子宫增大、质地变软。有时可见癌组织自宫颈口脱出,质脆,易出血。若并发宫腔积脓,子宫明显增大、有压痛。若周围有浸润,子宫常固定,宫旁、盆腔内可触及不规则结节状物。

六、治疗原则

主要治疗方法为手术、放疗及药物治疗。早期以手术为主,晚期则采用放射、药物等综合治疗。

七、护理评估

(一)健康史

了解患者一般情况,评估高危因素,如老年、肥胖、高血压、糖尿病、不孕不育、绝经期推迟及用雌激素替代治疗等,了解有无家族肿瘤史;了解患者疾病诊疗过程及用药情况。

(二)身体状况

1.症状

评估阴道流血、排液、疼痛及有无肿瘤转移的临床表现。

2.体征

了解妇科检查的结果,如有子宫增大、变软,是否可以触及转移性结节或肿块,有无明显触痛等情况。

(三)心理-社会状况

子宫内膜癌多发生于绝经后妇女,因子女工作忙,疏于对患者的关心,使患者在精神上有较强的失落感;或因未婚、婚后不孕等易产生孤独感;加上恶性肿瘤的发生,更增加了患者的恐惧心理。

(四)辅助检查

根据病史、临床表现及辅助检查做出诊断。

1.分段诊刮

确诊子宫内膜癌最可靠的方法。先刮宫颈管,再刮宫腔,刮出物分瓶标记送病理检查。刮宫时操作要轻柔,特别是刮出豆渣样组织时,应立即停止操作,以免子宫穿孔或癌肿扩散。

2.B超

子宫增大,宫腔内可见实质不均的回声区,形态不规则,宫腔线消失。若肌层中有不规则回声紊乱区,则提示肌层有浸润。

3.宫腔镜检查

可直接观察病变大小、形态,并取活组织病理检查。

4.细胞学检查

用宫腔吸管或宫腔刷取宫腔分泌物找癌细胞,阳性率可达 90%。

5.其他

CT、MRI、淋巴造影检查及血清 CA125 检查等。

八、护理诊断

(一)焦虑

焦虑与住院及手术有关。

(二)知识缺乏

缺乏子宫内膜癌相关的治疗、护理知识。

九、护理目标

(1)患者获得有关子宫内膜癌的治疗、护理知识。

(2)患者焦虑减轻,主动参与诊治过程。

十、护理措施

(一)心理护理

帮助患者熟悉医院环境,为患者提供安静、舒适的休息环境。告知患者子宫内膜癌的病程发展慢,是女性生殖系统恶性肿瘤预后较好的一种,以缓解或消除心理压力,增强治病的信心。

(二)生活护理

(1)卧床休息,注意保暖。鼓励患者进食高蛋白、高热量、高维生素、易消化饮食。进食不足或营养状况极差者,遵医嘱静脉补充营养。

(2)严密观察生命体征、腹痛、手术切口、血常规变化;保持会阴清洁,每天用 0.1% 苯扎溴铵溶液会阴冲洗,正确使用消毒会阴垫,发现感染征象及时报告医师,并遵医嘱及时使用抗生素和其他药物。

(三)治疗配合

对于采用不同治疗方法的患者,实施相应的护理措施。手术患者注意术后病情观察,记录阴道残端出血的情况,指导患者适度地活动。孕激素治疗过程中注意药物的不良反应,指导患者坚持用药。化疗患者要注意骨髓抑制现象,做好支持护理。

(四)健康教育

1.普及防癌知识

大力宣传定期防癌普查的重要性,定期进行防癌检查;正确掌握使用雌激素的指征;绝经过渡期妇女月经紊乱或不规则流血者,应先除外子宫内膜癌;绝经后妇女出现阴道流血者警惕子宫内膜癌的可能;注意高危因素,重视高危患者。

2.定期随访

手术、放疗、化疗患者应定期随访。随访时间:术后 2 年内,每 3～6 个月 1 次;术后 3～5 年内,每 6～12 个月 1 次。随访中注意有无复发病灶,并根据患者康复情况调整随访时间。随访内容:盆腔检查、阴道脱落细胞学检查、胸片(6 个月至 1 年)。

十一、结果评价

(1)患者能叙述子宫内膜癌治疗和护理的有关知识。

(2)患者睡眠良好,焦虑缓解。

(刘 敏)

第九节 葡 萄 胎

葡萄胎是因妊娠后胎盘滋养细胞增生,间质高度水肿,出现大小不一的水泡,水泡间借蒂相连成串,形如葡萄而得名,也称水泡状胎块。葡萄胎分为完全性葡萄胎和部分性葡萄胎两类,其中大多数为完全性葡萄胎。其主要病理变化:完全性葡萄胎表现为水泡状胎块占满整个子宫腔,无胎儿及其附属物。镜下见绒毛体积增大,滋养细胞增生,间质高度水肿和间质内胎源性血管消失。部分性葡萄胎表现为仅部分绒毛变为水泡,常合并胚胎组织,胎儿多已死亡。镜下见部分绒毛水肿,滋养细胞轻度增生,间质内可见有核红细胞的胎源性血管,还可见胚胎和胎膜的组织结构。

一、护理评估

(一)健康史

了解患者有无导致葡萄胎的高危因素,如妊娠年龄、社会经济地位、营养状况等。了解患者及其家族的既往疾病史,包括滋养细胞疾病史、月经史、生育史等。

(二)身体状况

1.症状

(1)停经后阴道流血:最常见症状,多在停经 8～12 周后出现不规则阴道流血,量多少不定,呈反复性,有时血中可发现水泡状物排出。葡萄胎反复出血如不及时治疗,可导致贫血及继发感染。

(2)妊娠呕吐:较正常妊娠发生早,症状严重而持续时间长。

(3)妊娠期高血压疾病征象:可在妊娠 20 周前出现高血压、水肿和蛋白尿且症状严重。

(4)腹痛:由葡萄胎生长迅速使子宫过度扩张所致,表现为阵发性下腹痛,一般不剧烈,能忍受。若发生黄素化囊肿扭转或破裂,可出现急腹症。

2.体征

(1)子宫异常增大、变软:大多数葡萄胎患者的子宫大于相应的停经月份的妊娠子宫,质地变软,并伴有血清 HCG 水平异常升高。

(2)卵巢黄素化囊肿:由于大量 HCG 刺激卵巢,卵泡内膜细胞发生黄素化而形成囊肿,称为卵巢黄素化囊肿。常为双侧,葡萄胎清除后 2～4 个月可自行消退。

(三)心理-社会状况

患者知情后会出现极大的情绪不安,担心疾病会恶变或对今后生育有影响,并表现出对清宫手术的恐惧和担心。

(四)辅助检查

1.人绒毛膜促性腺激素(HCG)测定

葡萄胎因滋养细胞高度增生,产生大量 HCG,患者血清、尿中的 HCG 均增高,且持续不降。如血清中的 β-HCG 在 100 kU/L 以上。

2.B 超检查

可见子宫大于相应孕周大小的子宫,无妊娠囊或胎心搏动,子宫腔内充满不均质密集状或短条状回声,呈"落雪状",若水泡较大而形成大小不等的回声区,则呈"蜂窝状"。

(五)处理要点

1.清宫术

葡萄胎一经确诊,应及时清除子宫腔内容物。术后选取水泡小、贴近子宫壁的组织送病理检查。子宫大一次刮净有困难时,可于 1 周后行第二次刮宫。

2.预防性化疗

下列情况可考虑采用预防性化疗:①清宫后 HCG 持续不降或下降缓慢者;②子宫明显大于相应孕周大小的子宫者;③黄素化囊肿直径大于 6 cm 者;④年龄大于 40 岁者;⑤无条件随访者。常选用甲氨蝶呤、氟尿嘧啶或放线菌素-D 单一药物化疗 1 个疗程。

3.子宫切除术

对于年龄大于 40 岁、无生育要求者,可行全子宫切除术,保留双侧卵巢。但子宫切除不能防止转移,不能替代化疗。手术后仍需定期随访。

二、护理问题

(一)焦虑/恐惧
焦虑/恐惧与担心疾病预后有关。

(二)有感染的危险
感染与反复阴道流血及清宫术有关。

(三)知识缺乏
缺乏疾病的信息和随访的有关知识。

三、护理措施

(一)一般护理
保持病房内空气清新、安静舒适,告知患者卧床休息。鼓励患者进高热量、高蛋白质、高维生素、易消化的食物,以增强机体的抵抗力。

(二)病情观察

1.严密观察

阴道流血情况排出物中有无水泡样组织,并嘱患者保留会阴垫,以便准确估计出血量。

2.监测生命体征

发现患者阴道大量流血及清宫术中大出血时,应立即报告医师,并严密观察患者面色、血压、脉搏、呼吸等征象。

(三)对症护理
(1)术前应建立静脉通路,补充血容量,吸氧,备好缩宫素、抢救药品及物品。

(2)保持外阴部清洁,每天擦洗。

(3)遵医嘱使用抗生素,复查血常规。

(四)心理护理
引导患者说出心理感受,评估患者对疾病的心理承受能力、接受清宫术的心理准备及目前存在的主要心理问题。多与患者沟通,解答患者疑问,解除不必要的思想顾虑。

(五)健康指导
葡萄胎患者作为高危人群,其随访有重要意义。通过定期随访,可早期发现妊娠滋养细胞肿瘤并及时治疗。随访应包括:①HCG 定量测定,葡萄胎清宫术后每周测定 1 次,直至降低到正常水平。随后 3 个月内仍每周 1 次,此后 3 个月每 2 周 1 次,然后每月检查 1 次持续半年,此后每半年 1 次,共随访 2 年。②在随访 HCG 的同时,应注意月经是否规则,有无异常阴道流血、咳嗽、咯血及其他转移灶症状,定时做妇科检查、盆腔 B 超检查及胸部 X 线检查。

葡萄胎随访期间必须严格避孕 1 年。首选避孕套,一般不选用宫内节育器或药物避孕,以免穿孔或混淆子宫出血的原因。

(刘　敏)

第六章

产 科 护 理

第一节　妇科患者的常规护理

一、概述

妇科患者是指妇科住院患者,包括普通妇科、妇科内分泌等住院患者。本节内容涉及妇科疾病常见症状体征、辅助检查、症状护理、术前及术后护理、心理护理、健康教育及注意事项。

二、护理评估

(一)健康史

1.现病史

了解本次疾病发生、演变和诊疗全过程,包括起病时间、主要症状特点、有无伴随症状、发病后诊疗情况及结果、睡眠、饮食、体重及大小便等一般情况的变化。

2.月经史

了解患者的月经史,包括初潮年龄、月经周期及经期持续时间、经量、经期伴随症状。了解月经异常者前次月经时间、末次月经时间、经期有无不适、有无痛经,以及疼痛部位、性质、程度、起止时间等。对于绝经后患者,应询问其绝经年龄、绝经后有无不适等。

3.婚育史

婚姻及生育状况。了解患者结婚年龄、婚次、男方健康情况、分娩史和流产史,主要有分娩或流产次数及时间,分娩方式,有无难产史,产后或流产后有无出血、感染史,采取的避孕措施等。

4.既往史

过去的健康和疾病情况包括以往健康状况、疾病史,特别是妇科病、结核病、肝炎、心血管疾病及腹部手术史等,询问药物、食品过敏史。

5.个人史

询问患者的生活及居住情况,出生地和曾居住地区,个人特殊嗜好、生活方式、营养、卫生习惯、有无烟酒嗜好、有无毒品使用史。

6.家族史

了解父母、兄弟、姊妹及子女的健康状况,询问家族成员有无遗传性疾病(如血友病、白化病等)、可能与遗传有关的疾病(如糖尿病、高血压、肿瘤等)以及传染病(如结核等)。

(二)临床表现

1.症状

妇科常见症状主要有阴道流血、白带异常、下腹痛等。

2.体征

外阴发育情况;宫颈大小、硬度,有无糜烂样改变、撕裂、息肉、腺囊肿,有无接触性出血、举痛及摇摆痛等;宫体位置、大小、硬度、活动度,表面是否平整,有无突起,有无压痛等;腹部有无压痛、反跳痛及肌紧张,能否扪到包块,包块位置、大小、硬度,表面光滑与否,活动度,有无压痛以及与子宫及盆壁关系。

(三)辅助检查

1.影像学检查

(1)超声检查:B超检查子宫肌瘤、子宫腺肌病和腺肌瘤、盆腔炎性疾病、盆腔子宫内膜异位症、卵巢肿瘤、卵泡发育监测、宫内节育器探测等。

(2)X线检查:X线检查借助造影诊断先天性子宫畸形,了解子宫腔及输卵管腔内形态;胸部X线片主要用于妇科恶性肿瘤肺转移的诊断。

(3)计算机断层扫描(CT)、磁共振成像(MRI)、正电子发射扫描(PET)用于妇科肿瘤的进一步检查。

2.生殖道脱落细胞学检查

生殖道脱落细胞学检查用于诊断生殖道感染性疾病和初步筛选恶性肿瘤。

3.宫颈脱落细胞人乳头状瘤病毒(HPV)、脱氧核糖核酸(DNA)检测

宫颈脱落细胞 HPV DNA 检测为宫颈癌及癌前病变的常见筛查手段。

4.妇科肿瘤标志物检查

糖类抗原125(CA125)、甲胎蛋白(AFP)、癌胚抗原(CEA)、雌激素受体(ER)、孕激素受体(PR)、*Myc*基因、*ras*基因等。

5.女性内分泌激素测定

促性腺激素释放激素(gonadotropin releasing hormone,GnRH)、促卵泡生成素(follicle stimulating hormone,FSH)、黄体生成素(luteinizing hormone,LH)、催乳素(prolactin,PRL)、人绒毛膜促性腺激素(human chorionic gonadotropin,human chorionic gonadotrophin,HCG)、人胎盘催乳素(human placental lactogen,HPL)、雌激素、孕激素、雄激素等。

6.女性生殖器官活组织检查

局部活组织检查、诊断性宫颈锥切、诊断性刮宫、组织穿刺。

7.妇科内镜检查

阴道镜、宫腔镜、腹腔镜。

(四)高危因素

1.自理能力受限

此类患者有发生坠床和跌倒的风险,常见于特级、一级护理患者,如化疗所致变态反应若或骨髓抑制的危重症、复杂大手术、妇科肿瘤大手术、妇科肿瘤动脉灌注及栓塞化疗者等。

2.皮肤完整性受损

此类患者有感染或发生压疮的危险,常见于恶性肿瘤患者术后或化疗期间。

(五)心理-社会因素

1.环境改变引发的问题

患者对医院环境感到陌生,对病房作息时间、探视制度不适应,一时不能接受患者的角色。

2.疾病引发的问题

患者对自己所患疾病的性质和程度不清楚,对治疗和护理的期望值过高,难以忍受疾病本身给躯体带来的痛苦,不能接受治疗过程中产生的疼痛等不适。

3.家庭支持与经济状况引发的问题

生病后患者不能照顾家庭或影响生育,患者可能产生负疚感,患者及家属有烦躁、焦虑情绪。恶性肿瘤患者因治疗周期长,可能出现经济困难;担心预后差,患者及家属可能有恐惧、绝望、沮丧、悲哀等情绪变化。

4.宗教信仰与社会关系

宗教信仰与社会关系包括宗教信仰、价值观、工作状况、生活方式、家庭状况、经济状况等。

三、护理措施

(一)入院护理

1.接诊

收集病历资料,填写入院登记,建立病历,填写体温单及首次护理记录单。

2.安置患者

安排床位,填写床头卡,佩戴手腕带,介绍病区环境,送患者到病床。

(二)住院护理

1.常规护理

(1)病房整洁、安静,保持床单位清洁、舒适,注意室内空气流通,避免交叉感染。

(2)测量生命体征,定期巡视病房,细致观察病情变化及治疗反应等,发现异常及时报告医师,做好护理记录和书面交班,危重患者床边交班。

2.晨、晚间护理

整理床单位,开窗通风或关门窗,协助患者翻身、取舒适体位,适时做好压疮护理,以及头面部、口腔、会阴部、足部护理,维护管路安全,观察患者生命体征及病情变化,进行饮食、活动等方面的指导。晚间请探视人员离开病区,创造良好环境,促进患者入睡。

3.症状护理

(1)阴道流血:①测量体温、脉搏、呼吸、血压,观察患者面色、嘴唇、甲床的颜色,评估出血量,记录阴道流血量、颜色及性状,观察有无组织物排出,必要时送病检,观察有无腹痛等其他伴随症状;②预防感染,注意观察体温、脉搏的变化以及白细胞计数和分类的变化,保持会阴部清洁、勤换护垫;③进食高蛋白、高热量、高维生素、易消化、含铁丰富的饮食,以补充因流血导致的铁、蛋白质等营养物质的丢失;④阴道流血量多、体质虚弱的重度贫血患者需卧床休息,以减少机体消耗,活动时避免体位突然改变而发生直立性低血压。

(2)白带异常:①询问并观察患者白带的量、性状、气味,是否伴有外阴瘙痒或灼痛,注意观察用药反应;②注意个人卫生,保持外阴部清洁、干燥,勤换内裤,尽量避免搔抓外阴部致皮肤破损;

③治疗期间禁止性生活;④告知行阴道分泌物检查前 24~48 小时避免性交、避免阴道灌洗或局部用药;⑤月经期间暂停阴道冲洗及阴道用药。

(3)下腹痛:①观察下腹痛部位、性质、时间、起病缓急,有无恶心、呕吐、发热等伴随症状;②注意生命体征的变化,未确诊时禁用止痛药;③嘱卧床休息,取平卧或半坐卧位,以缓解疼痛、局限炎症。

(4)下腹部肿块:①观察有无腹痛、阴道流血、排液、发热等症状;②巨大肿块、腹水患者应每天测量并记录空腹体重及腹围,巨大包块压迫膀胱、直肠致排尿排便不畅时,应给予导尿、通便治疗。

4.用药护理

遵医嘱及时、准确用药,对患者说明药物名称、用药目的、剂量、方法、可能出现的不良反应及应对措施。

5.术前护理

(1)饮食护理:外阴、阴道手术及恶性肿瘤手术或可能涉及肠道的手术,术前 3 天进无渣半流质饮食,术前一天进流质饮食,手术前 8 小时禁食,术前 4 小时禁饮。

(2)皮肤准备:腹部手术备皮范围是上起剑突水平,两侧至腋中线,下至大腿内上侧 1/3 及会阴部。阴道手术上起耻骨联合上 10 cm,两侧至腋中线,下至外阴部、肛门周围、臀部及大腿内侧上 1/3。腹腔镜手术患者重点做好脐周清洁,清除脐窝污垢。

(3)肠道准备:应遵医嘱于术前 3 天、术前 1 天、手术当日灌肠或清洁灌肠,也可以口服缓泻剂代替多次灌肠。

(4)阴道准备:遵医嘱术前 1 天或 3 天行阴道冲洗或擦洗,每天 1~2 次。

6.术中护理

按手术室护理常规护理。

7.术后护理

(1)床边交班:术毕返回病房,责任护士向手术室护士及麻醉师详细了解术中情况,包括麻醉类型、手术范围、术中出血量、尿量、用药情况、有无特殊注意事项等;及时为患者测量血压、脉搏、呼吸;观察患者神志;检查输液、腹部伤口、引流管、背部麻醉管、镇痛泵、阴道流血情况等,认真做好床边交班并详细记录。

(2)术后体位:术毕返回病房,根据麻醉方式决定体位,硬膜外麻醉者去枕平卧 6~8 小时,全麻患者未清醒时应去枕平卧,头偏向一侧,然后根据不同手术指导患者采取不同体位,如外阴癌根治术应采取平卧位,腹部手术可采取半卧位。

(3)监测生命体征:通常术后每 15~30 分钟测量一次脉搏、呼吸、血压,观察患者神经精神状态,4~6 小时平稳后可根据手术大小及病情改为每 4 小时 1 次或遵医嘱监测并记录。

(4)饮食护理:术后 6 小时禁食、禁饮,根据病情遵医嘱开始进食流质饮食,然后进食半流质饮食,最后过渡到普食。

(5)伤口护理:观察伤口有无渗血、渗液或敷料脱落情况,有无阴道流血,发现异常应报告医师及时处理。

(6)导尿管护理:保持导尿管通畅,观察并记录尿量、颜色、性质,手术当日每小时尿量应不少于 100 mL,至少 50 mL 以上,如有异常,及时通知医师。根据手术范围及病情,术后留置尿管 1~14 天,保持会阴清洁,每天 2 次擦洗会阴,防止发生泌尿系统感染,尿管拔除后 4~6 小时应督促并协助患者自行排尿,以免发生尿潴留。

(7)引流管护理:包括盆、腹腔引流管,可经腹部或阴道放置,合理固定引流管,注意保持引流管通畅,避免扭曲、受压及脱落,注意观察引流液的颜色、性状及量,并做好记录。一般 24 小时内引流液不超过 200 mL,性状应为淡血性或浆液性,引流量逐渐减少,根据引流量,一般留置 24～48 小时,引流量小于 10 mL 时便可拔除。拔管后,注意观察置管伤口的愈合情况。

(8)活动指导:鼓励患者尽早下床活动,暂时不能下床的患者需勤翻身、适当活动四肢,以改善胃肠功能,预防或减轻腹胀,协助并教会患者做踝足运动,预防静脉血栓的发生。术后第一次下床的患者起床需缓慢,有护士或家属陪护,防止因直立性低血压引起晕厥。

(9)疼痛护理:伤口疼痛,通常术后 24 小时内最为明显,可以更换体位以减轻伤口张力,遵医嘱给予止痛药;腹腔镜手术术后 1～2 天,因二氧化碳气腹原因可引起双肋部及肩部疼痛,即串气痛,多可自行缓解,适当活动四肢可减轻症状,必要时使用镇痛剂。

(10)腹胀护理:如出现腹胀不能缓解,可采取肛管排气、肌内注射新斯的明、"1、2、3"溶液灌肠等护理措施。

8.心理护理

(1)针对患者在不同情况下的心理反应,做出正确的心理评估与判断。

(2)鼓励患者表达自己的情绪,耐心倾听,深入沟通交流,介绍病区病友认识,使其尽快适应医院环境,与医师护士及病友建立良好的关系。

(3)介绍疾病的发展及转归,治疗方案的选择及治疗过程中的注意事项,解答患者及家属的疑问,耐心开导和鼓励患者,使其正确面对疾病,以积极的姿态配合治疗。

(4)争取家属及朋友的支持与开导,建议采取适当的方法放松心情,如听音乐、看书、按摩、深呼吸、热水浴等。

(5)尊重个人宗教信仰及价值观,尊重其采取解除焦虑的措施,如哭泣、愤怒、诉说等。

(6)警惕发生意外,密切观察患者心理变化,及时报告医师,进行心理与药物治疗。

9.危急状况处理

妇科住院患者的常见危急状况是急性大出血(包括内出血),处理措施如下。

(1)立即通知医师的同时,置患者于头抬高 15°,下肢抬高 20°休克卧位,测量生命体征。

(2)迅速扩容,建立静脉通道(18 G 留置针),输入平衡液,对于失血多,血管穿刺困难者,行颈外静脉穿刺或立即配合医师行中心静脉置管术,保证充分的液体补充。

(3)氧气吸入,氧流量调至 2～4 L/min,保持呼吸道通畅,观察生命体征变化。

(4)静脉采血送检,协助医师做好辅助检查及对症处理,输入血液制品,观察输血反应。

(5)需手术的患者必须及时做好术前准备,如交叉配血、备皮、留置导尿管,更换手术衣,尽快护送患者入手术室。

(6)抢救患者执行口头医嘱时需复述,经确认无误后方可执行,抢救完成后 6 小时内及时补记。真实、完整书写护理记录单。

(三)出院护理

(1)执行出院医嘱,通知患者或家属出院时间,做出院健康指导。

(2)协助患者或家属整理物品,办理出院手续,解除腕带。

(3)转入社区继续治疗的患者和社区医务人员交接患者治疗、护理、药品、物品和病情记录单,完整交接患者信息,核对准确。

(4)撤去床头卡,清理床单位,终末消毒,铺好备用床。

(刘　敏)

第二节　妊娠剧吐

妊娠剧吐是指妊娠期恶心,频繁呕吐,不能进食,导致脱水,酸、碱平衡失调以及水、电解质紊乱,甚至肝、肾功能损害,严重可危及孕妇生命。其发生率0.3%~1.0%。

一、病因

尚未明确,可能与下列因素有关。

(一)绒毛膜促性腺激素(HCG)水平增高

因早孕反应的出现和消失的时间与孕妇血清HCG值上升、下降的时间一致;另外多胎妊娠、葡萄胎患者HCG值,显著增高,发生妊娠剧吐的比率也增高;而终止妊娠后,呕吐消失。但症状的轻重与血HCG水平并不一定呈正相关。

(二)精神及社会因素

恐惧妊娠、精神紧张、情绪不稳、经济条件差的孕妇易患妊娠剧吐。

(三)幽门螺杆菌感染

近年研究发现妊娠剧吐的患者与同孕周无症状孕妇相比,血清抗幽门螺杆菌的IgG浓度升高。

(四)其他因素

维生素缺乏,尤其是维生素B_6缺乏可导致妊娠剧吐;变态反应;研究发现几种组织胺受体亚型与呕吐有关,临床上抗组胺治疗呕吐有效。

二、病理生理

(1)频繁呕吐导致失水、血容量不足、血液浓缩、细胞外液减少,钾、钠等离子丢失使电解质平衡失调。

(2)不能进食,热量摄入不足,发生负氮平衡,使血浆尿素氮及尿酸升高;由于机体动用脂肪组织供给热量,脂肪氧化不全,导致丙酮、乙酰乙酸及β-羟丁酸聚集,产生代谢性酸中毒。

(3)由于脱水、缺氧血转氨酶值升高,严重时血胆红素升高。机体血液浓缩及血管通透性增加,另外,钠盐丢失,不仅尿量减少,尿中可出现蛋白及管型。肾脏继发性损害,肾小管有退行性变,部分细胞坏死,肾小管的正常排泄功能减退,终致血浆中非蛋白氮、肌酐、尿酸的浓度迅速增加。肾功能受损和酸中毒使细胞内钾离子较多地移到细胞外,出现高钾血症,严重时心脏停搏。

(4)病程长达数周者,可致严重营养缺乏,由于维生素C缺乏,血管脆性增加,可致视网膜出血。

三、临床表现

(一)恶心、呕吐

多见于年轻初孕妇,一般停经 6 周左右出现恶心、呕吐,逐渐加重直至频繁呕吐不能进食。

(二)水、电解质紊乱

严重呕吐、不能进食导致失水、电解质紊乱,使氢、钠、钾离子大量丢失,出现低钾血症。营养摄入不足可致负氮平衡,使血浆尿素氮及尿素增高。

(三)酸、碱平衡失调

机体动用脂肪组织供给能量,使脂肪代谢中间产物酮体增多,引起代谢性酸中毒。病情发展,可出现意识模糊。

(四)维生素缺乏

频繁呕吐、不能进食可引起维生素 B_1 缺乏,导致 Wernicke-Korsakoff 综合征。维生素 K 缺乏,可致凝血功能障碍,常伴血浆蛋白及纤维蛋白原减少,增加孕妇出血倾向。

四、辅助检查

(一)尿液检查

患者尿比重增加,尿酮体阳性,肾功能受损时,尿中可出现蛋白和管型。

(二)血液检查

血液浓缩,红细胞计数增多,血细胞比容上升,血红蛋白值增高;血酮体可为阳性,二氧化碳结合力降低;肝、肾功能受损害时胆红素、转氨酶、肌酐和尿素氮升高。

(三)眼底检查

严重者出现眼底出血。

五、诊断及鉴别诊断

根据病史、临床表现及妇科检查,诊断并不困难。可用 B 型超声检查排除滋养叶细胞疾病,此外尚需与可引起呕吐的疾病,如急性病毒性肝炎、胃肠炎、胰腺炎、胆管疾病、脑膜炎、脑血管意外及脑肿瘤等鉴别。

六、并发症

(一)Wernicke-Korsakoff 综合征

发病率为妊娠剧吐患者的 10%,是由于妊娠剧吐长期不能进食,导致维生素 B_1 缺乏引起的中枢系统疾病,Wernicke 脑病和 Korsakoff 综合征是一个病程中的先后阶段。

维生素 B_1 是糖代谢的重要辅酶,参与糖代谢的氧化脱羧代谢,维生素 B_1 缺乏时,体内丙酮酸及乳酸堆积,发生糖代谢的三羧酸循环障碍,使得主要靠糖代谢供给能量的神经组织、骨骼肌和心肌代谢出现严重障碍。病理变化主要发生在丘脑、下丘脑的脑室旁区域、中脑导水管的周围区灰质、乳头体、第四脑室底部,迷走神经运动背核,可出现不同程度的神经细胞和神经纤维轴索或髓鞘的丧失,伴有星形细胞和小胶质细胞的增生。毛细血管扩张,血管的外膜和内皮细胞明显增生,有散在小出血灶。

Wernicke 脑病表现为眼球震颤、眼肌麻痹等眼部症状,躯干性共济失调及精神障碍,可同时出现,但大多数患者精神症状迟发。Korsakoff 综合征表现为严重的近事记忆障碍,表情呆滞、缺乏主动性,产生虚构与错构。部分伴有周围神经病变。严重时发展为永久性的精神、神经功能障碍,出现神经错乱、昏迷甚至死亡。

(二)Mallory-Weis 综合征

胃-食管连接处的纵向黏膜撕裂出血,引起呕血和黑粪。严重时,可使食管穿孔,表现为胸痛、剧吐、呕血,需急症手术治疗。

七、治疗

治疗原则:休息,适当禁食,计出入量,纠正脱水、酸中毒及电解质紊乱,补充营养,并需要良好的心理支持。

(一)补液治疗

每天应补充葡萄糖液、生理盐水、平衡液,总量 3 000 mL 左右,加维生素 B_6 100 mg。维生素 C 2～3 g,维持每天尿量≥1 000 mL,肌内注射维生素 B_1,每天 100 mg。为了更好地利用输入的葡萄糖,可适当加用胰岛素。根据血钾、血钠情况决定补充剂量。根据二氧化碳结合力值或血气分析结果,予以静脉滴注碳酸氢钠溶液。

一般经上述治疗 2～3 天后,病情大多迅速好转,症状缓解。待呕吐停止后,可试进少量流食,以后逐渐增加进食量,调整静脉输液量。

(二)终止妊娠

经上述治疗后,若病情不见好转,反而出现下列情况,应迅速终止妊娠:①持续黄疸。②持续尿蛋白。③体温升高,持续在 38 ℃以上。④心率＞120 次/分。⑤多发性神经炎及神经性体征。⑥出现Wernicke-Korsakoff 综合征。

(三)妊娠剧吐并发 Wernicke-Korsakoff 综合征的治疗

如不紧急治疗,该综合征的死亡率高达 50%,即使积极处理,死亡率约 17%。在未补给足量维生素 B_1 前,静脉滴注葡萄糖会进一步加重三羧酸循环障碍,使病情加重,导致患者昏迷甚至死亡。对长期不能进食的患者应给维生素 B_1 注射液 400～600 mg 分次肌内注射,以后每天100 mg肌内注射至能正常进食为止,然后改口服,并给予多种维生素。同时应对其内分泌及神经状态进行评价,对病情严重者及时终止妊娠。早期大量维生素 B_1 治疗,上述症状可在数天至数周内有不同程度的恢复,但仍有 60%的患者不能得到完全恢复,特别是记忆恢复往往需要1年左右的时间。

八、护理

(一)心理护理

了解患者的心理状态,充分调动患者的主动性,帮患者分析病情,使患者了解妊娠剧吐是一种常见的生理现象,经过治疗和护理是可以预防和治愈的,消除不必要的思想顾虑,克服妊娠剧吐带来的不适,树立妊娠的信心,提高心理舒适度。

(二)输液护理

考虑患者的感受,输液前做好解释工作,操作时做到沉着、稳健、熟练、一针见血,尽可能减少穿刺中的疼痛,经常巡视输液情况,观察输液是否通畅,针头是否脱出,输液管有无扭曲、受压,注射部位有无液体外溢、疼痛等。

（三）饮食护理

妊娠剧吐往往与孕妇自主神经系统稳定性、精神状态、生活环境有密切关系,患者在精神紧张下,呕吐更加频繁,引起水、电解质紊乱,由于呕吐后怕进食,长期饥饿热量摄入不足,故在治疗同时应注意患者的心理因素,予以解释安慰,妊娠剧吐患者见到食物往往有种恐惧心理,食欲缺乏,因此,呕吐时禁食,使胃肠得到休息。但呕吐停止后应适当进食,饮食以清淡、易消化为主,还应含丰富蛋白质和碳水化合物,可少量多餐,对患者进行营养与胎儿发育指导,把进餐当成轻松愉快的享受而不是负担,使胎儿有足够的营养,顺利度过早孕反应期。

（四）家庭护理

(1)少吃多餐,选择能被孕妇接受的食物,以流质为主,避免油腻、异味,吐后应继续再吃,若食后仍吐,多次进食补充,仍可保持身体营养的需要,同时避免过冷过热的食物。必要时饮口服补液盐。

(2)卧床休息,环境安静,通风,减少在视线范围内引起不愉快的情景和异味。呕吐时做深呼吸和吞咽动作(即大口喘气),呕吐后要及时漱口,注意口腔卫生。另外要保持外阴的清洁,床铺的整洁。

(3)关心、体贴孕妇,解除不必要的顾虑,孕妇保持心情愉快,避免急躁和情绪激动。

(4)若呕吐导致体温上升,脉搏增快,眼眶凹陷,皮肤无弹性,精神异常,要立即送医院。

九、健康指导

(1)保持情绪的安定与舒畅。

(2)居室尽量布置得清洁、安静、舒适。避免异味的刺激。呕吐后应立即清除呕吐物,以避免恶性刺激,并用温开水漱口,保持口腔清洁。

(3)注意饮食卫生,饮食宜营养价值稍高且易消化为主。可采取少吃多餐的方法。

(4)为防止脱水,应保持每天的液体摄入量,平时宜多吃一些西瓜、生梨、甘蔗等水果。

(5)呕吐严重者,须卧床休息。

(6)保持大便的通畅。

(7)呕吐较剧者,可在食前口中含生姜1片,以达到暂时止呕的目的。

（刘　敏）

第三节　多胎妊娠

一、概述

（一）定义

一次妊娠宫腔内同时有两个或两个以上的胎儿时为多胎妊娠,以双胎妊娠为多见。随着辅助生殖技术广泛开展,多胎妊娠发生率明显增高。

（二）类型特点

多胎妊娠包括由一个卵子受精后分裂而形成的单卵双胎妊娠和由两个卵子分别受精而形成

的双卵双胎妊娠,双卵双胎妊娠约占双胎妊娠的70%,两个卵子可来源于同一成熟卵泡或两侧卵巢的成熟卵泡。

(三)治疗原则

1.妊娠期

及早诊断出双胎妊娠者并确定羊膜绒毛性,增加其产前检查次数,注意休息,加强营养,注意预防贫血、妊娠期高血压疾病的发生,防止早产、羊水过多、产前出血等。

2.分娩期

观察产程和胎心变化,如发现有宫缩乏力或产程延长,应及时处理。第一个胎儿娩出后,应立即断脐,助手扶正第二个胎儿的胎位,使其保持纵产式,等待15~20分钟后,第二个胎儿自然娩出。如等待15分钟仍无宫缩,则可人工破膜或静脉滴注催产素促进宫缩。如发现有脐带脱垂或怀疑胎盘早剥时,即手术助产。如第一个胎儿为臀位,第二个胎儿为头位,应注意防止胎头交锁导致难产。

3.产褥期

第二个胎儿娩出后应立即肌内注射或静脉滴注催产素,腹部放置沙袋,防止腹压骤降引起休克,同时预防发生产后出血。

二、护理评估

(一)健康史

评估本次妊娠的双胎羊膜绒毛膜性,孕妇的早孕反应程度,食欲、呼吸情况,以及下肢水肿、静脉曲张程度。

(二)生理状况

1.孕妇的并发症

妊娠期高血压疾病、妊娠期肝内胆汁淤积症、贫血、羊水过多、胎膜早破、宫缩乏力、胎盘早剥、产后出血、流产等。

2.围产儿并发症

早产、脐带异常、胎头交锁、胎头碰撞、胎儿畸形以及单绒毛膜双胎特有的并发症,如双胎输血综合征、选择性生长受限、一胎无心畸形等;极高危的单绒毛膜单羊膜囊双胎,由于两个胎儿共用一个羊膜腔,两胎儿间无羊膜分隔,因脐带缠绕和打结而发生宫内意外的可能性较大。

(三)辅助检查

1.B超检查

B超检查可以早期诊断双胎、畸胎,能提高双胎妊娠的孕期监护质量。在妊娠6~9周,可通过孕囊数目判断绒毛膜性;妊娠10~14周,可以通过双胎间的羊膜与胎盘交界的形态判断绒毛膜性。单绒毛膜双胎羊膜分隔与胎盘呈"T"征,而双绒毛膜双胎胎膜融合处夹有胎盘组织,所以胎盘融合处表现为"双胎峰"(或"λ"征)。

妊娠18~24周,最晚不要超过26周,对双胎妊娠进行超声结构筛查。双胎容易因胎儿体位的关系影响结构筛查质量,有条件的医院可根据孕周分次进行包括胎儿心脏在内的结构筛查。

2.血清学筛查

唐氏综合征在单胎与双胎妊娠孕中期血清学筛查的检出率分别为60%~70%和45%,其假阳性率分别为5%和10%。由于双胎妊娠筛查检出率较低,而且假阳性率较高,目前并不推荐单独使用血清学指标进行双胎的非整倍体筛查。

3.有创性产前诊断

双胎妊娠有创性产前诊断操作带来的胎儿丢失率要高于单胎妊娠,以及后续的处理如选择性减胎等也存在危险性,建议转诊至有能力进行宫内干预的产前诊断中心进行。

(四)高危因素

多胎妊娠者可出现妊娠期高血压疾病、妊娠肝内胆汁瘀积症、贫血、羊水过多、胎膜早破、宫缩乏力、胎盘早剥、产后出血、流产等多种并发症。

(五)心理-社会因素

双胎妊娠的孕妇在孕期必须适应两次角色转变,首先是接受妊娠,其次当被告知是双胎妊娠时,必须适应第二次角色转变,即成为两个孩子的母亲;双胎妊娠属于高危妊娠,孕妇既兴奋又常常担心母儿的安危,尤其担心胎儿的存活率。

三、护理措施

(一)常规护理

(1)增加产前检查的次数,每次监测宫高、腹围和体重。

(2)注意休息;卧床时最好取左侧卧位,增加子宫、胎盘的血供,减少早产的机会。

(3)加强营养,尤其是注意补充铁、钙、叶酸等,以满足妊娠的需要。

(二)症状护理

双胎妊娠孕妇胃区受压致食欲减退,因此应鼓励孕妇少量多餐,满足孕期需要,必要时给予饮食指导,如增加铁、叶酸、维生素的供给。因双胎妊娠的孕妇腰背部疼痛症状较明显,应注意休息,可指导其做骨盆倾斜运动,局部热敷也可缓解症状。采取措施预防静脉曲张的发生。

(三)用药护理

双胎妊娠可能出现妊娠期高血压疾病、妊娠肝内胆汁瘀积症、贫血、羊水过多、胎膜早破、胎盘早剥等多种并发症,按相应用药情况护理。

(四)分娩期护理

(1)阴道分娩时严密观察产程进展和胎心率变化,及时处理问题。

(2)防止第二胎儿胎位异常、胎盘早剥;防止产后出血的发生;产后腹部加压,防止腹压骤降引起的休克。

(3)如行剖宫产,需要配合医师做好剖宫产术前准备和产后双胎新生儿护理准备;如系早产,产后应加强对早产儿的观察和护理。

(五)心理护理

帮助双胎妊娠的孕妇完成两次角色转变,使其接受成为两个孩子母亲的事实。告知双胎妊娠虽属高危妊娠,但孕妇不必过分担心母儿的安危,说明保持心情愉快、积极配合治疗的重要性,指导家属准备双份新生儿用物。

四、健康指导

护士应指导孕妇注意休息,加强营养,注意阴道流血量和子宫复旧情况,防止产后出血。并指导产妇正确进行母乳喂养,选择有效的避孕措施。

五、注意事项

合理营养,注意补充铁剂,防止妊娠期贫血,妊娠晚期特别注意避免疲劳,加强休息,预防早产和分娩期并发症。

(刘 敏)

第四节 羊 水 异 常

一、概述

(一)定义

1.羊水过多

妊娠期间羊水量超过 2 000 mL,为羊水过多。羊水的外观和性状与正常无异样,多数孕妇羊水增多缓慢,在较长时间内形成,称为慢性羊水过多;少数孕妇可在数天内羊水急剧增加,称为急性羊水过多。其发生率为 0.5%~1%。

2.羊水过少

妊娠晚期羊水量少于 300 mL 为羊水过少。羊水过少的发病率为 0.4%~4%,羊水过少严重影响胎儿预后,羊水量少于 50 mL,围生儿的死亡率也高达 88%。

(二)主要发病机制

胎儿畸形羊水循环障碍,多胎妊娠血压循环量增加,胎儿尿量增加,胎盘病变、妊娠合并症等导致羊水过多或过少。

(三)治疗原则

治疗方法取决于胎儿有无畸形、孕周大小及孕妇自觉症状的严重程度,羊水过多时应在分娩期警惕脐带脱垂和胎盘早剥的发生。

二、护理评估

(一)健康史

详细询问病史,了解孕妇年龄、有无妊娠合并症、有无先天畸形家族史及生育史。若孕妇羊水过少,应了解其自觉胎动情况。

(二)症状体征

1.羊水过多

(1)急性羊水过多:较少见,多发生于妊娠 20~24 周,由于羊水量急剧增多,在数天内子宫急剧增大,横膈上抬,患者出现呼吸困难,不能平卧,甚至出现发绀,孕妇表情痛苦,腹部因张力过大而感到疼痛,食量减少。由于胀大的子宫压迫下腔静脉,影响静脉回流,导致孕妇下肢及外阴部水肿、静脉曲张。

(2)慢性羊水过多:较多见,多发生于妊娠晚期,羊水可在数周内逐渐增多,多数孕妇能适应,常在产前检查时发现。孕妇子宫大于妊娠月份,腹部膨隆,腹壁皮肤发亮、变薄,触诊时感到皮肤张力大,胎位不清,胎心遥远或听不到。羊水过多的孕妇容易并发妊娠期高血压疾病、胎位不正、早产等。患者破膜后因子宫骤然缩小,可以引起胎盘早剥。产后因患者子宫过大,可引起子宫收缩乏力而致产后出血。

2.羊水过少

孕妇于胎动时感觉腹痛,检查时发现宫高、腹围小于同期正常妊娠孕妇,子宫的敏感度较高,轻微的刺激即可引起宫缩,临产后阵痛剧烈,宫缩不协调,宫口扩张缓慢,产程延长。羊水过少若发生在妊娠早期,可以导致胎膜与胎体相连;若发生妊娠中、晚期,子宫周围压力容易对胎儿产生影响,造成胎儿斜颈、曲背、手足畸形等异常。

(三)辅助检查

1.B超

测量单一最大羊水暗区垂直深度(AFV),AFV≥8 cm 即可诊断为羊水过多,若用羊水指数法,羊水指数(AFI)≥25 cm 为羊水过多。测量单一最大羊水暗区垂直深度≤2 cm 即可考虑为羊水过少,≤1 cm 为严重羊水过少;若用羊水指数法,AFI≤5.0 cm 可诊断为羊水过少,<8.0 cm 应警惕羊水过少的可能。除羊水测量外,B超还可判断胎儿有无畸形,羊水与胎儿的交界情况等。

2.神经管缺陷胎儿的检测

此类胎儿可做羊水及母血甲胎蛋白(AFP)测定。若为神经管缺陷胎儿,羊水中的甲胎蛋白均值超过正常妊娠平均值3个标准差以上有助于诊断。

3.电子胎儿监护

电子胎儿监护可出现胎心变异减速和晚期减速。

4.胎儿染色体检查

需排除胎儿染色体异常时可做羊水细胞培养,或采集胎儿脐带血细胞培养,做染色体核型分析,荧光定量 PCR 法快速诊断。

5.羊膜囊造影

羊膜囊造影用以了解胎儿有无消化道畸形,但应注意造影剂对胎儿有一定损害,还可能引起胎儿早产和宫腔内感染,应慎用。

(四)高危因素

胎儿畸形、胎盘功能减退、羊膜病变、双胎、母胎血型不合、糖尿病、母体妊娠期高血压疾病可能导致的胎盘血流减少等。

(五)心理-社会因素

孕妇及家属因担心胎儿可能会有某种畸形,会感到紧张、焦虑不安,甚至产生恐惧心理。

三、护理措施

(一)常规护理

向孕妇及其家属介绍羊水过多或过少的原因及注意事项,包括:指导孕妇摄取低钠饮食,防止便秘;减少增加腹压的活动以防胎膜早破;改善胎盘血液供应;自觉胎动监测;出生后的胎儿应认真全面评估,识别畸形。

(二)症状护理

观察孕妇的生命体征,定期测量宫高、腹围和体重,判断病情进展,并及时发现并发症。观察胎心、胎动及宫缩,及早发现胎儿宫内窘迫及早产的征象。羊水过多时行人工破膜,应密切观察胎心和宫缩,及时发现胎盘早剥和脐带脱垂的征象。产后应密切观察子宫收缩及阴道流血情况,防止产后出血。发生羊水过少时,严格B超监测羊水量,并注意观察有无胎儿畸形。

(三)孕产期处理

(1)羊水过多:腹腔穿刺放羊水时应防止速度过快、量过多,一次放羊水量不超过1 500 mL,放羊水后腹部放置沙袋或加腹带包扎以防血压骤降发生休克。腹腔穿刺放羊水时应注意无菌操作,防止发生感染,同时按医嘱给予抗感染药物。

(2)羊水过少患者合并有过期妊娠、胎儿生长受限等,需及时终止妊娠,应遵医嘱做好阴道助产或剖宫产的准备。若羊水过少患者合并胎膜早破或者产程中发现羊水过少,需遵医嘱进行预防性羊膜腔灌注治疗,应注意严格无菌操作,防止发生感染,同时按医嘱给予抗感染药物。有国外文献报道,羊膜腔输液的治疗方法不降低剖宫产和新生儿窒息的发生率,反而可能增加胎粪吸入综合征的发生率,此项治疗手段现已较少应用。

(四)心理护理

让孕妇及家人了解羊水过多或过少的发生发展过程,正确面对羊水过多或过少可能给胎儿带来的不良结局,引导孕产妇减少焦虑,主动参与治疗护理过程。

四、健康指导

羊水过多或过少产妇若胎儿正常,母婴健康平安,应做好正常分娩及产后的健康指导;羊水过多或过少合并胎儿畸形者,应积极进行健康宣教,引导孕产妇正确面对终止妊娠,顺利度过产褥期。

五、注意事项

腹腔穿刺放羊水时严格操作;严密观察羊水量、性质、病情等变化。 (刘 敏)

第五节 脐带异常

一、概述

(一)定义

脐带异常包括脐带先露或脱垂、脐带缠绕、脐带长度异常、脐带打结、脐带扭转等,可引起胎儿急性或慢性缺氧,甚至胎死宫内。本节以脐带先露与脱垂为例进行讨论。脐带先露是指胎膜未破时脐带位于胎先露部前方或一侧,脐带脱垂是指胎膜破裂后脐带脱出于宫颈口外,降至阴道内甚至露于外阴部。

(二)病因

导致脐带先露与脱垂的主要原因有头盆不称、胎头入盆困难、胎位异常(如臀先露、肩先露、枕后位)、胎儿过小、羊水过多、脐带过长、脐带附着异常及低置胎盘等。

（三）治疗原则

早期发现脐带异常,迅速解除脐带受压,选择正确的分娩方式,保障胎儿安全。

二、护理评估

（一）健康史

详细了解产前检查结果,有无羊水过多、胎儿过小、胎位异常、低置胎盘等。

（二）临床表现

1.症状

若脐带未受压可无明显症状,若脐带受压,产妇自觉胎动异常甚至消失。

2.体征

出现频繁的变异减速,上推胎先露部及抬高臀部后恢复,若胎儿缺氧严重可伴有胎心消失。胎膜已破者,阴道检查可在胎先露旁或前方触及脐带,甚至脐带脱出于外阴。

（三）辅助检查

1.产科检查

在胎先露旁或前方触及脐带,甚至脐带脱出于外阴。

2.胎儿电子监护

胎儿电子监护可发现伴有频繁的变异减速,甚至胎心音消失。

3.B 型超声检查

B 型超声检查有助于明确诊断。

（四）心理-社会因素

评估孕产妇及家属有无焦虑、恐慌等心理问题,对脐带脱垂的认识程度及家庭支持度。

（五）高危因素

(1)胎儿过小者。

(2)羊水过多者。

(3)脐带过长者。

(4)胎先露部入盆困难者。

(5)胎位异常者,如肩先露、臀先露等。

(6)胎膜早破而胎先露未衔接者。

(7)脐带附着位置低或低置胎盘者。

三、护理措施

（一）常规护理

除产科常规护理外,还需注意协助孕妇取臀高位卧床休息,以缓解脐带受压。

（二）分娩方式的选择

1.脐带先露

若为经产妇,胎膜未破,宫缩良好,且胎心持续良好者,可在严密监护下经阴道分娩;若为初产妇或足先露、肩先露者,应行剖宫产术。

2.脐带脱垂

胎心尚好,胎儿存活者,应尽快娩出胎儿。对于宫口开全,胎先露部已达坐骨棘水平以下者,还纳脐带后行阴道助产术;若产妇宫口未开全,应立即协助产妇取头低臀高位,将胎先露部上推,还纳脐带,应用宫缩抑制剂,缓解脐带受压,严密监测胎心的同时尽快行剖宫产术。

(三)心理护理

(1)了解孕产妇及家属的心理状态,并予以心理支持,缓解其紧张、焦虑情绪。

(2)讲解脐带脱垂相关知识,以取得其对诊疗护理工作的配合。

四、健康指导

(1)教会孕妇自数胎动,以便早期发现胎动异常。

(2)督促其定期产前检查,妊娠晚期及临产后再次行超声检查。

五、注意事项

脐带脱垂为非常紧急的情况,一旦发现,应立即进行脐带还纳,并保持手在阴道内,直到胎儿娩出。

（刘　敏）

第六节　产力异常

一、疾病概要

产力是以子宫收缩力为主,子宫收缩力贯穿于分娩全过程。在分娩过程中,子宫收缩的节律性,对称性及极性不正常或强度、频率发生改变时,称子宫收缩力异常,简称产力异常。子宫收缩力异常临床上分为子宫收缩乏力和子宫收缩过强两类,每类又分为协调性子宫收缩和不协调收缩性子宫收缩,具体分类见(图 6-1)。

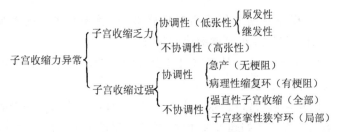

图 6-1　子宫收缩力异常的分类

二、子宫收缩乏力

(一)护理评估

1.病史

有头盆不称或胎位异常;胎儿先露部下降受阻;子宫壁过度伸展;多产妇子宫肌纤维变性;子宫发育不良或畸形;产妇精神紧张及过度疲劳;内分泌失调产妇体内雌激素、缩宫素、前列腺素、乙酰胆碱等分泌不足;过多应用镇静剂或麻醉剂等因素。

2.身心状况

(1)宫缩乏力:有原发性和继发性两种。原发性宫缩乏力是指产程开始就出现宫缩乏力,宫口不能如期扩张,胎先露部不能如期下降,导致产程延长;继发性宫缩乏力是指产程开始子宫收缩正常,只是在产程较晚阶段(多在活跃期后期或第二产程),子宫收缩转弱,产程进展缓慢甚至停滞。

协调性宫缩乏力(低张性宫缩乏力):子宫收缩具有正常的节律性、对称性和极性,但收缩弱,宫腔内压力低,表现为持续时间短,间歇期长且不规律,宫缩<2次/10分钟。此种宫缩乏力,多属继发性宫缩乏力。协调性宫缩乏力时由于宫腔内压力低,对胎儿影响不大。

不协调性宫缩乏力(高张性宫缩乏力):子宫收缩的极性倒置,宫缩的兴奋点不是起自两侧宫角部,而是来自子宫下段的一处或多处冲动,子宫收缩波由下向上扩散,收缩波小而不规律,频率高,节律不协调;宫腔内压力虽高,但宫缩时宫底部不强,而是子宫下段强,宫缩间歇期子宫壁也不完全松弛,表现为子宫收缩不协调,宫缩不能使宫口扩张,不能使胎先露部下降,属无效宫缩。

(2)产程延长:通过肛查或阴道检查,发现宫缩乏力导致异常(图 6-2)。产程延长有以下7种。

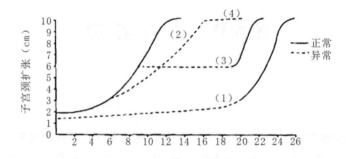

(1)潜伏期延长;(2)活跃期延长;(3)活跃期停滞;(4)第二产程延长

图 6-2　产程异常示意图

潜伏期延长:从临产规律宫缩开始至宫口扩张 3 cm 称潜伏期。初产妇潜伏期正常约需8 小时,最大时限 16 小时,超过 16 小时称潜伏期延长。

活跃期延长:从宫口扩张 3 cm 开始至宫口开全称活跃期。初产妇活跃期正常约需 4 小时,最大时限 8 小时,超过 8 小时称活跃期延长。

活跃期停滞:进入活跃期后,宫口扩张无进展达 2 小时以上,称活跃期停滞。

第二产程延长:第二产程初产妇超过 2 小时,经产妇超过 1 小时尚未分娩,称第二产程延长。

第二产程停滞:第二产程达 1 小时胎头下降无进展,称第二产程停滞。

胎头下降延缓:活跃期晚期至宫口扩张 9~10 cm,胎头下降速度每小时少于 1 cm,称胎头下降延缓。

胎头下降停滞:活跃期晚期胎头停留在原处不下降达 1 小时以上,称胎头下降停滞。

以上 7 种产程进展异常,可以单独存在,也可以合并存在。当总产程超过 24 小时称滞产。

(3)对产妇的影响:由于产程延长可出现疲乏无力,肠胀气,排尿困难等,影响子宫收缩,严重时可引起脱水,酸中毒,低钾血症;由于第二产程延长,可导致组织缺血,水肿,坏死,形成膀胱阴道瘘或尿道阴道瘘;胎膜早破以及多次肛查或阴道检查增加感染机会;产后宫缩乏力影响胎盘剥离,娩出和子宫壁的血窦关闭,容易引起产后出血。

(4)对胎儿的影响:协调性宫缩乏力容易造成胎头在盆腔内旋转异常,使产程延长,增加手术产机会,对胎儿不利。不协调性宫缩乏力,不能使子宫壁完全放松,对子宫胎盘循环影响大,胎儿在子宫内缺氧,容易发生胎儿窘迫。胎膜早破易造成脐带受压或脱垂,造成胎儿窘迫甚至胎死宫内。

(二)护理诊断

1.疼痛

腹痛,与不协调性子宫收缩有关。

2.有感染的危险

与产程延长、胎膜破裂时间延长有关。

3.焦虑

与担心自身和胎儿健康有关。

4.潜在并发症

胎儿窘迫,产后出血。

(三)护理目标

(1)疼痛减轻,焦虑减轻,情绪稳定。

(2)未发生软产道损伤、产后出血和胎儿缺氧。

(3)新生儿健康。

(四)护理措施

首先配合医师寻找原因,估计不能经阴道分娩者遵医嘱做好剖宫产术准备。或阴道分娩过程中应做好助产的准备。估计能经阴道分娩者应实施下列护理措施。

1.加强产时监护,改善产妇全身状况

加强产程观察,持续胎儿电子监护。第一产程应鼓励产妇多进食,必要时静脉补充营养;避免过多使用镇静药物,注意及时排空直肠和膀胱。

2.协助医师加强宫缩

(1)协调性宫缩乏力应实施下列措施:①人工破膜:宫口扩张 3 cm 或 3 cm 以上,无头盆不称,胎头已衔接者,可行人工破膜。②缩宫素静脉滴注:适用于协调性宫缩乏力,宫口扩张3 cm,胎心良好,胎位正常,头盆相称者。使用方法和注意事项如下:取缩宫素 2.5 U 加入 5%葡萄糖液 500 mL 内,使每滴糖液含缩宫素 0.33 mU,从 4～5 滴/分即每分钟 12～15 mU,根据宫缩强弱进行调整,通常不超过 30～40 滴,维持宫缩为间歇时间 2～3 分钟,持续时间 40～60 秒。对于宫缩仍弱者,应考虑到酌情增加缩宫素剂量。在使用缩宫素时,必须有专人守护,严密观察,应注意观察产程进展,监测宫缩、听胎心率及测量血压。

(2)不协调性宫缩乏力应调节子宫收缩,恢复其极性。要点是:①给予强镇静剂哌替啶100 mg,或安定 10 mg 静脉推注,不协调性宫缩多能恢复为协调性宫缩。②在宫缩恢复为协调性之前,严禁应用缩宫素。③若经处理,不协调性宫缩未能得到纠正,或伴有胎儿窘迫征象,或伴有头盆不称,均应行剖宫产术。④若不协调性宫缩已被控制,但宫缩仍弱时,可用协调性宫缩乏力时加强宫缩的各种方法处理。

3.预防产后出血及感染

破膜 12 小时以上应给予抗生素预防感染。当胎儿前肩娩出时,给予缩宫素 10～20 U 静脉滴注,使宫缩增强,促使胎盘剥离与娩出及子宫血窦关闭。

(五)护理教育

应对孕妇进行产前教育,使孕妇了解分娩是生理过程,增强其对分娩的信心。分娩前鼓励多进食,必要时静脉补充营养;避免过多使用镇静药物,注意检查有无头盆不称等,均是预防宫缩乏力的有效措施;注意及时排空直肠和膀胱,必要时可行温肥皂水灌肠及导尿。

三、子宫收缩过强

(一)护理评估

1.协调性子宫收缩过强(急产)

子宫收缩的节律性,对称性和极性均正常,仅子宫收缩力过强、过频。若产道无阻力,宫口迅速开全,分娩在短时间内结束,总产程不足 3 小时,称急产。经产妇多见。

对产妇及胎儿新生儿的影响:宫缩过强过频,产程过快,可致初产妇宫颈,阴道以及会阴撕裂伤;接产时来不及消毒可致产褥感染;胎儿娩出后子宫肌纤维缩复不良,易发生胎盘滞留或产后出血;宫缩过强,过频影响子宫胎盘血液循环,胎儿在宫内缺氧,易发生胎儿窘迫,新生儿窒息甚至死亡;胎儿娩出过快,胎头在产道内受到的压力突然解除,可致新生儿颅内出血;接产时来不及消毒,新生儿易发生感染;若坠地可致骨折、外伤。

2.不协调性子宫收缩过强

由于分娩发生梗阻或不适当地应用缩宫素,粗暴地进行阴道内操作或胎盘早剥血液浸润子宫肌层等因素造成。引起宫颈内口以上部分的子宫肌层出现强直性痉挛性收缩,宫缩间歇期短或无间歇。产妇烦躁不安,持续性腹痛,拒按。胎位触不清,胎心听不清。有时可出现病理缩复环,血尿等先兆子宫破裂征象。子宫壁局部肌肉呈痉挛性不协调性收缩形成的环状狭窄,持续不放松,称子宫痉挛性狭窄环。狭窄环可发生在宫颈,宫体的任何部分,多在子宫上下段交界处,也可在胎体某一狭窄部,以胎颈,胎腰处常见。

(二)护理措施

(1)有急产史的孕妇,在预产期前 1～2 周不应外出远走,以免发生意外,有条件应提前住院待产。临产后不应灌肠,提前做好接产及抢救新生儿窒息的准备。胎儿娩出时,勿使产妇向下屏气。若急产来不及消毒及新生儿坠地者,新生儿应肌内注射维生素 K_1 10 mg 预防颅内出血,并尽早肌内注射精制破伤风抗毒素 1 500 U。产后仔细检查软产道,若有撕裂应及时缝合。若属未消毒的接产,应给予抗生素预防感染。

(2)确诊为强直性宫缩,应及时给予宫缩抑制剂,如 25% 硫酸镁 20 mL 加入 5% 葡萄糖液 20 mL 内缓慢静脉推注(不少于 5 分钟)。若属梗阻性原因,应立即行剖宫产术。若仍不能缓解强直性宫缩,应行剖宫产术。

(3)子宫痉挛性狭窄环,应认真寻找导致子宫痉挛性狭窄环的原因,及时纠正,停止一切刺激,如禁止阴道内操作,停用缩宫素等。若无胎儿窘迫征象,给予镇静剂,也可给予宫缩抑制剂,一般可消除异常宫缩。

(4)经上述处理,子宫痉挛性狭窄环不能缓解,宫口未开全,胎先露部高,或伴有胎儿窘迫征象,均应立即行剖宫产术。若胎死宫内,宫口已开全,可行乙醚麻醉,经阴道分娩。**(刘　敏)**

第七节 产 道 异 常

产道是胎儿经阴道娩出时必经的通道,包括骨产道及软产道。产道异常可使胎儿娩出受阻,临床上以骨产道异常多见。

一、骨产道异常

(一)疾病概要

骨盆是产道的主要构成部分,其大小和形状与分娩的难易有直接关系。骨盆结构形态异常,或径线较正常为短,称为骨盆狭窄。

1.骨盆入口平面狭窄

我国妇女状况常见有单纯性扁平骨盆和佝偻病性扁平骨盆两种类型。狭窄分级见表6-1。

表 6-1 骨盆入口狭窄分级

分级	狭窄程度	分娩方式选择
1 级临界性狭窄(临床常见)	骶耻外径 18 cm	绝大多数可经阴道分娩
	入口前后径 10 cm	
2 级相对狭窄(临床常见)	骶耻外径 16.5～17.5 cm	需经试产后才能决定可否阴道分娩
	入口前后径 8.5～9.5 cm	
3 级绝对狭窄	骶耻外径≤16.0 cm	必须剖宫产结束分娩
	入口前后径≤8.0 cm	

2.中骨盆及出口平面狭窄

我国妇女状况常见有漏斗骨盆和横径狭窄骨盆两种类型。狭窄分级见表6-2。

表 6-2 骨盆中骨盆及出口狭窄分级

分级	狭窄程度	分娩方式选择
1 级临界性狭窄	坐骨棘间径 10 cm	根据头盆适应情况考虑可否经阴道分娩。不宜试产,考虑助产或剖宫产结束分娩。
	坐骨结节间径 7.5 cm	
2 级相对狭窄	坐骨棘间径 8.5～9.5 cm	
	坐骨结节间径 6.0～7.0 cm	
3 级绝对狭窄	坐骨棘间径≤8.0 cm	
	坐骨结节间径≤5.5 cm	

3.骨盆三个平面狭窄

称为均小骨盆。骨盆形状正常,但骨盆入口、中骨盆及出口平面均狭窄,各径线均小于正常值 2 cm 或以上,多见于身材矮小、体型匀称妇女。

4.畸形骨盆

见于小儿麻痹后遗症、先天性畸形、长期缺钙、外伤以及脊柱与骨盆关节结核病等。骨盆变形,左右不对称,骨盆失去正常形态称畸形骨盆。

(二)护理评估

1.病史

询问孕妇幼年有无佝偻病、脊髓灰质炎、脊柱和髋关节结核以及外伤史。对经产妇,应了解既往有无难产史及其发生原因,新生儿有无产伤等。

2.身心状态

(1)骨盆入口平面狭窄的临床表现。①胎头衔接受阻:若入口狭窄时,即使已经临产而胎头仍未入盆,经检查胎头跨耻征阳性。胎位异常如臀先露,颜面位或肩先露的发生率是正常骨盆的3倍。②临床表现为潜伏期及活跃期早期延长:若已临产,根据骨盆狭窄程度,产力强弱,胎儿大小及胎位情况不同,临床表现也不尽相同。

(2)中骨盆平面狭窄的临床表现。①胎头能正常衔接:潜伏期及活跃期早期进展顺利。当胎头下降达中骨盆时,由于内旋转受阻,胎头双顶径被阻于中骨盆狭窄部位之上,常出现持续性枕横位或枕后位。同时出现继发性宫缩乏力,活跃期后期及第二产程延长甚至第二产程停滞。②中骨盆狭窄的临床表现:当胎头受阻于中骨盆时,有一定可塑性的胎头开始变形,颅骨重叠,胎头受压,使软组织水肿,产瘤较大,严重时可发生脑组织损伤,颅内出血及胎儿宫内窘迫。若中骨盆狭窄程度严重,宫缩又较强,可发生先兆子宫破裂及子宫破裂,强行阴道助产,可导致严重软产道裂伤及新生儿产伤。

(3)骨盆出口平面狭窄的临床表现:骨盆出口平面狭窄与中骨盆平面狭窄常同时存在。若单纯骨盆出口平面狭窄者,第一产程进展顺利,胎头达盆底受阻,胎头双顶径不能通过出口横径。强行阴道助产,可导致软产道,骨盆底肌肉及会阴严重损伤。

3.检查

(1)一般检查:测量身高,孕妇身高145 cm应警惕均小骨盆。观察孕妇体型,步态有无跛足,有无脊柱及髋关节畸形,米氏菱形窝是否对称,有无尖腹及悬垂腹等。

(2)腹部检查。①腹部形态:观察腹型,尺子测子宫长度及腹围,预测胎儿体重,判断能否通过骨产道。②胎位异常:骨盆入口狭窄往往因头盆不称,胎头不易入盆导致胎位异常,如臀先露、肩先露。③估计头盆关系:正常情况下,部分初孕妇在预产期前2周,经产妇于临产后,胎头应入盆。如已临产,胎头仍未入盆,则应充分估计头盆关系。检查头盆是否相称的具体方法:孕妇排空膀胱,仰卧,两腿伸直。检查者将手放在耻骨联合上方,将浮动的胎头向骨盆腔方向推压。若胎头低于耻骨联合前表面,表示胎头可以入盆,头盆相称,称胎头跨耻征阴性;若胎头与耻骨联合前表面在同一平面,表示可疑头盆不称,称胎头跨耻征可疑阳性;若胎头高于耻骨联合前表面,表示头盆明显不称,称胎头跨耻征阳性。图6-3为头盆关系检查。

(3)骨盆测量:①骨盆外测量:骨盆外测量各径线<正常值2 cm或以上为均小骨盆。骶耻外径<18 cm为扁平骨盆。坐骨结节间径<8 cm,耻骨弓角度<90°,为漏斗骨盆。骨盆两侧(以一侧髂前上棘至对侧髂后上棘间的距离)及同侧(从髂前上棘至同侧髂后上棘间的距离)直径相差大于1 cm为偏斜骨盆。②骨盆内测量:骨盆外测量发现异常,应进行骨盆内测量。对角径<11.5 cm,骶岬突出为骨盆入口平面狭窄,属扁平骨盆。中骨盆平面狭窄及骨盆出口平面狭窄往往同时存在,应测量骶骨前面弯度,坐骨棘间径,坐骨切迹宽度。若坐骨棘间径<10 cm,坐骨

切迹宽度<2横指,为中骨盆平面狭窄。若坐骨结节间径<8 cm,应测量出口后矢状径及检查骶尾关节活动度,估计骨盆出口平面的狭窄程度。若坐骨结节间径与出口后矢状径之和<15 cm,为骨盆出口狭窄。图6-4为"对角径"测量法。

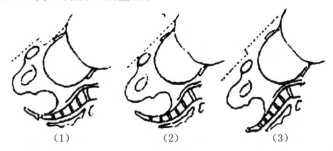

(1)头盆相称;(2)头盆可能不称;(3)头盆不称

图6-3 头盆关系检查

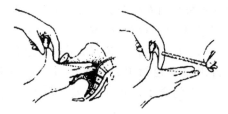

图6-4 "对角径"测量法

(三)护理诊断

1.恐惧

恐惧与分娩结果未知及手术有关。

2.有新生儿受伤的危险

受伤与手术产有关。

3.有感染的危险

感染与胎膜早破有关。

4.潜在并发症

失血性休克。

(四)护理目标

(1)产妇恐惧感减轻。

(2)孕产妇及新生儿未出现因护理不当引起并发症。

(五)护理措施

1.心理支持及一般护理

在分娩过程中,应安慰产妇,使其精神舒畅,信心倍增,保证营养及水分的摄入,必要时补液。还需注意产妇休息,要监测宫缩强弱,应勤听胎心,检查胎先露部下降及宫口扩张程度。

2.执行医嘱

(1)明确狭窄骨盆类别和程度,了解胎位,胎儿大小,胎心率,宫缩强弱,宫口扩张程度,破膜与否,结合年龄,产次,既往分娩史进行综合判断,决定分娩方式。

(2)骨盆入口平面狭窄在临产前或在分娩发动时有下列情况时实施剖宫术。①明显头盆不称(绝对性骨盆狭窄):骶耻外径≤16.0 cm,骨盆入口前后径≤8.0 cm,胎头跨耻征阳性者。若胎儿死亡,如骨盆入口前后径<6.5 cm时,虽碎胎也不能娩出,必须剖宫。②轻度狭窄,同时具有下列情况者:胎儿大、胎位异常、高龄初产妇、重度妊高征及胎儿珍贵患者。③屡有难产史且无一胎儿存活者。

(3)试产:骨盆入口平面狭窄属轻度头盆不称(相对性骨盆狭窄);骶耻外径16.5～17.5 cm,骨盆入口前后径8.5～9.5 cm,胎头跨耻征可疑阳性。足月活胎体重<3 000 g,胎心率和产力正常,可在严密监护下进行试产。试产时应密切观察宫缩、胎心音及胎头下降情况,并注意产妇的营养和休息。如宫口渐开大,儿头渐下降入盆,即为试产成功,多能自产,必要时可用负压吸引或产钳助产。若宫缩良好,经2～4小时(视头盆不称的程度而定)胎头仍不下降、宫口扩张迟缓或停止扩张者,表明试产失败,应及时行剖宫产术结束分娩。若试产时出现子宫破裂先兆或胎心音有改变,应从速剖宫,并发宫缩乏力、胎膜早破及持续性枕后位者,也以剖宫为宜。如胎儿已死,则以穿颅为宜。

(4)中骨盆及骨盆出口平面狭窄的处理:中骨盆狭窄者,若宫口已开全,胎头双顶径下降至坐骨棘水平以下时,可采用手法或胎头吸引器将胎头位置转正,再行胎头吸引术或产钳术助产;若胎头双顶径阻滞在坐骨棘水平以上时,应行剖宫产术。

出口狭窄多伴有中骨盆狭窄。出口是骨产道最低部位,应慎重选择分娩方式。出口横径<7 cm时,应测后矢状径,即自出口横径的中心点至尾骨尖的距离。如横径与后矢状径之和>15 cm,儿头可通过,大都须作较大的会阴切开,以免发生深度会阴撕裂。如二者之和<15 cm,则胎头不能通过,需剖宫或穿颅。

(5)骨盆三个平面狭窄的处理:若估计胎儿不大,胎位正常,头盆相称,宫缩好,可以试产,通常可通过胎头变形和极度俯屈,以胎儿最小径线通过骨盆腔,可能经阴道分娩。若胎儿较大,有明显头盆不称,胎儿不能通过产道,应尽早行剖宫产术。

(6)畸形骨盆的处理:根据畸形骨盆种类,狭窄程度,胎儿大小,产力等情况具体分析。若畸形严重,明显头盆不称者,应及时行剖宫产术。

3.其他

预防并发症及加强新生儿护理

二、软产道异常

软产道异常亦可引起难产,软产道包括子宫下段、宫颈、阴道及外阴。软产道异常所致的难产少见,容易被忽视。应于妊娠早期常规行双合诊检查,以了解外阴、阴道及宫颈情况,以及有无盆腔其他异常等,具有一定临床意义。

(一)外阴异常

有会阴坚韧、外阴水肿、外阴瘢痕等。

(二)阴道异常

有阴道横隔、阴道纵隔、阴道狭窄、阴道尖锐湿疣、阴道囊肿和肿瘤等。

(三)宫颈异常

有宫颈外口黏合、宫颈水肿、宫颈坚韧常见于高龄初产妇、宫颈瘢痕、宫颈癌、宫颈肌瘤、子宫畸形等。

(四)盆腔肿瘤

有子宫肌瘤或卵巢肿瘤等。

(刘　敏)

第七章

皮肤科护理

第一节　遗传性皮肤病

遗传性皮肤病是一组由于遗传物质改变而导致的皮肤黏膜病变。根据遗传性皮肤病发病过程中遗传因素的作用,分为单基因遗传性皮肤病、多基因遗传性皮肤病和其他(包括染色体病、线粒体病等)。本节仅介绍几种常见的遗传性皮肤病的护理:鱼鳞病、遗传性掌跖角化病、遗传性大疱性表皮松解症、家族性良性慢性天疱疮。

一、鱼鳞病

鱼鳞病是一组以皮肤干燥并伴有片状鱼鳞样固着性鳞屑为特征的角化异常性遗传性皮肤病,临床上分为寻常型鱼鳞病、性连锁鱼鳞病、板层状鱼鳞病、先天性大疱性鱼鳞病样红皮病和先天性非大疱性鱼鳞病样红皮病等多种类型。不同临床类型可能具有不同的发病机制,部分至今尚不明确,其中寻常型鱼鳞病最常见。

(一)一般护理

(1)病室整洁、空气清新,根据患者病情调节室温,一般 18～22 ℃,相对湿度保持在 50％～60％,小儿患者室温保持在 22～24 ℃,相对湿度 55％～65％。冬季避免空气干燥,可使用加湿器。

(2)根据患者病情安排单人或多人病室。患儿应给予保护性隔离,病室用紫外线循环空气消毒机消毒,每天 6 次,每次 2 小时。

(3)保持床单位清洁、干燥、平整,每天 2 次湿式清扫,鳞屑多时应随时清扫。

(4)饮食上给予高蛋白、高维生素、易消化的食物,如蛋类、瘦肉、豆制品、新鲜蔬菜及水果,多饮水,避免进食辛辣刺激性食物,保证足够的热量及营养供给,以促进皮肤修复。小儿患者必须确保液体及营养供给,以维持水、电解质及酸碱平衡。

(5)保持皮肤清洁、滋润,避免搔抓,勤剪指甲,适当增加涂擦润肤剂的次数,每天 3～4 次或更多,洗浴后应及时涂擦润肤剂。

(6)选择宽松、柔软、棉质的贴身衣裤,避免摩擦皮肤,加重瘙痒感觉。

(7)由于患者皮肤干燥、角化、弹性下降,嘱患者不要做剧烈的运动,同时尽量减少因牵扯造成的物理性损伤,应加强生活照顾(如协助患者更衣、进食、如厕等)。

(8)若全身泛发皮损者,因皮肤散热功能明显下降,故应密切观察患者生命体征变化,尤其是体温的变化。

(二)专科护理

1.皮损护理

(1)保持全身皮肤清洁、滋润,每天进行温水洗浴或盐水浴,不用碱性强的皂液或浴液,全身涂擦护肤油脂类药物,如维生素乳膏、尿素霜、珍珠霜等,以保持水分。

(2)头部皮损处可用3%硼酸溶液湿敷,每天1~2次,每次30分钟,再涂擦维A酸软膏。

(3)皮损感染时,先用温水和抗菌溶液浸泡或湿敷,达到消肿收敛的作用,再使用抗菌软膏和复方炉甘石溶液涂擦患处。

(4)患儿皮损护理:①育儿箱应保持湿度。并预防裂隙处感染,避免使用角质溶解剂。表皮剥脱阶段,应用单纯性润肤剂。②严格执行无菌操作规程,接触患儿的固定物品(如听诊器、血压计、体温计等)应使用含氯消毒剂擦拭消毒。患儿的用物(如被褥、包布、尿布、毛巾)应每天高压灭菌消毒,避免医源性感染。③皮肤大面积剥脱时,不宜穿衣包裹,应暴露创面,使用无菌棉签均匀涂擦湿润烧伤膏,厚度约1 mm,以覆盖创面为宜,每4小时重复1次。④保持皮肤完整、减少摩擦,患儿因疼痛哭闹,肢体摩擦,均可导致干痂脱落或加剧皮损,影响愈合,应遵医嘱注射镇静剂(如苯巴比妥钠)或10%水合氯醛口服或保留灌肠。⑤口腔护理,可用生理盐水清洗口腔,每天3~4次,保持口腔清洁,予温凉奶喂养,避免过热,注意观察口腔黏膜有无糜烂、溃疡等情况。⑥眼部护理,每天用生理盐水棉签清除眼部分泌物及周围干痂,同时观察分泌物量、眼睑及结膜情况。⑦会阴护理,采用一次性尿裤垫于臀下,每次大小便后及时更换,温水清洗会阴部并局部涂擦氧化锌油。

2.用药护理

(1)以外用药为主,以温和、保湿、轻度剥脱为原则。

(2)10%~20%尿素霜、α-羟基酸或40%~60%丙二醇溶液可增加皮肤水合程度。

(3)维A酸外用制剂或钙泊三醇软膏等可改善角化程度,减少鳞屑,与糖皮质激素联用可增加疗效。

(4)对于性连锁鱼鳞病,外用10%胆固醇霜可取得较好疗效。

(5)严重患者在冬季可口服维生素A或维A酸类药物,能明显缓解病情,但长期服用应观察不良反应,定期监测血象及肝肾功能。

3.密切观察病情变化

(1)寻常型鱼鳞病好发于四肢伸侧及背部,尤以胫前最为明显,典型皮损是淡褐色至深褐色菱形或多角形鳞屑,鳞屑中央固着,周边微翘起,常伴有掌跖角化、毛周角化。本病最常见自幼年发病,皮损冬重夏轻。

(2)性连锁鱼鳞病仅限于男性。可累及全身,以四肢伸侧、躯干下部为重,胫前最明显,面、颈部和皱褶部也可受累。

(3)板层状鱼鳞病出生后即全身覆有一层火棉胶样膜,2周后脱落,代之棕灰色四方形鳞屑,以肢体屈侧、皱褶部位和外阴为重。部分患者可有眼睑、唇外翻,常伴掌跖角化、皲裂。

(4)先天性大疱性鱼鳞病红皮病出生时即有皮肤潮红、湿润和表皮剥脱,受到微创后出现水疱。易破溃成糜烂面,数天后红斑消退出现丘疹,皮肤皱褶处更明显,呈"豪猪"样外观,常继发感染,严重可致死亡。

(5)先天性非大疱性鱼鳞病红皮病出生时全身皮肤紧张、潮红,覆有细碎鳞屑。皮肤有紧绷感,面部亦可累及,可见睑外翻,青春期后好转。部分可伴有斑秃和甲营养不良。

4.心理护理

从心理上减轻患者及患儿家属的思想压力,增强治疗疾病的信心,取得自身的配合对本病的治疗是至关重要的,所以医护人员应多与患者及家属沟通,详细告知预后情况及日常护理内容,用亲切、热情的语言解释治疗过程及疾病康复的知识,取得患者及家属的理解。

(三)健康教育

(1)向患者及家属讲解疾病的预防、治疗及预后情况等相关知识。

(2)加强饮食营养,多食含有维生素 A 的食物,如胡萝卜和动物内脏等,可以从食物中获得维生素 A。

(3)日常生活中,要多饮水,勤洗盐水浴,通过盐水与角质层作用而利于本病。浴后涂擦润肤剂,保持皮肤清洁、滋润,勤剪指甲,避免搔抓皮肤。

(4)选择温和无刺激、补充水分的洗护用品,避免使用碱性浴液。

(5)恢复期可适当加强锻炼,增强身体抵抗力;本病冬重夏轻,紫外线照射有益于皮损的改善。

(6)定期门诊复查,长期口服维 A 酸类药物等,要遵医嘱按疗程服用,不可自行增减药量,定期复查血常规及肝肾功能。

二、遗传性掌跖角化病

遗传性掌跖角化病以弥漫性或局限性的掌跖皮肤增厚和角化过度为临床特征,有多种类型,常见的有弥漫性掌跖角化病和点状掌跖角化病。

(一)一般护理

(1)病室整洁、空气新鲜,温度适宜,相对湿度保持在 55%～65%。夏季开空调不可过久,冬季避免空气干燥,可使用加湿器。

(2)饮食以清淡、易消化、富含维生素、蛋白质高的食物为主,如牛奶、鸡蛋、豆制品(黄豆、豆腐)、瘦肉、新鲜蔬菜、水果等,多饮水。通过静脉用药,补充氨基酸等,加强营养。避免辛辣、刺激性食物,少食腥发食物,禁烟、酒。

(3)选择柔软、棉质的毛巾、手套、袜子等用物和衣物。

(4)选择温和、无刺激的洗护用品,避免使用碱性、刺激性强的产品,如肥皂。

(5)勤用温水浸泡手、足,水温不可过冷或过热,洗后及时涂擦护肤膏,每天可数次。

(6)过度角化的死皮,不可强行剥脱,以免出血、感染,应用剪刀修剪。

(7)手、足部皮损严重的患者,加强生活照顾,协助患者修剪指甲、更衣、如厕等,限制患者下床行走,减少摩擦,同时做好安全防护,预防跌倒等意外事件。

(二)专科护理

1.皮损护理

(1)保护创面,及时涂擦角质松解剂(10%～20%水杨酸软膏、10%～20%尿素软膏)、维生素 E、维生素 AD 软膏或护肤膏,涂药后戴上一次性薄膜手套,增加保湿效果,提高肌肤细胞的活跃度,加速角质层代谢更新。多种药膏涂擦时,应交替使用。

（2）对于明显增厚的角化性斑块，可选用中药罨包法，如采用黄柏、生地榆各 30 克，蒸发罨包软化角质；也可使用 30％尿素溶液浸泡。

（3）对于肥厚的角质层，可进行封包治疗，如使用怀氏软膏，将药膏均匀涂擦在掌跖角化处，外用保鲜膜封包 10～12 小时后取下，同时与 0.1％维 A 酸软膏交替使用，最好采用晚间封包治疗。

（4）局部皮损可外用 20％尿素软膏、0.1％～0.5％维 A 酸霜或用 15％水杨酸软膏封包软化角质，封包时间一般 20～30 分钟，每天 1～2 次，亦可外用钙泊三醇软膏。

（5）封包治疗后，部分角质层开始脱落，边缘翘起，应协助患者及时用剪刀修剪痂皮，防止脱落的痂皮触碰及刺激新修复的皮肤。一般每周 3～4 次，操作时动作轻柔，耐心、细致。

（6）手、足部出现皲裂时，可用肤疾宁胶布敷贴，保护伤口，减轻疼痛，促进伤口愈合。

（7）病情严重，丧失活动能力，则可考虑分层皮移植。

2.用药护理

维 A 酸类药物（如阿维 A、阿维 A 酯）需长期或终生用药，但不良反应较多，常见的不良反应如皮肤黏膜损害（唇炎、眼干、口干、瘙痒、脱屑等）、致畸、骨质疏松、胰腺炎、高脂血症、肝脏毒性、血液毒性等，停药后即复发，用药期间应加强宣教，提高患者的依从性，不能自行增、减药量或停药，定期复查血常规、肝肾功能，密切观察患者的不良反应，及时对症治疗。

3.密切观察病情变化

（1）弥漫性掌跖角化病：皮损为境界清楚的淡黄色坚硬角化斑块，蜡样外观，边缘常呈淡红色。有时可伴有瘙痒、触痛或疼痛性皲裂，掌跖多汗，甲板增厚混浊，冬季尤重。

（2）点状掌跖角化病的典型皮损为掌跖部散发角化性丘疹，皮色或黄色，直径 2～10 cm，散在分布或排列成片状或线状，丘疹脱落后，呈火山口样小凹陷，偶见甲营养不良。

4.心理护理

患者多因疾病迁延难愈、反复发作、治疗效果不佳等原因，产生畏惧、焦虑、烦躁、易发脾气等，医护人员应耐心、细致地为患者解答疑惑，多给予安慰、劝导，帮助患者正确对待疾病，通过日渐好转的皮损，增强患者战胜疾病的信心。

（三）健康教育

（1）向患者讲解疾病的治疗方法、日常护理、自我保护等知识。

（2）指导患者合理饮食，保证蛋白质、微量元素、维生素的摄入，加强营养，调节免疫力。

（3）指导患者正确使用罨包、封包、涂擦、清除痂皮的方法。

（4）增强自我保护意识，选择合适的洗护用品，避免外界油污、烟尘、化学洗涤剂对肌肤的伤害。

（5）定期复诊，按医师的指导规范用药，不可自行增、减、停药，以免病情反复或加重。

（6）指导患者做好防护，减少摩擦，防止局部长期受压，影响掌跖角质层修复。

三、遗传性大疱性表皮松解症

遗传性大疱性表皮松解症（epidermolysis bullosa，EB）分为遗传性和获得性两种。遗传性大疱性表皮松解症是典型的机械性大疱病，以皮肤轻微外伤后出现大疱为特点。根据水疱的发生部位可分为三大类：单纯型大疱性表皮松解症，水疱在表皮内；交界型大疱性表皮松解症，水疱在透明层；营养不良型大疱性表皮松解症，水疱在致密板下方。本病无特效疗法，仅能对症及支持治疗。

(一)一般护理

(1)室内清洁、空气新鲜,每天2次通风,每次30分钟,每天空气消毒1～2次。根据病情调节室内温湿度,小儿患者室温保持在22～24℃,相对湿度55%～65%。重症患者应安排单间,实施保护性隔离。

(2)严格执行无菌操作规程,接触患者前用肥皂、流水洗手;接触患者的听诊器、体温计、血压计等应固定使用并消毒,尽量使用一次性医疗用品。

(3)饮食以高热量、高蛋白、高维生素、易消化饮食为主,少量多餐,多饮水,忌食辛辣刺激性食物,保持大便通畅。

(4)选择宽松、柔软、棉质的贴身衣物,勤换洗,贴身衣物及被服使用前应高压灭菌消毒。

(5)保持床单清洁、干燥、平整、无杂屑,定期更换床单,皮损严重者,应每天更换。

(6)进行治疗护理操作时,要耐心、详细地向患者讲解治疗过程,取得患者的配合,操作时动作轻柔,以免损伤或加重皮肤损害。

(7)保持皮肤清洁、干燥,注意保护皮肤,防止摩擦、压迫、搔抓,重症患者应加强生活护理,协助患者修剪指甲,翻身时,避免拉、拽等摩擦皮肤,必要时使用支被架。

(8)静脉穿刺时在穿刺部位上方垫一无菌棉垫后扎止血带,避免重复穿刺,不可用胶布粘贴,以免加重皮损,最好采用静脉留置针。

(9)每天监测生命体征,尤其注意体温的变化。

(二)专科护理

1.皮损护理

(1)水疱处理,对于直径大于1 cm的水疱用5 mL无菌注射器抽净疱液,保护疱壁,破溃水疱用无菌剪刀剪去起皱、剥脱的坏死上皮。生理盐水清洗后,用无菌凡士林油纱布包裹,外加绷带固定。皮损干燥时及时去除凡士林油纱布。

(2)皮损处大量渗出时,应暴露创面,可用3%硼酸溶液或生理盐水湿敷,红外线照射,每天2次,每次20～30分钟,保持创面清洁、干燥。

(3)脓痂及痂皮多时,可行1:8 000高锰酸钾液局部清创,再用红外线照射,外用抗菌软膏(如新霉素)涂擦。

(4)大面积破溃处,可用金因肽喷剂,紫草油涂擦后用油纱布包裹。

(5)皮肤结痂、瘙痒时可局部涂擦维生素E软膏、抗菌软膏。

(6)患儿皮损护理:①保持创面清洁。每天使用1:5 000高锰酸钾溶液,温度为38～40℃,进行全身浸泡清洗,每天1次,每次10分钟,浸泡后用毛巾吸干水分,不能擦拭。②创面用药护理。使用无菌棉签在创面均匀涂擦1 mm厚的湿润烫伤膏,每4小时重复1次,以达到活血化瘀、祛腐生肌还可使用如意金黄散,每天3～4次,涂药前先用生理盐水将干燥药渍洗去,再涂新药。③保护创面。患儿常因疼痛哭闹、烦躁,使肢体摩擦增多,导致干痂脱落或加剧皮损,影响愈合,修平指甲,可外用柔软无菌棉垫分隔肢体,减少摩擦,必要时遵医嘱使用镇静剂,如10%水合氯醛1 mL/kg体重口服或保留灌肠。翻身时将患儿抱起,避免拖、拉、推等动作,防止损伤皮肤。

2.病情观察

(1)皮损的共同特点是多因轻微摩擦或碰撞后出现水疱及血疱,肢端或四肢关节的伸侧尤其容易发生,严重者可累及任何部位,愈合后可形成瘢痕。①单纯型大疱性表皮松解症,水疱发生在表皮基底细胞层,相对表浅,见于肢端及四肢关节伸侧,一般不留瘢痕,黏膜及指甲损害少,尼氏征阴性。多在 2 岁内,摩擦部位易出现水疱。②交界型大疱性表皮松解症,即出生后有广泛的水疱、大疱、糜烂和结痂,愈合后出现萎缩性瘢痕,可致指(趾)甲畸形、营养不良或无甲,也可出现牙釉质发育不良,大多数患者在 2 岁内死亡。③营养不良型大疱性表皮松解症,病情较重,常在出生时 B 口出现水疱,位置较深,预后留明显瘢痕,可发生于任何部位,以肢端最重,反复发生的水疱和瘢痕可使指(趾)间的皮肤粘连、指骨萎缩形成爪形手,也可累及黏膜,口咽黏膜反复溃破、结痂,可导致张口、吞咽困难,预后差。

(2)严密观察并记录患者生命体征,记录 24 小时出入量,尤其是尿量。

(3)观察患者有无新发水疱,口腔黏膜有无新发炎症,眼结膜有无充血、水肿等。

(4)观察患儿神志、哭声、精神症状、吸吮能力等,如患儿出现精神萎靡、嗜睡、高热、呼吸急促、心率加快等提示感染,应及时通知医师,采取有效治疗措施。

3.心理护理

评估患者及家长的心理状况,有针对性地给予心理疏导,耐心解答患者及家长的疑问,用亲切、和蔼的语言向患者及家长说明治疗的重要性,多与其沟通、交谈,消除焦虑、悲观等不良情绪,使其树立信心,保持乐观的心态,积极配合治疗。

(三)健康教育

(1)向患者及家长详细讲解疾病的知识,使其对疾病有一定的了解,树立战胜疾病的信心。

(2)告知患者减少皮肤机械性损伤和摩擦,贴身衣物避免过厚过硬,防止压迫、搔抓皮肤。

(3)指导患者养成良好的生活习惯,疾病恢复期,应适当锻炼,增强机体抵抗力。

(4)教会患者及家长皮肤护理的方法,如湿敷法、涂擦法及出现水疱后的处理方法。

(5)指导患者合理饮食,加强营养。

(6)教会家长正确的喂养方法,保证患儿生长发育,提高机体免疫力。

(7)建立患者及患儿家长与医院的联系,随时解答其在护理过程中的疑问。

四、家族性良性慢性天疱疮

家族性良性慢性天疱疮又称黑利-黑利病(Hailey-Hailey disease),是一种少见的常染色体显性遗传病。患者通常在 20～30 岁发病,皮损好发于颈项部、腋窝和腹股沟,少数发生在肛周、乳房下、肘窝和躯干。

(一)一般护理

(1)病室空气新鲜,环境整洁、安静,每天定时开窗通风换气,每天 2 次空气消毒。

(2)将患者安置于单人病室,床位勿靠近窗边,避免紫外线照射。

(3)保持皮肤清洁、干燥,避免搔抓、摩擦,重症患者应加强生活护理,协助患者修剪指甲,翻身时,避免拉、拽等动作,防止损伤皮肤。

(4)采用局部暴露疗法,使用支被架,避免被单与皮肤创面摩擦,减轻疼痛与污染的机会。

(5)饮食以高热量、高蛋白、高维生素、易消化的饮食为主,少量多餐,多饮水,多食新鲜蔬菜、水果,忌食辛辣刺激性食物,戒烟、酒,忌浓茶、咖啡。

(6)选择宽松、柔软、棉质的贴身衣物,勤换洗,贴身衣物及被服使用前应高压灭菌消毒。

(7)保持床单清洁、干燥、平整、无杂屑,定期更换床单,皮损严重者,应随时更换。

(8)每天监测生命体征,尤其注意体温的变化。

(9)会阴部及肛周黏膜糜烂患者,应协助排便,指导正确的吸气收腹用力,使其顺利排便。

(二)专科护理

1.皮损护理

(1)清洁创面,局部有毛发时,应先用无菌剪刀剪除,再给予 1∶8 000 高锰酸钾溶液缓慢清洁或冲洗创面。清除创面分泌物和坏死组织,清洗后常规检查局部皮损是否有粘连,如有粘连应使用钝头小玻璃棒缓慢分离,并外涂少量金霉素眼药膏。清洗时应避免用力,以免导致局部表皮松解剥脱。

(2)水疱处理,严格执行无菌操作原则。及时抽取疱液,对于直径大于 1 cm 的水疱用 5 mL 无菌注射器抽净疱液,保护疱壁,破溃水疱用无菌剪刀剪去起皱、剥脱的坏死上皮。按"疱液抽取法"进行处理:水疱处有感染时,应先使用抗菌溶液湿敷,每天 1~2 次,每次 20 分钟,再行抽取疱液,注意暴露皮损处,可使用鹅颈灯或红外线等对皮损部位进行照射,保持皮损干燥、清洁。

(3)糜烂创面处理,协助患者取舒适体位,充分暴露皮损处,用 0.1‰ 依沙吖啶无菌溶液湿敷于患处,每隔 10~15 分钟加液 1 次,持续湿敷 30 分钟至 1 小时,再用红外线照射,照射时嘱患者勿直视光源,以免造成眼睛损伤,照射过程中加强巡视,根据皮肤温度调节照射距离,每次 20 分钟,每天 1~2 次。

(4)病情严重者可进行皮肤移植。

2.用药护理

系统使用有效的抗菌药物、糖皮质激素药物时应注意观察药物的疗效、不良反应,严重者使用环孢素、维 A 酸和氨苯砜等药物时,观察不良反应的同时还要定期检查血象、肝肾功、血脂等;每天监测血压变化。

3.密切观察病情变化

本病好发于颈项部、腋窝和腹股沟,也可发生在肛周、乳房下、肘窝和躯干。皮损为红斑基础上的松弛性水疱,尼氏征阳性,常为一个部位多发性水疱,疱壁薄易破,形成糜烂和结痂,反复发作可出现颗粒状赘生物,伴瘙痒、灼热、疼痛及腥臭味。少数黏膜受累,主要累及口腔、喉、食管、外阴及阴道,多因出汗使皮损加重,间擦部位常出现浸渍或皲裂,发生活动性疼痛。夏重冬轻,反复发作,可留有色素沉着,但不留瘢痕。

4.心理护理

由于患者病程长,皮损面积大,症状严重,导致患者情绪低落、焦虑等,医护人员应做好解释,告知负性心理不利于皮损愈合,耐心劝导患者,使其正确认识疾病,同时每次治疗、护理时,将皮损好转的信息反馈给患者,使其增加信心。

(三)健康教育

(1)向患者讲解本病的诱因、疾病的发展、治疗及预防等知识。

(2)应尽量避免各种诱因,如机械性损伤、摩擦、日晒等,以免疾病复发或加剧。

(3)夏季避免在烈日下暴晒,减少机械性损伤。

(4)指导患者贴身衣裤宜宽松、质地柔软,避免搔抓皮肤,尤其冬季衣物应避免过硬过厚,以免对皮肤造成磨损。

(5)加强卫生宣教,衣物勤换洗,保持皮肤清洁、干燥,避免汗液浸渍。

(6)指导患者保持良好的生活习惯,饮食合理,养成良好的排便习惯。

（宋　延）

第二节　色素障碍性皮肤病

正常皮肤颜色主要由皮肤内色素含量(皮肤内黑素、胡萝卜素、皮肤血液内的氧化与还原血红蛋白的含量)和皮肤解剖学上的差异而决定,黑素是决定皮肤颜色的主要色素。根据临床表现,一般将色素异常性皮肤病分为色素增加和色素减退两大类。本节介绍白癜风、黄褐斑的护理。

一、色素减退性皮肤病(白癜风)

白癜风是一种后天获得性色素脱失性皮肤病,以表皮、黏膜和其他组织内黑素细胞丧失为其特征,一般无自觉症状,白斑常呈乳白色,大小、形态不一,毛发可正常或变白,可局限于某些部位或散发、泛发全身。

(一)一般护理

(1)患者居住环境清洁、舒适、温湿度适宜。

(2)多食新鲜、清淡的绿叶蔬菜,多食猪肝、瘦肉、牛肉、黑色食物,忌食辛辣刺激性的食物,如酒、辣椒、葱,少食羊肉、肥肉、鱼虾海味,同时不食维生素 C 含量高的食物,如西红柿、山楂、杨梅等。

(3)治疗过程中及恢复期禁止应用刺激性强的化妆品或外用药,注意保护皮肤。

(4)告知患者心理情绪对疾病转归的影响,让患者尽量保持心情愉悦。学会控制自己的情绪,以提高治疗效果。

(二)专科护理

1.皮损护理

(1)避免强光刺激,外出时应注意防晒,外涂遮光剂,避免在日光下暴晒。

(2)避免机械性刺激,如压力、摩擦、烧伤、外伤,以防同形反应发生。

(3)表皮移植护理。①有同形反应及进展期的患者,患有糖尿病、末梢神经炎、瘢痕体质等的患者均不宜做此项治疗。②术后治疗部位保持清洁干燥,加压包扎 10 天内避免接触水,避免出汗。③观察伤口愈合情况,有无感染、术后瘢痕等不良后果。注意观察受皮区皮肤存活情况。④应告知患者术后供皮区、受皮区均有可能出现再生色素颜色不均匀。

2.用药护理

(1)应用糖皮质激素及免疫抑制剂和免疫调节剂时观察疗效及不良反应。

(2)进行期应慎用刺激性药物。

(3)应用叶酸和维生素 B_{12} 补充疗法和补骨脂及其衍生物疗法应结合日光或紫外线照射治疗。

(4)使用他克莫司联合准分子激光疗法,应观察疗效。

(5)遵医嘱、按疗程长期坚持用药,切不可私自减量或停药。

(6)中医药治疗应根据病情,辨证施治。

3.病情观察

(1)询问患者发病及加重的季节,一般春末夏初病情加重,冬季缓解。观察皮损的部位,任何部位均可发生,好发于暴露和摩擦部位,如颜面、颈部、腕部、前臂及腰骶部,口唇、龟头、阴唇、包皮内侧黏膜也可累及,部分女患者白斑皮损沿神经节段单侧分布,少数泛发全身。白斑中毛发可变白也可正常。

(2)观察皮肤黏膜白斑情况,分辨是完全白斑或不完全白斑,境界是否清晰,有无向正常皮肤移形、扩大、境界模糊不清、易发生同形反应等进展期表现,进展期有时机械刺激如压力、摩擦、烧伤和外伤可继发白癜风;稳定期皮损停止发展,境界清楚的色素脱失斑,损害边缘色素增加。

(3)治疗过程中,注意观察患者的皮肤变化,如有红斑、水疱、烧灼感等,应立即告知医师处理。

(4)注意观察治疗后的效果。

4.心理护理

白癜风患者多因身体多处白斑或白发,导致对生活和工作失去信心,与人交流时缺乏自信,多存在较严重的抑郁、焦虑、自翠等不良情绪,严重影响了治疗效果,因而,护上应采用规范的语言,主动与患者沟通交流,了解患者的心理变化,并针对患者不同心理变化,给予指导,同时主动介绍治疗方法及过程,以消除患者的担忧,提高治疗的依从性。

(三)健康教育

(1)按要求合理饮食。饮食规律,忌食辛辣腥发和维生素 C 含量较多的食物,多吃花生、黑芝麻、黑豆、核桃、豆制品、瘦肉和颜色较深、味苦的蔬菜(如茄子、芹菜、苦瓜)及含铜、锌、铁等元素较多的食品。

(2)生活中可多使用一些铜制的器具或餐具,如铜碗、铜筷、铜勺等。但应注意不可过量补充铜元素以防引起中毒。

(3)要注意生活合理性和规律性,戒烟、戒酒。

(4)睡眠时间不宜太长,但也不宜熬夜,保持情绪稳定,精神愉快。

(5)避免机械性摩擦,避免损伤皮肤和曝晒,外出应涂遮光剂。

(6)指导患者按医嘱使用药物,坚持长期、按疗程用药,定期随诊复查。

二、色素增加性皮肤病(黄褐斑)

黄褐斑(melasma)也称为肝斑,是面部黑变病的一种,是发生在颜面的色素沉着斑。黄褐斑形成的原因主要是因女性内分泌失调,精神压力大,各种疾病(肝肾功能不全、妇科病、糖尿病等),体内缺少维生素及外用化学药物刺激引起。

(一)一般护理

(1)尽量去除病因,积极治疗内分泌障碍和体内慢性疾病。

(2)饮食宜清淡,多饮水,多吃富含维生素 C 的蔬菜和水果,如西红柿、草莓、猕猴桃等。应戒烟忌酒,避免刺激性、光感性和加重色素沉着的食物,如咖啡、可乐、浓茶、芹菜、香菜、胡萝卜等。

(3)选择正确的面部护理方法。应选用无刺激性、具有淡斑作用的护肤品。外出时要遮阳,并涂防晒霜。

(4)保持乐观的心态,注意休息。平时可以适当参加轻松的文体活动,以放松心情。

（5）提供良好的睡眠环境,保证充足的睡眠时间,保持二便通畅。

（二）专科护理

1.皮损护理

（1）评估患者皮损的部位,常对称分布于颜面全部及颊部呈蝴蝶形,也可累及前额、鼻及口周或颊部,斑块大小不一、边缘清楚,呈黄褐色或深褐色,紫外线照射后颜色加重。常在春夏加重,秋冬季减轻。

（2）防日晒,外出时打伞、戴宽沿帽子或涂宽谱的防晒剂,选 SPF＞20P＋＋以上的防晒剂,在强烈日光下每 2～3 小时涂 1 次,室内 4～5 小时涂 1 次,含激素、铅汞的化妆品不宜使用。

（3）可使用光子嫩肤技术,个别患者术后部分皮损可出现暂时的色素沉着,多数可随时间的推移而淡化(通常需要数月)。

（4）可使用熊果素、左旋维生素 C、精华素导入疗法淡化色斑。遵医嘱给予果酸剥脱术。

（5）遵医嘱局部外用曲酸膏、氢醌霜、0.025％维 A 酸。

2.用药护理

（1）外用药物:①0.025％维 A 酸可影响黑素生成,起到淡化色斑的作用。不良反应可见用药局部出现皮肤刺激症状,如灼感、红斑及脱屑,告知患者通常刺激症状可逐步消失。若刺激现象持续或加重,应遵医嘱间歇用药或暂停用药。涂擦时宜于晚间或睡前应用,防止日晒,避免与肥皂、清洁剂、含脱屑药制剂等共用,以免加剧皮肤刺激或干燥。哺乳期妇女、妊娠 3 个月内及眼部禁用,儿童慎用。②外用壬二酸能抑制酪氨酸酶,对功能亢进的黑素细胞有直接抑制作用和细胞毒作用,含有壬二酸成分的精华液应避光保存。③外涂氢醌霜,勿与眼睛接触,注意观察局部有无刺痛或烧灼感。

（2）口服药物:①遵医嘱给予胱氨酸、维生素 C、维生素 E 口服,必要时可口服维生素 A。维生素 E 长期大量服用可出现视物模糊、乳腺肿大、腹泻头晕、头痛恶心等症状。维生素 C 长期大剂量应用可引起停药后维生素 C 缺乏症,过多服用维 C 咀嚼片可致牙釉质损坏。②中药治疗应遵医嘱给予疏肝理气、健脾补肾、活血化瘀类药物,如逍遥散、六味地黄丸、补中益气丸、人参健脾丸等加减或祛斑颗粒、疏肝颗粒冲服。

3.心理护理

患者多存在抑郁、焦虑、自卑等不良情绪,导致对生活和工作均失去信心,与人交流时缺乏自信,严重影响了生活质量。因而,护士应采用规范的语言,主动与患者沟通交流,了解患者的心理变化,并针对患者的不同心理变化,给予指导,同时主动介绍治疗方法及过程,以消除患者的担忧,提高治疗的依从性。

（三）健康教育

（1）指导患者合理的饮食,保持大便通畅。

（2）调整好情绪,保持心情愉快,避免劳累、熬夜。

（3）积极治疗各种内科疾病,调理好女性内分泌环境,纠正月经不调,积极预防妇科疾病。

（4）应停用口服避孕药,改用工具避孕。

（5）禁忌使用含有激素、铅、汞等有害物质的化妆品和光感性药物。避免长期应用氯丙嗪、苯妥英钠等药物。

（6）防止热刺激及各种电离辐射,包括显示屏、荧光灯、X 光机、紫外线照射仪等。慎用有创伤性的治疗,包括冷冻、激光、电离子,避免接触强酸、强碱等腐蚀性物质等。

（7）不滥用化妆品，尤其是不用劣质化妆品。

（8）面部发生皮炎要及时治疗，防止炎症性色素沉着。

（9）由于皮肤色素的改变是一个缓慢的过程，故无论是用药物治疗还是使用祛斑化妆品，都需要长期坚持治疗。告知患者要定期复诊，有问题及时咨询。

（10）避免日光照射面部，外出时应打伞或根据季节选择适宜的防晒品。

（宋　延）

第三节　细菌性皮肤病

细菌性皮肤病主要是由化脓性球菌感染或杆菌感染引起的。化脓性球菌感染引起的皮肤病有脓疱疮、毛囊炎、疖、痈、丹毒等；杆菌感染引起的皮肤病有麻风病、皮肤结核病、类丹毒等。细菌性皮肤病可以通过接触方式传播，感染后的症状与细菌数量、毒力、机体免疫功能有关。

本节介绍常见的细菌性皮肤病：丹毒、脓疱疮、麻风病的护理。

一、丹毒

丹毒是皮肤或皮下组织内淋巴管及其周围软组织的急性炎症，成人好发于下肢和面部，婴儿好发于腹部。其临床表现为起病急，局部出现界限清楚、水肿性红斑，颜色鲜红，并稍隆起，压之褪色，皮肤表面紧张炽热，迅速向四周蔓延，有烧灼样痛，伴高热、畏寒及头痛等前驱症状。鼻部炎症、抠鼻、掏耳、足癣等因素是丹毒的常见诱因，若细菌潜伏于淋巴管内，当机体抵抗力低下时，易反复发作，为复发性丹毒。

（一）一般护理

（1）患者应安排单间，限制探视及陪住人员，并限制患者间的相互接触，避免传染，实施接触性隔离。

（2）保持室内空气新鲜，按时通风，每天空气消毒2次。墙面、地面及用物等均应使用含氯消毒剂每天擦拭1次，床单位及被服保持整洁，用物专人专用。医护人员勤洗手。正确处理器械和敷料等，严格落实消毒隔离措施。

（3）选择营养丰富、清淡易消化的高热量饮食为主，包括糖类、优质蛋白、各种维生素等，多饮水，每天2 000 mL，忌食辛辣腥发刺激性食物，戒烟、戒酒。

（4）给予适当卧位，抬高患处，避免局部压迫受累。小腿部丹毒应抬高患肢，肿胀明显时抬高患肢30~45 cm；颜面部丹毒患者应取半卧位，患处朝上；急性期应卧床休息，满足生活所需，协助患者床上活动，促进血液循环。

（5）积极治疗全身疾病，如糖尿病、结核、慢性肾炎、营养不良、血液病等；查找病因并治疗耳、鼻、足部的感染灶。

（6）保持良好的情绪，充足的睡眠，大便通畅，有助于疾病恢复。

（7）每天测量生命体征，密切观察体温变化。

221

(二)专科护理

1.皮损护理

(1)每天检查患者皮损情况,保持皮肤、黏膜的完整及清洁,用无菌生理盐水清洁皮损,每天2次。

(2)局部肿胀、疼痛者,可用 0.1％依沙吖啶溶液、50％硫酸镁溶液冷湿敷;也可使用冰袋冷敷,适用于炎症早期;或行微波热疗,适用于中、后期。

(3)水疱形成时,按"疱液抽取法"处理,严格执行无菌操作。

(4)皮下脓肿形成时,应切开引流,及时换药,并遵医嘱外用抗菌药物软膏,如0.5％新霉素软膏、达维邦或莫匹罗星软膏等。

2.病情观察及护理

(1)密切观察患者体温变化,有无畏寒、头痛、恶心、呕吐等前驱症状,高热患者应对症治疗。

(2)观察皮损发生的部位、面积大小、深度、颜色、皮肤温度、有无水疱、脓疱及疱液的性质,有无自觉症状,如瘙痒、疼痛等。典型皮损表现为水肿性红斑,界限清楚,表面紧张发亮,迅速向四周扩大,在红斑基础上可发生水疱、大疱或脓疱,病情多在 4～5 天达高峰,消退后局部可留有轻度色素沉着及脱屑。

(3)观察皮损发展情况。①坏疽型丹毒:皮损炎症深达皮下组织并引起皮肤坏疽。②游走型丹毒:皮损一边消退,一边发展扩大,呈岛屿状蔓延。③复发型丹毒:皮损于某处多次反复发作。

(4)观察患者有无全身中毒症状,有无局部淋巴结肿大、皮下脓肿、皮肤坏疽等伴随症状,观察局部有无红肿、疼痛情况。

(5)了解化验结果,如白细胞总数、中性粒细胞数等,观察尿的颜色、性状、量,有无肾炎、败血症等并发症。

(6)婴儿应加强观察,避免发生高热惊厥。

(7)下肢慢性反复发作性丹毒应注意观察有无继发象皮肿。

3.用药护理

(1)遵医嘱用药,不能擅自增、减、改、停药。

(2)全身治疗首选青霉素,使用前首先要详细询问患者过敏史,做青霉素过敏试验,有过敏史者及药物过敏试验阳性者禁用,同时备好抢救设备、用物及药品。青霉素液须现用现配,要注意药物间的配伍禁忌,青霉素有增强抗凝药药效的作用。注意观察用药反应,大剂量青霉素治疗者要注意有无神经症状、出血、溶血、水及电解质平衡紊乱、酸碱平衡紊乱及肝肾功能异常等。

(3)如青霉素过敏者可用红霉素,注意观察胃肠道反应,有无恶心、呕吐、腹部不适,告知患者饭后30 分钟服用此药。输液时应加强观察,避免药液渗出,大剂量长时间给药时,应注意观察患者的听力、肝、肾功能情况,有无心律失常、口腔、阴道念珠菌感染等。

(4)应用磺胺类药物时,应注意观察肝、肾功能及血液系统情况,有无中枢系统症状等。

(5)复发性丹毒应以间歇小剂量抗菌药物长时间维持治疗。

4.疼痛护理

(1)协助患者取舒适体位,提供舒适、整洁的床单位,安静、通风、温湿度及采光适宜的环境。

(2)进行护理操作前,向患者耐心、细致地做好解释,促使患者身心舒适,有利于减轻疼痛。

(3)缓解或解除疼痛的方法:抬高患肢,减少下床活动;炎症早期,可局部使用冷敷法缓解疼痛,必要时遵医嘱使用药物止痛。

(4)做好患者的心理疏导,讲解疾病的特点、病程及预后,减轻患者的心理负担。

(5)教会患者分散注意力的疗法,如读书、看报、听音乐、与人聊天等,缓解疼痛。

5.心理护理

了解患者日常的生活习惯,观察患者言行,倾听患者主诉,评估患者心理,满足患者生活需要,呼叫器置患者床旁,多巡视,合理安排锻炼及社交活动,营造良好的住院环境,增加患者的舒适度,使患者信任医护人员,积极配合治疗,早日康复。

(三)健康教育

(1)指导患者养成良好的卫生习惯,保持皮肤清洁,避免搔抓。面部丹毒应避免和纠正挖鼻、掏耳习惯,根治足癣有利于预防下肢丹毒。

(2)指导患者养成规律的生活习惯,注意休息,避免过度劳累。

(3)按时、按疗程用药,避免自行减量、停药,病情复发应及时就医。

(4)避免丹毒的诱发因素,如有鼻孔、外耳道、耳垂下方、肛门、阴茎损伤、趾间裂隙或外伤等应积极处理并保持患处清洁。

(5)指导患者保持全身皮肤清洁,有静脉曲张者,穿医用弹力袜,糖尿病患者应每天检查双足,避免足部外伤、烫伤及冻伤等。

二、脓疱疮

脓疱疮(impetigo),俗称"黄水疮",是一种化脓球菌传染性皮肤病。特征为发生丘疹、水疱或脓疱,易破溃而结成脓痂,接触传染,蔓延迅速,夏秋季儿童(2～7岁)多见,易流行。本病分为两型:大疱型脓疱疮和非大疱型脓疱疮,后者也称接触性脓疱疮,传染性强于前者。

(一)一般护理

(1)患者应安排单间,限制探视及陪住人员,实施接触性隔离,避免传染他人。

(2)病室安静、温湿度适宜,每天定时通风,空气消毒2次。墙面、地面及用物等均应使用含氯消毒剂擦拭,每天2次,床单及被服保持整洁,用物专人专用,定时消毒更换。医护人员勤洗手,正确处理器械和敷料等,严格落实消毒隔离措施。

(3)保持床单位整洁,床单平整、清洁、干燥、无杂屑;保护皮肤清洁、完整,避免搔抓,协助患儿剪短指甲,必要时戴手套;选择宽松、棉质衣物。

(4)每天测量生命体征,密切观察体温、呼吸变化。

(5)选择营养丰富、清淡易消化的高热量饮食,包括糖类、优质蛋白、各种维生素等,同时加强水分和电解质的补充。避免食用辛辣腥发刺激性食物。

(6)母乳喂养时,母亲应忌食辛辣腥发刺激性食物,将奶挤出后用奶瓶喂哺患儿,防止乳母被传染。

(二)专科护理

1.皮损护理

(1)疱液澄清、疱壁未破时可每天涂擦炉甘石洗剂5～6次。

(2)脓疱处理按"疱病清创法"清除脓液、痂皮等分泌物,外涂抗菌药物。

(3)脓疱结痂时应用1∶5 000高锰酸钾溶液清洁创面,0.1%依沙吖啶溶液湿敷,外涂抗菌药物如0.5%新霉素软膏,浸软痂皮后再剪除痂皮,不要强行剥离。

(4)创面渗出较多时,使用糊剂外涂。

（5）注意局部清洁，保护创面，避免搔抓或摩擦，避免患儿哭闹，防止患儿剧烈运动，以免扩散。

（6）加强患儿眼、口、鼻的护理，及时清理分泌物。

2.病情观察

（1）观察皮疹发生的部位、大小、类型、颜色、有无水疱、脓疱及疱液的性质、侵犯面积、有无渗出、糜烂、尼氏征阳性（尼氏征又称棘层细胞松解现象检查法，有四种阳性表现：①手指推压水疱一侧，水疱沿推压方向移动。②手指轻压水疱顶，疱液向四周移动。③稍用力在外观正常皮肤上推擦，表皮即剥离。④牵扯破损的水疱壁时，可见水疱周边的外观正常皮肤一同剥离），有无新生皮疹、抓痕伴痒等情况。

接触性传染性脓疱疮，本病可发生于任何部位，以面部等暴露部位多见。皮损初起为红色斑点或小丘疹，迅速转变为脓疱，有明显的红晕、疱壁薄、易破溃、糜烂，脓液干燥后形成蜜黄色厚痂。

深脓疱疮，好发于小腿或臀部，皮损初起为脓疱，逐渐向皮肤深部发展，表面有坏死和蛎壳样黑色厚痂，红肿明显，去除痂后可见边缘陡峭的蝶状溃疡，自觉疼痛明显。

大疱性脓疱疮，好发于面部、躯干和四肢。皮损初起为米粒大小水疱或脓疱，迅速变为大疱，疱液先清澈后浑浊，疱壁先紧张后松弛，直径 1 cm 左右，疱内可见半月状积脓，红晕不明显，疱壁薄，易破溃形成糜烂结痂，痂壳脱落后留有暂时性色素沉着。

新生儿脓疱疮，发生于新生儿的大疱性脓疱疮，皮损为广泛分布的多发性大脓疱，尼氏征阳性，疱周有红晕，破溃后形成红色糜烂面。

葡萄球菌烫伤样皮肤综合征，多累及出生后 3 个月内的婴儿，起病前常伴有上呼吸道感染或咽、鼻、耳等处的化脓性感染，皮损常于口周和眼周开始，迅速波及躯干及四肢。特征性表现为在大片红斑基础上出现松弛性水疱，尼氏征阳性，皮肤大面积剥脱见潮红的糜烂面，似烫伤样外观，手足皮肤呈手套、袜套样剥脱，口周可见放射状裂纹，无口腔黏膜损害，皮损有明显疼痛和触痛。

（2）观察患者全身症状，有无咳嗽、咳痰、呼吸困难等肺炎表现；观察意识、精神状况，有无头痛、呕吐、精神萎靡等脑膜炎症状；有无咽痛前驱症状。有无全身中毒症状伴淋巴结炎，易并发败血症、肾小球肾炎。

（3）密切监测生命体征，注意体温变化，如超过 39 ℃以上时，遵医嘱应做血培养，以便及早发现脓毒血症，及时处理，观察尿的颜色、性状和量，以便于及早发现并处理急性肾小球肾炎症状。

3.用药护理

（1）遵医嘱用药，禁忌乱用药。

（2）外用药涂擦前，要清洁皮损处的分泌物及残余药物。

（3）痂皮厚时，先涂擦硼酸软膏，再以消毒液体石蜡油去除脓痂，最后涂擦抗菌药物，有利于药物吸收。

（4）皮损面积大或有全身症状者，可选用抗菌药物如红霉素、青霉素等，应注意有无变态反应及其他药物不良反应发生，并根据药敏试验结果选用敏感性高的抗菌药物。

（三）健康教育

（1）幼儿园如有发病应及时隔离治疗，衣服、被褥、毛巾、用具、玩具、换药物品应严格消毒。

（2）告知患儿及家属不宜进入公共场所。

（3）告知患儿家属皮肤护理的方法及注意事项，如涂擦法、湿敷法。

（4）开展卫生宣教，注意个人卫生，保持皮肤清洁，及时治疗瘙痒性皮肤病，如疥子常是本病的前奏，防治疥子对预防本病很重要。

（5）出院后患儿家里所有的衣物均应消毒处理，可采用日晒、煮沸。

三、麻风

麻风是由麻风分枝杆菌引起的一种慢性传染病，主要侵犯人的皮肤、周围神经，如不及时治疗也可损害眼睛、肝、脾、睾丸及淋巴结等。早期就可因神经损害发生残疾和畸形，使其不同程度地丧失劳动和生活能力，麻风杆菌可自健康人破损的皮肤进入机体，这是传统认为麻风重要的传播方式，目前认为带菌者咳嗽或打喷嚏时的飞沫或悬滴经过健康人的上呼吸道黏膜进入人体。

（一）一般护理

（1）消毒与隔离。①实施接触传播和飞沫传播的隔离，建立麻风病房来切断传播途径，控制麻风传播。②焚烧污染的敷料，其他物品可通过煮沸、高压蒸汽、福尔马林熏蒸、紫外线照射等疗法进行消毒处理。③医护人员应加强个人防护，严格遵守操作规程，接触患者虚戴口罩、帽子、手套，穿隔离服。

（2）给予高热量、高维生素、低脂和易消化的饮食，加强营养，有利于创面愈合，避免辛辣刺激性食物。

（3）密切观察体温、脉搏、呼吸、血压、皮损、疼痛、肢体活动等情况，发现异常，及时报告医师，配合处置。

（4）评估患者自理能力，加强生活护理，实施安全措施。

（5）患者住处要通风良好，环境清洁，及时消火蚊虫，避免蚊虫叮咬。

（二）专科护理

1.皮损护理

（1）保护手足皮肤，日常给予温水浸泡，油脂涂擦，湿润和软化皮肤，防止皲裂、裂口。

（2）足底红肿压痛或溃疡者应避免行走，让患肢抬高，卧床休息。愈合后应穿足部防护鞋

（3）单纯性溃疡叮用生理盐水、3％过氯化氢溶液清洗局部，消毒凡士林纱布保护创面，用无菌纱布包扎，每2～3天换1次药，若溃疡伴大量渗出时，应每天换药。

（4）感染性溃疡应用抗菌药物控制感染，局部用过氧化氢溶液浸泡后，清除分泌物及坏死组织，外用抗感染药物，无菌纱布包扎，每天换药1次。

（5）久治不愈或复发的顽固性溃疡，感染控制后用无菌方法进行扩创，也可根据病情给产手术治疗。

（6）有水疱时，按"疱液抽取法"处理。

（7）睾丸附睾炎的护理：卧床休息，用悬吊或男性保护隔离带托起阴囊，保持局部清洁、干燥，遵医嘱使用止痛剂或糖皮质激素。

2.睫状体炎的护理

（1）眼部受累可用1阿托品和泼尼松眼药水或抗菌眼药膏交替滴眼或涂眼，每天1～2次。

（2）局部热敷可促进血液循环，减轻疼痛，促进炎症吸收。

（3）倒睫患者勿用手和不洁毛巾等揉眼睛，轻者可为其拔出倒睫，重者需进行手术治疗。

（4）监测患者的眼压，以防发生糖皮质激素性青光眼。

3.观察与护理

(1)观察皮损的大小、数量、颜色、面积、形状、累及范围及自觉症状。①定类麻风:早期表现轻微,常被忽视,典型皮损为单个或数个浅色斑或淡红色斑。光滑无浸润,呈圆形、椭圆形或不规则形,局部轻、中度感觉障碍,神经症状较轻,可有浅神经粗大。②结核样型麻风:皮损常局限,数目少,不对称累及面、肩、四肢、臀等少汗易受摩擦部位,典型皮损为较大的红色斑块,境界清楚或稍隆起,表面干燥粗糙,汗毛脱失,可覆盖鳞屑,可摸到粗硬的皮神经,可致神经功能障碍,伴有明显的感觉和出汗障碍、肌肉萎缩、运动障碍及畸形,一般不累及黏膜、眼和内脏器官。③瘤型麻风:早期皮损为浅色、浅黄色或淡红色斑,边界模糊,广泛对称分布于四肢伸侧、面部和躯干等,浅感觉正常或稍迟钝,有蚁行感,鼻黏膜可见充血、肿胀或糜烂。中期皮损分布广泛、浸润明显,四肢呈套状麻木,眉、发脱落明显,周围神经普遍受累,可产生运动障碍和畸形,足底可见营养性溃疡,淋巴结肿大、肝大、脾大,睾丸也可受累。晚期皮损呈深在性、弥漫性浸润,常伴暗红色结节,双唇肥厚,耳垂肿大,形如狮面,毛发脱落。④麻风反应:病程中突然原有皮损或神经炎加重,出现新的皮损和神经损害,并伴有畏寒、发热、乏力、全身不适、食欲减退等症状。神经肿痛的患肢应休息、保暖,必要时夹板固定。

(2)观察足部情况,有无足底红肿压痛或破溃发生。保持皮肤清洁,加强足部护理,根据脚形选择合适的胶鞋或布鞋,新鞋每天穿不超过 2~3 小时,避免远行,足底变形者要学会走鸭步,以避免足底滚动,用足底起落于地面。指导患者每晚用温水浸泡足部 30 分钟,促进血液循环,再涂擦油膏保护皮肤。

(3)观察眼部情况,有无充血、流泪和分泌物增多、视力下降、睑裂闭合不全等情况。注意用眼卫生,避免强光刺激,劳动时戴防护镜,防止异物进入眼内。

(4)观察周围神经受损情况,浅感觉障碍的程度。①通常温觉障碍发生最早,痛觉次之,触觉最后丧失。②有无肌肉萎缩或瘫痪所致的运动障碍,容貌损毁。③有无营养障碍所致的皮肤干燥、萎缩、脱毛、手足骨质疏松或吸收,形成畸形。④有无手足发绀、温度降低、肿胀等循环障碍。⑤有无出汗障碍。⑥注意保暖,慎用取暖用品,防止烫伤,避免外伤,洗浴后给予涂擦保湿剂滋润皮肤,防止干燥。肌肉关节局部按摩,适当进行活动锻炼,以促进循环,防止萎缩。

4.用药的护理

本病以内用药物治疗为主,采用联合化疗和麻风反应的治疗。世界卫生组织推荐联合化疗(MDT)治疗麻风病。

(1)MDT 治疗方案及药物的不良反应观察及护理。

多菌型成人:利福平 600 mg 每月 1 次,氨苯砜 100 mg 每天 1 次,氯法齐明 300 mg 每月 1 次或 50 mg 每天 1 次,疗程 24 个月。

少菌型成人:利福平 600 mg 每月 1 次,氨苯砜 100 mg 每天 1 次,疗程 6 个月。①DDS(氨苯砜):极少数患者服药 1 个月左右可发生药疹。如呈麻疹样、猩红热样皮炎,严重时伴高热、蛋白尿。出现上述症状应立即通知医师,停用 DDS。鼓励患者多饮水,加强排泄,给予高蛋白、高热量、高维生素饮食。②RFP(利福平):患者服用本品 2~3 个月后,可出现一过性丙氨酸氨基转移酶升高,严重时可出现黄疸,因此,使用 RFP 应定期做肝功能检查,明显异常者应停药。③B-663(氯法齐明):服用后易引起皮肤干燥、红染,肤色可呈棕红至紫黑色和鱼鳞样改变,影响患者外貌;大剂量使用有消化道症状和腹痛。护士要做好解释工作,随着病情的好转,色素沉着会逐渐减轻,停药后半年左右即消退,不必过于忧虑,但应注意避光,外出时应着长袖衣裤,戴帽或打伞,每次沐浴后涂擦维生素 AD 油膏或润肤膏。

(2)麻风反应的治疗,首选糖皮质激素,长期使用糖皮质激素的患者,注意观察疗效和不良反应。

5.神经痛的护理

(1)理疗或冰袋冷敷可缓解神经疼痛。

(2)必要时遵医嘱给予镇痛剂,麻醉药不可滥用,疼痛剧烈时可给予吗啡或哌替啶制剂,应注意成瘾性。

(3)肢体发生急性神经炎时,应予吊带、石膏或支架固定,使之处于休息状态,疼痛减轻或消失后,应尽早主动或背被动进行功能锻炼,避免关节僵直或挛缩。

6.假肢的自我护理

(1)初用假肢时残端易起水疱,在接受腔内垫柔软的衬垫,减少摩擦,应坚持用假肢,使残端皮肤角化,增加耐磨力。

(2)教会患者每晚检查残端有无红肿、擦伤及水疱,清洗残端,涂擦油脂并按摩片刻,以保护皮肤。

(3)开始使用假肢时可借助拐杖,两腿原地交替承重进行基本步态的训练,直至能单足站立平衡为止。迈步训练,应先迈健肢,慢行。

7.心理护理

由于长期的社会偏见和恐惧,患者往往会讳疾忌医,甚至产生逆反心理和行为,护士应多与患者沟通、交谈,改变患者不正确的认知、不良的心理状态,调整患者情绪,调动主观能动性,树立战胜疾病的信心,以良好的心理接受治疗及护理。

(三)健康教育

(1)宣传麻风病的科学知识及其病情、诊断和处理,使患者对麻风病有正确的了解,早期发现、早期治疗,认识本病及其发生的反应是可防可治的。

(2)鼓励患者正确对待社会上客观存在的不同程度的偏见,做到自尊、自重、自强、自立,树立与疾病做斗争的信心

(3)向新患者说明暂时勿去、少去公共场所,外出戴口罩。

(4)遵守联合化疗的要求,按时、足量、规则服药,及时复诊。

(5)根据既往患病史、检查结果及过敏史进行相关知识宣教。

(6)注意手、足、眼的自我护理,加强麻木肢体的功能恢复锻炼。

(7)向患者说明治疗后,一旦出现任何问题或疑问,应及时到当地诊治机构检查或咨询。

(宋　延)

第四节　真菌性皮肤病

真菌性皮肤病(mycosis)是由真菌感染引起的疾病。真菌喜温暖潮湿,生长最适温度为 22～36 ℃,相对湿度 95%～100%,pH5.0～6.5。真菌耐寒不耐热,在 100 ℃左右,大部分真菌死亡,但在低温条件下(−30 ℃)可长期存活,与疾病有关的真菌主要有皮肤癣菌、酵母菌和霉菌 3 种,

它们在临床上引起两大类真菌性皮肤病,即浅部真菌病和深部真菌病。

本节介绍深部真菌病、浅部真菌病和黏膜念珠菌病的护理。

一、深部真菌性皮肤病

酵母菌和霉菌主要侵犯真皮、皮下组织及内脏器官引起深部真菌病,临床上通常按菌种命名,如孢子丝菌病、念珠菌病等。

(一)一般护理

(1)安排患者单独病室,实施接触性隔离,减少探视人员,避免交叉感染。医护人员进入病室及各项操作时,应戴帽子、口罩、手套,必要时穿隔离衣,做好防护。

(2)保持室内空气清新,温湿度适宜,定时通风换气,注意保暖。

(3)患者用物严格按照消毒隔离原则处理,每天2次用含氯消毒液擦拭物体表面和地面;空气消毒,每天2次。

(4)对于老年体弱、低蛋白血症、免疫功能低下和严重营养不良的患者,应加强保护措施,严格执行无菌操作原则。

(5)对于有严重基础疾病的患者,尤其对留置各种导管的患者,做真菌培养时,应同时做药敏试验,护理上应加强对导管的监测、预防感染。

(6)床单位整洁,及时更换病服,使用后按消毒隔离原则灭菌消毒。

(7)宜选择清淡饮食,加强营养,忌食辛辣、刺激性食物,戒烟、戒酒。

(8)每天监测生命体征,注意体温变化。

(9)注意个人卫生,保持皮肤清洁。

(二)专科护理

1.躯干四肢的皮损护理

(1)严格按无菌操作原则进行皮损的清创与换药。

(2)取新鲜创面和坏死组织接壤处的组织送真菌培养并做病理检查。

(3)伤口创面局部用2%过氧化氢棉球和0.5%无菌聚维酮碘棉球擦洗。

(4)红外线照射,每次30分钟,每天1次。

(5)0.2%两性霉素B溶液湿敷20分钟后,以无菌干纱布包扎固定,每天1次。

2.口鼻黏膜的护理

(1)观察、评估患者的疼痛情况,使用小手电筒、棉签及压舌板检查,每天评估记录口鼻黏膜变化,包括破溃黏膜局部的动态变化以及渗出物的颜色和性状。

(2)口鼻黏膜溃疡、穿孔的护理。①指导患者少食多餐,给予半流食或软食,细嚼慢咽,防止食物从上颌穿孔处进入鼻腔,引起窒息。②指导患者餐后用2.5%碳酸氢钠溶液漱口,建立口腔碱性环境。漱口时以含漱为主,切勿用力,防止漱口液由穿孔处反流入鼻腔引起误吸。

3.呼吸道的护理

(1)肺部真菌感染患者咳嗽、咳痰明显,甚至出现大咳血,要评估肺部感染程度,如痰液量、性状、颜色,咳血量并进行痰培养。

(2)密切观察患者呼吸模式、频率的变化及血氧饱和度、胸片的情况,听取患者的主诉。

(3)肺部真菌感染者,遵医嘱给予氧气吸入3 L/min,吸氧时在鼻周垫小棉块,使用双鼻导管吸氧;若患者鼻周破溃明显,宜使用面罩吸氧6～8 L/min。

（4）保持呼吸道通畅，每天遵医嘱用 0.9％氯化钠溶液 2 mL＋复方异内托溴铵溶液 2.5 mL，每 12 小时雾化吸入治疗，雾化后拍背，协助患者进行痰液体位引流，帮助患者排痰。

4.输液管路的护理

（1）两性霉素 B 是治疗深部真菌毛霉病的最佳药物。长期使用易诱发静脉炎，需注意观察输液管路是否畅通。

（2）每次输液前要观察穿刺部位有无感染、红肿、渗液、疼痛，针头有无脱出。

（3）输液时严格无菌操作避免感染。

（4）指导患者保持输液穿刺处清洁干燥，不要擅自撕去贴膜。避免输液侧肢体剧烈活动或过度屈伸、持重。

5.病情观察

（1）密切监测生命体征及生化指标，高热者给予物理降温，必要时，遵医嘱使用退热药物。

（2）观察皮损有无感染、糜烂、渗出等，观察面部皮肤感染者有无容貌损毁现象发生。

（3）曲霉病应密切观察有无肺部受累，有无咳嗽、咳痰、咯血、气喘、呼吸困难等表现，有无皮肤损害，还应注意眼、耳、鼻、脑、消化系统、心血管系统、泌尿生殖系统有无感染，儿童应注意有无骨髓炎的症状。

（4）毛霉病应密切观察有无鼻部、脑部受累，表现为头痛、鼻部疼痛、充血、流血清样或黑褐色鼻涕、中枢神经系统症状等，累及肺部有咳嗽、胸痛、咯血等表现，累及胃肠道有腹痛、胃痛、胃溃疡、腹泻、血便、呕吐物为咖啡色等表现，观察皮肤有无新生皮疹，初期为痛性结节，逐渐扩大，以后中央溃疡、结焦痂和坏死等变化。

（5）孢子丝菌病应密切观察皮肤、骨、眼、肝、脾、肾、肺及脑部变化。

（6）着色芽生菌病观察皮损发生的部位，常见足、小腿和手臂。观察局部皮揭痂下有无脓液溢出，肉芽之间有无脓栓，有尤继发细菌感染或溃疡；有无疣状皮肤结核样、梅毒树胶肿样、银屑病样、足菌肿或象皮肿样皮损；有无侵及黏膜、甲周、甲板等表现；有无周围淋巴管播散、卫星状皮损及泛发性皮损表现；关节部位皮损受累可造成关节强直畸形、肌肉萎缩、骨质疏松等继发损害，应注意观察。

6.两性霉素 B 用药护理

（1）药物的保存：要求低温 2～8 ℃储存，禁止冷冻。在保存和输注过程中保证处于避光状态并现用现配。

（2）药物的配制：50 mg 瓶装两性霉素 B 用 10 mL 无菌注射用水溶解后加入 5％葡萄糖500 mL 中输注。防止药物效价降低。不可与生理盐水或其他药物接触，此药分子量大，应使用单独的不带过滤网的避光输液管。

（3）药物的滴速：严格控制滴速，防止因药物输注过快而导致患者血压下降；一般初次使用时滴速为6～8 滴/分，使用过程中严密观察血压变化，待患者静脉输注药液 1 周后如血压无明显变化。可适当增加速度，但一般不宜超过 15 滴/分。

（4）药物不良反应观察。①发热、寒战、低血压及心动过速是常见不良反应，通常在开始输药后1～3 小时出现，护士遵医嘱在用药前 30 分钟应给予对乙酰氨基酚口服预防发热、寒战，鼓励患者适当增加饮水量。②恶心、呕吐、腹泻、纳差也较常见。严重不良反应有肾毒性、肝毒性、骨髓抑制等。③肾毒性较常见可出现蛋白尿和管型尿。在用药期间密切观察肾功能情况，准确记录出入液量，测量尿比重；定期对肝功能、肾功能、血清电解质、血常规、凝血酶原反应时间等进行监测。④保护静脉血管：输注两性霉素B时一条静脉在输注2次后几乎无法使用，且第2次使用后渗漏率明显升高。尽可能从远端小血管逐级向上使用，并尽量避免重复使用同一条静脉血管，避免药液渗出，如发生药液渗出应积极进行处理。必要时行深静脉置管。输液前后不可用生理盐水冲管，应用5%葡萄糖溶液。

7.心理护理

深部真菌病病程较长、病情较重，指导患者耐心与积极的治疗特别对于依从性差、性格固执的患者，了解患者的心理状态，获得患者的信任，同时与患者家属沟通，取得家属的理解与支持。

（三）健康教育

（1）指导患者养成良好的生活习惯，劳逸结合，加强锻炼，增加机体抵抗力，避免外伤。

（2）积极寻找并去除诱因。

（3）严格遵医嘱长期用药，避免随意减量或停药。

（4）定期复查血常规、肝肾功能等，定期随诊。

（5）避免长期应用抗菌药物、糖皮质激素及免疫抑制剂等。

二、浅部真菌性皮肤病

浅部真菌病即皮肤癣菌病，只侵犯表皮的角质层、毛发和甲板，根据感染部位命名如头癣、体癣和股癣、手癣和足癣、甲癣等，按菌种命名如花斑癣等。

（一）一般护理

（1）实施接触性隔离。严格消毒公共用品及个人用物，不与他人共用毛巾、鞋、袜、盆、浴盆等。

（2）病室应定时开窗通风，保持温湿度适宜，避免潮湿。

（3）注意个人卫生，保持皮肤清洁，宜选择淋浴，患处最后清洁，可每天用碱性香皂和流水清洁皮损，保持皮肤干燥。衣物、鞋袜应勤换洗，个人衣物单独清洗、消毒。

（4）积极处理患癣宠物如猫、狗等。

（二）专科护理

1.皮损护理

（1）躯干、四肢外涂药膏时要戴一次性手套，涂擦方向呈包围状由外向内，螺旋状涂擦，涂擦面积要大于皮损，促进药物吸收，防止皮疹扩散。

（2）手、足癣患者外用药膏时，要用棉签涂擦，湿敷或浸泡时应将指（趾）间分开。

（3）头癣患者应剃光头发后再外涂药膏。

（4）甲癣患者先把指甲削薄，再外涂药物或用激光治疗。

（5）花斑癣患者鳞屑较厚时应先清除鳞屑再外涂药物，治疗后色素减退可遵医嘱紫外线照射治疗。

（6）皮疹发生感染时，先清除腐痂，再外用抗菌药，必要时进行红光、紫外线等照射治疗。

2.病情观察及护理

（1）花斑癣患者应观察有无皮损面积扩大，脓肿形成，有无累及泪囊引起阻塞性泪囊炎，治疗后注意色素减退斑消退情况。

（2）头癣患者应观察皮损的大小、颜色、面积，有无炎症、糜烂、渗出、脓疱、肿块及肿块性质，有无继发感染及脓肿形成，有无自觉瘙痒、疼痛及伴随周围淋巴结肿大，有无秃发和瘢痕形成。

脓癣患者应注意有无淋巴结肿大、食欲缺乏、乏力、发热等表现,高热者实施物理降温并按高热护理。

(3)甲真菌病观察侵入的范围、甲板的性状、光泽度、光滑度、颜色,甲床有无粗糙角化、脱屑、增厚等。

(4)手足癣观察皮损的大小、颜色,有无感染、渗出、异味,有无红斑、丘疹,有无水疱、大疱及疱液的性质,有无皮损干燥、角质增厚、粗糙、脱屑、皲裂等,自觉症状有无瘙痒、疼痛。

(5)观察皮损有无蔓延扩大,如继发丹毒、蜂窝织炎、淋巴管炎、淋巴结炎、癣菌疹、象皮肿等。

3.用药护理

(1)严格遵医嘱使用药物治疗。

(2)激素药物不可长期使用,必须配合抗真菌药同步使用。

(3)用药期间不可自行停药,疗程一般为 4 周。对服药患者注意观察肝、肾功能是否有受损表现,定期复查。

(4)根据不同类型的浅部真菌病:掌握外用药物的剂型、用法、注意事项和治疗原则,在采用外用药治疗时细心观察病情变化,皮损有无减轻。外用药物时,应从外向内涂于皮损处,以控制皮损扩展,同时注意药物刺激与变态反应。

4.心理护理

护理人员应多关心患者,通过良好的沟通使患者了解本病的病因、临床表现、治疗方法,树立战胜疾病的信心,并积极配合治疗。

(三)健康教育

(1)手癣和足癣患者应勤换鞋袜,平时最好穿吸汗的棉袜,勿穿不透气及过紧的鞋,特别是女性尽量不穿高跟鞋,鞋内要洒抗真菌散剂,毛巾和鞋袜等洗净后应置于通风处,日晒除菌。不到公共浴池泡澡,不与他人共用毛巾、鞋、袜、盆、浴缸等。患者要多洗手,不要随便用手去碰足癣部位,不随便用手搔抓,手癣患者避免接触肥皂、洗涤剂。另外,剪指(趾)甲时不能剪得太深。

(2)头癣患者剃除病变部位的头发,剃下的头发应焚烧,患者在治疗期间需戴帽子,用过的帽子、毛巾、枕套、梳子等应煮沸消毒,切断传染源,避免与患病的猫、狗等动物接触。

(3)体癣和股癣患者衣着宜宽松、透气,注意个人卫生,勤清洗,尤其在运动大量出汗之后。

(4)甲癣患者尽量不穿高跟鞋,不美甲,避免双手长期在水中浸泡。

(5)花斑癣患者应加强营养,保持皮肤清洁干燥,避免日晒,避免高温潮湿环境,避免剧烈运动,洗澡时水温不宜过高,禁止蒸桑拿,避免大量出汗,用过的内衣裤、被单、枕套等应煮沸消毒。

(6)预防:①切断传播途径,应采取适当的隔离措施。②消灭传染源,治愈现存的真菌患者及有病的家畜。③保护易感者,增加机体免疫力,平日做好个人卫生。

三、黏膜念珠菌病

黏膜念珠菌病是由念珠菌属,主要是白色念珠菌引起的黏膜部位的急性、亚急性、慢性炎症。白色念珠菌是人体正常菌群之一,一般不致病,当年老体弱、营养不良、患消耗性疾病、戴假牙方法不当、机体免疫力降低等情况时可导致感染。

(一)一般护理

(1)实施接触性隔离。严格消毒公共用品及个人用物,不与他人共用洁具、衣物。

(2)病室应定时开窗通风,温湿度适宜,避免潮湿,每天空气消毒 2 次。

(3)注意个人卫生,保持皮肤黏膜部位清洁、干燥。贴身衣物选择棉质、宽松、柔软为宜,勤换洗并在阳光通风处曝晒。

(4)保护口腔黏膜,宜选择软毛牙刷,每月更换 1 次。

(5)选择清淡、营养丰富的饮食,避免辛辣刺激性食物,口腔黏膜病变者应选用温度适宜的软食、流食或半流食,避免冷热刺激。

(二)专科护理

1.皮损护理

(1)口腔黏膜护理:①可选用抗真菌的含漱液漱口(如肉桂煎剂、1‰～4‰碳酸氢钠液),使用时应尽量延长含漱时间,也可选用抗真菌的口含片或栓剂含于口腔,使之缓慢融化,与黏膜充分接触,达到治疗的目的。②如合并细菌感染,可选用 1:5 000 氯己定溶液漱口或使用地塞米松注射液 10 mg、0.1%利多卡因注射液 5 mL、庆大霉素注射液 16 万单位加入 0.9%氯化钠 500 mL 配制的溶液与肉桂煎剂交替漱口,可起到抗细菌与抑制某些真菌的作用。③口唇及口角感染可外涂抗真菌霜剂。

(2)会阴护理:①治疗期间应避免性生活,必要时位夫妻同治。②保持外阴部清洁、干燥,应穿纯棉、宽松的内裤并勤换洗消毒,避免穿透气性差的紧身裤。③外阴部感染者可外涂咪唑类真菌制剂。④阴道感染者可应用抗真菌栓剂每晚一粒,塞入阴道深处。⑤龟头感染者用生理盐水局部冲洗,外用抗真菌药物,并发细菌感染破溃者可外用抗菌溶液湿敷后外用抗真菌药物,并保持局部通风、干燥,避免潮湿摩擦。

2.病情观察

(1)观察口腔情况:①有无鹅口疮发生,表现为灰白色假膜附着于口腔黏膜上,边缘清楚,周围有红润,严重者黏膜可溃疡坏死,自觉疼痛,吞咽困难,食欲缺乏等。②有无念珠菌生长的黑毛舌情况发生,表现为舌面滑中央线覆黑褐色厚苔,似绒毛状,表面干燥。③有无念珠菌性白斑,口腔黏膜白斑表现为微亮的乳白色斑片,边缘鲜明,一般无自觉症状。正中菱形舌炎表现为在舌背人字沟前方有菱形的、杏仁大小的光滑无乳头区,损害大小始终不变。④有念珠菌性白斑的患者应观察有无癌前病变的特征,如损害表面有红色增生区,又有白色增生区,应警惕。⑤有无念珠菌性舌炎,表现为舌面糜烂和浅表性溃疡,自觉疼痛。⑥有无念珠菌性口角炎,表现为单侧或双侧口角浸渍发白、糜烂结痂,病程久者皮损呈角化增殖、皲裂,常因疼痛影响张口。⑦有无念珠菌性唇炎的发生,特点为病变只限于下唇,一种表现为下唇唇红的中央部位长期糜烂,色鲜红,四周过度角化,表面可有脱屑,称糜烂型。另一种表现为下唇弥漫性肿胀,唇红及唇红与皮肤交界处有小颗粒,稍高出皮肤表面,称颗粒型。

(2)观察会阴情况:①女性为念珠菌性阴道炎,表现为阴道壁充血、水肿,阴道黏膜上有灰白色假膜,阴道分泌物浓稠,呈黄色或乳酪样,有时混有豆腐渣样小块,皮损可表现为红斑、轻度湿疹样反应、脓疱、糜烂和溃疡,自觉外阴部剧烈瘙痒。②男性为念珠菌性龟头炎,表现为龟头、冠状沟轻度潮红的斑片,表面干燥光滑或糜烂脓疱,严重者可发生鹅口疮样白斑,伴有明显的瘙痒,若累及尿道,可产生尿频、小便时刺痛等尿道炎症表现。

(三)健康教育

(1)遵医嘱用药,避免随意减量或停药。一般情况下症状缓解后,仍需用药 1 周,应在医师指导下停药或减量。

(2)注意口腔、会阴部位的清洁卫生,掌握正确戴假牙的方法。

（3）加强营养,增加机体抵抗力,去除诱因。

（4）避免长期应用抗菌药物、糖皮质激素及免疫抑制剂等。

（5）会阴部念珠菌病,应夫妻同时治疗,用药期间性生活时应使用避孕套,防止交叉感染。

（6）定期复查肝肾功能等,定期复诊或随诊。

（宋　延）

第五节　病毒性皮肤病

病毒性皮肤病是由病毒感染引起的皮肤黏膜病变病毒侵入人体后,对各种组织有其特殊的亲嗜性,病毒感染可产生各种临床表现,其症状轻重主要取决于机体的免疫状态,同时,也与病毒的毒力有关。

本节介绍常见的病毒性皮肤病:带状疱疹、传染性软疣、手足口病和风疹的护理。

一、带状疱疹

带状疱疹(herpes zester)是由水痘－带状疱疹病毒感染引起的急性疱疹性皮肤病。本病常突然发生,表现为成群的密集性小水疱,沿一侧周围神经呈带状分布,常伴有神经痛和局部淋巴结肿痛,愈后极少复发。在临床工作中,常发现有些小儿在接触了带状疱疹患者后发生水痘,而有些成人在接触了水痘患者后患带状疱疹。

（一）一般护理

（1）安排病室时,相同病原的患者可同居一室,避免与免疫力低下的患者同病室。

（2）保持病室安静、整洁,温湿度适。每天定时通风,每天2次空气消毒,用物专人专用。

（3）选择营养丰富、清淡易消化的饮食,多吃新鲜水果、蔬菜。急性期避免摄入辛辣、刺激性食物;治疗期间不宜饮浓茶、咖啡,戒烟、戒酒,禁止饮用一切含有酒精的饮料。

（4）提供良好的睡眠、休息环境,保证充足的睡眠,有助于疾病康复。

（5）评估患者二便情况,尤其是外阴部带状疱疹患者要密切观察其二便情况。

（6）每天测量生命体征,注意体温变化。严重病例、泛发性患者以及偶见有复发者常伴高热等全身症状,往往提示免疫功能有缺陷及有潜在的恶性疾病。

（二）专科护理

1.皮损护理

（1）保持皮损处清洁干燥,贴身衣物应选择宽松、纯棉织品,避免抓挠、挤压和冷热刺激,以免继发感染。

（2）皮疹处有水疱者,按照"疱液抽取法"处理,局部皮损采用清除全部水疱和痂皮,可以缩短患者皮损干燥结痂的时间,减少感染机会,缩短疼痛的时间,减轻患者的痛苦,并外用抗菌溶液湿敷,每天2次,每次20~30分钟,紫外线照射治疗。保持皮疹清洁、干燥。皮疹面积较大时,应用一层无菌纱布覆盖,避免摩擦皮损处,预防感染。

（3）皮疹发生感染时,给予清除腐痂,外用抗菌药,伴有糖尿病的带状疱疹溃疡者,外用每毫升生理盐水含有普通胰岛素1单位溶液湿敷,效果较好。

（4）红光、微波照射治疗，促进表面干燥，必要时可使用促进表皮生长的药物。

（5）皮疹处痂皮较厚的患者，可外用抗菌药物软膏，促进痂皮软化、脱落。

2.病情观察及护理

（1）观察皮疹情况，有无继发感染、水疱形成及皮损处是否清洁、干燥。

（2）注意体温变化，高热者给予物理降温或适量应用退热药并按高热患者护理，儿童避免服用阿司匹林。

（3）不同部位皮疹观察及护理：①皮疹发生在头面部，观察有无周围性面瘫；耳郭及外耳道疱疹，观察有无耳和乳突深部疼痛，有无唾液腺和泪腺分泌减少，有无眩晕、恶心、呕吐、眼球震颤、听力障碍等 Ramsay-Hunt 综合征表现；皮疹发生在头面部，应选择纯棉、色浅的枕巾，每天更换。②皮疹累及眼部时，应观察患者视力情况，角膜和结膜有无充血、穿孔等。避免强光刺激，避免用手揉眼及不清物接触双眼，如有分泌物，及时用一次性消毒棉签拭去，每天应用无菌生理盐水冲洗双眼，定时滴用抗病毒眼药水。③皮疹累及口腔者，餐前、餐后、睡前应漱口，晨晚间进行口腔护理；影响进食者，应给予半流食或流食，必要时补液。④皮疹发生在乳房部位，避免穿文胸、紧身内衣，乳房下皮疹伴水疱、破溃时，应将乳房托起，暴露皮损，促进通风干燥，预防感染。⑤皮疹发生在手部，应避免提拿物品，避免接触水、污物等；皮疹发生在足部，避免穿袜子，鞋子应穿宽大的拖鞋。伴有肿胀者，应抬高患肢，促进血液及淋巴液回流，睡眠时应采取健侧卧位。⑥皮疹发生在会阴处，观察二便排出情况，便后用 1∶10 000 高锰酸钾溶液清洗，确保皮损处清洁干燥。穿纯棉长裙，避免穿内裤，必要时给予支被架。尿潴留者，可采取听流水声、热敷、按摩、局部刺激等措施帮助排尿，若以上方法均无效，B 超提示膀胱残余尿量超过 400 mL，予间歇导尿或留置导尿，留置导尿期间指导患者每天饮水 2 500～3 000 mL，达到自然冲洗尿道的目的。尿道口每天消毒 2 次，膀胱每天冲洗 1 次。间歇式夹闭导尿管，训练膀胱反射功能。排便困难者，除神经麻痹原因外，给予开塞露肛注、口服疏肝理气具有泻下作用的中药并观察排便情况，必要时遵医嘱予以灌肠。⑦注意观察有无特殊类型带状疱疹，带状疱疹性脑炎会出现头痛、呕吐、惊厥或其他进行性感觉障碍；内脏带状疱疹引起的胃肠道、泌尿道、腹膜及胸膜刺激症状等。

3.疼痛护理

（1）协助患者取舒适体位，操作时动作应轻柔、迅速，夜间操作应尽量集中。

（2）与患者充分沟通，评估疼痛的原因、性质和程度等。

（3）了解患者既往疼痛的处理办法及效果，指导患者应用物理方法分散注意力，鼓励患者进行文娱活动，如看报、听收音机或音乐等，根据病情适当运动，如有节律地呼吸或按摩局部皮肤，有目的性地想象或者回忆过去愉快的经历，减轻疼痛，促进睡眠。

（4）疼痛严重时可遵医嘱给予物理治疗、中医针刺疗法，必要时给予药物止痛并观察疗效。

4.发热护理

（1）保持床单位及被服的整洁、干燥，出汗后及时拭干汗液，更换衣服，注意保暖。

（2）监测生命体征，每天 4 次并记录，体温≥38.5 ℃遵医嘱给予物理降温或药物降温，降温 30 分钟后测量体温，并记录在体温单上，待体温正常 3 天后改为每天 1 次。

（3）做好口腔护理。

（4）无禁忌证患者，鼓励其多喝水，给予清淡易消化、高蛋白、高维生素的饮食。

（5）遵医嘱应用抗菌药物并观察疗效

5.用药护理

(1)抗病毒药物宜早期应用,常用药物如更昔洛韦、阿昔洛韦,都是通过。肾脏代谢的,告知患者要多饮温水,注意有无肾脏损害发生。输注阿昔洛韦注射液可促使小血管收缩,冬季输液时应注意输液肢体的保暖,以避免因血管收缩引起输液不畅、疼痛。

(2)营养神经的药物和止痛药应饭后服用,长期服用止痛药时应注意成瘾性。

(3)中药应根据药物性质服用。常用疏肝清热、活血化瘀的药物,少量患者服用后发生腹泻,应观察大便的次数和性状,服用中药时不宜饮浓茶,如有饮茶习惯的患者建议其饮淡茶。

(4)急性期疼痛时,遵医嘱合理应用糖皮质激素可抑制炎症过程,缩短疼痛的病程,主要用于病程7天内、无禁忌证的老年患者,可口服泼尼松7~10天。

(5)使用退热药应及时补水,注意观察、记录用药后体温变化。

(三)健康教育

(1)注意休息,避免因劳累、感冒等降低机体免疫力,影响疾病恢复。

(2)结痂未脱落前,禁搓澡、泡澡、蒸桑拿等,会阴部有结痂应避免性生活,以防止感染发生。

(3)部分患者在皮损完全消失后,仍遗留有神经痛,可采取热敷、针灸、理疗等缓解疼痛。

(4)患病期间禁止接触未行免疫接种的儿童、老人、免疫力低下的人群。

二、传染性软疣

传染性软疣(molluscum contagiosum)是由传染性软疣病毒感染所致的皮肤病,多见于儿童及青年人,具有传染性。潜伏期14天至6个月,主要传播方式是皮肤间的密切接触,此外。亦可通过性接触、日常生活用品接触等途径传播。

(一)一般护理

(1)皮损无感染者,可给予正常的饮食。

(2)保持皮肤清洁干燥,防止继发感染。

(3)避免用手搔抓皮损,以免自身传染或传染给他人;内衣应柔软、宽松,防止摩擦。

(4)患病期间物品不应混用,衣服及接触物应单独使用,定期清洗、消毒。

(二)专科护理

1.皮损护理

(1)无感染的皮疹,在严格无菌操作下,用刮匙将软疣小体刮除,以2%碘酊外涂创面,详见"匙刮法"。第2天开始,遵医嘱涂擦抗菌药物软膏每天2次,5~7天,预防感染。告知患者及家属皮损部位不用包扎,尽量避免摩擦及刺激伤口,禁止淋浴及搓澡。

(2)皮疹发生感染时,可给予抗菌药物(如呋喃西林软膏等)外用,待炎症消退后再刮除。避免抓挠,因抓破皮疹可导致感染或接种正常皮肤出现新的软疣。

2.病情观察

(1)观察儿童皮损发生的部位,好发于手背、四肢、躯干及面部,也可发生于外阴部。

(2)观察成人皮损发生的部位,经性接触传播,可见于生殖器、臀部、下腹部、耻骨部及大腿等,也可发生于躯干、四肢及面部。

(3)观察皮损的大小、形状、颜色、数量及有无破溃、感染,皮损典型表现为直径3~5 mm大小的半球形丘疹,呈灰色或珍珠色,表面有蜡样光泽,中央有脐凹,内含乳白色干酪样物质即软疣小体。

(三)健康教育

(1)向患者或家属讲解疾病的病因、传染方式及预防的方法。

(2)为防止传染性软疣扩散,告知患者避免到公共游泳池游泳、使用公共洗浴设施、参加接触性体育活动等,直至皮疹完全消退。避免搔抓,防止病变自身接种传染。

(3)皮疹刮除后,贴身的内衣裤应开水煮沸,毛巾、拖鞋等个人洁具应专人专用,禁止共用搓澡巾,防止交叉感染。

(4)皮损愈合期间,每天遵医嘱用抗菌药物软膏涂1~2次,预防皮损感染。愈合后局部可出现色素沉着,逐渐吸收。

(5)创面1周内勿沾水,1周后可淋浴,1个月内禁搓澡、泡澡、蒸桑拿等,防止感染。

(6)指导患者加强锻炼,提高机体抵抗力。

(7)根据传染性软疣的疾病特点。治疗将进行多次,方可治愈。如发现有新生皮疹,应及时治疗。

(8)告知患者沾污的衣物要消毒处理,可开水煮沸或日晒6小时。

(9)幼儿园或集体生活勿共用衣物和浴巾,并注意消毒。

三、手足口病

手足口病是由多种肠道病毒引起的常见传染病,以婴幼儿发病为主,多发生于学龄前儿童,尤以1~2岁婴幼儿最多。大多数患者症状轻微,以发热和手、足、口腔等部位的皮疹或疱疹为主要特征。少数患者可并发无菌性脑膜炎、脑炎、急性弛缓性麻痹、肺水肿、循环障碍、呼吸道感染和心肌炎等,个别重症患儿病情进展快,易发生死亡,致死原因主要为脑干脑炎及神经源性肺水肿。少年儿童和成人感染后多不发病,但能够传播病毒;潜伏期一般3~5天,病程一般约1周,愈后极少复发。

(一)一般护理

(1)建立传染病登记卡,根据规定及时据实上报。

(2)安排病室时,同病种患者应安排同一病室,以免传染他人,实施接触性、空气传播、飞沫传播的隔离。限制探视及陪护人员,陪护人员相对固定,禁止与其他患者相互接触。

(3)病室每天空气消毒2次,地面、家具、物品用含氯消毒液每天擦拭2次,衣物、毛巾、玩具、餐具等个人用品均应消毒处理。患儿呕吐物、排泄物等倾倒前用等量含氯消毒剂浸泡30分钟后弃去。床头配备快速消毒洗手液,陪护及家属接触患者前后均应洗手消毒。

(4)保持口腔清洁,餐前、餐后、睡前漱口,每天2次口腔护理。

(5)对于低热及中等发热的患者不需要特殊处理(有高热惊厥史者除外),多饮水,注意保暖。对于高热患者,每天4次测量体温,给予物理降温或遵医嘱服用药物降温。高热持续患者,药物降温每天不超过4次。出现高热不退、肢体抖动或肌阵挛者,年龄在3岁以内,病程在5天以内,降温的同时,给予安定等镇静剂。大量出汗、食欲不佳及呕吐时,及时补充液体,防止虚脱。

(6)饮食以清淡为主,宜选择温凉、无刺激、富含维生素、易消化、流食或半流食。多饮温开水,注意饮食卫生,避免饮生水及食用腐败、不洁食物。忌食辛辣腥发刺激性食物。口腔有糜烂者给予流质或半流质饮食。母乳喂养的患儿,母亲也应禁食辛辣刺激性食物,保持乳头部位的清洁卫生,每次哺乳前应用温水擦净乳头再行哺乳。

(二)专科护理

1.皮肤护理

(1)保持口腔、手足等部位皮肤、黏膜的清洁卫生。选择柔软、舒适、宽大的棉质衣服,经常更换,保持清洁干燥。剪短指甲,婴幼儿可戴手套,避免抓伤皮肤,预防感染。

(2)臀部皮疹者,保持臀部清洁、干燥,加强看护,防止搔抓,及时清理患儿的大小便,便后清洗臀部,防止疱疹破溃。

(3)手足及臀部疱疹溃疡者给予抗菌溶液湿敷或外用抗菌药物软膏。

(4)口腔黏膜疱疹溃疡者,餐前、餐后、睡前给予漱口液漱口,以减轻进食时口腔黏膜的疼痛,预防感染。每天2次生理盐水棉球口腔护理。对不会漱口的患儿,用棉棒蘸漱口液轻轻地擦拭口腔黏膜。遵医嘱使用西瓜霜等药物涂擦口腔患处,每天2~3次。

(5)口腔及咽部疱疹溃疡严重者可遵医嘱应用抗病毒、抗菌药物进行雾化吸入。

2.病情观察及护理

(1)普通病例观察:①观察体温变化,注意热型,有无低热、全身不适、腹痛等前驱症状,有无咳嗽、流涕和流口水等类似上呼吸道感染的症状,如体温≥38.5 ℃,按高热护理,遵医嘱使用物理降温或药物降温。②观察患者手足、口腔黏膜、齿龈、舌和腭部、臀部和身体其他部位有无疱疹、溃疡及皮疹消退情况;有无咽痛、疼痛性口腔炎、恶心、呕吐等。

(2)重症病例观察:①观察神经系统表现,患者的精神状态,有无脑膜炎、脑炎、脑脊髓炎症状,如嗜睡、易惊、头痛、呕吐,甚至昏迷,有无肢体抖动、肌阵挛、肢体瘫痪、共济失调眼球运动障碍等表现。②观察有无肺水肿、循环障碍、心肌炎等表现,如呼吸急促,呼吸困难,口唇发绀,咳嗽、咳白色、粉红色或血性泡沫样痰液。③观察循环系统表现,有无面色苍灰、皮肤花纹、四肢发凉,指(趾)发绀、出冷汗、毛细血管再充盈时间延长、心率增快或减慢、脉搏浅速或减弱甚至消失、血压升高或下降。

(3)密切观察周围人群,包括患者家属、医护人员有无感染症状。

3.用药指导

遵医嘱给予利巴韦林、阿昔洛韦等抗病毒治疗。利巴韦林常见不良反成有溶血、血红蛋白减少及贫血、乏力等。

(三)健康教育

(1)教会患者及家属皮肤护理及消毒方法。

(2)患病期间应隔离治疗,一般1~2周,不能外出,限制在室内活动,以免传染他人。

(3)养成良好的卫生习惯,进行分餐制,餐具应专人等用,不与他人共用生活用品,患者用过的毛巾、手绢、牙杯、玩具、食具、奶具以及床上用品均应消毒处理,接触患者和被患者污染的衣服、用物、分泌物、排泄物的前后均应及时洗手,保持皮肤清洁,选择纯棉、宽松衣物,勤换洗。

(4)保持环境卫生清洁,空气新鲜,经常开窗通风。

(5)避免与患者或有可疑症状者接触,不要随意使用别人的餐具或其他生活用品,尽量少去人口密集的公共场所,教导小儿勿随意将手放入口中。

四、风疹

风疹(Rubella)又称德国麻疹(German Measles),是一种由副病毒引起的急性呼吸道发疹性传染病。以红色斑丘疹,枕后、颈、耳后淋巴结肿大,伴低热等轻微全身症状为特征。在大城市春季流行,多见于儿童及青年,潜伏期 14～21 天,平均 18 天,潜伏期有传染性,出疹后传染性迅速下降。

(一)一般护理

(1)建立传染病登记卡,根据规定及时据实上报。确诊后应实施空气传播的隔离,戴口罩,防止传染他人。

(2)安排病室时,同病种患者可安排同一病室,避免接触孕妇及未行免疫接种的儿童、青少年,防止传染。

(3)病室每天空气消毒 2 次,呼吸道分泌物、排泄物等应按消毒隔离原则处理。

(4)给予富含营养的高蛋白和维生素的流质或半流质饮食为宜,多饮水。切忌盲目忌口,造成营养不良和维生素缺乏,导致机体抵抗力下降,疾病康复减慢,甚至加重病情,引发并发症发生。

(5)监测生命体征,密切观察体温变化。高热者,应多饮水,每天测量 4 次体温,实施物理降温或药物降温,注意保暖。

(二)专科护理

1.病情观察与护理

(1)观察有无发热、咳嗽、流涕、腹泻、呕吐、头痛、咽痛等情况发生,应嘱患者注意休息,多饮水,饮食应清淡、易消化,如体温≥38.5 ℃,按高热护理,遵医嘱给予物理降温或药物降温。

(2)观察有无枕后、颈、耳后淋巴结肿大、触痛的情况。

(3)观察皮肤黏膜出疹及消退情况,一般发热 1～2 天后出现淡红色大小不一的丘疹、斑丘疹或斑疹,部分融合成片,先见于面部,第 2 天扩展至躯干和四肢,而面部皮疹消退,第 3 天躯干皮疹消退,第 4 天四肢皮疹消退。皮疹消退后不留痕迹。部分患者皮疹可持续数周或没有皮疹。

(4)注意风疹并发症的观察及护理。①风疹综合征:孕妇在妊娠 4 个月内患风疹,可发生流产、死产、早产或畸胎,加强对孕妇及育龄妇女的观察。②关节炎:成人及较大的儿童应注意有无关节肿痛情况,出现关节肿痛应注意卧床休息和保暖,减少活动,疼痛严重者遵医嘱给予止痛剂。③观察有无并发中耳炎、支气管炎、心肌炎、脑炎、紫癜的发生。

2.用药护理

根据患者病情遵医嘱给予退热药、止咳药等对症处理,同时观察疗效、药物作用及不良反应。

(三)健康教育

(1)本病传染期短,自皮疹出现后须隔离 5 天,必须外出时,应戴口罩,防止传染。

(2)对已确诊风疹的早期孕妇,应终止妊娠。

(3)儿童、青少年及易感育龄妇女可接种风疹减毒活疫苗。

(宋　延)

第六节　大疱性皮肤病

大疱性皮肤病是一组发生在皮肤黏膜以大疱为基本损害的皮肤病。本节主要介绍天疱疮、大疱性类天疱疮的护理。

一、天疱疮

天疱疮(pemphigus)是一种与遗传、环境污染等因素有关的比较严重的自身免疫性疾病,特征为表皮棘层细胞松解,表皮内水疱形成,疱壁薄、易破裂、糜烂、结痂,渗出明显,口腔内糜烂,尼氏征阳性。天疱疮可分为四型:寻常型、增殖型、落叶型和红斑型。

(一)一般护理

(1)病情平稳期可住在普通病房,禁止与病毒感染患者同病室,如带状疱疹、Kaposi 水痘样疹等患者。进行冲击疗法治疗时应安排单间,必要时实施保护性隔离,限制探视,防止感染。

(2)病室温度、湿度适宜,定时通风换气,保持空气新鲜。每天空气消毒 1～2 次。换药时,室温要提高,注意保暖,换药后更换床单,保持床单平整无渣屑、干燥清洁。

(3)饮食以易消化、无刺激性食物为宜。多食高蛋白、高热量、多维生素、低盐、低糖食物,加强营养,提高机体免疫力。忌食辛辣刺激性食物。大剂量应用糖皮质激素治疗时,应注意补钾、补钙、保护胃黏膜。鼓励患者多饮水,以补充因大量渗液导致的水分流失。口腔糜烂溃疡、进食困难者给予软食或流质饮食,少食多餐,保证营养物质的摄入。

(4)监测生命体征,密切观察病情变化。

(5)重症患者必须卧床休息,限制活动,加强生活护理,保持皮肤清洁,根据皮损的部位变换体位、拍背、按摩骨突处,促进局部血液循环,防止压疮和坠积性肺炎发生。

(6)评估患者睡眠及二便情况,保证有效的休息,大便通畅。

(7)选择宽大、柔软、棉质、颜色浅的贴身衣服,勤换洗,被子不宜过厚,保持床单平整、清洁,污染后要及时更换,必要时使用支被架,防止粘连、摩擦,影响皮损愈合。

(二)专科护理

1.皮损护理

(1)水疱处理应严格遵守无菌操作原则,疱液及时抽取。对于直径＞1 cm 的水疱尽可能抽取疱液并保留疱壁。

(2)处理未感染的糜烂面可遵医嘱外涂抗菌软膏后给予无菌油纱贴敷,对于躯干部有大面积糜烂面者可外穿无菌油纱背心。渗液多时应每天清理面而,重新涂药后贴敷无菌油纱;渗液少时可不予更换外贴油纱。

(3)皮损有糜烂、渗液及脓性分泌物或恶臭时,及时进行清创处理,遵医嘱用 1∶10 000 高锰酸钾溶液药浴或 0.1％依沙吖啶溶液清洗创衙、湿敷,视皮损情况外涂抗菌软膏或兄菌油纱贴敷。

(4)痂皮厚者应及时清除,可药浴或用油剂、软膏浸润软化后剪刀剪除,不可强行剥脱。

(5)皮损而积广泛,可采用暴露疗法。表皮剥脱处渗液多时也可用红外线、烤灯照射,每天 1～2 次,每次 20～30 分钟,使表面干燥结痂,促进愈合。床单被服应灭菌后使用。

(6)输液时用绷带固定输液针,勿用胶布粘贴皮肤,以免撕脱表皮。

(7)注意保暖,尤其在大面积换药时室内温度应保持在 28％～30％,勿使患者受凉。

2.疼痛及瘙痒护理

(1)取舒适体位,尽量避免压迫创面。

(2)口腔糜烂严重者遵医嘱进餐前含局麻药漱口液(如地塞米松注射液 10 mg、0.1％利多卡因注射液 5 mg、庆大霉素注射液 16 万单位加入生理盐水 500 mL)漱口,以缓解进食时疼痛;进餐后及时清洁口腔。

(3)如结痂痂皮较厚,可给予油剂或软膏外涂,软化痂皮,防止干裂牵扯疼痛。

(4)转移患者的注意力,教会患者放松的方法,也可缓解疼痛及瘙痒的感觉,必要时遵医嘱使用药物治疗。

3.特殊部位观察护理

(1)观察口腔黏膜是否受累,根据分泌物培养结果,选择漱口液每天三餐后、睡前漱口,并加强口腔护理。根据口腔黏膜受累程度,给予易消化的软食,必要时给予流食或半流食,食物温度应避免过冷、过热,以减少对口腔黏膜的刺激,无法进食者可加用静脉营养。

(2)外阴部位受累者,用支被架隔开棉被与皮损,不穿内裤,暴露皮损处;便后用清水或1:10 000高锰酸钾溶液清洗,必要时遵医嘱用0.1%依沙吖啶溶液湿敷20分钟,或烤灯照射20分钟,每天2~3次,外涂抗菌软膏。

(3)腋下、乳房下、腹股沟部位受累者,应保持局部通风,用0.1%依沙吖啶溶液或1.5%硼酸溶液湿敷20分钟,用可见光照射皮损,皮损干燥后外涂敏感的抗菌药物软膏,下次护理前用生理盐水清洗陈旧的药物及痂皮。

(4)观察有无真菌感染,如念珠菌感染等,重点观察口腔、会阴、腋、腹股沟、乳房下、臀裂、脐部等皮肤黏膜部位,还应注意内脏系统有无感染。局部皮肤黏膜感染外用制霉菌素制剂,阴道感染者外用制霉菌素栓剂,系统感染者口服克霉唑、酮康唑、氟康唑等。预防口腔感染给予肉桂溶液或4%碳酸氢钠溶液漱口。

4.用药护理

(1)早期应用糖皮质激素及激素减量时应注意观察有无新生水疱出现,原皮损部位渗出是否减少,尼氏征是否阳性;中后期应用糖皮质激素应注意观察其不良反应及并发症,如糖尿病、高血压、电解质紊乱、骨质疏松等。

(2)应用免疫抑制剂应注意观察药物的不良反应。

(3)静脉注射人丙种球蛋白治疗时,注意严格控制输液速度,观察有无输液反应。

5.密切观察病情变化

(1)寻常型天疱疮好发于口腔、胸、背、头部,严重者可泛发全身。典型皮损为外观正常皮肤上发生水疱或大疱,口腔黏膜受累几乎出现于所有患者,尼氏征阳性,易破溃,渗液多,可结痂。预后差,死亡率高,多累及中年人。

(2)增殖型天疱疮好发于腋窝、乳房下、腹股沟、外阴、肛门周围、鼻唇沟及四肢等部位。口腔黏膜损害较轻,尼氏征阳性,皮损破溃后易形成肉芽增生,皱褶部位易继发细菌和真菌感染,常有臭味。病程慢,预后较好。

(3)落叶型天疱疮好发于头面及胸背上部,水疱在红斑基础上,疱壁更薄,在表浅糜烂面上覆有黄褐色、油腻性、疏松的剥脱表皮、痂和鳞屑,如落叶状,可有臭味,多累及中老年人。

(4)红斑型天疱疮好发于头面、躯干上部与上肢等暴露或皮脂腺丰富的部位,多见于红斑鳞屑性损害,伴有角化过度,面部皮损多呈蝶形分布,预后良好。

6.心理护理

由于皮肤损害的泛发,患者易产生焦虑、恐惧、无助、濒死、绝望等不良情绪反应,护士应多与患者沟通、交谈,改变患者不正确的认知、不良的心理状态,调整患者情绪,调动主观能动性,建立信任,使患者感到安全,以良好的心理接受治疗及护理。

（三）健康教育

（1）遵医嘱用药，尤其长期服用糖皮质激素和免疫抑制剂要严格遵医嘱，不可随意减量和停药，以免加重病情。

（2）定期随诊，复查血常规、血糖、肝肾功能等。定期测量血压。

（3）保持皮损处清洁干燥，按医嘱外用药物。

（4）适当运动，加强锻炼，增加机体抵抗力，活动适量，防止骨折。

（5）病情有变化时，及时就医治疗。

（6）治疗期间应避免妊娠，如需怀孕请咨询医师。

（7）减少感染机会，避免着凉、感冒，远离呼吸道传染病患者。

（8）饮食避免过硬、过热、过冷的食物；尽量少食粗纤维、不易消化的食物，曾发生过消化道出血的患者尤其要严格遵守。

二、大疱性类天疱疮

大疱性类天疱疮（bullous pemphigoid，BP）是一种好发于老年人的自身免疫性表皮下大疱病，以紧张性大疱为特征，尼氏征阴性。本病病因未明，进展缓慢，如不予治疗可持续数月至数年，也会自发性消退或加重，预后好于天疱疮。

（一）一般护理

（1）病室整洁、空气新鲜，患者多为老年人，抵抗力低，室温一般保持 22～26 ℃，相对湿度保持在50％～60％，注意保暖。

（2）保持床铺清洁，床单干燥，无杂屑，每天 2 次湿式清扫，重症患者应随时清扫，污染的被服应及时更换。

（3）加强营养支持，给予易消化、无刺激性食物，多进食高蛋白、高热量、多维生素、富含营养的食物；对水疱、大疱数量多者应适当补充血浆或清蛋白，预防和纠正低蛋白血症。

（4）长期卧床患者，应加强生活护理。

（5）注意休息，适当活动，活动量以患者能耐受为宜。

（6）老年患者还应注意多饮水，多吃蔬菜、水果，保持大便通畅。

（二）专科护理

1.皮损护理

（1）口腔黏膜损害时，应加强口腔护理，饭前、饭后勤漱口，根据黏膜损害的程度及菌培养结果选用合适的漱口液，每天数次漱口，并配流食或半流食，食物温度不可过热。

（2）水疱处理应严格执行无菌操作原则，及时抽取疱液，按"疱液抽取法"进行处理。水疱处有感染时，应先使用抗菌溶液湿敷，每口 1～2 次，每次 20 分钟，再行抽取疱液，注意暴露皮损处，可使用鹅颈灯等对皮损部位进行照射，保持皮损干燥、清洁。

（3）局限性类天疱疮，可首选强效糖皮质激素霜剂，每天 2 次外涂。

（4）全身泛发者进行皮损护理时，要注意保暖，可分部位进行，避免着凉。

（5）保持皮肤清洁，避免搔抓，防止感染发生。

（6）皮损处糜烂、渗出时，应及时进行清创处理。详见"天疱疮"的护理。

2.用药护理

（1）糖皮质激囊是治疗本病的首选药物，由于本病患者多为高龄，在治疗过程中必须注意观察和预防糖皮质激素的常见不良反应。外用强效糖皮质激素软膏冲击治疗,应根据体重和新发水疱数决定用药剂量和次数(最高剂量40 g/d,每天1~2次至每周2次),均匀涂抹全身,但头面部除外。长期使用可使皮肤变薄、毛细血管扩张、局部感染机会增加,应注意不良反应的观察,及时对症治疗。

(2)使用免疫抑制剂(如环孢素)时,应注意高血压、肾功能损伤和高血钾的发生。

3.密切观察病情变化

(1)好发于胸腹部和四肢近端及手、足部,多见于50岁以上的中老年人,预后较好。

(2)典型皮损为在外观正常的皮肤和红斑的基础上出现紧张性水疱和大疱,疱壁厚,呈半球状,直径从1 cm至数厘米,成批出现或此起彼伏,尼氏征阴性,破溃后糜烂面常出现结痂,可自愈。

(3)观察水疱或血疱的性质,疱液是否澄清,是否有新发皮疹。

(4)观察患者有无自觉症状、伴痒等。

(5)观察患者有无湿疹样或结节性痒疹样皮损。

(6)观察患者有无口腔黏膜损害。

4.心理护理

多与患者交谈,改变患者的不良心理状态,调整患者情绪,向患者介绍成功的病例,调动其主动性,积极配合治疗,有利于疾病早日康复。

(三)健康教育

(1)向患者介绍本病的诱发因素、疾病的发展过程、治疗方案及日常护理的知识。

(2)定期门诊复查,长期应用糖皮质激素或免疫抑制剂的患者,应严格遵医嘱使用,不可自行调整药物剂量。

(3)加强营养,提高免疫力,适当锻炼身体,注意休息。

(4)减少感染的机会,避免着凉、感冒、远离呼吸道传染病的患者。

(5)长期卧床患者应加强翻身、扣背、按摩骨突受压部位,防止发生压疮和肺部感染。

(6)教会患者观察糖皮质激素及免疫抑制剂的不良反应,如高血压、糖尿病、骨质疏松,定期复查血常规、肝肾功及血脂等检验项目。

（宋　延）

第八章

精神科护理

第一节　精神科常见危急状态的防范与护理

　　精神疾病患者的危急状态及精神科意外事件是指患者在精神症状或药物不良反应的影响下,突然发生的、难以防范的危害个人安全的行为,常见的方式的有自缢、噎食、触电坠楼、吞服异物等,如不能及时发现、及时抢救,则后果十分严重,因此,护士应加强防范意识,并应有急救和处理意外事件的能力。本节将主要叙述精神科一些意外事件的抢救流程及护理措施,为大家提供一个参考。

　　精神病患者处于兴奋状态时,其精神运动性普遍增高,有的可有攻击性暴力行为,攻击的对象可以是物或人,对他人的攻击主要是躯体攻击,可以使人致伤、致残、严重者可以致死。所以应立即采取措施。

一、冲动行为的防范预案

(一)冲动行为发生的原因及征兆

1.冲动行为的原因

(1)精神疾病与精神症状:与冲动有关的精神疾病有精神分裂症、情感性精神障碍、精神活性物质滥用等,精神症状包括幻觉、妄想、意识障碍、情绪障碍等。精神疾病引起的神经系统改变、疾病、药物、脑外伤等,都可以使人产生暴力倾向,从而出现冲动行为。

(2)心理因素:早期的心理发育或生活经历与冲动行为密切相关,它会影响个体是否选择非暴力应对方式的能力。例如,成长期经历过严重的情感剥夺,性格形成期处于暴力环境中,智力发育迟滞等会限制个体利用支持系统的能力,容易采取冲动暴力的应对方式。另外,个性受到挫折或受到精神症状控制时,是利用暴力行为还是退缩,压抑等方式来应付,与个体的性格,应付方式有关。许多研究表明,既往有冲动行为史是预测是否发生冲动行为的最重要预测因素,因此习惯用暴力行为来应付挫折的个体最可能再次发生冲动行为。

(3)社会因素:社会环境、文化等因素会影响精神疾病患者冲动行为的发生。如对成员、同辈、媒体或周围人们不良行为方式的模仿会增加冲动倾向。环境中的不良因素如炎热、拥挤、嘈杂、冲突、缺乏交流也可引发冲动行为。

2.冲动行为的征兆

当精神疾病患者有下列反应时,常是即将发生冲动行为的征兆,护理人员要高度警惕。

(1)说话较平时大声且具威胁性,强迫他人注意。

(2)全身肌肉紧张度增加,尤其是脸部与手臂的肌肉。

(3)反常的活动量较平时增加,如不安的来回走动。

(4)动作增加,可能有甩门、捶打物体、握拳、用拳击物等行为。

(5)挑剔、抗议、不合理要求增多、或随意指责病友或工作人员。

(6)拒绝接受治疗或反复纠缠医务人员要求出院。

(7)精神症状加剧或波动大、情感不稳定、易激惹。

(二)冲动行为的防范

密切注意有暴力危险的患者,若发现患者有冲动行为的先兆,应进行及时有效的护理干预,把冲动行为消除在萌芽状态,下列措施可帮助护理人员预防冲动行为的发生。

(1)提供适宜环境,将患者安置在安静、宽敞、温度适宜的环境中,关掉音响、电视及其他可能的噪声,室内陈设简单,减少环境的刺激作用,禁止其他患者围观、挑逗患者。此外,要管理好各种危险物品,以免被冲动的患者拿作攻击的工具。

(2)减少诱发因素,适当满足患者的一些要求,如吸烟、打电话、吃零食、提前或推后一些打扰患者的治疗或护理项目,如留取标本、注射或物理治疗,处理个人卫生如洗澡、理发等,暂不安排这类患者参加竞争性的工娱活动,绝不与患者争执等。

(3)患者教育:通过沟通性咨询及健康教育,教会患者人际沟通的方法和表达愤怒情绪的适宜方式是一项有效预防冲动行为的措施,许多患者很难识别自己的情绪,需求与愿望,更难与他人交流这些想法。因此,应鼓励患者探讨自己被尘封、忽视或压抑的情感,与其一起讨论情绪的表达方式,向其提供处理愤怒情绪的一些实用方法。如进行体育锻炼。改变环境、听音乐等,以有效提高患者的自我控制能力,减少冲动行为的发生。

(4)提高交流技巧:精神科护理人员可以通过早期的语言或非语言的交流来化解危机状态,良好的治疗性护患关系会使冲动行为的发生率下降。用平静低沉的声音与患者说话可以降低患者的激动程度,激动的患者经常大声叫喊或咒骂,护理人员应该用简短的词句与激动的患者交流,并避免不恰当的笑。对双手握拳、情绪激动的患者,与其交谈应镇静、放松,告诉患者有话好好说,嘱其放松双手,深呼吸有助于缓解激动情绪。

在交流的过程中,有暴力倾向的患者常需4倍于常人的个人空间,因此护理人员应与患者保持交往的距离,并在身体之间形成一个角度。如果护理人员侵犯了患者的个人空间,会让其感到威胁,从而激发其攻击性,因此护理人员在接近患者时应细心观察患者的行为,紧握拳头,面部肌肉紧张或转身走开都提示患者可能感到威胁,应立即纠正与患者的距离。具体措施如下:①加强对精神症状的控制,把患者可能的冲动倾向及时告知医师,以便做出及时有效的医疗处理。②重点监护,对有冲动倾向的患者要采取必要的保护措施。③将兴奋患者与其他患者分开,以免互相影响,并阻止其他人围观和挑逗,以保护他们的安全。并减少外界的刺激。④对轻度兴奋的患者,要引起重视,转移其注意力。严重兴奋的患者,应住单间隔离以减少对其他患者的影响,并进行重点监护以确保安全。⑤对伤人毁物的患者要好言抚慰,答应其要求,尽量说服患者停止暴力行为。当劝导无效时,可以采取保护性约束。

二、冲动行为的应急处理流程

当早期的干预不能成功阻止患者的冲动行为时,就需要采取进一步的措施来处理已经发生的冲动行为。若患者的行为正在对自己或他人构成威胁时,要对患者采取一些身体上的限制性措施如隔离或约束等。

(1)控制场面当患者发生冲动行为时,要呼叫其他人员协助,以尽快控制场面。疏散围观病员,转移被攻击对象,维持周围环境的安全与安静、用简单、清楚、直接的语言提醒患者暴力行为的后果。在此过程中护士必须用坚定、平和的声音和语气与患者交流,不要把任何焦虑、急躁的情绪传递给患者,使患者害怕失去控制而造成严重后果。

(2)解除危险物品工作人员应向患者表达对其安全及行为的关心并以坚定、冷静的语气告诉患者将危险物品放下,工作人员将其移开并向患者解释此物品是暂时保管,以后归还,取得患者信任,可答应患者提出的要求,帮助其减轻愤怒情绪,自行停止冲动行为。如果语言制止无效,可采用一组人员转移患者注意力,另一组人员乘其不备快速夺下危险物品。

(3)隔离与约束当其他措施不能控制患者的冲动暴力行为时,可以遵医嘱予以隔离与约束措施。隔离与约束是为了保护患者,使其不会伤害自己或其他人,帮助患者重建对行为控制的能力,并减少对整个病房治疗体系的破坏。

(4)对被约束的患者,要加强监护,应清除患者身上的危险物品,并防止其他患者攻击被约束者。

(5)加强巡视病房,定时给被约束者松开,督促上厕所、喝水等。约束患者应床旁交接,重点检查约束带的数量、松紧度、患者的特殊情况等。

(6)经治疗后患者安静下来表示合作,即可解除约束。严禁用约束对不合作的患者进行惩罚。

(7)正确及时书写护理记录,重点进行交接班。

(8)冲动行为的应急处理流程图见图8-1。

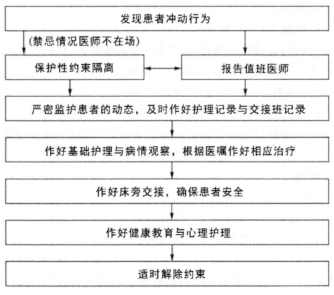

图 8-1　冲动行为的应急处理流程图

三、自缢行为的防范预案

自缢是住院精神障碍患者中最多见的自杀方式。自缢致死的原因是由于身体的重力压迫颈动脉使大脑缺血缺氧,也可刺激颈动脉窦反射性地引起心脏骤停,导致死亡。患者自缢后的严重程度与自缢的时间长短和缢绳的粗细有关。患者自缢时间短暂,其面色发绀、双眼上翻、舌微外吐、呼吸停止、小便失禁,可有微弱心跳。随着时间延长,患者不仅心跳呼吸停止,大小便失禁、四肢冰凉,抢救将十分困难。因此及早发现是抢救成功的关键。对抑郁症的患者应尤为注意。

(一)自杀行为发生的原因及征兆

1.自杀行为的原因

(1)精神疾病:所有精神疾病都会增加自杀的危险性。自杀率比较高的精神疾病包括抑郁症、精神分裂症、酒精和药物依赖及人格障碍等。与自杀有关的精神症状包括抑郁、妄想、幻觉、睡眠障碍等。具有顽固强迫症的患者,因不能摆脱强迫观念和行为而痛苦不堪,或出现强迫性自杀观念者,自杀危险会更大。疑病性神经症伴有抑郁时自杀危险会加大。

(2)遗传因素:家族的自杀行为是自杀的重要因素,可能与家庭成员之间的认同和模仿、遗传物质的传递有关。

(3)躯体疾病:因躯体疾病导致功能受限或慢性疼痛,不能参加日常工作和社交活动,最终出现悲观绝望情绪。

(4)心理-社会因素:不良心理素质和个性特征与自杀有一定的关系,尤其心理脆弱性是导致自杀的主要心理因素。社会因素如严重的突发事件,使患者心理平衡被打破,缺少社会支持产生的孤独感,让患者无力应对而导致自杀。

2.自杀行为的征兆

有自杀倾向的患者往往在实施自杀行为前都会自觉或不自觉地流露出某些语言和行为征兆。因此,护士要充分重视患者所有关于自杀的言行举止,及时采取预防措施。

(1)有企图自杀的历史、家庭的自杀行为历史。

(2)失眠、情绪低落、绝望、经常哭泣。

(3)易冲动、易激惹、情绪不稳定、变化快。

(4)存在与自杀有关的幻觉或存在被迫害、被折磨、被惩罚的想法或言论。

(5)有对现实或想象中事物的自罪感,觉得自己不配生活在世界上。

(6)经常谈论与死亡、自杀有关的问题,并处理后事。

(7)将自己与他人隔离、把自己关在隐蔽的地方或反锁于室内。

(8)在较长一段时间的抑郁后突然很开心或生活方式突然改变、突然拒绝治疗等。

(9)有收集、储藏与自杀有关的物品,如绳子、刀具、药品等。

(二)自杀行为的防范

1.医护人员密切配合

全体医护人员都要互通信息,共同努力,加强防范。一些细微的征兆都可能反映了患者自杀的真实意图,如果忽视就可能错过挽救患者生命的良机。

2.安全的环境

有自杀意图的患者处于安全的环境可以防范自杀。查寻患者的危险品,包括刀具、玻璃、绳子、电源开关等。但是,除病情严重的患者外,不要把患者隔离或拿走患者的所有个人物品,这会加重患者的无用感。

3.建立良好的护患关系

在沟通、真诚、接纳、理解的基础上建立良好的护患关系。倾听患者的诉说,了解患者的内心感受,与患者一起分析导致痛苦或自杀企图的原因,探讨可以提供帮助的方法和途径,这对处于无助、无用、绝望的患者来说,是最好的预防自杀的措施。

4.密切观察病情

具有高度自杀危险的患者需要在安全的环境中持续性观察或间隔性观察(约15分钟一次)。密切观察会帮助患者控制和约束自己的行为。有些患者由于自杀的决心已定,计划安排好了,会有情绪得到释放和轻松的感觉,护士不要被患者的伪装所迷惑,不要让患者独处,不给患者留有自杀机会。同时,还要了解患者出现自杀行为的规律,如一般在凌晨、清晨、午睡或工作忙乱时及患者抑郁情绪突然好转时容易发生意外,这些时间护士要提高警惕,加强责任心,密切观察,杜绝意外。对高度自杀危险者应有专人护理。

5.制订约束契约

对有自杀意图的患者制订约束条约。通过口头或书面的形式,患者要同意在一定的时间内不会采取自杀行动。患者的家属、亲友也可以参与条约的制订和监督。当危险期过去之后,再根据具体情况,制订新的条约。用这样的方法可以降低伤害自己的危险,也给护士一段时间来帮助患者纠正危险的行为方式。

6.提高患者自尊

参加一些有意义的活动可以帮助患者释放紧张和愤怒的情绪,提高患者的自尊、自信,增加成就感、归属感、自我价值感等,逐步消除无用感。如打扫卫生、洗衣服、修理用具、发挥特长为大家服务等。

7.调动社会支持系统

社会资源缺乏是自杀的主要原因,重建社会支持体系是护理干预的重要手段。要帮助患者学会与人沟通;做好患者亲属、朋友的工作,进行与自杀干预有关的健康教育,增加对患者的理解、接纳,对消除患者自杀意念和行为有长期意义。

8.确保及时完成各项治疗

有效的治疗措施,尽快控制精神症状是防止自杀的关键所在。护士要及时向医师报告患者的自杀企图,以便尽快采取有效治疗措施,要保证各项治疗顺利进行,保证患者能遵医嘱服药,注意患者有无藏药,以防患者悄然积存药物用于自杀。

四、自缢行为的应急处理流程

(1)一旦发现患者采取自缢行为,应立即从背部抱住患者的身体,并向上托起,迅速解脱或剪断绳套,同时通知医师。

(2)顺势将患者轻轻放下,平卧于地,注意保护患者,防止坠地跌伤,解开领口和裤带,保持呼吸道通畅。

(3)立即检查呼吸和心跳情况,如呼吸心跳尚存,可将患者的下颌抬起,使呼吸道通畅,并给予氧气吸入;若呼吸、心跳微弱或已停止,应立即就地抢救,进行人工呼吸和胸外心脏按压,遵医嘱做好抢救和护理工作。

(4)严密观察患者的病情变化,如生命体征及意识等,注意尿量观察,及早发现肾衰竭症状,正确记录出入液量。

(5)正确做好护理记录,同时保护好自缢现场及相关物品,重点进行交接班。

(6)患者清醒后应予患者常规的劝导安慰和专门的支持性心理护理,避免意外的再次发生。

(7)自缢行为的应急处理流程图见图8-2。

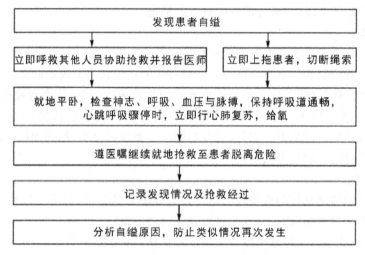

图 8-2 自缢行为的应急处理流程图

五、出走行为的防范预案

出走是指患者在住院期间,未经医师的同意而擅自离开医院的行为。患者的出走会使治疗中断,而且由于患者自我防护能力下降,出走可能使患者受伤或伤害他人,产生各种意外事件,给患者或他人造成严重后果。

(一)出走行为发生的原因及征兆

1.出走行为的原因

(1)精神障碍的患者常无自知力,认为自己没有病而用不着住院;或受幻觉、妄想支配,认为住院是对其陷害而突然出走;抑郁症患者会因为想采取自杀行动而寻找机会离开医院;严重的精神发育迟滞或痴呆的患者会在外出时走失。

(2)封闭式管理的精神科,患者感到生活单调,行为受拘束和限制,处处不自由,想尽快脱离这种环境。

(3)一些病情好转的患者,因思念亲人,想早日回家,或急于完成某项工作而出走。

(4)患者对住院和治疗存在恐惧心理,如害怕被约束,对电抽搐治疗有误解等。

(5)工作人员态度生硬、对患者不耐心等也会使患者产生不满情绪而想离开医院。

2.出走行为的征兆

(1)有出走行为历史的患者。

(2)有明显幻觉、妄想的患者。

(3)不愿住院或强迫住院的患者。

(4)不适应住院环境,对住院和治疗恐惧的患者。

(5)强烈思念亲人,急于回家的患者。

（6）患者有寻找出走机会的行为表现。

意识清楚的患者会采取隐蔽及巧妙的方法，平时积极与医务人员拉关系取得信任、窥探情况、寻找出走的途径，在工作人员防备不当时出走。患者在准备出走期间情绪上可能会表现出焦虑、失眠，部分患者出走前坐卧不安、烦躁、频繁如厕、东张西望等。

意识不清楚的患者出走时无目的、无计划、不讲究方式，可能会不知避讳、旁若无人地从门口出去。

（二）出走行为的防范

1.严密观察病情

掌握病史，对有出走企图或不安心住院的患者应做到心中有数、及时发现随时防范，重点监护并重点交班。

2.加强安全管理

严格执行病房的安全管理和检查制度，对损坏的门窗及时修理，患者外出活动或检查要有专人陪同。对出走危险性较高的患者要加强巡视与观察，适当限制活动范围。经常巡视病房，巡视时间不定为好，以免患者掌握规律。

3.增进沟通

护士要与患者经常交流，建立良好的护患关系，指导患者如何正确解决生活中出现的问题与矛盾，满足其心理需求，消除出走的念头。注意服务态度和服务的方法，对患者提出的合理要求尽量解决，解决不了的要耐心细致的做解释，避免用简单生硬的语言刺激患者。

4.丰富住院生活

了解患者的兴趣、爱好，满足合理的要求，鼓励参加各种娱乐活动，消除焦虑恐惧和顾虑，适当安排工娱治疗，宣泄缓解不良情绪。

5.争取社会支持

要加强与患者家属、单位的联系，鼓励他们适时来医院探视，减少患者的被遗弃感和社会隔离感。

6.加强监护

对于精神发育迟滞、痴呆以及处于谵妄状态的患者，应加强监护，防止发生意外和出走。

六、出走行为的应急处理流程

（1）发生出走后应立即通知保安封锁医院大门，注意各离开医院的人员，同时向病区护士长和主任报告。

（2）积极组织力量寻找，若判断患者已离开医院，立即报告上级部门。

（3）及时与家属联系，分析和判断患者出走的时间、方式、去向，配合寻找，必要时请公安部门予以协助。

（4）出走归院的患者，要慎重对待，做好心理护理，重点交班，制定防范措施，防止再次发生出走，切忌惩罚患者。

（5）出走行为的应急处理流程图见图8-3。

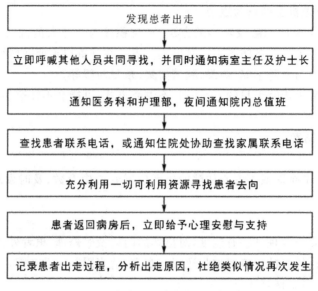

图 8-3　出走行为的应急处理流程图

（邓育银）

第二节　脑器质性精神障碍

一、疾病概要

脑器质性精神病是指大脑组织器质性病理改变所致的精神疾病,与之相对应的则称功能性精神病。脑器质性精神病,包括颅内感染、颅内肿瘤、头颅外伤、脑血管疾病及癫痫时的精神障碍。尽管致病原因不一,但却有着共同的临床表现,神经系统检查常有阳性体征,颅脑 CT 检查常有异常发现。

脑器质性精神病的发病,与脑部病变所在部位、范围、病变进展的速度及严重程度等有关。急性起病者,临床常表现有意识障碍,对时间、地点及人物定向力消失、思维活动受损,行为紊乱,患者对发病期的表现常常不能回忆,特称之为急性脑病综合征。慢性起病者,常有不同程度的记忆减退和智能低下,近记忆减退尤为明显,对于近期内接触过的人,身旁刚刚发生过的事最易忘记。上述情况常见于脑缺氧、脑肿瘤、脑萎缩等。严重者表现为全面智能减退,记忆、计算、常识、理解、判断等能力明显下降,达到痴呆的程度,往往同时伴有一定程度的人格改变。基本生活的自理能力也受到不同程度的影响,这种情况则称为慢性脑病综合征。上述急慢性脑病综合征,也可在同一患者的不同病期分别出现。如各种原因的脑炎,在其急性期,表现主要为意识障碍。到病的后期,则主要表现为记忆和智能的低下,在脑器质性精神患者中,后期多半不能自理生活,不能自己照顾自己。

二、临床护理

(一)一般护理

对于脑器质性精神患者来说,良好的护理措施,比一般药物治疗更为重要。病室设施宜简单。床、椅高低适度,减少倾跌、饮食数量宜足,温度要适宜,肉去骨、鱼去刺。帮其梳洗、料理个人卫生。保证充足睡眠、外出应有专人陪同、照顾,防止患者走错门、睡错了铺,以减少不必要的争吵和误会。

(二)对症护理

对有意识障碍者,尽量少给具有强镇静作用的药物,以免加重意识障碍。白天不给具有催眠作用的药物,以免引起嗜睡。最好有专人陪护(患者亲属最好),使患者具有熟悉感。痴呆者出门后常迷途忘返,吃饭不知饥饱,日常生活自理困难。故护理的主要原则是照顾好患者的生活,保护其安全。尽量避免长期卧床,鼓励其适当活动,参与一些力所能及的体力活,使其躯体功能得到一定的改善。指导、训练其生活自理能力,为日后康复打基础。

(三)治疗护理

脑器质性精神病的治疗,目前尚无特效药物和方法。其主要是支持性治疗和生活护理为主。在应用抗精神病药物治疗时,多从小剂量开始(一般成人用量的 $1/3\sim1/2$)缓慢递增,症状好转后即减量。治疗过程中严密观察药物不良反应。一旦发现患者血压降低,立即报告医师。

(四)康复护理

此类患者的康复护理,应以功能训练为主,以期保持患者原有的生活自理能力。稳定其情绪和心理状态,以延缓其衰退的进程。在生活自理的功能训练中,如进食、穿衣、梳洗、大小便等自理过程,多需耐心照顾,亲自指导,必要时需手把手地教。另为确保营养和水分的摄入。根据气温变化而增减被服。对那些智能影响较轻者,可引导其做一些力所能及而又无危险性的劳动或手工,使其从劳动中获取乐趣,对恢复患者的自尊、自信也有一定作用。

（邓育银）

第三节　心境障碍

一、概述

心境障碍又称为情感性精神障碍,是以显著而持久的情感或心境改变为主要特征的一组精神障碍。临床上主要表现为情感异常高涨或低落,伴有相应的认知和行为改变,严重者可伴有精神病性症状,如幻觉、妄想等。大多数患者有反复发作的倾向,经治疗缓解后或发作期间精神症状基本正常,但部分患者可有残留症状或转为慢性。

临床上常见的心境障碍包括双相障碍、躁狂症、抑郁症及恶劣心境等几个类型。其中双相障碍具有躁狂和抑郁交替发作的临床特征,既往称为躁狂抑郁性精神病。躁狂症或抑郁症是指仅有躁狂或抑郁发作,习惯上称为单相躁狂或单相抑郁。临床上单相躁狂颇为少见,而抑郁症则比较常见。

流行病学调查显示,心境障碍是危害全人类身心健康的常见病,仅抑郁症而言,是世界范围内致残性疾病中的第四位,到 2020 年其患病率可能跃居世界第二位,危害仅次于缺血性心脏病。西方国家心境障碍的终身患病率一般为 3%～25%。世界卫生组织 2001 年报告显示,目前全球抑郁症的患病率为 3%～5%,单相抑郁的时点患病率男性人群为 1.9%,女性为 3.2%。远远高于我国报道的数字。

我国至今仍缺少有关心境障碍的最新全国性流行病学调查资料,目前仅有的是 20 年前的调查结果。根据 1982 年国内在 12 个地区开展的精神疾病的流行病学调查,心境障碍终身患病率为 0.076%,时点患病率为 0.037%。1992 年又对上述的部分地区进行了复查,发现心境障碍的终身患病率为 0.083%,时点患病率为 0.052%。另外,在 1982 年的同一次流行病学调查中发现抑郁性神经症(现称恶劣心境)的患病率为 0.311%,而且农村(0.412%)高于城市(0.209%)。

据 2003 年北京地区抑郁障碍流行病学调查结果显示,北京地区社区居民抑郁障碍的终身患病率为 6.87%,其中男性 5.01%,女性 8.46%,时点患病率为 3.31%,其中男性为 2.45%,女性为 4.04%。

同一调查结果显示,北京 50 家综合医院抑郁障碍的现患病率为 5.2%、终身患病率为 8.2%;50 家综合医院住院患者"抑郁发作"的现患病率为 3.9%～5.0%,"重性抑郁障碍"的现患病率为 3.7%;50 家综合医院门诊患者抑郁症的现患病率为 2.2%～2.5%,"重性抑郁障碍"的现患病率为 2.1%。

二、病因与发病机制

心境障碍的病因目前尚不清楚,但疾病的发生与生物学因素和心理社会因素密切相关,是两者相互作用的结果。

(一)生物学因素

生物学因素包括遗传因素,神经生化因素,神经内分泌功能异常因素,免疫功能紊乱,脑电生理功能变化因素和脑结构及功能异常因素。

普遍认为,心境障碍具有明显的遗传倾向,家系研究发现,与患者血缘关系越近,患病率越高,一级亲属的患病率远高于其他亲属,先证者亲属患本病的概率是一般人的 10～30 倍。双生子研究发现,单卵双生子的同病率为 56.7%,而双卵双生子为 12.9%。

神经生物化学研究发现,心境障碍患者的 5-羟色胺(5-HT)功能活动降低;去甲肾上腺素(NE)代谢紊乱;抑郁症脑内多巴胺(DA)功能降低,躁狂症 DA 功能增高。双相障碍患者血浆和脑积液中氨基丁酸(GABA)水平下降。

神经内分泌研究发现,心境障碍患者有下丘脑-垂体-肾上腺轴(HPA 轴)活性增高,抑郁患者血浆皮质醇分泌过多;下丘脑-垂体-甲状腺轴功能低下。

神经免疫学研究发现,双相情感障碍患者的免疫功能紊乱。炎症机制在抑郁症的病理机制中起至关重要的作用。抑郁发作时炎症细胞因子水平增高,常见的免疫趋炎细胞因子包括:白细胞介素(IL)1、2、3、6;肿瘤坏死因子;干扰素 α/β;快反应蛋白(如触珠蛋白、C 反应蛋白、α_1 酸性糖蛋白)等;炎症细胞因子改变色氨酸代谢,色氨酸的神经毒性代谢产物(喹啉酸和犬尿酸)水平增高,导致神经细胞的损害,抑郁障碍的发生。

双相情感障碍的睡眠和脑电生理研究发现:抑郁患者常入睡困难、早醒、时睡时醒或睡眠过度;躁狂常出现睡眠要求减少;情感障碍与睡眠障碍关系密切;30% 的心境障碍患者脑电图异常,睡眠脑电图,脑诱发电位等电生理研究也发现双相情感障碍患者存在明显异常。美国学者 AG Harvey 认为,睡眠和昼夜节律紊乱是双相情感障碍的核心症状,根据睡眠剥夺可触发躁狂复发、睡眠剥夺对第二天的情感控制产生不利影响的试验结果指出,睡眠和昼夜节律紊乱与双相情感障碍的心境发作、缓解不完全和复发风险密切相关。

神经影像学研究发现,心境障碍脑室扩大的发生率为 $2.5\%\sim42\%$,而且,发现抑郁症患者左额叶局部脑血流量降低的程度与抑郁的严重程度呈正相关。

(二)心理社会因素

心理社会因素在心境障碍的发生、发展及转归中起着重要作用,尤其是抑郁症及恶劣心境中所起的作用更为重要。童年时期的亲子分离或分离威胁,不良的父母教养方式以及成年后经历配偶、子女或父母亡故,婚姻不和谐,离婚,失业,严重躯体疾病,经济状况差等应激事件,均会明显增加心境障碍的发生率。

三、临床表现

(一)心境障碍的临床症状

心境障碍的临床症状主要表现为抑郁发作和躁狂发作,但也可以表现为既有躁狂又有抑郁症状的混合状态。

1.抑郁发作的主要症状

情绪低落(抑郁心境),兴趣减低,无助感,疲劳感、活力减退或丧失,思维迟缓,食欲减退、体重减轻,睡眠障碍,焦虑或激越症状,性欲改变,自杀观念、自杀企图与自杀,以及种种躯体不适症状、自主神经紊乱症状。严重抑郁发作时可出现的幻觉、妄想等症状。有学者将抑郁发作的症状简要归纳为所谓的"三低症状",即情绪低落、思维抑制和行为迟缓。

2.躁狂发作的主要症状

情绪高涨,思维奔逸,言语活动显著增多,行为鲁莽、草率、不计后果,睡眠需要减少,食欲及性欲亢进,以及冲动、易激惹、酗酒、滥用药物或性行为不检点。严重躁狂发作可出现的幻觉、妄想等精神症状。有学者将躁狂发作的症状归纳为所谓的"三高症状",即情感高涨或情绪易激惹、思维奔逸和言语行为增多。

3.混合发作(状态)的主要症状

混合发作(状态)的主要症状指躁狂症状和抑郁症状在一次发作中同时存在。通常在躁狂与抑郁快速转相时发生,患者既有躁狂,又有抑郁的表现。一般持续时间较短,多数较快转入躁狂相或抑郁相。混合发作临床上的躁狂和抑郁症状不典型,容易误诊为分裂情感障碍或精神分裂症。

(二)心境障碍的临床类型

关于心境障碍的临床分类,根据不同的学术观点和不同的分类标准有不同的分类体系。传统上,心境障碍可分为双相情感障碍和单相情感障碍两大类。

1.双相情感障碍

临床上既有躁狂发作又有抑郁发作,双相情感障碍又分为四种类型。

(1)双相Ⅰ型(躁狂发作严重,抑郁发作较轻)。

(2)双相Ⅱ型(抑郁发作严重,躁狂发作较轻)。

(3)双相混合状态(既有躁狂又有抑郁症状的发作)。

(4)快速循环发作(躁狂或抑郁发作快速转换为一周期、每年四个周期以上的循环发作)。

2.单相情感障碍

该障碍又分为单相抑郁和单相躁狂两类。

(1)单相躁狂临床上较少见,国外大多数学者认为只要有躁狂发作,就应视为双相情感障碍。

(2)单相抑郁又分为:①伴有突出焦虑症状的抑郁与焦虑混合性发作;②单纯抑郁发作;③反复发作的抑郁障碍;④恶劣心境,即持续和轻度的抑郁(所谓"抑郁性人格")。

应该注意,从每次抑郁发作的严重程度来看又可分为:①中度或重度抑郁发作;②伴有和不伴有躯体症状的抑郁发作;③如属重度抑郁发作,又可分为伴有和不伴有精神病性症状的抑郁发作两类。

(3)此外,在心境障碍的分类中,有一些分类名词虽未纳入正式的分类系统中,但临床上仍在广泛应用,这些分类名称对于选择适当的药物治疗、判断患者的预后仍有一般分类不可替代的优势。常见分类如下。①原发性/继发性情感障碍:继发于躯体(包括脑)疾病、其他精神障碍、药物等原因所致的情感障碍称为继发性情感障碍,非继发于这些原因的称为原发性情感障碍。②季节性情感障碍:以季节性抑郁较多见,主要发生在冬季,其诊断标准是:必须在 3 年或更长的时间内有三次以上心境障碍发作,每年都起病于相同的 90 天内,缓解也发生在每年特定的 90 天内,季节性发作次数显著多于可能发生的非季节性发作。③内源性/反应性抑郁:直接由生物原因(内源性)或内在因素所致抑郁称为内源性抑郁,而直接由心理因素所致的抑郁称为反应性抑郁。④隐匿性抑郁:是一种以躯体不适和自主神经系统症状为主要表现,掩盖了抑郁症状的抑郁症。⑤心境恶劣:旧称为神经症性抑郁,是指病程持续两年以上、抑郁症状严重程度较轻的抑郁症。⑥双重抑郁:是指在心境恶劣持续发生的基础上叠加了一次抑郁发作的抑郁症。⑦更年期抑郁:是指发生于女性绝经后的抑郁发作,有时也可包括延续到更年期或在更年期复发的抑郁症。

四、诊断

抑郁症的诊断一般来说虽并不困难,但目前我国抑郁症的就诊率、诊出率低,漏诊率和误诊率高,尤其是在社区和综合性卫生机构。以抑郁症为例,北京地区抑郁障碍患者 62.9% 未就诊,31.39% 在综合医院就诊,只有 5.08% 在专科医院就诊。国外报道,在初级卫生保健机构,每 20 位就医患者就有一位患抑郁症,而百名以上的抑郁患者,就诊于一位医师,大约有一半未能识别出是抑郁症,其中约 20% 会发展为慢性抑郁。至于双相情感障碍,情况更不乐观。有研究显示,双相情感障碍首发年龄多在 15～20 岁,而确诊在 25～30 岁,诊断延误 10 年左右,平均发作三次或经过三名精神科医师就诊才能明确诊断。其误诊率也高,约 80% 的双相情感障碍患者确诊前被误诊为其他精神障碍,如单相抑郁、精神分裂症、焦虑症和其他情感障碍[儿童的注意缺陷多动障碍(ADHD)、品行障碍、物质滥用伴发的情感障碍],其中主要是误诊为单相抑郁,临床上有 50%～70% 情感障碍的抑郁实为双相Ⅱ型的抑郁。单相和双相情感障碍抑郁之间的误诊会直接导致药物治疗方案的制定,影响疗效和疾病的预后,故应认真鉴别。

防止双相抑郁误诊、可从双相抑郁的症状特征,病史特征以及提高对躁狂发作的识别三个方面进行鉴别。

在症状特征方面,首先考虑的是患者的发病年龄。发病年龄越早、25 岁以前(高峰在 15～19 岁)首发的抑郁是双相抑郁障碍的可能性愈大。另外,临床症状具有显著的心境不稳定、波动性大,如抑郁、焦虑、欣快、烦躁不安、紧张、激越、易激惹、冲动、愤怒、甚至狂暴等短暂发作(持续

1～2 天),多预示为双相抑郁。再者,抑郁发作伴不典型特征,如食欲亢进、体重增加、睡眠过多、伴精神病性特征,抑郁障碍频繁发作,一年内 4 次或 4 次以上。如发病急骤、频繁、缓解快,往往提示为双相抑郁。

在病史特征方面,有抗抑郁剂所致躁狂史;双相障碍家族史,特别是躁狂发作家族史,是双相抑郁的重要因素。

鉴别单双相情感障碍的另一个关键要点是提高对躁狂发作的识别意识。普遍认为,只要轻躁狂持续 2～3 天,就对双相抑郁的诊断具有价值;另外具有三项或三项以上轻躁狂症状的混合状态,70% 为双相 Ⅱ 型抑郁;抗抑郁剂恶化病情而心境稳定剂治疗有效的抑郁应视为双相抑郁。

造成心境障碍诊出率低,误诊率高的状况,涉及多方面的因素。有关精神卫生知识的普及宣传不到位,公众对心境障碍的基本知识匮乏,不少患者由于病耻感作祟,回避就医,或由于将所患心境障碍伴发的躯体不适症状误认为其他疾病而就诊于非专科医院是诊出率低的重要因素。当然,各级医疗卫生机构、特别是社区医疗卫生机构的医护人员对心境障碍诊疗知识的不足是更为重要的原因。

在做出心境障碍诊断之前,应区别三种情况。首先,要分清患者当前的心境状态(比如抑郁)是正常情况下的不愉快体验,还是病态的抑郁;如果确定当前的心境状态是疾病,则要进一步区分此一病态是原发性情感障碍还是由躯体疾病、酒精或其他药物等因素所致的继发性情感障碍;最后,如果判断为原发性情感障碍,还应进一步判明是单相还是双相情感障碍。应该指出,要准确做出上述判断,可能涉及一系列复杂的鉴别诊断问题,对于社区卫生工作者,尤其是未经精神卫生专业培训的社区医师可能难以做到,故大多数心境障碍患者的鉴别诊断应由专科医疗机构的专业医师完成。

心境障碍的诊断主要根据病史、临床症状、病程及体格检查的结果进行综合分析判断来进行。当今,几乎所有关于心境障碍的诊断标准,均包括临床症状标准、病程标准和疾病严重程度标准三个纬度。只要患者的临床症状符合躁狂或抑郁发作的主要特征(如所谓"三高"或"三低"症状特征)、病程持续 1 或 2 周以上、严重影响患者的正常生活功能和社会功能就可以确立诊断。

至于患者临床症状和疾病的严重程度,或经过治疗后症状和疾病严重程度的变化,临床上除了根据临床经验判断以外,更普遍的方法是使用躁狂和抑郁的症状评定量表。如用于评定躁狂的 Young 氏躁狂评定量表,用于评定抑郁的汉密尔顿抑郁量表(HRSD)、Zung 氏抑郁量表、蒙哥马利抑郁和躁狂量表以及用于门诊患者筛查轻躁狂患者的轻躁狂检查项目调查表(HCL-32)等。这些量表分为患者自评和他评两大类。如 Zung 氏抑郁量表是自评量表,主要用于自我评定抑郁症状,由 20 道陈述问句组成,每一句与抑郁的一个症状相关,按 1～4 级评分。20 个条目可归纳为情感障碍、躯体症状、精神运动性障碍和心理障碍四个因子。累计满分为 80,换算成指数,以反映抑郁的严重程度。HCL-32 量表是 32 项自测问卷,专门针对既往是否存在轻躁狂症状的门诊患者筛查轻躁狂之用。问卷答案采用"是"/"否"选项,选"是"评 1 分,"否"得 0 分,分值可提示患双相障碍的可能。有学者认为 14 分是一个界限。也有按不同等级的分值评估,如 7 分,10 分,14 分。有学者建议 HCL 大于或等于 10 分就可能强烈提示双相障碍的潜在可能。

患者本人或其周围人、社区卫生工作者均可使用简单容易操作的自评量表对疑似的心境障碍进行评估,然后再由经过精神卫生专业培训的社区医师或专科医师进一步做出诊断。

五、治疗

如上所述,心境障碍是一种高患病率的慢性复发性精神疾病,具有临床现象复杂,共病现象多,自杀风险大,病死率高等独特的临床特征。漏诊、误诊和不恰当的治疗将导致不良后果,严重影响预后,增加社会负担,故应引起高度重视,给予积极有效的治疗干预。

心境障碍的治疗应按照生物、心理和社会三位一体的医学模式,采取综合性的防治措施进行。针对任何一位心境障碍患者的治疗方案,均是按个体化的原则,以药物等生物治疗为基础,辅以认知行为等心理治疗和社区康复治疗、家庭治疗等综合性的治疗方案。

方案的实施,应视病情的严重程度以及患者的家庭和经济状况决定。但有以下情况者均应紧急送入专科医院治疗。①病情严重,有自杀、兴奋冲动、伤人毁物等症状者。②对通常的治疗疗效不良者或为难治病例。③诊断有困难者。④合并躯体疾病、人格障碍或心境障碍治疗与严重躯体疾病治疗相互间有严重干扰。⑤伴有精神病性症状、需要抗抑郁药物和电休克联合治疗者。⑥有高自杀危险的双相情感障碍抑郁发作的患者治疗期间需要严格监测血锂浓度者。

上述种类患者的病情得到控制后,病情处于缓解阶段的患者,可回归社区康复机构治疗或在家接受定期门诊治疗。

生物、心理和社会方面的具体治疗方法多种多样,应以个体化的原则、在认真权衡利弊、效益与风险的前提下进行选择。

(一)躁狂发作的药物治疗

1.躁狂发作药物治疗的原则

不少学者认为,只要有躁狂发作,就应视为双相情感障碍,因此,对躁狂发作应以心境稳定剂作为基础药物的联合治疗原则。心境稳定剂具有以下临床特征。①对躁狂和抑郁发作均具有治疗作用。②不会引起躁狂和抑郁转相。③防止频繁发作。④预防复发,降低复发率和自杀率。⑤某些心境稳定剂对混合型和循环发作型疗效好,如丙戊酸盐。

目前对双相情感障碍的治疗普遍存在的问题是未能将心境稳定剂作为基础的治疗药物,仍习惯性地以抗抑郁药治疗双相情感障碍的抑郁发作,以神经阻滞剂、特别是经典(第一代)抗精神病药物治疗双相情感障碍的躁狂发作。此一做法的弊病如下。①导致临床相转相。②诱导快速循环发作。③频繁转相或快速循环持续存在使疾病变成难治,自杀率升高,社会功能受损加重,医疗资源消耗明显增大。

2.治疗躁狂发作的常用药物

(1)心境稳定剂:常用的有锂盐(常用的是碳酸锂),丙戊酸盐(丙戊酸钠或丙戊酸镁),卡马西平,拉莫三嗪等。

(2)具有某些心境稳定剂特征的药物。苯二氮类药物(常用的是罗拉西泮、氯硝西泮等)和非典型(第二代)抗精神病药(氯氮平、利培酮、奥氮平、喹硫平、齐拉西酮、阿立哌唑等)。

3.使用治疗躁狂发作药物的注意事项

关键问题是在选择药物时一定要认真权衡药物所致的效益与风险的关系,即认真评估被选药物可能产生的疗效与安全性和耐受性问题。

(1)锂盐:对双相情感障碍躁狂发作、抑郁发作均有效,用锂盐维持治疗可防止2/3的双相情感障碍患者复发,自杀率降低8倍。但锂盐治疗有效和安全的血药浓度范围十分狭窄(0.8～1.2 mmol/L),而且无论短期或长期使用,均有明显不良反应,包括震颤、体重增加、认知损害、多饮、多尿症等,还可能产生不可逆性中枢神经系统损害,胎儿畸形、甲状腺、胃肠道和肾功能问题。此外,超过正常的血锂浓度范围,很可能发生锂中毒而致命,故在服用锂盐治疗期间,应常规定期(每两周一次)检查血锂浓度。

(2)丙戊酸钠:能有效治疗躁狂发作,对混合发作和快速循环发作疗效优于锂盐,对预防复发疗效显著。对双相抑郁的疗效不显著,但有报告指出,双丙戊酸钠有减少抑郁复发的可能性,特别是病情严重的患者。不良反应有震颤、体重增加、镇静、脱发等,少数患者可发生胃肠道反应、胎儿畸形、肝脏损害、出血性胰腺炎等毒性作用。

(3)拉莫三嗪:是目前普遍认为仅对双相抑郁发作有效的心境稳定剂,对其他类型的双相障碍无明显疗效。其总体耐受性良好,但有严重变态反应的危险性,可出现皮疹、Stevens-Johnson综合征。

(4)卡马西平:对躁狂发作和某些双相抑郁可能有效,目前多作为预防治疗中的二线用药。其不良反应包括运动失调、认知迟钝、皮肤变态反应、胎儿畸形,白细胞减少症、肝脏毒性、胰腺炎、药动学交互作用等。

(二)抑郁发作的药物治疗

1.抑郁发作的药物治疗原则

(1)对于首次抑郁发作患者,社区医师的首要任务是在专科医院精神科医师的指导下,鉴别此类抑郁发作是双相抑郁还是单相抑郁。只有确定是单相抑郁发作,才能使用抗抑郁药物治疗。如确诊为双相抑郁,绝不能单独使用抗抑郁药,否则会导致躁狂发作,甚至导致快速循环发作等难治性临床状态。如若双相抑郁严重程度高,可以在使用心境稳定剂的基础上联合抗抑郁药物治疗,待抑郁症状缓解后,逐渐减少抗抑郁药物的剂量直至完全停药,但要保持心境稳定剂继续治疗。

(2)目前,抗抑郁药物种类繁多,各自有其不同的受体药理学和药代动力学特征,因而各自有不同的疗效和不良反应。因此,在选用抗抑郁药物时,社区医师应在专科医师的指导下,根据患者个体及其所患抑郁症的临床特点,认真权衡药物的疗效和可能发生的不良反应的关系,以取得满意的疗效,最大限度地减少不良反应,以提高患者对药物治疗的依从性。

(3)对于抑郁症的药物治疗一般以单一抗抑郁药物治疗为原则,不主张两种抗抑郁药物合并治疗,即使是难治性抑郁也应尽量避免两种、特别是两种药理结构和药理机制相同的抗抑郁药物联合使用,以防 5-羟色胺综合征等严重不良事件的发生。

2.治疗抑郁发作的常用药物

抗抑郁药物的种类繁多,至今所谓的经典和非经典两大类抗抑郁药其实各自又包括若干类药理结构和药理作用各不相同的药物。所谓的经典抗抑郁药包括三环类(TCA)、单胺氧化酶抑制剂(MAOI)。非经典抗抑郁药包括选择性和非选择性两大类以及非单胺能作用机制的新型抗抑郁药。上述各类抗抑郁药分别包括以下常用药物。

(1)三环类抗抑郁药(TCA)常用的有阿米替林、马普替林、丙米嗪、氯米帕明和多虑平等。

(2)单氨氧化酶抑制剂(MAOI)主要代表药物是苯乙肼和反苯环丙胺,还有可逆性单氨氧化酶抑制剂吗氯贝胺。

(3)所谓选择性类抗抑郁药主要是指选择性 5-羟色胺再摄取抑制,常用的有氟西汀、氟伏沙明、帕罗西汀、舍曲林、西酞普兰和艾司西酞普兰。

(4)非选择性抗抑郁药常用的有安非他酮(NDRI,即去甲肾上腺素和多巴胺再摄取抑制剂)、奈法唑酮(SARI,即 5-羟色胺和肾上腺素再摄取抑制剂)、文拉法辛、度洛西汀和米那普仑(SNRI,即 5-羟色胺和去甲肾上腺素再摄取抑制剂)、米氮平(NaSSA,即去甲肾上腺素能和特异性 5-羟色胺能抗抑郁剂)、瑞波西汀(NRI,去甲肾上腺素抑制剂)。

非单胺能作用机制的新型抗抑郁药是新近投入使用的新型抗抑郁药。代表药物是阿戈美拉汀。此药兼有褪黑激素能激动剂和互补性 5-羟色胺 2c(5-HT2c)拮抗剂的双重药理作用,通过逆转和纠正昼夜节律紊乱,恢复与正常昼夜节律同步化的效能发挥抗抑郁作用。常用剂量 25～50 mg/d。

3.使用抗抑郁药物的注意事项

不同种类的抗抑郁药物各自有其不同的药效学(受体药理学)和药代动力学特征,使其具有其独特的疗效和不同的不良反应特征。临床医师在选择用药时,除了根据患者及其所患抑郁症的临床特征选择用药外,还要根据候选药物的受体药理学和药代动力学特征认真权衡疗效和不良反应的关系做出合理的选择。避免由于药物选择不当,严重的不良反应导致患者对药物治疗依从性差,甚至中断用药而最终影响疗效和预后。

使用抗抑郁药物引起的"不良事件"有众多潜在原因,包括抑郁发作时的某些严重症状可能导致自杀等不良事件;药物的不良反应;药物间的相互作用;突然停药所致的停药综合征;抑郁症与酒精滥用、吸毒等其他精神疾病共病以及合并躯体疾病等。这些问题不仅存在于住院的抑郁患者,即使病情缓解出院后,继续在社区接受维持治疗的社区患者也可能有同样的问题。因此,社区医师必须密切观察,认真对待。

(1)三环类抗抑郁药治疗抑郁症有确切的疗效,但药物的不良反应明显,常表现在下列方面。①中枢神经系统方面:眩晕、头痛、震颤、镇静、嗜睡、失眠、认知损害、神经质、食欲缺乏、饱腹感等;心脏方面:直立性低血压、高血压、心传导阻滞、心动过速等。②自主神经系统方面:口干、尿潴留、视力模糊、发汗等;胃肠道方面:恶心、便秘、呕吐、消化不良、腹泻等。③泌尿生殖器方面:勃起障碍、射精困难、性感缺乏、持续勃起等;更为严重的是,三环类抗抑郁药过量服用,往往是致死性的,应加以严密防范。三环类抗抑郁药物的常用剂量范围一般在 150 mg/d 左右,视病情可增至 200～250 mg/d。

(2)单胺氧化酶抑制剂应严格限制与含有酪胺的食物(如奶酪、啤酒等)合用,否则会导致严重高血压致死。但新近开发的可逆性单胺氧化酶抑制剂吗氯贝胺的这种可能性明显减少。

(3)选择性和非选择性类抗抑郁药疗效与三环类抗抑郁药相当,但其明显的优势是不良反应显著减少,大多数这类药物由于没有明显的抗胆碱能机制而不产生明显的镇静作用,且即使过量服用,也相对安全,其总体耐受性和安全性明显优越于三环类抗抑郁药。更大的优势是,此类药物摆脱了三环类抗抑郁药物复杂的剂量滴定过程,服药次数少,每天一次,有效治疗剂量范围窄,便于患者用药,因而近年来应用越来越广泛,大有逐渐部分替代三环类抗抑郁药物的趋势。但此类药物仍有不可忽视的不良反应,常见有失眠、焦虑、激动不安、性功能障碍、恶心、呕吐、食欲减退、体重增加、头痛、出汗等。这些不良反应在不同种类的药物中有所侧重,在选择用药时应区别对待。此类药物的常用剂量:①氟西汀 20～80 mg/d;帕罗西汀 20～50 mg/d;②舍曲林 50～200 mg/d;氟伏沙明 50～300 mg/d;③西酞普兰 20～60 mg/d;米氮平 15～45 mg/d;④文拉法辛 75～225 mg/d;艾司西酞普兰 10～20 mg/d。

六、心境障碍患者的护理

(一)临床护理

1.一般护理

(1)为躁狂患者提供舒适、安静的环境,减少激惹性因素,以减少其与他人的争吵、争辩。接触患者时,声音柔和、态度镇静,对其粗俗、淫秽语言要置若周围,合理而又能做到的要求,给予解决。利用分散注意力的方法,将其过盛的精力转移到有意义的活动中,如护士发药时让其提着水,约其为墙报写稿等。保证营养和水分的摄入,以补充其消耗。对因过度兴奋而无暇进食者,安排患者单独进食或是喂饭,必要时鼻饲。躁狂患者多半卫生料理较差,应按时督促。督促患者按时上床睡觉,对于极度兴奋者,也可进行保护性的约束。

(2)若为抑郁状态者,应安置于安静、舒适、而又易于观察的房间,接触患者时应关心、耐心,以诚恳的态度、亲切的语言,使其感到护士是在真心诚意地帮助他、接纳他。关心其饮食、数量要足够。耐心地劝、喂,实在不吃时再鼻饲。引导患者参加文体活动和力所能及的劳动,以转移其注意,减轻其抑郁。患者常因悲观消极而无心料理个人卫生,一定要督促,必要时协助其洗脸、理发、刮胡须、料理月经等。注意睡眠,经常检查危险品,以确保安全。

2.对症护理

(1)减轻患者兴奋和防止自伤、自杀是对症护理的重要任务。躁狂患者易与他人争辩,应及时将其分开。如有伤人毁物,可将其转至隔离房间,必要时给予保护性约束。保护时态度要和蔼,要说明情况,不要被其误认是对他的惩罚和报复。约束与解除约束最好由一护士执行。

(2)对抑郁患者,除及时治疗外,最重要的是加强监护以防止自伤和自杀。对这些患者,一定要热情、耐心、尊重、鼓励,扭转其自卑、自责等情绪,促使其恢复自信和希望,使其感受到生活的美好和价值。随时注意其情绪变化,切勿被突然的好转假象所迷惑,即便在恢复期,也不应放松警惕。节、假日值班人员少,早、晚工作人员疲惫时,更应提高警惕。

3.治疗护理

(1)锂盐是治疗和预防躁狂发作的有效药物,但由于其有效治疗剂量与中毒剂量接近,故观察应特别仔细,要按时遵照医嘱送检血锂化验,保证患者液体的补充。要熟悉锂中毒的早期表现。服用锂盐的患者,一旦出现嗜睡、口齿不清、步态不稳、意识障碍等,应先停服药物,然后再报告医师。

(2)电痉挛治疗既对躁狂的兴奋有效,更能清除抑郁患者的自杀意念和行为。电痉挛治疗前应禁食、水 4 小时以上,应解大、小便,除去发卡、义齿,备好氧气和必要的急救药品。通电时,应紧托患者下颌,固定两肩及四肢,背部中期胸段垫以沙袋,以防下颌脱臼和脊椎压缩性骨折。隔天治疗 1 次,8~12 次为 1 个疗程。

(3)三环类、四环类抗抑郁药物和选择性 5-羟色胺再摄取抑制剂,是当前治疗抑郁症的常用有效药物。但都需要在用药后 2 周左右方可见效。且不可因为已经治疗即放松警惕。用药期间可有口干、便秘等不良反应。如有严重不良反应,需立即报告医师。

(二)康复护理

本病缓解后,绝大多数患者精神活动完全正常,没有残留症状,预后比较好,但仍应定期门诊复查。以前曾经发病者,常担心再度复发。一般可服用锂盐预防躁狂的复发,至于对发病期间的言行,应引导其正确对待。少数迁延不愈者,应耐心劝解、安慰、疏导,改换其他类型的药物。对抑郁症患者,引导其克服自卑情绪,帮助他们端正认识,提高自我价值感,树立信心,以社会平等一员的资格,重返社会。

(邓育银)

第四节　心理因素相关生理障碍

心理因素相关生理障碍是指一组在病因方面以心理社会因素为主要原因,临床表现方面以生理障碍为主要表现形式的一组疾病。随着社会的发展,生活、工作节律的加快,人们的生活方式发生着变化,心理因素相关生理障碍越发引起关注。

一、进食障碍

(一)疾病概述

进食障碍指以进食行为异常为显著特征的一组综合征,主要包括神经性厌食症、神经性贪食症和神经性呕吐。也有人将单纯性肥胖症和异食癖归入进食障碍。该综合征的临床特征容易识别,多见于青少年女性。

1.临床类型及表现

(1)神经性厌食:本病的主要临床表现通常起病于 10～30 岁,女性多见。本病可以急性、亚急性起病。若无系统化的治疗,以后多呈慢性持续状态,自然病程预后不良,导致多种心理、社会和躯体后果。即使参与治疗,患者阻抗较大。临床表现如下。①心理症状:对发胖有强烈恐惧、过分关注体形、即使明显影响健康也在所不惜。表现为患者主观上自觉过胖。除此核心症状之外,还可合并有其他精神症状,较常见的是抑郁、焦虑、强迫、恐惧等。部分患者具有突出的人格特征,如固执、完美主义倾向等。②节食行为:主动节制饮食,使体重显著减轻,或者使体重明显达不到生长发育阶段的要求。患者故意减少食量,避免进食有营养的食物,偏食低热量食物。加强减轻体重的效果。常过度运动、诱导呕吐、或使用泻药、利尿药物、食欲抑制剂。部分患者在饥饿感或自责、内疚感的驱使下,出现阵发性贪食症,继而又采取前述的各种减肥措施。③躯体症状和体征:出现饥饿、营养不良相关的全身代谢、内分泌紊乱,以及各种器官的功能障碍、形态学改变。常见的有:轻到重度营养不良,体重低于正常,面色差,皮肤干燥、变薄、皮下脂肪消失、微循环差、水肿、毛发稀疏、低体温、怕冷肌肉瘦弱、下丘脑-垂体-性腺轴功能低下,副性特征减弱或不明显,性发育迟缓,女性闭经,低血压、心律不齐、心包积液消化功能减弱,胃炎、腹胀、便秘、肠梗阻等。④实验室检查:可见相应的微量元素低下,激素分泌减少,骨密度降低,脑代谢降低等。

(2)神经性贪食:本病是一种以反复发作性暴食及强烈的控制体重的先占观念为特征的综合征。作为进食障碍的一种类型,它可以是神经性厌食的延续,比神经性厌食常见。西方社会中女性的患病率估计为 2%～4%,约高出男性 10 倍;普通人群中的患病率约为 1%。虽然此病患者比神经性厌食症患者更愿意求助,但由于部分患者体重正常,且一些患者对贪食、暴食行为有羞耻感而不愿告诉别人,甚至在诊治与此相关的精神障碍或躯体疾病也不愿意告诉医师,贪食行为的识别率却较低。起病多见于青少年期,女性多见。临床表现如下。①暴食行为:患者经常在不连续的较短时间内过量进食,通常吃到十分难受为止。症状持续时间超过 3 个月。约一半的患者在出现暴食行为之前出现过短暂的或较长的厌食行为。②心理症状:暴食发作时感到对过量进食失去控制,对此感到内疚、恐惧、烦躁,害怕体重增加、身材发胖,继而有抵消进食效果的冲动。除此之外,可伴有其他精神症状,如抑郁、焦虑、强迫、恐惧;冲动控制不良、易怒、叛逆等。③补偿性减肥行为:常过度运动、诱导呕吐,或使用催吐药、泻药、利尿药、食欲抑制剂等。④躯体症状和体征:视减肥行为的不同效果,体重可以保持正常,也可以低于或高于正常。在低体重患者,也可以出现与饥饿、营养不良相关的代谢疾病。此外由于频繁的呕吐可能出现低钾、低氯性碱中毒的表现。

(3)神经性呕吐:指一组自发或故意诱发反复呕吐的心理障碍。不影响下次进食的食欲,常与心情不快、紧张、内心冲突有关,无器质性病变。临床表现有:①反复发生于进食后的呕吐(自发的或故意诱发的),呕吐物为刚吃进的食糜。②体重减轻不显著(体重保持在正常平均体重值的80%以上)。③无害怕发胖和减轻体重的想法。④无导致呕吐的神经和躯体疾病。没有癔症症状。

2.辅助检查

(1)由于进食不良导致的营养不良可导致电解质紊乱和各种微量元素低下。

(2)地塞米松抑制试验呈阳性。

(3)CT检查:可见不同程度的脑萎缩,可见骨密度改变等。

(4)激素分泌检查:可发现生长激素水平升高、性腺激素水平低下等,这些改变随着体重的回升而恢复正常。

(5)可出现代谢性碱中毒,以及其他各种异常,如贫血、低蛋白血症、电解质的紊乱、低血糖、各种激素水平的异常等。

3.诊断要点

(1)神经性厌食:本症的诊断必须符合下列条件。①体重保持在标准体重期望值的85%以下的水平,即体重减轻超过了期望体重的15%以上,或Quetelet体重指数为17.5或更低[Quetelet体重指数=体重公斤数/(身高米数)^2]。②体重减轻是自己造成的,包括拒食"发胖食物",即下列一种或多种手段:自我引吐;自行导致的腹泻;过度运动;服用食物抑制剂。③有特异的精神病理形式的体像歪曲,表现为持续存在一种害怕发胖的无法抗拒的超价观念,患者强加给自己的一个较低的体重限度。④下丘脑-垂体-性腺轴广泛的内分泌障碍。在妇女表现为闭经;男性表现为性欲减退。下列情况也可以发生:生长激素及可的松水平升高,甲状腺素外周代谢变化及胰岛素分泌异常。⑤如果在青春期前发病,青春期发育会减慢甚至停滞。随着病情的恢复,青春期多可以正常度过。⑥症状至少已3个月,可有间歇发作的暴饮暴食。排除躯体疾病所致的体重减轻。

(2)神经性贪食:本症的诊断标准包括以下几点。①存在一种持续的难以控制的进食和渴求食物的优势观念,并且患者屈从于短时间内摄入大量食物的贪食发作。②至少用下列一种方法抵消食物的发胖作用:自我诱发呕吐;滥用泻药;间歇禁食;使用厌食剂、甲状腺素类制剂或利尿剂。如果是糖尿病患者,可能会放弃胰岛素治疗。③常有病理性怕胖。④常有神经性厌食既往史,两者间隔数月至数年不等。⑤发作性暴食至少每周两次,持续3个月。⑥排除神经系统器质性病变所致的暴食,及癫痫、精神分裂症等精神障碍继发的暴食。

(3)神经性呕吐:本症的诊断标准包括以下几点。①自发的或故意诱发的反复发生于进食后的呕吐,呕吐物为刚吃进的食物。②体重减轻不显著(体重保持在正常平均体重值的80%以上)。③可有害怕发胖或减轻体重的想法。④这种呕吐几乎每天发生,并至少已持续 1 个月。⑤排除躯体疾病导致的呕吐,以及癔症或神经症等。

4.治疗要点

治疗包括门诊和住院条件下的心理治疗和躯体治疗。最重要的治疗目的是:①矫正核心病理信念,重建自我观念,改进情绪及行为调节能力。②患者愿意主动进食,停止异常进食及减肥行为,体重恢复到并维持在正常范围。③处理共病、并发症。④5 年内持续随访,预防复发。具体治疗方法如下。

(1)住院治疗:对于患者的疾病特点及患者的合作程度、个人的应对能力都应该制定适合个体的治疗方案,但是大部分含有:进食行为管理、体重监测、个别心理治疗;家庭教育与家庭治疗;营养治疗,处理躯体并发症,必要时辅以精神药物治疗。

(2)心理治疗。①一般心理治疗:给予患者解释、疏泄、安慰、鼓励,帮助其了解与进食障碍相关的知识,并予以心理支持。②认知心理治疗:通过探讨和纠正患者的错误认知,可帮助患者正确认识自己的体像和疾病,从而消除心理冲突。③行为治疗:通过充分利用正强化和负强化的方法,调动患者自己的积极性,可以有效地改善清除行为,逐渐建立规律适量是饮食习惯,对短期内增加体重有一定治疗效果。

(3)家庭治疗:尽可能对患者家庭进行访谈,选择家庭干预方法,包括心理教育式家庭治疗、结构式家庭治疗、认知行为家庭治疗和系统式家庭治疗。

(4)药物治疗:药物治疗主要针对患者的抑郁,焦虑等情感症状,选用抗抑郁药、抗精神病药等。

(二)护理

1.护理评估

主要包括营养状况、生命体征、体重变化情况、饮食习惯和结构、节食情况、情绪状况、患者所认为的理想体重和对自身体型的看法、患者为减轻体重所进行的活动种类和量、患者对治疗的合作程度、患者与家属的关系以及家属对疾病的知识和态度等。

2.护理诊断

(1)营养失调:营养摄入低于机体需要量,限制和/或拒绝进食,或存在消除行为有关。

(2)体液不足:体液不足与摄入不足或过度运动、自行吐泻行为导致消耗过大有关。

(3)应对无效:应对无效与感觉超负荷、支持系统不得力、对成长过程的变化缺乏心理准备有关。

(4)身体意向紊乱:身体意向紊乱与社会文化因素、心理因素导致对身体形象看法改变有关。

(5)活动无耐力:活动无耐力与饮食不当引起的能量供给不足有关。

(6)有感染的危险:感染与营养不良导致机体抵抗力下降有关。

3.护理问题

(1)家庭应对无效、妥协或无能:家庭应对无效、妥协或无能与家庭关系矛盾有关。

(2)患者心理应对无效:患者心理应对无效与患者的认知功能失控,心理平衡调节失控有关。

(3)患者的饮食习惯改变:患者的饮食习惯改变与患者自身体像认知功能障碍有关。

(4)患者对治疗依从性改变:患者对治疗依从性改变与患者的认知失控,心理冲突没有得到消除有关。

4.护理目标

(1)恢复正常营养状况。

(2)重建正常进食行为模式。

(3)纠正体像障碍,重组导致进食障碍发生的歪曲信念。

(4)掌握可行的应对策略,预防复发。

5.护理措施

(1)生理护理:①向患者讲解低体重的危害,并解释治疗目的,以取得患者配合。②评估患者达到标准体重和正常营养状态所需的热量,与营养师和患者一起制定饮食计划和体重增长计划,确定目标体重和每天应摄入的最低限度、热量以及进食时间。③鼓励患者按照计划进食,并提供安静舒适的进食环境,鼓励患者自行选择食物种类,或提供适合患者口味的食物。④每天定时使用固定体重计测量患者体重,并密切观察和记录患者的生命体征、出入量、心电图、实验室检查结果(电解质、酸碱度、血红蛋白等),直至以上项目指标趋于平稳为止。⑤进食时和进食后需严密观察患者,以防患者采取引吐、导泻等清除行为。⑥其他生理护理问题,如贫血和营养不良导致的活动无耐力、体液不足、有感染的危险等,需采取相应护理常规。

(2)心理护理:①与患者建立相互信任的关系,向患者表示关心和支持,使患者有被接纳感。②评估患者对肥胖的感受和态度,鼓励患者表达对自己体像的看法,帮助患者认识其主观判断的错误。③帮助患者认识"完美"是不现实的,并通过正向反馈如表扬、鼓励等,帮助患者学会接受现实的自己。④帮助患者正确理解体型与食物的关系,帮助其认识营养相关问题,重建正常进食行为模式。⑤帮助患者识别引起逃避食物摄取行为的负性认知,如"进食导致肥胖""感到肥胖就是真的肥胖"等。指出其思维方式和信念是不合理的,并帮助患者学习以合理的信念思考问题。⑥教会患者处理应激事件的策略,使其掌握可行的应对策略,预防复发。⑦其他心理问题的护理,如有无抑郁、有无自杀的危险等,根据情况进行相应的心理护理。

(3)家庭干预:主要方法是指导家庭对患者的教育管理方法,提倡疏导而不是制约;指导家庭与患者之间加强沟通等。

6.护理评价

(1)患者营养状况是否改善,躯体并发症是否好转。

(2)患者能否遵从治疗计划。

(3)患者是否已建立健康的进食习惯。

(4)患者对形象的理解是否现实。

(5)患者家庭是否能够提供足够支持。

(6)患者是否已掌握有效可行的应对策略。

7.健康指导

(1)鼓励家属携带患者特别喜好的家庭制作的食品。

(2)避免饮咖啡(会降低食欲)和碳酸盐饮料(导致饱胀感)。

(3)限制过量活动,活动量以能增加营养物质的代谢和作用,以增加食欲为宜。

(4)告知患者家属摄入足够、均衡营养的重要性:高热量和高蛋白、足量维生素的食物可以促进体重增加和维持氮平衡。

(三)预后及预防

1.预后

神经性厌食症的病程变异较大,有的一次发作不久即完全缓解,但更多的则是迁延数年不愈。完全治愈的病例不多,部分患者症状有好转,但仍会持续存在体像障碍、进食障碍和心理问题。本病的死亡率为 10%～20%。

神经性贪食症呈慢性病程,症状可迁延数年。如无电解质紊乱或代谢低下等病症时对患者的生命没有严重伤害。约 30%患者可完全缓解,40%患者残留部分症状。

与进食障碍预后良好相关的因素有:发病年龄小、病程短、不隐瞒症状、病前的心理社会适应情况较好、体重降低不太明显、对疾病的自我认识水平较高。预后不良的因素多是:家庭矛盾突出,病前的心理社会适应情况差,社会经济水平低,体重降低过多,对疾病认识不足、有诱吐、服泻剂等清除行为,有强迫、焦虑、抑郁等症状。

2.预防

进食障碍的预防包括对社区加强知识宣教,尤其是目标人群如青春期、女性、学生等人群定期进行多途径的相关知识介绍。宣传体形美的正常标准和内涵、合理营养的必要性以及过度消瘦的后果。

二、睡眠障碍

(一)疾病概述

睡眠是一种周期性、可逆的静息现象,它与醒觉交替进行,且与昼夜节律相一致。睡眠的调节系统和过程,是一种基于自主生理心理基础调节的,受环境、认知和心境影响的中枢多维神经网络调节系统和过程。精神科常见的睡眠障碍是各种心理社会因素引起的非器质性睡眠和觉醒障碍,包括失眠症、嗜睡症、发作性睡病、异常睡眠等。

1.临床类型及表现

(1)失眠症:是一种对睡眠的质和量持续相当长时间的不满意状况,是最常见的睡眠障碍。失眠症的临床表现主要为入睡困难、睡眠不深、易惊醒、自觉多梦、早醒、醒后不易再睡、醒后感到疲乏或缺乏清醒感。其中最常见的症状是难以入睡,其次是早醒和维持睡眠困难,如经常醒转、多梦、醒后不易再睡等。

(2)嗜睡症:是指不存在睡眠量不足的情况下出现白天睡眠过多,或醒来时达到完全觉醒状态的过渡时间延长的情况。本病的临床表现为白昼睡眠时间延长,醒转时要想达到完全的觉醒状态非常困难,醒转后常有短暂的意识模糊,呼吸及心率增快,常可伴有抑郁情绪。部分患者可有白天睡眠发作,发作前多有难以控制的困倦感,常影响工作、学习和生活,患者为此感到苦恼、焦虑。

(3)发作性睡病:又称为醒觉不全综合征,是一种原因不明的睡眠障碍,主要表现为长期警醒程度降低和不可抗拒的发作性睡眠。大多数患者有一种或几种附加症状,如猝倒症、睡前幻觉或睡瘫,如包括以上全部症状,则成为发作性睡病四联症。本病最基本的症状是白天有不可抗拒的短暂睡眠发作,发作时常在 1～2 分钟内进入睡眠状态,时间一般持续数分钟至数十分钟。睡眠发作前有不可抗拒的困倦感,部分患者可无发作先兆,从相对清醒状态突然陷入睡眠。发作性睡病可在任何活动中入睡。因此,睡眠发作的后果有时很严重。

(4)异常睡眠:是指在睡眠过程或觉醒过程中所发生的异常现象,包括神经系统、运动系统和认知过程的异常。分为3类:梦魇症、夜惊症和睡行症。

1)梦魇症:指在睡眠过程中被噩梦所惊醒,梦境内容通常涉及对生存、安全的恐惧事件,如被怪物追赶、攻击或是伤及自尊的事件。该症的一个显著特征是患者醒后对梦境中的恐惧内容能清晰回忆,伴有心跳加快和出汗,但患者能很快恢复定向力,处于清醒状态,部分患者难以再次入睡。患者白天可出现头昏、注意力不集中、易激惹,使工作生活能力受到影响。

2)睡惊症:是出现在夜间的极度恐惧和惊恐发作,伴有强烈的语言、运动形式和自主神经系统的高度兴奋状态。患者表现为睡眠中突然惊叫、哭喊、骚动或坐起,双目圆睁,表情恐惧,大汗淋漓,呼吸急促,心率增快,有时还伴有重复机械动作,有定向障碍,对别人问话、劝慰无反应,历时数分钟而醒转或继续安睡。患者若醒转,仅能对发作过程有片段回忆,次晨完全遗忘、且无梦境体验。

3)睡行症:俗称梦游症,是睡眠和觉醒现象同时存在的一种意识模糊状态。主要表现为患者在睡眠中突然起身下床徘徊数分钟至半小时或进食、穿衣出家门等,有的口中还念念有词,但口齿欠清,常答非所问,无法交谈。睡行时常表情茫然、双目凝视,难以唤醒,一般历时数分钟,少数持续0.5~1.0小时,继而自行上床或随地躺下入睡。次日醒后对所有经过不能回忆。

2.辅助检查

(1)了解睡眠障碍的最重要方法是应用脑电图多导联描记装置进行全夜睡眠过程的监测。因为睡眠不安和白天嗜睡的主诉有各种不同,而脑电图多导联描记对于准确诊断是必不可少的。各种量表测定如:夜间多相睡眠图(nocturnal polysomnography ic recordings,NPSG)、Epworth睡眠量表(ESS)、多相睡眠潜伏期测定(multiple sleep latency test,MSLT);NPSG最适用于评价内源性睡眠障碍如阻塞性睡眠呼吸暂停综合征和周期性腿动或经常性深睡状态如REM行为紊乱或夜间头动。对于失眠尤其是入睡困难为主的失眠的评价则无裨益。MSLT常在NPSG后进行用于评价睡眠过度,该法常可发现发作性睡病中的日间过度睡眠和入睡初期的REM期。MSLT应该在患者正常的清醒周期中进行,并随后观察一个正常的夜间睡眠。

(2)其他辅助检查:CT及MRI等检查、血常规、血电解质血糖尿素氮、心电图、腹部B超、胸透。

3.诊断要点

(1)失眠症。①症状标准:几乎以失眠为唯一症状,包括难以入睡、睡眠不深、多梦、早醒,或醒后不易再睡,醒后不适感、疲乏,或白天困倦等;具有失眠和极度关注失眠结果的优势观念。②严重标准:对睡眠数量、质量的不满引起明显的苦恼或社会功能受损。③病程标准:至少每周发生3次,并至少已1个月。④排除标准:排除躯体疾病或精神障碍症状导致的继发性失眠。如果失眠是某种躯体疾病或精神障碍(如神经衰弱、抑郁症)症状的一个组成部分,不另诊断为失眠症。

(2)嗜睡症。①症状标准:白天睡眠过多或睡眠发作;不存在睡眠时间不足;不存在从唤醒到完全清醒的时间延长或睡眠中呼吸暂停;无发作性睡病附加症状(猝倒、睡眠瘫痪、入睡前幻觉、醒前幻觉)。②严重标准:明显痛苦或影响社会功能。③病程标准:几乎每天发生,至少已一月。④排除标准:不是由于睡眠不足、药物、酒精、躯体疾病、某种精神障碍的症状组成部分。多导睡眠图检查:平均睡眠潜伏期小于8分以及小于2次的入睡快眼动睡眠。

(3)发作性睡病。①嗜睡或突然感觉肌无力。②白天频繁小睡或突然进入睡眠,症状持续至少3个月。③猝倒发作。④相关症状还包括睡眠瘫痪、睡眠幻觉、自动行为、夜间频繁觉醒。

⑤多导睡眠图证实下述一项以上：睡眠潜伏期＜10分钟；REM睡眠潜伏期＜20分钟；多次小睡潜伏期实验（MSLT）平均潜伏期＜5分钟；出现两次或两次以上睡眠始发的REM睡眠。⑥HLA检测证实DQB1：0602或DR2阳性。⑦临床症状不能用躯体和精神方面疾病解释。⑧可以伴有其他睡眠障碍，如周期性肢体运动障碍、中枢性或外周性睡眠呼吸暂停，但不足以称为引起以上症状的主要原因。上述8项中如符合第②和第③两项，或符合①、④、⑤和⑦项，均可诊断。

（4）睡眠异常。①梦魇症：从夜间睡眠或午睡中惊醒，并能清晰和详细地回忆强烈恐惧的梦境，这些梦境通常危及生存、安全，或自尊，一般发生于后半夜的睡眠中；一旦从恐怖的梦境中惊醒，患者能迅速恢复定向和完全苏醒；患者感到非常痛苦。②睡惊症：反复发作地在一声惊恐性尖叫后从睡眠中醒来，不能与环境保持适当接触，并伴有强烈的焦虑、躯体运动，及自主神经功能亢进（如心动过速、呼吸急促，以及出汗等），持续1～10分钟，通常发生在睡眠初1/3阶段；对别人试图干涉夜惊发作的活动相对缺乏反应，若干涉几乎总是出现至少几分钟的定向障碍和持续动作；事后遗忘，即使能回忆，也极有限；排除器质性疾病（如痴呆、脑瘤、癫痫等）导致的继发性夜惊发作，也需排除热性惊厥；睡行症可与夜惊并存，此时应并列诊断。③睡行症：反复发作的睡眠中起床行走，发作时，睡行者表情茫然、目光呆滞，对别人的招呼或干涉行为相对缺乏反应，要使患者清醒相当困难；发作后自动回到床上继续睡觉或躺在地上继续睡觉；尽管在发作后的苏醒初期，可有短暂意识和定向障碍，但几分钟后，即可恢复常态，不论是即刻苏醒或次晨醒来均完全遗忘；不明显影响日常生活和社会功能；反复发作的睡眠中起床行走数分钟至半小时；排除器质性疾病（如痴呆、癫痫等）导致的继发性睡眠-觉醒节律障碍，但可与癫痫并存，应与癫痫性发作鉴别，排除癔症；睡行症可与夜惊并存，此时应并列诊断。

4.治疗要点

失眠症的治疗主张首先使用非药物治疗，并强调调节睡眠卫生和体育锻炼的重要性。一些研究表明，体育锻炼可以获得和某些药物相当的疗效。

（1）心理治疗：①支持性心理治疗是最基本最普遍的心理治疗措施，其内容包括给失眠者以关心与安慰，向他们解释失眠的性质，并宣讲睡眠卫生知识。②认知行为治疗是失眠心理干预的重要组成部分，其目的是改变使失眠持续存在的适应不良的认知行为活动，加强睡眠行为与卧床、睡眠时间和卧室周围的环境之间的联系，使患者睡在床上的时间比以前缩短并加强睡眠。③认知治疗方法是引导患者重新评估自己对失眠原因、失眠过程的症状体验和可能后果的看法的正确性，改变不良的潜在的认知过程以缓解心理上的困扰，纠正不良的睡眠习惯，最终改变睡眠模式。

（2）药物治疗：常用的改善睡眠药有苯二氮䓬类、巴比妥类和醛类镇静催眠药以及中药等。但是进行药物治疗需要有药物治疗的指征：①期望立即控制症状。②失眠导致严重的功能受损。③非药物治疗疗效不满意。④其他医学情况得到治疗后失眠仍持续存在。

（二）护理

1.护理评估

了解失眠发生的时间、失眠的表现、失眠的原因、既往治疗情况和效果、患者对待失眠的态度和认识、患者的精神症状、心理状态以及患者的躯体症状，如生命体征，是否有受伤史，应激原，睡眠习惯，工作状态等。

2.护理诊断

(1)睡眠形态紊乱:与社会心理因素刺激、焦虑、睡眠环境改变、药物影响等有关。

(2)疲乏:与失眠、异常睡眠引起的不适状态有关。

(3)焦虑:与睡眠形态紊乱有关。

(4)恐惧:与异常睡眠引起的幻觉、梦魇有关。

(5)绝望:与长期处于失眠或异常睡眠状态有关。

(6)个人应对无效:与长期处于失眠或异常睡眠有关。

3.护理问题

(1)社会功能受损:与长期睡眠习惯改变导致社会功能改变有关。

(2)情绪不稳定:与长期睡眠习惯改变导致心境改变有关。

(3)个人角色功能改变:与异常睡眠导致角色功能发挥受阻有关。

4.护理目标

(1)对于失眠症患者重建规律、有质量的睡眠模式。

(2)对于其他睡眠障碍患者要做到保证患者安全、减少发作次数、消除心理恐惧。

5.护理措施

(1)对失眠患者的护理:包括心理护理、睡眠知识宣教、用药指导等。

1)心理护理:①建立良好的护患关系,加强护患间的理解和沟通,了解患者深层次的心理问题。②帮助患者认识心理刺激、不良情绪对睡眠的影响,使患者学会自行调节情绪,正确面对心理因素,消除失眠诱因。③帮助患者了解睡眠的基本知识,如睡眠的生理规律、睡眠质量的高低不在于睡眠时间的长短等,引导患者认识睡眠,以正确的态度对待失眠,消除对失眠的顾虑,解除心理负担。

2)睡眠知识宣教:①生活规律,将三餐、睡眠、工作的时间尽量固定。②睡前避免易兴奋的活动,如看刺激紧张的电视节目、长久谈话等,避用浓茶、咖啡、可乐等兴奋剂。③白天多在户外活动,接受太阳光照。④睡前使用诱导放松的方法,包括腹式呼吸、肌肉松弛法等,使患者学会有意识地控制自身的心理生理活动,降低唤醒水平。⑤营造良好的睡眠环境:保持环境安静,空气流通,温湿度适宜,避免光线过亮等。⑥教会患者一些促进入睡的方法,如睡前喝杯热牛奶,听轻音乐等。

3)用药指导:指导患者按医嘱服药,并向患者讲解滥用药物的危害,以及正确用药的5个基本要点。①选择半衰期较短的药,并使用最低有效剂量,以减轻白天镇静作用。②间断给药(每周2~4次)。③短期用药(连续用药不超过3~4周)。④缓慢停药,酌情减量。⑤用药不可同时饮酒,否则会增加药物成瘾的危险性。

(2)对其他睡眠障碍的护理:包括保证患者安全、消除心理恐惧、减少发作次数等。

1)保证患者安全:对家属和患者进行健康宣教,帮助其对该病的认识,增强他们的安全意识,以有效防范意外的发生。

2)消除心理恐惧:对患者和家属进行健康宣教,帮助他们认识该病的实质、特点及发生原因,以纠正其对该病的错误认识,消除恐惧、害怕心理。同时又要客观面对该病,做好终生带病生活的思想准备。

3)减少发作次数:帮助患者及家属认识和探索疾病的诱发因素,尽量减少可能诱使疾病发作的因素,如睡眠不足,饮酒等。另外,建立生活规律化,减少心理压力,避免过度疲劳和高度紧张,白天定时小睡等,都可使患者减少发作的次数。发作频繁者,可在医师指导下,服用相应药物,也可达到减少发作的目的。

6.护理评价

(1)患者睡眠是否改善。

(2)患者对其睡眠质量是否满意。

(3)患者睡眠过程中是否无安全意外发生。

(4)患者及家属对睡眠障碍的相关知识是否已了解。

7.健康指导

(1)生活要规律:指导睡眠障碍患者生活要规律,将三餐、睡眠、工作的时间尽量固定。①睡前避免易兴奋的活动,如看刺激紧张的电视节目、长久谈话等,避用浓茶、咖啡、可乐等兴奋剂。②白天应多在户外活动,接受太阳光照。③睡前使用诱导放松的睡眠方法,包括腹式呼吸、肌肉松弛法等,学会有意识地控制自身的心理生理活动,降低唤醒水平。④创造营造、良好的睡眠环境,保持环境安静,空气流通,温湿度适宜,避免光线过亮等。⑤教会患者一些促进入睡的方法,如睡前喝杯热牛奶,听轻音乐等。

(2)按医嘱服药:指导患者按医嘱服药,并向患者讲解滥用药物的危害,以及正确用药的 5 个基本要点,如下。①选择半衰期较短的药,并使用最低有效剂量,以减轻白天镇静作用。②间断给药(每周 2~4 次)。③短期用药(连续用药不超过 3~4 周)。④缓慢停药,酌情减量。⑤用药不可同时饮酒,否则会增加药物成瘾的危险性。

(三)预后及预防

1.预后

睡眠与健康的关系历来受到人们的重视,对于各种原因引起的睡眠障碍,首先要针对原发因素进行处理,经过科学规范的治疗后一般预后良好。少数由于器质性所致的睡眠障碍预后较差。

2.预防

(1)首先要缓解精神过度的紧张。

(2)要纠正对睡眠的种种误解,消除对失眠的畏惧心理。

(3)要正确评价自己。

(4)客观看待外界事物,学会疏泄自己。

(5)可采用一些自我催眠措施。

(6)建立良好、规律的生活方式、适当锻炼。

三、性功能障碍

(一)疾病概述

性功能障碍是指个体不能有效地参与所期望的性活动,不能产生满意的性交所必需的生理反应和体会不到相应的快感。在人的一生中,约有 40％的男性和 60％的女性出现过性功能障碍。

1.临床类型及表现

(1)性欲障碍。①性欲减退:性欲减退是指成年人对性的渴望与兴趣下降,也称为性冷淡。患者主要表现为对性生活不感兴趣,无性交愿望,常导致夫妻关系紧张、婚姻危机甚至家庭破裂。②性厌恶:性厌恶是指对性生活的极度恐惧和不安。当患者想到或即将要与性伴侣发生性关系时,即产生负情绪,表现为紧张、不安、焦虑和恐惧,并采取回避行动,部分患者会有呕吐、恶心、心悸、大汗等现象。

(2)性兴奋障碍。①男性性激起障碍:表现为阴茎勃起障碍,也称为阳痿。②女性性激起障碍:表现为持续存在或反复出现阴道干燥,润滑性分泌液减少,缺乏主观的兴奋和快感,也称阴冷症。

(3)性高潮障碍。①早泄:指持续地发生性交时射精过早,在阴茎进入阴道之前、正当进入阴道时或进入不久或阴茎尚未充分勃起即发生射精,以致使性交双方都不能得到性快感或满足。②阴道痉挛:指性交时环绕阴道口外 1/3 部位的肌肉非自主性痉挛或收缩,使阴茎不能插入或引起阴道疼痛。

2.辅助检查

(1)实验室检查:包括血常规、尿常规、肝肾功能、血糖、尿糖,血脂、卵泡刺激素(FSH)、黄体生成素(LH)、睾酮(T)、催乳素(PRL)、雌二醇(E_2)、甲状腺刺激素(TSH)、糖耐量试验,必要时需查染色体等。根据各项检查的临床意义,可以作出是否为内分泌勃起功能障碍或其他疾病所致勃起功能障碍的诊断。

(2)体格检查:除一般体检外,应重点了解心血管、神经、生殖系统及第二性征发育情况。①如有的人足背动脉搏动扪不清,但能触到胫后动脉搏动,提示阴茎动脉可能存在疾病。②神经系统要进行深反射、浅反射、自主神经反射检查,如怀疑为神经性勃起功能障碍,还应测定海绵体肌反射时间有无延长和尿路动力学检查。③外生殖器检查应观察阴茎的长度、大小和在疲软状态时有无畸形,注意有无包茎、包皮炎、阴茎头炎。阴茎部尿道下裂或会阴不尿道下裂若伴有痛性阴茎勃起,往往导致勃起功能障碍。④睾丸的大小与质地的检查。一般睾丸小于 6 mL 会明显影响睾酮的分泌,睾丸畸形或无睾症及第二性征发育不良,也可导致勃起功能障碍。⑤前列腺的大小、质地和有无结节的检查,以了解有无前列腺良性增生、炎症或癌肿。

(3)特殊检查:①视听觉性刺激反应测定(VSS)、夜间阴茎勃起测试(NPT),以及观察快速严冬相睡眠期(REM),用以鉴别是心理性勃起功能障碍还是器质性勃起功能障碍。②球海绵体肌反射、骶髓延迟反射、躯体感觉诱发电位试验、尿流率、尿流动力学等试验,用以确定是否为神经性勃起功能障碍。③多普勒超声阴茎血压指数测定、阴茎海绵体灌流试验、阴茎海绵体造影、阴茎内动脉造影等,用以确定是否为血管性勃起功能障碍。

3.诊断要点

指一组与心理社会因素密切相关的性功能障碍。一般表现为对性活动缺乏兴趣或缺乏快感、没有能力体验或控制性欲高潮,或者患有某种妨碍有效性交的生理障碍(比如阴茎勃起失败、阴道不能润滑)。常见为性欲减退、阳痿、早泄、性乐高潮缺乏、阴道痉挛、性交疼痛等。可以同时存在一种以上的性功能障碍。

(1)症状标准:成年人不能进行自己所希望的性活动。

(2)严重标准:对日常生活或社会功能有所影响。

(3)病程标准:符合症状标准至少已 3 个月。

(4)排除标准:不是由于器质性疾病、药物、酒精及衰老所致的性功能障碍,也不是其他精神障碍症状的一部分。

4.治疗要点

(1)心理治疗:对起病与心理精神因数关系密切的患者,可对其实施心理治疗,包括夫妻治疗、认知行为治疗和精神分析治疗。夫妻治疗的主要任务是帮助夫妻增进感情,以减少对性生活的心理压力以及对性交失败的担心。认知行为治疗可帮助患者增强对性行为的正确的正性感受和满意度,并消除负行为,建立新的适应行为。精神分析治疗主要是帮助患者找出导致其性欲下降的相关心理因素或心理创伤。

(2)药物治疗:如西地那非,但药物治疗对提高患者性功能的作用有限。抗抑郁药可提高部分患者的性欲,镇痛剂可减轻性交疼痛。

(3)技术治疗:如抚摸性器官、身体接触等,此治疗方法可有效降低夫妻双方在性交全过程中可能出现的焦虑或担忧,使用于各种性功能障碍。

(二)护理

1.护理评估

由于多数患者羞于谈及性问题,因此在评估前首先要保证环境安静、私密,并征得患者同意,同时向患者保证谈话内容保密后,才进行评估。评估一般包括以下几方面内容。

(1)患者性生活的类型和质量:性生活方式、性交频率、是否获得过快感。

(2)患者既往和现有的性问题:性问题的表现、程度、持续时间。

(3)患者对现存性问题和潜在性问题的感受:患者是否担心、焦虑,是否存认为性问题影响自己的生活。

(4)患者的性观念:患者对性和性生活的认识水平。

(5)可能的影响因素:夫妻关系及情感,有无健康问题、压力、焦虑,童年生活经历及创伤情况。

(6)既往和目前的治疗情况:接受哪些治疗方法,效果如何。

2.护理诊断

(1)无效性生活形态:与害怕怀孕,对生活应激缺乏有效应对、与性伴侣关系紧张等因素有关。

(2)性功能障碍:指个体所经受的一种得不到满足和不愉快、不恰当的性功能改变的状态,与价值观冲出、对相关知识缺乏或误解、有过创伤经历等因素有关。

(3)焦虑:与长期不能获得满意性生活有关。

(4)个人应对无效:与性问题长期存在有关。

3.护理问题

(1)家庭功能受损:与个人生理方面与患者的性功能不良有关。

(2)情绪不稳定:与性功能障碍导致情绪改变有关。

(3)知识缺乏:与缺乏相关性科学知识有关。

4.护理目标

(1)患者能确认与性功能障碍有关的压力源。

(2)患者能建立有效的应对方式。

(3)患者能恢复满意的性生活。

5.护理措施

(1)评估患者的性生活史和对性生活的满意度,影响患者性功能的因素以及患者对疾病的感受。

(2)探明患者的家庭环境、出生成长经历,找出引起其消极性态度如压抑、低自尊、内疚、恐惧或厌恶的原因。

(3)帮助患者理解生活压力与性功能障碍的关系。

(4)帮助患者确认影响其性功能的因素有哪些。

(5)与患者讨论如何改变其应对压力的方式,和怎样变通解决问题的方法。

(6)帮助患者寻找增加性生活满意度的方法,如自慰、在性生活前采取淋浴、相互爱抚等增加性生活情趣的技巧,以患者降低对性生活的焦虑恐惧,可有效提高性欲或消除性交疼痛。必要时向患者提供相关材料。

(7)了解患者的用药史和药物不良反应,确认性障碍是否是由药物所致。

(8)向患者讲解有关性解剖和性行为的基础知识,帮助患者正确认识和理解,以降低患者的无能感和焦虑程度。

(9)如患者紧张不安,不能有效参与性治疗时,可在治疗前向患者教授放松技巧。

(10)帮助患者认识其性欲的降低来自自己的心理因素,例如,不愉快的回忆或者性配偶的行为特征,如动作粗暴、缺乏修饰等,使患者能有意识的避免这些因素对性生活带来的负性影响。

6.护理评价

(1)患者是否能够确认与性功能障碍有关的压力源。

(2)患者是否掌握有效的应对方式。

(3)患者是否恢复满意的性生活。

(4)患者是否正确认识和理解有关性和性功能的知识。

7.健康指导

(1)遇到烦恼忧伤,应冷静思考,不应长期背上精神负担,及时放松与调整紧张心态,缓和与消除焦虑不安的情绪。做一些自己喜欢的事情,如欣赏音乐、参加集体活动和阅读有益的书籍,或找家人亲友倾诉,心情反而会舒畅,性压抑也会逐渐消失。

(2)积极参加体育锻炼持续的、适当的体育锻炼和户外活动很有益处,坚持日常运动,可调节紧张的脑力劳动或神经体液失衡,如每天慢跑或散步 30 分钟。争取有规律的生活,保证充足的睡眠,积极减肥。

(3)避免不良生活习惯避免不健康的饮食习惯,减少应酬,避免酗酒,控制饮食,充分认识到戒烟的重要性和必要性。

(4)必要时应去医院,排除泌尿系统疾病,如慢性前列腺炎、附睾炎、尿道炎,或其他如内分泌疾病、各种全身性慢性疾病。

(三)预后及预防

1.预后

由于个体差异或病因不同,性功能障碍的预后也不尽相同,部分患者可自然缓解,多数患者有复发的可能,甚至终生患病。总病程受患者与性伴侣的关系以及患者年龄的影响较大。

2.预防

增加对性相关知识的了解、加强体育锻炼、增加配偶间的沟通交流、积极治疗躯体疾病,减少服用对性功能有影响的药物等,均能有效预防性功能障碍的发生。

(邓育银)

第五节 偏执性精神障碍

一、概述

偏执性精神障碍又称妄想性障碍,旧称偏执状态、偏执狂、偏执性精神病,这是一种以系统妄想为突出临床特征的精神病性障碍。

偏执性精神障碍的诊断至今在精神病学者之间仍有很大分歧。有人认为不存在这种诊断,而将这类疾病划入精神分裂症,他们认为偏执性精神障碍与偏执型精神分裂症无本质区别,只是临床发展进程的快慢不同。也有的学者将这种精神障碍称为妄想痴呆,他们认为妄想痴呆为精神分裂症的一个特殊亚型。但是多数学者认为偏执性精神障碍应划入独立的疾病单元,因其与精神分裂症在起病年龄,遗传倾向、症状表现及转归方面都不同。近年来我国学者倾向于将偏执性精神障碍与精神分裂症区别开来。在 1984 年中华医学会精神疾病分类中列为独立疾病诊断单元。

此病病因未明,也未发现病理解剖学改变。起病年龄多在 30 岁以后。病前性格多具固执、主观、敏感、猜疑、好强等特征。一般认为本病是在个性缺陷的基础上遭受刺激而诱发。生活环境的改变如移民、服役、被监禁及社会隔绝状态,可能成为诱因。老年人中出现的感官功能缺陷如失聪、失明,也易伴发妄想症状。若有幻觉则历时短暂且不突出。病程多迁延,但较少引起精神衰退,人格保持完整。在不涉及妄想的情况下,一般无明显的其他心理方面的异常。

本组疾病不常见,中国内尚无确切统计数字。据国外统计,终身患病概率为 0.5%~1.0%。

二、病因

病因不明,可能是异质性的。遗传因素、人格特征及生活环境在发病中起一定的作用。本病患者患病前往往存在特定的个性缺陷,如主观、固执、敏感、多疑、高傲、自负和容易嫉妒等,面对社会常抱着不满的心理,当遭遇某种心理社会因素或内在冲突时将事实加以曲解或赋予特殊意义,认为他们是社会不公的牺牲品,错误地理解他人的举动和态度,把挫折和失败归因于社会和他人;不断地从环境中寻找可以理解其挫折和失败的线索和证据,而且仅选择和接受可以证明其妄想信念的一面,认为这些材料才是真的。患者逐渐将有关材料联系起来,在歪曲和误解的基础上发展成结构较为严密的妄想系统。

也有人认为偏执性精神障碍患者的基本信赖心没有得到发展。弗洛伊德(Freud)认为偏执症状来源于心理防御机制中的否认和投射。一个人不会有意识地承认自己的不足与不信任,但却把它投射到环境之中,怪罪于他人。弗洛伊德还认为同性恋愿望是偏执性思维的主要原因,其妄想是在无意识中否定其同性恋感情时产生的。但临床上发现偏执性精神病患者多不是同性恋者。按照巴甫洛夫学派的观点,这类人的神经系统具有抑制过程不足,兴奋过程亢进的特点。当遭遇挫折时,神经系统的兴奋过程就过度进展,在大脑皮质形成了病理惰性兴奋灶。这个"孤立性病灶"与异常牢固的情感体验和意图有关,并且由于他的兴奋性非常强烈,通过负诱导的机制在其周围出现广泛的抑制,阻滞了大脑皮质其他部分对它的影响,因而患者对自己的精神状态缺乏批判,从而形成系统的妄想。总之,该病的发病原因可能是个人素质因素和某些诱发因素相互影响、相互作用的结果。

三、临床表现

本组精神障碍发展缓慢,多不为周围人所察觉的特点是出现一种或一整套相互关联的妄想,妄想往往持久,有的持续终身。妄想的内容变异很大,常为被害妄想、疑病妄想、嫉妒妄想或夸大妄想等,有的与诉讼有关;有的坚信其身体畸形,或确信他人认为自己有异味或是同性恋等。典型病例缺乏其他精神病理改变,但可间断地出现抑郁症状,某些患者可出现短暂、片段的幻觉,如幻听、幻嗅、幻味等。通常中年起病,但有时可在成年早期发病(尤其是确信身体畸形的病例)。妄想的内容及出现时间常与患者的生活处境有关,如少数民族患者出现的被害妄想。除了与妄想或妄想系统直接相关的行为和态度外,情感、言语和行为均正常。

本类障碍主要有两大类主要表现:偏执狂和偏执状态(偏执性精神病)。偏执狂发病缓慢,且以系统妄想为主要症状,可伴有与系统妄想有关的情感和意向活动,人格保持较完整。妄想建立在与患者人格缺陷有关的一些错误判断或病理思考的基础上,条理分明,推理具备较好的逻辑性,内容不荒谬、不泛化,常不伴幻觉,患者坚信不疑,多见于40岁左右的中年人,男性占70%,脑力劳动者的发生率较高。偏执状态的妄想结构没有偏执狂那么系统,也不十分固定,有的可伴有幻觉,多于30~40岁起病,以女性较常见,未婚者居多。

以下列举一些特殊的偏执性精神障碍。

(一)被害狂

被迫害偏执狂较为常见,常常与夸大性偏执狂同时存在。患者在生活或工作中遭受挫折时,不但不能实事求是地检查和分析主观和客观原因,反而片面地把失败归咎于客观条件,坚信不疑地认为是他人在暗中捣鬼,有意陷害,以致疑窦丛生,捕风捉影,把周围发生的现象或别人的一言一行皆牵强附会地加以歪曲,认为这一切变化都是针对他的。在猜疑的基础上形成关系妄想和被害妄想,患者往往以反抗的态度进行斗争,尽管到处碰壁,也绝不妥协。经常向法院和公安机关控诉"迫害者"的罪行,要求伸张正义,保障自己的安全。患者在进行反"迫害"斗争时可能发生伤人或其他暴力行为。在分析别人为什么要加害于他时,有的患者会产生夸大妄想,也可以夸大妄想为主要症状,认为自己有特殊的才干,因而引起他人的嫉妒,遭到种种打击和陷害,这又加强了患者的被害妄想,因而不断的申诉和控告。夸大和被害交织在一起,相互影响。

(二)诉讼狂

诉讼狂也是偏执性精神障碍中较为多见的一个类型。患病前往往具有强硬、自负、固执己见,同时又很敏感、脆弱的人格缺陷。妄想的形成以好诉讼性人格障碍为前提,在某些生活事件的作用下,部分人由好诉讼性人格转为诉讼妄想,其间并无明显的界限。如果追溯妄想的形成,发现患者往往有委屈、失意、受到不公正待遇等生活经历。诉讼妄想一旦形成,患者不再怀疑自己行为、态度的正确性和合法性。患者坚持认为自己受到不公待遇、人身迫害、名誉受损、权利被侵犯等,而采用上访、信访、诉讼等手段。患者的陈述有逻辑性,层次分明,内容详尽,即使内容被查明不属实、诉讼被驳回,依然不肯罢休,坚持真理在自己手中,听不进他人的劝告,极不理智,不断夸大敌对面,从最初的所谓"对手"扩大至其他人、主管部门,甚至整个国家和社会,给相关人员和部门带来极大的麻烦。

(三)被钟情偏执狂

被钟情偏执狂多见于女性。患者坚信某一男性,而且通常是年龄较大社会地位较高的男性迷恋于她,便想尽办法追求和接近对方,甚至发展到不择手段的地步。这类妄想往往具有一个基本的公式:即是对方挑动了情网,他是唯一的,最爱我的人。患者带有一种超人的洞察力和少有的幸福感来留神对方的一举一动,将对方的一言一行都罗织进系统化妄想中,即使对方对己大发脾气,甚至辱骂、殴打,也不能减轻追求的狂热。患者往往反而认为这些只是对她的爱情的考验。很多病例的发展过程中常经历三个时期:希望、苦恼和怨恨。在怨恨的阶段,常常派生出主题意外的一些妄想,如怀疑有人在暗中破坏而派生的被害妄想。

(四)嫉妒狂

嫉妒狂患者坚信配偶或性伴侣对自己不忠,有外遇,常常千方百计地寻找配偶或性伴侣对自己不忠的证据,并由牵强附会、不可靠的证据得出不正确的结论,引证自己的结论。妄想常伴强烈的情感反应和相应的行为。常常对配偶或性伴侣进行质问,甚至拷打,得不到满意的答复时,往往采取跟踪监视,偷偷检查配偶或性伴侣的提包、抽屉、信件或手机,或偷偷打印对方的通话记录,试图找到可靠的证据,甚至在日常活动中限制其自由。严重者可发生暴力行为。此类患者具有潜在攻击伤害的风险。男性多于女性。

(五)夸大狂

夸大狂患者自命不凡,坚信自己才华出众,智慧超群,能力巨大,或声称有重大发明,或者自感精力充沛,思维敏捷,有敏锐的洞察力,能遇见未来等,到处炫耀自己的才华。

四、诊断与鉴别诊断

(一)诊断

该组精神障碍的诊断主要依靠完成的病史采集、可靠细致的临床评估,诊断时需排除伴有妄想的其他精神障碍,并对患者的危险度进行评定。严谨的诊断过程有如下几个环节。

1.全面调查

为了全面掌握患者情况,亲自调查有时十分必要,调查内容包括患者的一贯人格特征、有关的生活事件真相等。调查对象要包括涉及的各方面人员。尽可能收集患者的书面材料。

2.细致检查

精神检查的关键是让患者暴露想法,因此检查者要有足够耐心及精湛技巧,多用开放式的提问,不要当患者的想法一露头,马上转换话题,而应"一鼓气"询问追究到底。如果患者合作,明尼苏达多项人格测验(Minnesota multiphasic personality inventory,MMPI)有参考价值。

3.客观分析

医师要站在客观立场,利用调查所得材料及精神检查所见,用客观态度去进行分析。

4.完整记录

要把所发现的精神症状客观地、完整地、及时地记录下来,不要仅记录症状术语,一定要记录患者原话,这样才可能在发生诊断异议时经得起考验。

典型的临床症状是诊断本组精神障碍的最基本条件。一种或一整套相互关联的持久性妄想是最突出的或唯一的临床特征,妄想必须存在至少三个月,必须明确地为患者的个人观念,而非亚文化观念。可间断性地出现抑郁症状甚至完全的抑郁发作,但没有心境障碍时妄想仍持续存在。患者社会功能严重受损。

(二)鉴别诊断

1.精神分裂症

两者都以妄想为主要临床表现,人格都可相对保持完整,有些偏执型分裂症患者可以长时期地保持相对良好的社会适应功能,与荒谬妄想"和平共处",因此两者的鉴别主要是根据妄想的特点,还是根据人格及社会适应状况,在对待具体病例的诊断上,临床上常出现见仁见智现象。

根据传统的观点及近代的精神障碍分类与诊断标准,都认为偏执性精神障碍以系统妄想为主要症状,人格保持相对完整,社会适应良好,但患者对妄想的存在无自知力。这里所指系统妄想主要是指妄想的结构,至于妄想内容,虽大多有一定的现实联系,但夸大性、钟情性、虚构性妄想的内容可显得荒谬而不切实际,仍可出现在偏执性精神障碍的患者。下列特点倾向于偏执型分裂症诊断。①妄想的结构:不严密、支离破碎、推理荒谬、对象泛化。②幻觉的频度和内容:存在持久而频繁的幻觉(尤其是幻听),而且有与妄想联系的幻觉内容,为争议性、评论性、命令性幻听等。③存在思维形式障碍及被动体验。④情感和意志状态:相对淡漠和减退。

2.偏执性人格障碍

这两种精神障碍的鉴别核心取决于是否存在妄想。因后者是以结构严密的系统妄想为特征的精神病。偏执性人格障碍经常可有超价观念。偏执性人格障碍的超价观念与偏执性精神障碍的系统妄想,两者的形成都可能发现与其人格和个人经历有关,内容也反映现实生活中的遭遇,患者人格都保持相对协调,持续而不发生精神衰退,因此两者鉴别的难度极大,在临床工作与司法鉴定中两者发生误诊的情况经常发生,尤其多见把偏执性人格障碍误诊为偏执性精神障碍。

临床上最常出现判断混淆的是被害观念与被害妄想、嫉妒观念与嫉妒妄想,前者属于超价观念。很多发生判断失误的病例,其关键是只看表面,未能做到"透过现象看本质",即仅从患者的言行表现去进行判断。例如,听患者说到"被人诬害""报复"等就以为就是被害妄想;又如发现有的人执意盘问配偶是否有外遇,并且出现跟踪、监视、检查等行为,以为就是嫉妒妄想,其实有些怀有嫉妒观念的人也可出现这些过火言行。如何做到"透过现象看本质",这就需要有细致、全面的精神检查过程,并结合客观调查进行分析,去发现是否存在不符合实际的推理,还是仅是言行上的过激、过火。对于这些推理的环节和依据了解得越深刻,越会使诊断结论更符合实际;反之,对病史的粗糙了解及不耐心的精神检查必然会使诊断陷入误区。

3.器质性精神障碍

本组障碍没有确凿的脑部疾病的证据。在部分器质性精神病也常可见到偏执症状,但他们往往有器质性证据,他们对自己周围发生的事情不能清楚地掌握了解,以致产生误解甚至猜疑,如有妄想也比较短暂和片段。

4.心境障碍

严重的抑郁症常会出现偏执症状,往往有情感低落、自责与迟缓的表现及一系列生物学症状。如果情绪症状出现较早,且比偏执症状更重,那么抑郁时原发性的可能较大。躁狂症也可出现偏执症状,其妄想往往是夸大而不是被害。心境障碍多为发作性病程,社会功能虽明显受损,但治疗效果良好。

五、治疗及预后

偏执性精神障碍治疗较困难,且是一个系统的工程。首先,其妄想有一定的现实基础,不易为别人察觉;其次,患者缺乏自知力,不承认自己有精神障碍,拒绝接受治疗。即便接受治疗,疗效也很有限。一般情况下可以不治疗。但当患者在妄想的支配下出现激越行为、暴力行为或社会功能受到严重损害时必须采取积极的治疗，尽可能住院治疗。主动求医者甚少，多由家人陪伴来诊。

治疗时要建立良好的医患关系，因为患者不承认有病，所以与患者建立起良好的医患关系，取得患者的信任和合作是治疗成功的基础。治疗开始时可以先从非主要症状入手，如睡眠问题、情绪问题等，患者易于接受和配合，逐步过渡到核心症状的治疗。治疗原则是药物治疗和心理治疗相结合。良好的环境条件也有助于妄想改善。病程多呈持续性，有的可终身不愈；但老年后由于体力与精力日趋衰退，症状可有所缓解，个别患者经治疗缓解较彻底。

(一)药物治疗

目前尚无特异性有效药物。但药物治疗有利于稳定情绪、控制行为。当出现兴奋、激越或影响社会治安行为时，可采用低剂量抗精神病药物治疗。药物种类的选择没有特殊原则，应考虑药物的安全性，选用不良反应小的药物，易于被患者接受，也可提高治疗依从性。首选新型非典型抗精神病药。但药物治疗最大的障碍是患者不依从，必要时可使用长效针剂。使用长效针剂时一定要注意从小剂量开始，在证实不良反应可以耐受时再开始常规剂量治疗。

(二)心理治疗

心理治疗针对的不是妄想型体验，而是这种妄想体验的根源。如能早期治疗，可使一部分患者的妄想动摇，但多数情况下并不能缓解。尽管如此，心理治疗对患者是有益的，至少可帮助患者达到某种妥协，使患者的痛苦减轻，有些患者可变得对妄想能够忍受。心理治疗取得良好效果者少见。在具体的心理治疗过程中，从以下几个方面着手可能对患者有益。

1.建立一种治疗性的医患关系

建立一种治疗性的医患关系在这类患者中是相当困难的，患者对医师的猜疑，可能是医师也被列入其妄想的对象而拒绝与医师建立密切的关系。对待此类患者，医师应采取诚实开放的职业态度，避免过分的幽默和热情。不能操之过急，一个良好的关系的建立，可能需要很长的时间。

2.以同情的态度倾听患者所关注的问题

应容许患者有充分的时间来发泄他的委屈和不满。对和现实相关的内容尽可能加以核实，可在患者的同意下，安排和家人、朋友沟通。

3.纠正患者的偏执信念

在听取患者陈述后，不必认同和说服其改变信念。而应耐心地和患者分析在现实生活中出现类似问题时其他结论的可能性，长此以往，可能影响患者对事物的看法。

4.避免集体性的治疗

此类患者多具有高度的戒备心，在不具备信任的前提下，应尽量避免。以免患者的妄想扩大，加大治疗的难度。

对有危害社会行为者，应加以监护，必要时须较长时间的住院监护治疗，急性偏执性精神病的治疗效果较好，可用抗精神病药物的同时加用电休克治疗。电休克治疗对疾病严重期的妄想、幻觉往往可以取得良好的疗效。

六、偏执性精神病患者的护理

(一)临床护理

1.一般护理

与患者建立良好关系，以取得其信任，使患者对住在医院中有安全感，不至于使其感到医护人员是帮凶。照顾其饮食、睡眠。如对饭菜有疑,可让其自己挑选,或是让其自己去盛饭盛菜。

2.对症护理

偏执性精神患者,皆有敏感、多疑,凡事想的都多,故不要在患者面前低声耳语,以减少其疑心。对于患者的妄想,只听不表态,更不与其争辩谁是谁非,以减少患者的反感。如果患者自己对其妄想内容半信半疑,或是对妄想有所动摇而不坚信,则可以普遍常识或列举事实促其扭转。如果患者认为医护人员参与了对他们的迫害,是在扮演着帮凶的角色,这也无须表白,也不急于反驳。对患者的态度仍要热情、关心、认真、负责,除非患者有攻击行为,尽量不要约束。一旦对患者进行了约束,仍应按时观察、照顾。尽量做到谁保护,谁解除,以减少患者对给予约束的人产生敌对情绪。

3.治疗护理

按时给患者服药,一定要认真检查,确保药物服下,如有疑惑问题,应耐心解释。一旦发现妄想有所动摇,应列举事实,进行客观分析,帮助其扭转。

(二)康复护理

帮助患者改善人际关系,指出其性格上的缺陷,使其有所认识并逐步改正。鼓励其多参加集体活动。在日常生活中提倡相互帮助,相互交流,使其认识到信赖别人者也得到别人信赖,愿帮他人者也易得到他人帮助,减少其疑心、猜忌,以期更好地适应现实社会生活。

（邓育银）

第六节　症状性精神病

症状性精神病是指各种躯体疾病,如心、肝、肺、肾疾病、内分泌功能紊乱、代谢和营养障碍以及感染中毒等所伴发的精神障碍。这种精神障碍是躯体疾病临床症状表现的一部分,故称之为症状性精神病。症状性精神病的发生除与各种躯体疾病本身直接有关外,尚与个体功能特点、神经系统功能状态等因素有关。

一、病因与病理

常见的病因有感染、中毒、严重贫血以及心、肝、肺、肾等内脏器官的严重疾病。发病机制不是单一的,与躯体疾病引起体内各系统功能的改变有关,如高热、脱水、酸碱平衡失调、电解质代谢异常、中间有毒代谢产物蓄积;脑缺氧、脑微循环改变、血流量减少;或微生物毒素侵入;维生素缺乏,特别是B族维生素缺乏;各种引起大脑生化代谢的因素,特别是神经递质代谢的改变等,都可引起脑功能失调,从而出现精神症状。

二、临床表现

(一)临床特点

症状性精神病的病因虽不同,但临床表现有其共同特点,常见综合征如下。

1.脑衰弱综合征

脑衰弱综合征多见于躯体疾病的初期、恢复期或慢性躯体疾病的过程中,表现为头痛、头昏、疲倦无力、注意力不集中、记忆力减退、睡眠障碍，以及情绪不稳、易激惹、激动或焦虑不安等。有的患者伴有思维迟钝、理解困难，也可有癔症样发作或疑病症状等。

2.意识障碍

意识障碍多见于躯体疾病的急性期或慢性躯体疾病的症状恶化期。其主要表现为不同程度的意识障碍，从嗜睡直到昏迷，但以谵妄状态最常见。这时患者意识清晰水平降低，周围环境定向力和/或自我定向力障碍，伴有丰富的错觉及幻觉，以恐怖性视、听幻觉多见，内容生动逼真，常伴有紧张、恐惧情绪及兴奋躁动不安，或动作增多而紊乱的不协调性精神运动性兴奋，患者思维不连续并可出现片段的妄想。症状常昼轻夜重，持续时间可数小时到数天不等。意识恢复后，患者可有部分遗忘或全部遗忘。

3.性格行为变化

性格行为变化多见于严重躯体疾病之后，也可由意识障碍清醒后发展而来，但这类变化较少见，主要表现为性格、行为和智力改变。儿童患者多表现为行为障碍、兴奋性增高、好动、残忍或精神萎靡、活动减少，此外往往可影响发育速度，使发育停滞等。常合并有轻重不等的神经系统症状，如肢体瘫痪、抽搐发作等。但有些患者经过积极治疗精神症状后可好转或消失。

一般急性躯体疾病伴发的精神症状以意识障碍最常见，恢复期则出现脑衰弱综合征。慢性中毒或代谢营养疾病以脑衰弱综合征多见，随着疾病的发展部分患者可出现性格行为变化。儿童青少年在患躯体疾病时易出现意识障碍，老年患者则易出现性格行为变化。

(二)临床类型

1.感染性精神病

这是指全身感染或脑部感染时所并发的一种精神症状，常见的感染疾病有败血症、流行性感冒、肺炎、尿路感染、伤寒，以及原因不明的发热等。其发病原理认为是由于高热、细菌毒素或因代谢亢进、体内消耗增加，使某些营养物质缺乏，以及代谢产物蓄积和脑血液循环障碍所引起。目前认为感染性精神病是由于B族维生素缺乏，影响脑的代谢所致。

主要临床表现为不同程度的意识障碍，可由嗜睡进入谵妄状态，最后可发展成昏睡。大多数患者表现为谵妄，多在发热期出现，一般夜间变重。

2.中毒性精神病

这是指一些有毒因素如重金属(铅、汞、锰、砷等)、有害气体(一氧化碳、硫化氢)、药物(米帕林、溴剂和莨菪碱类)、有机化合物(二硫化碳、苯、硝基苯、汽油、有机磷农药等)以及有毒植物(毒蕈、莽草)进入体内造成中枢神经功能紊乱或器质性损害所引起的精神症状。其发生与毒物的理化性质、摄入的速度与数量、身体健康状况、对药物的敏感度以及神经系统功能的稳定性有很大关系，因此，在同样的中毒情况下，有些人易引起中毒性精神病，而另一些人则不引起精神障碍。

各种原因引起的中毒性精神病，其临床表现大致相同。如毒物所致的慢性中毒，多表现为神经衰弱症候群；一次摄入大量毒物所致的急性中毒，多表现为谵妄状态；严重的急性或慢性中毒，可引起记忆、计算、理解、判断能力减退，并伴有思维困难、激惹性增高以及大小便失禁等痴呆状态。

3.内脏器官疾病引起的精神障碍

这是由内脏器官的严重病变造成缺氧、中毒、代谢障碍等所致大脑功能紊乱引起的精神障碍。

(1)心力衰竭：由于脑部供血不足引起脑缺氧，临床上可出现健忘、失眠、注意力不集中、情绪不稳定以及谵妄状态等。

(2)肝性脑病、病毒性肝炎、急性黄色肝坏死、肝癌和胆道疾病损害肝实质时,由于肝功能障碍使血氨增高及氨基酸代谢紊乱,可引起精神症状。早期临床表现为情绪改变,患者情绪不稳、易怒、激动、失眠、遗忘、错构及虚构,有的焦虑不安、猜疑,甚至出现被害妄想及幻听。意识障碍最为多见,开始为忧伤,以后可出现意识模糊、嗜睡、木僵状态或昏迷。有时出现谵妄状态、兴奋躁动、幻觉以及言语错乱等。

(3)肺性脑病:慢性气管炎及肺部疾病晚期可出现肺性脑病,而出现精神症状。若同时合并有肺源性心脏病并发心力衰竭,则肺功能障碍更加严重,精神症状亦更显著。其主要临床表现为头痛、头晕、嗜睡、意识模糊,严重时可出现谵妄状态和昏迷。本病患者的意识障碍具有阵发性的特点,当肺部疾病好转时,意识障碍也逐渐恢复正常。

(4)肾衰竭的精神障碍:肾衰竭出现尿毒症时,血中氮质增高,常出现精神症状,患者可有意识障碍,表现为一时清楚,一时糊涂,同时有兴奋不眠、欣快、言语多,或有猜疑妄想、幻觉以及行为异常等。当出现酸碱中毒伴有电解质紊乱时,患者表现为淡漠、嗜睡、意识模糊、谵妄状态,甚至昏迷。当尿毒症并发高血压性脑病时,患者出现头痛、恶心、呕吐、躁动不安、谵妄、昏睡以及癫痫发作等。

(5)内分泌疾病的精神障碍:甲状腺功能亢进是常见的内分泌疾病,其中伴发精神障碍者占50%~90%,几乎所有的患者均伴有急躁、易怒、失眠、注意力不集中等脑衰弱综合征。早期患者可出现明显的情绪变化、性格改变,表现为紧张易冲动、过敏猜疑、恐惧不安、抑郁、焦虑或喜悦、愉快等。疾病进一步发展时则出现轻躁狂状态,老年人则以抑郁状态、焦虑状态多见。也可见幻觉妄想状态,以幻听及系统固定的被害、关系妄想为多。甲状腺危象出现之前可有精神运动性兴奋或精神运动性抑制,甲状腺危象时可出现谵妄状态。

(6)溃疡病的精神症状:主要表现为自身感觉不佳、敏感多疑、心情苦闷、情绪焦虑以及各种精神衰弱症状。少数患者情绪低落,可有严重的抑郁状态。

(7)严重贫血、中枢神经系统白血病、副肿瘤综合征、中枢神经系统恶性淋巴瘤等精神障碍。

4.结缔组织疾病的精神障碍

如系统性红斑狼疮患者精神障碍的发生率为17%~50%。精神症状颇为复杂多样,如智力障碍、焦虑不安、抑郁、强迫观念、衰弱无力等较轻的精神症状,或幻觉、妄想、错觉甚至谵妄状态等较严重的精神症状。

5.手术后精神障碍

如心脏移植术、肝脏移植术等术后可出现精神障碍。急性者以意识障碍为多见,如麻醉清醒后2~5天又出现嗜睡、谵妄、精神错乱状态。部分患者在谵妄状态后残留幻觉妄想。有的出现抑郁状态、幻觉妄想状态,多发生于术后1~2周。脑衰弱综合征或虚弱状态一般多出现在术后恢复期。整个病程中症状波动性大,历时较短,1~3周消失。

三、治疗

(一)病因治疗

根据躯体疾病病因性质的不同给以相应的治疗。如感染引起者应首先控制感染;中毒所致者应积极排毒、解毒;心脏功能衰竭引起者应积极控制心力衰竭,这是首要的。

(二)支持疗法及对症处理

感染中毒及各种严重躯体疾病的理化、生物学致病因素,对机体某些功能带来明显失调,必须及时纠正,如补充营养及水分,纠正酸碱平衡失调及电解质紊乱,保持心血管系统的功能,补充大量 B 族维生素及维生素 C。对脑衰弱综合征或性格行为变化的患者,可给以促进神经营养代谢药物,如谷氨酸、γ-氨酪酸、三磷酸腺苷、灵芝、蜂皇精等,以促进大脑神经细胞功能的恢复。有脑水肿者可给脱水剂。

(三)精神药物对症治疗

根据精神症状及患者的躯体特点,给以不同的精神药物,但因躯体疾病对药物的耐受力差,特别是急性患者、老年人和儿童,精神药物剂量宜小。对兴奋躁动的患者可选用安定、奋乃静、异丙嗪和氯丙嗪;对心血管疾病或有肝脏功能损害者可给小量氟哌啶醇,年老体弱及儿童使用精神药物更宜慎重。对有明显幻觉妄想者,可行抗精神病药物系统治疗,如奋乃静、氟哌啶醇等,一般在 1~2 个月即可见效。抑郁情绪严重者,可给小量抗抑郁药物如多塞平。

四、症状性精神病患者的护理

(一)临床护理

1.一般护理

将患者安置于比较安静的单房间,护士态度要和蔼,操作要认真,给患者以情感支持和心理安慰,解除患者的恐惧。注意营养和液体的补充。注意体温、脉搏、呼吸、血压的变化,仔细观察患者意识改变。门窗应关好(尤其是楼房),必要时加床栏,以免坠床,确保患者安全。对昏迷患者,应定时翻身、搓背,以防压疮。

2.对症护理

根据不同的病因和主要临床表现而确定对症护理。如中毒引起者,应根据医嘱进行排毒、解毒。急、慢性感染引起者,应注意体温变化、营养状况和是否需加隔离。营养代谢障碍引起者,要特别注意营养的补充。患者意识不清又有躁动兴奋者,往往拒食,对治疗、护理不合作,因而加重了躯体疾病,同时也打乱了病房的治疗护理秩序,因而必须及时、有效地控制其躁动兴奋,以便于医疗护理工作的正常进行。对有酒瘾和药物依赖者,应给患者多鼓励,和精神支持,严格护理管理制度,杜绝患者获得有药物依赖性的药物。

3.治疗护理

症状性精神患者的躯体情况,多数比较弱,精神异常又往往干扰躯体疾病治疗的进行,因而躯体情况更差。在控制患者的精神症状时,必须照顾患者的躯体情况,这就要求在应用精神药物时,密切观察患者的血压、脉搏、睡眠、意识状态等。尤其是在肺性脑病、肝性脑病时,要慎用吩噻嗪类药物,以免抑制呼吸中枢而引起死亡。禁用麻醉剂和催眠药物。如有失眠或焦虑不安,可用小剂量的安定类抗焦虑药。如患者兴奋、躁动和不合作,可适当进行保护性约束或肌内注射小剂量的氟哌啶醇、奋乃静,以控制其精神症状,防止意外发生。精神症状改善后即刻停药。在服用精神药物治疗期间严密观察药物不良反应。对于药物依赖者,严格遵循缓慢撤药物依赖性药的医疗原则,避免出现戒断反应。

(二)康复护理

症状性精神病患者病情基本恢复,或是精神症状大部消失后,患者躯体情况尚未完全复原。心理上又害怕他人歧视,患者往往是躯体心理都有顾虑,直接影响着他们的生活和交往。此时应创造条件促进患者的体力恢复,防止原发躯体疾病的复发或恶化。至于有些难以完全恢复的躯体病患者,应着重做好心理护理,减轻其思想顾虑,教给一些所患疾病的常识,使其了解一些治疗和预后方法。症状性精神病,一般不复发。对于药物依赖者,应引导其逐步适应原来的工作,并要求患者亲属及其单位同志,予以监督、支持,以巩固其疗效。

(邓育银)

第七节　神 经 衰 弱

神经衰弱是由于脑神经活动长期持续性过度紧张,导致大脑的兴奋与抑制过程失调而产生的神经症,主要以脑和躯体功能衰弱为特征,主要特点是精神易兴奋和脑力易疲乏,以及紧张、烦恼、易激惹等情绪症状和肌肉紧张性疼痛、睡眠障碍等生理功能紊乱症状。症状不是继发于躯体或脑的疾病,也不是其他任何精神障碍的一部分。在我国 15～19 岁居民中,神经衰弱患病率为 13.03%,占全部神经症的 58.7%,居各类神经症之首。

一、病因与发病机制

(一)社会-心理因素

神经系统功能过度紧张,尤其长期心理冲突和精神创伤引起负性情感体验是常见原因,如生活节奏紊乱,过分劳累紧张,学习和工作不适应,家庭纠纷,婚姻、恋爱问题处理不当等。

(二)器质性病变

感染、中毒、颅脑创伤、营养不良、内分泌失调等。

(三)素质因素

巴甫洛夫认为,高级神经活动类型属于弱型和中间型的人,个性特征表现为孤僻、胆怯、敏感多疑、急躁、易紧张者容易得病。但没有人格缺陷的人,在强烈而持久的精神因素作用下,同样可以发病。

神经衰弱大多缓慢起病,症状呈慢性波动性,症状的消长常与心理冲突有关。具有易感素质的个体如果生活中应激事件多,疾病往往波动且病程迁延,难以彻底痊愈。

二、临床表现

(一)脑功能衰弱

脑功能衰弱的症状是神经衰弱的常见症状,包括精神易兴奋与易疲劳。

1.兴奋症状

感到精神易兴奋,表现为回忆和联想增多,对指向性思维感到费力,而缺乏指向的思维却很活跃,且控制不住,因难以控制而感到痛苦,伴有不快感,但没有言语运动增多。这种情况在入睡前较多,有时对声光很敏感。

2.衰弱症状

脑力易疲劳是神经衰弱患者的主要特征。患者无精打采,自感脑子迟钝,注意力不集中或不能持久,记忆差,脑力和体力均易疲劳,效率显著下降。有以下特点:①疲劳常伴有不良心境,休息不能缓解,但随着心境的恢复而消失;②疲劳常有情境性;③疲劳常有弥散性;④疲劳不伴有欲望与动机的减退;⑤以精神疲劳为主,不一定伴有躯体的疲劳。

(二)情绪症状

情绪症状主要表现为容易烦恼和易激惹等。其内容常与现实生活中的各种矛盾有关,感到困难重重,难以应付。可有焦虑或抑郁,但不占主导地位。这些情绪在健康人中也可见到,一般认为这些情绪症状必须具备下述 3 个特点才算病态:①患者感到痛苦而求助;②患者感到难以自控,遇事易激动,好发脾气,但事后又后悔,或伤感、落泪;③情绪的强度及持续时间与生活事件或处境不相称。约 40%的患者在病程中出现短暂、轻度的抑郁情绪,但不持久,一般不产生自杀意念或企图。

(三)心理-生理症状

神经衰弱患者常常有大量的躯体不适症状,经各种检查找不到病理性改变的证据。

1.头痛

常为紧张性头痛,头痛多无固定部位,时间不定,痛时可耐受,偶然可伴恶心,但无呕吐。看书、学习时头痛加剧,如情绪松弛,或睡眠好,得到充分休息,头痛可明显减轻,有时头部有压迫或紧箍感。

2.睡眠障碍

睡眠障碍是患者主诉较多的症状,最常见的是入睡困难,患者感到疲乏、困倦,但上床后又觉兴奋,辗转难眠。另外是多梦、易醒,或自感睡眠浅。还有一些患者缺乏真实睡感,即睡醒后否认自己入睡过。

3.自主神经功能障碍

可出现心动过速、血压高或低、多汗、有时发冷、厌食、便秘和腹泻、尿频、月经不调、遗精、早泄或勃起功能障碍等。

4.继发性反应

继发性反应是病后继发性病理心理反应,由于患者的躯体症状和自主神经功能紊乱的影响,过分关注这些不适,而产生疑病,如心悸则怀疑是心脏病,胃肠不适则怀疑是胃癌,从而易烦恼焦虑不安,加重神经系统功能的负担,而使病程迁延,症状加剧,又反过来增加焦虑不安,以致成为恶性循环。

三、诊断标准

神经衰弱是一种功能障碍性病症,临床症状表现繁多,但要诊断本病,应具备以下 5 个特点。

(1)显著的衰弱或持久的疲劳症状:如经常感到精力不足,萎靡不振,不能用脑,记忆力减退,脑力迟钝,学习工作中注意力不能集中,工作效率显著减退,即使是充分休息也不能消除疲劳感。对全身进行检查,无躯体疾病,也无脑器质性病变。

(2)表现以下症状中的任何两项:①易兴奋又易疲劳;②情绪波动大,遇事容易激动,烦躁易怒,担心和紧张不安;③因情绪紧张引起紧张性头痛或肌肉疼痛;④睡眠障碍。表现为入睡困难,易惊醒,多梦。

(3)上述情况对学习、工作和社会交往造成不良影响。

(4)病程在 3 个月以上。

(5)排除其他神经症和精神病。

四、护理诊断

(一)睡眠型态紊乱
睡眠型态紊乱与焦虑有关。

(二)疲乏
疲乏与患者主诉疲乏无力有关。

(三)疼痛
疼痛与患者有躯体不适、疼痛的主诉有关。

(四)便秘或感知性便秘
便秘或感知性便秘与自主神经功能紊乱有关。

(五)营养失调:低于机体需要量
营养不良与食欲缺乏、消瘦有关。

(六)情境性自我贬低
情境性自我贬低与患者自觉做事效率减低、能力不足有关。

(七)保持健康能力改变
保持健康能力改变与个人适应能力差有关。

五、护理措施

(一)心理护理
患者对人际关系较为敏感,护理人员在与患者交往的过程中要以同情、尊重态度对待患者,与患者建立良好的护患关系。帮助患者认识自己的性格特点,面对现实,接受现实,采用顺其自然的态度。鼓励患者配合治疗,发挥主观能动性,帮助患者与他人建立良好和谐的人际关系,进而调节自己的不良情绪。改变患者的认知,鼓励患者诉说烦恼和苦闷,可用转移法宣泄自己的不良情绪,指导患者学习生物反馈方法进行放松训练。

(二)睡眠护理
住院治疗的神经衰弱患者绝大部分有睡眠障碍,且为睡眠问题而焦虑,护理人员应尽量给患者提供适当的睡眠环境,如安静、温湿度适宜的病室,不和其他精神运动性兴奋患者同一病室,指导患者进行睡前准备,如喝热牛奶,用热水泡脚,听轻音乐,睡前不做剧烈运动,忌饮浓茶、咖啡等。禁止患者白天卧床睡眠,鼓励患者日间参加力所能及的文娱活动及体育锻炼。

(三)对症护理
患者常有脑力及躯体疲劳的症状,应让患者注意劳逸结合,科学规律地安排日常活动,适当进行体力劳动并加强体育锻炼,保持良好的睡眠。当存在易兴奋症状时,要尽量创造安静环境,调节患者的不良心境。患者出现头痛时,首先让患者休息,保持良好睡眠,如不能缓解,可遵医嘱给予地西泮或抗抑郁药等服用。患者出现心动过速、血压改变、多汗、便秘或腹泻等躯体不适时,告诉患者随着神经衰弱症状的缓解,躯体不适可逐渐减轻,直至消失。

六、健康指导

(一)患者
介绍神经衰弱的病因、表现等相关知识,培养患者乐观豁达的情绪。帮助患者科学规律地安排生活,劳逸结合,加强体育锻炼。克服不健康的性格特点,正确对待各种困难和挫折,建立并维持健康的正性情绪。

(二)家属

向家属介绍疾病知识,取得家属和社会支持,消除各种不良因素的干扰,有利于患者的治疗和康复。协助患者建立良好的人际关系,帮助纠正患者的错误认知。

(邓育银)

第八节 恐 惧 症

恐惧症是以恐惧症状为主要临床表现的神经症。患者对某种特定的客体、处境或与人交往时产生持续的和不合理的恐惧,并主动采取回避方式来解除。

一、病因与发病机制

遗传调查发现广场恐惧症患者的家属中有 19% 的人患有类似疾病,且女性亲属的患病率较男性亲属高 2～3 倍。恐惧症患者具有一定人格特征,如害羞、被动、信赖、焦虑等。生化研究约 50% 的社交恐惧症患者,在出现恐怖的同时有血浆肾上腺素含量的升高,惊恐发作则无。社会-心理因素精神分析理论认为成人单纯性恐惧症来源于儿童时期曾有过的体验,随着年龄的增长,一般至青春期消失,但当人体因疾病而变得软弱或被新的精神刺激所诱发,过去经历过的恐惧就可能再显出来。条件反射理论认为恐惧症是由于某些无害的事物或情境与令人害怕的刺激多次重叠出现,形成条件反射,成为患者恐怖的对象,促使患者采取某种行为去回避它。如果回避行为使患者的焦虑得到减轻或消除,便合成为一种强化因素,通过操作性条件反射,使这种行为本身固定下来,持续下去。

二、临床表现

恐惧症的中心症状是恐怖,并因恐怖引起剧烈焦虑甚至达到惊恐的程度。恐惧症的共同特征:①某种客体或情境常引起强烈的恐惧;②恐惧时常伴有明显的自主神经症状,如头晕、晕倒、心悸、心慌、战栗、出汗等;③对恐惧的客体和情境极力回避,因为要回避常影响正常的生活,愈是回避说明病情愈重;④患者知道这种恐惧是过分的或不必要的,但不能控制。常见的临床类型有以下 3 种。

(一)场所恐惧症

场所恐惧症又称广场恐惧症、旷野恐惧症、聚会恐惧症等,在恐惧症中最为常见,约 60%。多起病于 25 岁左右,35 岁左右为发病高峰,女性多于男性。患者看到周围都是人或空无一人时,会产生剧烈的恐怖,担心自己无法自控或晕倒,或出现濒死感或焦虑不安。有时候害怕较小的封闭空间,如害怕使用公共交通工具,如乘坐汽车、火车、地铁、飞机。害怕到人多拥挤的场所,如剧院、餐馆、菜市场、百货公司等;对高空、黑暗等产生恐怖,而不愿立足于高处,甚至不敢在高楼上居住,或不敢独自一人处于黑暗之中;害怕排队等候;害怕出远门等。严重的患者,可长年在家,不敢出门,甚至在家中也要人陪伴。有的患者在有人陪伴时恐惧症状有所减轻。

(二)社交恐惧症

主要表现为在社交场合中出现恐怖,患者害怕出现在众人面前,在大庭广众面前害怕被别人注意,害怕会当众出丑,因此当着他人的面不敢讲话、不敢写字、不敢进食,不敢与人面对面就座,甚至不敢如厕,严重者可出现面红耳赤、出汗、心跳、心慌、震颤、呕吐、眩晕等。患者可因恐怖而回避朋友,与社会隔绝而仅与家人保持接触,甚至失去工作能力。

如果患者害怕与他人对视,或自认为眼睛的余光在窥视别人,因而惶恐不安者,则称为对视恐怖。如果患者害怕在与人相处时会面红或坚信自己有面红,则称为赤面恐怖。

(三)特定的恐惧症

特定的恐惧症或称特定的单纯恐惧症。表现为对以上两种类型以外的某些特殊物体、情境或活动的害怕。单纯恐惧症症状恒定,多只限于某一特殊对象,但部分患者在消除对某一物体的恐惧之后,又出现新的恐惧对象。多起始于童年,女性多见。

1.物体恐惧症

患者主要表现为对某些特定的物体如动物等产生恐怖,患者害怕的往往不是与这些物体接触,而是担心接触之后会产生可怕的后果,如害怕猫、老鼠、狗、鸟类或昆虫等小动物。在青春期前,对动物恐怖的男女患者比例相近,成人后则以女性为多。有些患者表现为对尖锐物体的恐怖,而不敢接触尖锐物体,害怕自己或别人会受到这些物体的伤害,也有的患者可表现为害怕见到血液等。

2.自然现象恐惧症

对打雷、闪电、波浪等恐惧。对雷雨恐怖者,不仅对雷雨觉得恐怖,而且对可能发生雷雨的阴天或湿度大的天气也可能感到强烈的不安。甚者为了解除焦虑主动离开这些地方,以回避雷雨发生。

以上各种恐惧症可单独出现,也可合并存在。

三、诊断标准

恐惧症是一种以过分和不合理地惧怕外界客体或处境为主的神经症。患者明知没有必要,但仍不能防止恐惧发作,恐惧发作时往往伴有显著的焦虑和自主神经症状。患者极力回避所害怕的客体或处境,或是带着畏惧去忍受。

(1)符合神经症的诊断标准。

(2)以恐惧为主,须符合以下4项:①对某些客体或处境有强烈恐惧,恐惧的程度与实际危险不相称。②发作时有焦虑和自主神经症状。③有反复或持续的回避行为。④知道恐惧过分、不合理,或不必要,但无法控制。

(3)对恐惧情景和事物的回避必须是或曾经是突出症状。

(4)排除焦虑症、精神分裂症、疑病症。

四、护理诊断

(一)社交障碍

社交障碍与社交恐怖有关。

(二)个人应对无效

个人应对无效与缺乏信心、无助感有关。

（三）精力困扰

精力困扰与过度紧张有关。

（四）有孤立的危险

有孤立的危险与社交恐怖有关。

（五）自尊紊乱

自尊紊乱与因恐惧症状而自卑有关。

（六）情境性自我贬低

情境性自我贬低与感觉自己无法控制局面有关。

五、护理措施

（一）心理护理

护士应以非评判性态度，认真倾听，多鼓励患者，及时肯定其进步。帮助患者认识其性格特点，认清各种负面想法，培养良好的个性。鼓励患者接触自己恐惧的事物和情景，根据患者的不同特点选用不同的方法。有的只是想象恐惧对象，有的真实面对，有的采用系统性脱敏方法，有的直接面对最高刺激，采取暴露疗法等。应鼓励患者主动反复练习，直至适应。患者接触恐惧对象时注意陪同，给予支持性心理护理。教会患者放松的方法，指导在面对恐惧对象和场合时，用放松方法对抗。鼓励患者参加文娱治疗，降低自我专注倾向，转移注意力。还可采用团体方式，让患者彼此讨论社交焦虑发病时情况及其带来的困扰，使患者知道自己的问题不是孤立的，并提供面对面与人交往的机会。

（二）观察

观察患者恐惧的类型、恐惧对象、恐惧发生时间，给予记录；观察患者睡眠情况、情绪变化，有无严重自主神经功能紊乱等，观察用药治疗后的不良反应。

（三）对症护理

患者出现恐惧情绪时，尽量安慰；欲晕厥时，可报告医师给予地西泮或普萘洛尔口服。对新入院患者，详细介绍住院环境和病友，消除其陌生感，尽快熟悉病房环境。患者产生焦虑时，应允许其来回走动，让其表达和倾诉。当患者为了避免紧张不安，产生回避行为时，护理人员要鼓励患者循序渐进接近恐惧对象，避免患者回避社会和社交而产生退缩行为。

六、健康指导

（一）患者

向患者介绍疾病的相关知识，教育患者认识自己错误的认识方式，改变不良性格特征。循序渐进地使自己暴露在恐惧的对象和环境中，正视恐惧的体验，不回避害怕的对象。遵医嘱使用药物辅助治疗。

（二）家属

帮助家属认识恐惧症特点，明确患者恐惧的对象。帮助家属采取正确态度对待患者，鼓励及陪同患者接触恐惧的场合及对象。

（邓育银）

第九节 焦 虑 症

焦虑症是以焦虑、紧张的情绪障碍,伴有自主神经功能兴奋和过分警觉为特征的一种慢性焦虑障碍。焦虑并非由于实际的威胁所致,其紧张惊恐的程度与现实情况很不相称。焦虑症是一种普遍的心理障碍,发病于青壮年期,女性发病率比男性高一倍。临床分为广泛性焦虑障碍与惊恐障碍两种主要形式。

一、病因与发病机制

焦虑症的起因,不同学派的研究者有不同的意见,这些意见相互补充。

(一)遗传

已有资料支持遗传因素在焦虑障碍的发生中起一定作用,如 Kendler 等(1992 年)研究了 1 033 对女性双生子,认为焦虑障碍有明显的遗传倾向,其遗传度约为 30%,且认为这不是家庭和环境因素的影响。但是某些研究表明,上述遗传倾向主要见于惊恐障碍,而在广泛性焦虑障碍患者中并不明显。

(二)生化因素

焦虑症患者有去甲肾上腺素能活动的增强,焦虑状态时,脑脊液中去甲肾上腺素的代谢产物增加。另外,许多主要影响中枢 5-羟色胺的药物对焦虑症状有效,表明 5-羟色胺参与了焦虑的发生,但确切机制尚不清楚。此外,苯二氮䓬类常用于治疗焦虑症取得良好效果,提示脑内苯二氮䓬受体异常可能为焦虑的生物学基础。

(三)心理因素

行为主义理论认为,焦虑是对某些环境刺激的恐惧而形成的一种条件反射。心理动力学理论认为,焦虑源于内在的心理冲突,是童年或少年期被压抑在潜意识中的冲突在成年后被激活,从而形成焦虑。焦虑症患者的病前性格大多为胆小怕事,自卑多疑,做事思前想后,犹豫不决,对新事物及新环境不能很快适应。在有生活压力事件或自然灾害发生的情况下,焦虑症患者比一般人更倾向于把模棱两可的,甚至是良性的事件解释成危机的先兆,从而出现焦虑症,压力事件还可使焦虑症状维持下去。

二、临床表现

焦虑症的具体症状包括以下特点,这些症状可以单独出现,也可以一起出现。

(1)身体紧张:焦虑症患者常常觉得自己不能放松,全身紧张。

(2)自主神经系统反应性过强。

(3)对未来无名的担心:担心自己的亲人、财产、健康等。

(4)过分机警:患者对周围环境充满警惕,影响了其他工作,甚至影响睡眠。焦虑症有两种主要的临床形式,惊恐障碍和广泛性焦虑。

(一)惊恐障碍

惊恐障碍又称急性焦虑症,据统计约占焦虑症的 41.3%。发作的典型表现常是患者在日常活动中,突然出现强烈恐惧,对外界刺激易出现惊恐反应,常伴有睡眠障碍,如入睡困难、睡眠不稳、做噩梦、易惊醒。患者感到心悸,有濒死感,有胸闷、胸痛、气急、喉头堵塞窒息感,因此惊叫、呼救或跑出室外。有的伴有显著自主神经症状,如过度换气、头晕、多汗、口干、面部潮红或苍白、震颤、手脚麻木、胃肠道不适等,也可有人格解体、现实解体等痛苦体验。

发作并不局限于任何特定的情况或某一类环境,发作无明显而固定的诱因,以致发作不可预测。发作突然,中止迅速,10分钟内达到高峰,一般持续5~20分钟,发作时意识清晰,事后能回忆发作的经过。此种发作虽历时较短暂,但不久又可突然再发,两次发作的间歇期,没有明显症状。大多数患者在间歇期因担心再次发病而紧张不安,并可出现一些自主神经活动亢进症状,称为预期性焦虑。在发作间歇期,多数患者因担心发作时得不到帮助,因此主动回避一些活动,如不愿单独出门、不愿到人多的场所、不愿乘车旅行等。惊恐发作患者也可有抑郁症状,有的有自杀倾向,需注意防范。

(二)广泛性焦虑症

广泛性焦虑症又称慢性焦虑症,是焦虑症最常见的表现形式。起病缓慢常无明显诱因,有显著的自主神经症状、肌肉紧张和运动性不安,患者难以忍受又无法解脱。

1.焦虑和烦恼

对未来可能发生的、难以预料的某种危险或不幸事件的经常担心是焦虑症的核心症状。患者常有恐慌的预感,终日心烦意乱,坐卧不宁,忧心忡忡,注意力难以集中,对日常生活中的事物失去兴趣,导致生活和工作受到严重影响。尽管知道这是一种主观的过虑,但患者不能控制使其颇为苦恼。

2.运动性不安

表现为搓手顿足、来回走动、不能静坐等,手指和面肌有轻微震颤,精神紧张时更为明显。患者可出现紧张性头痛,常表现为顶、枕区的紧压感。有的患者肌肉紧张和强直,特别在背部和肩部,经常感到疲乏。

3.自主神经功能兴奋

以交感神经系统活动过度为主,如心慌、心跳加速、胸闷、气急、头晕、多汗、面部潮红或苍白、口干、吞咽梗阻感、胃部不适、恶心、腹痛、腹胀、腹泻、尿频等。有的可出现勃起功能障碍、早泄、月经紊乱和性欲缺乏等性功能障碍。

4.过分警觉

表现为惶恐、易惊吓、对声音过敏、注意力不集中、记忆力下降等。难以入睡和容易惊醒,同时可合并抑郁、疲劳、恐惧等症状。

三、诊断标准

(1)在过去6个月中的大多数时间里,对某些事件和活动过度担心。

(2)个体发现难以控制自己的担心。

(3)焦虑和担心与至少下面5个症状中的3个(或更多)相联系(至少有某些症状至少在过去6个月中的大多数时间里出现,在儿童中,只要一个症状就可以):①坐立不安;②容易疲劳,难以集中注意力,心思一片空白;③易激惹;④肌肉紧张;⑤睡眠问题(入睡困难、睡眠不稳或不踏实)。

(4)焦虑和担心的内容不是其他神经症障碍的特征内容。

(5)焦虑、担心和躯体症状给个体的社交、工作和其他方面造成了有临床显著意义的困难。

（6）上述症状不是由于药物的生理作用或者躯体疾病所引起，也不仅仅是发生在情绪障碍、精神病性障碍或普遍发展障碍之中。

四、护理诊断

(一)焦虑
焦虑与担心再次发作有关。

(二)恐惧
恐惧与惊恐发作有关。

(三)精力困扰
精力困扰与精力状态改变有关。

(四)有孤立的危险
有孤立的危险与担心发作而采取回避方式有关。

(五)睡眠障碍
睡眠障碍与焦虑有关。

(六)有营养失调的危险
营养失调与焦虑、食欲差有关。

五、护理措施

(一)心理护理
建立良好的护患关系，在尊重、同情、关心患者的同时，又要保持沉着冷静的态度。帮助患者认识焦虑时的行为模式，护士要接受患者的病态行为，不进行限制和批评。鼓励患者用语言表达的方式疏泄情绪，表达焦虑感受。教会患者放松技巧，鼓励其多参加文娱治疗，转移注意力，减轻焦虑。

(二)观察
观察患者的面部表情、目光、语调、语气等，评估患者的焦虑程度、持续时间和躯体症状；观察用药后病情变化及睡眠情况；对伴自杀倾向的患者更要严密观察，防止意外。

(三)生活护理
改善环境对住院患者的不良影响，保持病室安静、整洁、舒适，避免光线、噪声等不良刺激，尽量排除其他患者的不良干扰。关注睡眠环境，必要时根据医嘱使用催眠药物。观察用药的情况及不良反应，及时报告医师给予处理。饮食障碍患者，要合理安排饮食，鼓励进食。

(四)对症护理
对焦虑患者应耐心倾听其痛苦和不安，可按医嘱给予抗焦虑药物；改善患者的焦虑情绪和睡眠，鼓励患者参加力所能及的文娱活动和体育锻炼。患者出现坐立不安、血压升高、心率增快、口干、头痛等症状时，要说明这些症状往往随着焦虑的控制而缓解，并配合生物反馈疗法减轻躯体不适。患者出现睡眠障碍时，注意保持生活规律，按时作息。避免导致患者情绪激惹的因素或话题，允许患者倾诉自己的情感，允许来回走动，发泄自己的情绪。

六、健康指导

（一）患者

介绍焦虑症的有关知识，寻找产生焦虑症的原因并避免，使患者明确躯体症状的产生原因，学会控制焦虑的技巧。积极参加各种活动，转移注意力。自信缺乏的患者要充分发挥自己的积极因素，提高自信。

（二）家属

介绍疾病相关知识，协助患者分析产生焦虑的原因。学会对患者支持的方法，主动督促患者参加各种社交活动。在焦虑发作时注意保护患者安全，并给予安慰。

（邓育银）

第十节 强 迫 症

强迫症是一种以强迫症状及强迫行为为主要临床症状的神经症，其共同特点：①患者意识到这种强迫观念、意向和动作是不必要的，但不能靠主观意志加以控制。②患者为这些强迫症状所苦恼和不安。③患者可仅有强迫观念和强迫动作，或既有强迫观念又有强迫动作，强迫动作可认为是为了减轻焦虑不安而做出来的准仪式性活动。④患者自知力保持完好，求治心切。女性发病率略高，通常在青少年期发病，也有起病于儿童时期。一般而言，强迫症预后不良，部分患者能在1年内缓解。病情超过1年者通常呈持续波动的病程表现，可长达数年。

一、病因与发病机制

（一）遗传因素

该症有一定的家族遗传倾向。研究表明强迫症患者中A型血型较高，而O型血型较低。家系调查表明，强迫症患者的一级亲属中焦虑障碍发病危险率明显高于对照组，但患强迫症的危险率并不高于对照组。患者组父母的强迫症状危险率明显高于对照组父母，单卵双生子中的同病率高于双卵双生子。

（二）生化因素

有人认为强迫症患者5-羟色胺能神经系统活动减弱导致强迫症产生，用增加5-羟色胺生化递质的药物可治疗强迫症。

（三）器质性因素

现代脑影像学研究发现，强迫症患者可能存在涉及额叶和基底节的神经回路的异常。

（四）社会-心理因素

行为主义理论认为强迫症是一种对特定情境的习惯性反应，患者认为强迫行为和强迫性仪式动作可减轻焦虑，从而导致了重复的仪式行为的发生。生活事件和个体的人格特征（强迫型人格）在疾病的发生中也起了一定的作用。如工作环境的变化、处境困难、担心意外或家庭不和、性生活困难、怀孕、分娩造成的紧张等压力源的存在，可促发强迫症状。患者往往表现为墨守成规、优柔寡断、过分仔细、做事古板、苛求完美、力求准确的个性特征。但亦有部分患者没有强迫性格。

二、临床表现

(一)强迫观念

强迫观念多表现为同一意念的反复联想,患者明知多余,但欲罢不能,这些观念可以是毫无意义的。

1.强迫怀疑

患者对自己行为的正确性产生疑虑,虽然明知这种怀疑没有必要,但却无法摆脱。如患者离家后怀疑屋门是否锁好、煤气是否关闭、电灯是否熄灭。在此基础上,患者出现强迫行为,总是疑虑不安,常驱使自己反复查对才能放心,严重时可以影响工作及日常生活。

2.强迫性穷思竭虑

对于日常生活中的琐事或自然现象,明知毫无必要,但无休止地思索。如患者反复思考"天为什么会下雨""先有鸡还是先有蛋"等,但更多的则是日常生活中遭遇某种事情后出现。

3.强迫联想

患者看到或在脑子里出现一个观念或一个词语时,便不由自主联想到另一观念或词语,而大多是对立性质的,此时叫强迫性对立思维。如看到"温暖"即想到"寒冷",看见"安全"便想到"危险",造成内心紧张。

4.强迫表象

患者头脑里反复出现生动的视觉体验(表象),常具有令人厌恶的性质,无法摆脱。

5.强迫回忆

患者对于经历过的事情,不由自主地反复显现于脑海中,虽然明知无任何实际意义,但却无法摆脱。

(二)强迫意向

在某些场合下,患者出现一种与当时情况相违背的念头,而且被这种意向纠缠。患者明知这是违背自己意愿的,但却无法控制其出现。如患者见到墙壁上的电插座,就产生"触摸"的冲动;站在高楼上,就有"跳下去"的冲动。但是患者决不采取行动,患者意识到这种冲动的不合理,事实上也不曾出现过这一动作,但冲动的反复出现却使患者焦虑不安、忧心忡忡,以致患者回避这些场合,损害社会功能。

(三)强迫行为

1.强迫性洗涤

因害怕不清洁而假患某种传染病,患者接触某物后反复洗手,明知手已洗干净,无须再洗,但却无法控制。

2.强迫性检查

常常表现为核对数字是否有误,检查门、窗、煤气炉是否关好,如患者将门锁上后,担心未锁紧,用钥匙打开验证,每开一次都证明确实已锁牢,但仍不放心,如此反反复复数十次,患者甚感痛苦。

3.强迫性计数

与强迫联想有关的不可克制的计数。患者不自主地计数一些事物,如计数自己的脚步、路边楼房的玻璃窗、公路旁边的标志灯。患者自知无任何意义,但无法控制。

4.强迫性仪式动作

强迫性仪式动作是某种并无实际意义的程序固定的刻板的动作或行为,但患者欲罢不能。此种仪式性动作往往对患者有特殊的意义,象征着吉凶祸福,患者完成这种仪式从而使内心感到安慰。如一患者进门时先进二步,再退一步,表示能逢凶化吉;进门时要完成一套动作表示他孩子的病就能逢凶化吉,自己明知毫无意义,但如不做到则焦虑不安。

5.强迫性迟缓

临床少见,这些患者可能否认有任何强迫观念,缓慢的动机是努力使自己所做的一切都非常完美。由于以完美、精确、对称为目标,所以常常失败,因而增加时间。患者往往不感到焦虑。

三、诊断标准

(1)符合神经症的诊断标准,并以强迫症状为主,至少有下列1项:①以强迫思想为主,包括强迫观念、回忆或表象,强迫性对立观念、穷思竭虑、害怕丧失自控能力等。②以强迫行为(动作)为主,包括反复洗涤、核对、检查或询问等。③上述的混合形式。

(2)患者称强迫症状起源于自己内心,不是被别人或外界影响强加的。

(3)强迫症状反复出现,患者认为没有意义,并感到不快,甚至痛苦,因此试图抵抗,但不能奏效。

(4)社会功能受损。

(5)符合症状标准至少已3个月。

(6)排除其他精神障碍的继发性强迫症状,排除脑器质性疾病特别是基底节病变的继发性强迫症状。

四、护理诊断

(一)焦虑
与强迫症状有关。

(二)睡眠障碍
与强迫观念有关。

(三)社交障碍
与强迫症状所致活动受限有关。

(四)保持健康能力改变
与强迫行为有关。

(五)生活自理能力下降
与强迫行为有关。

(六)有皮肤完整性受损的危险
与强迫行为有关。

五、护理措施

(一)心理护理
护士应与患者建立良好的护患关系,给予患者有力支持,使患者获得安全感和信任感,能主动与医护人员配合。在患者接受症状和相互信任的基础上,让患者参与护理计划的制订,使患者感到被关注和信任,减少焦虑情绪和无助感。帮助患者进行放松训练或进行生物反馈治疗,消除精神紧张及精神压力,转移注意力。用行为训练,如厌恶疗法等消除强迫行为及强迫思维。在患者的病情有所改善时,及时予以肯定和鼓励,让患者对疾病的康复抱有乐观的态度。

(二)生活护理

1.睡眠障碍

评估患者的睡眠状况并记录,做好交班。为患者创造良好的睡眠环境,维持病室的安静。白天督促患者多参加文娱活动,指导患者养成良好的睡眠习惯。必要时遵医嘱给予患者适量的催眠药物。

2.保持皮肤黏膜完整

每天详细评估患者洗涤处皮肤的情况,了解其损伤的程度,并做交班记录。洗涤时选择性质温和、刺激性小的肥皂,注意水温不能过热或过冷。临睡前,在皮肤上涂上护肤的营养霜或药膏。为患者制订每天的活动计划,督促患者多参加文娱活动,转移注意力。尽可能避免让患者在有水的地方停留过长的时间,以减少患者洗涤的次数和时间。对症状顽固者应适当限定其活动范围和施行必要的保护。

(三)安全护理

在疾病久治不愈、反复发作的情况下,患者可产生悲观厌世的情绪,严重者可出现自杀观念和行为。首先应与患者建立有效的沟通,了解患者的内心体验,及时、准确地掌握患者的情绪变化,并采取必要的防范措施。注意沟通技巧,避免使用中伤性的语言和使用粗暴的行为去制止患者的强迫动作和行为。以支持心理治疗为主,坚定患者的治疗信心。观察患者有无反常行为和语言,对有强烈自杀企图和行为的患者进行保护性约束时,要向患者讲清保护的目的,避免患者误解为是对他的惩罚而出现极端的行为反应。

六、健康指导

(一)患者

介绍强迫症的有关知识。教导患者采取顺应自然的态度,学习应付各种压力的积极方法和技巧。进行自我控制训练和放松训练,学会用合理的行为模式代替原有的不良行为模式,减少强迫症状和焦虑情绪。转移注意力,多关注日常生活、学习和工作,多参加体育锻炼。

(二)家属

帮助家属了解疾病知识和患者的心理状态,正确对待患者。教家属配合患者实施自我控制的强化技能,协助患者安排生活和工作。

(邓育银)

第九章

心理护理

第一节　临床心理护理的要素

　　鉴于狭义概念的心理护理（下称心理护理）是一种特别方法之属性，需进一步明确与其理论框架密切相关的运行元素、关键环节、具体步骤等。而其中的核心内容，都是基于为临床常见问题寻找解决答案，以心理护理的内涵为主线，上下结构浑然一体，前后呼应。

　　我国学者 1997 年即针对当时我国诸多临床一线护士对心理护理概念存在的误区，结合其10 多年护理心理学专业教学实践和理论探索，提出临床心理护理的概念及基本要素等理论要点，于 1998 年编入正式出版、与国家一类继续教育培训项目配套的《护理心理学》教材，进一步确认了构成心理护理运行环的四要素。再经过 10 多年以临床心理护理为主题的多层次、普及性继续教育项目及讲座，接受培训的广大临床护士经其专业实践，相关概念及理论要点已得到诸多护理同仁的普遍认可，对其顺利实施临床心理护理发挥了积极引导作用。现就析取心理护理基本要素、解读其作用的视角阐述如下。

一、析取心理护理的基本要素

　　心理护理其实是个相对于具体患者心理问题解决的动态化运行过程，一旦某患者的心理危机得以化解，针对其所运行的心理护理便可随之减缓、终止。如同随着危重患者的转危为安、日渐康复，针对其制定的"一级护理"计划亦可终止，改为"二级护理""三级护理"。

　　尽管影响心理护理效应的因素很多，涉及护士之外的其他医务工作者、患者亲属、其他患者、环境等，但具体运行一次心理护理的决定性因素只有护士（实施者）、患者（接受者）、护士掌握的心理护理知识和技能、患者已显现的心理危机 4 个，可将其界定为"心理护理的基本要素"（图 9-1），以区别于其他影响心理护理但不决定其运行的一些因素。

　　析取其基本要素的意义在于，可帮助护士增强其实施心理护理的可操作性，减少其盲目性，从根本上改变既往很多护士实施心理护理时的"蜻蜓点水"，难以真正解决重点患者问题的窘境。再以分级的基础护理为例，针对危重患者因不能自行翻身存在压疮隐患等护理问题，需通过为其实施压疮预防等措施加以防范；而针对有自主活动能力的一般患者，则无需像对危重患者那样预防压疮。显而易见，针对以上两类患者易受压部位的皮肤护理，前者需要护士投入更多的时间和精力,二者的差异恰恰是护士把有限的精力集中于重点患者的重要保证。同理,心理护理也有其重点对象,也需要护士聚焦于有明显或潜在心理危机患者的心理干预。

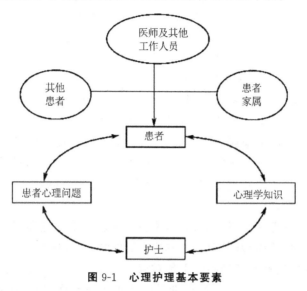

图 9-1　心理护理基本要素

二、解读心理护理基本要素的作用

确定心理护理的运行受制其基本要素后,还有必要逐一解读每个要素如何在心理护理运行中“各司其职”且相辅相成,以帮助护士在心理护理实践中熟练掌握、灵活运用。

(一)掌握专业化理论和技术是科学实施心理护理的指南

基于“心理护理是依据心理学原理在护理领域发挥独特作用的一种方法”,必须以心理护理的专业化理论和技能为其实践的指南,以体现方法的科学性和实效性。长期以来,我国的心理护理持续于低水平徘徊,与广大护士未系统掌握专业化理论和技术有很大关联。

实践表明,仅凭满腔热情而缺乏令人信服的专业化指南,心理护理很容易陷入泛泛的经验之谈,其实施效果大多不尽如人意,甚至还可能无意中给患者身心造成负性影响,以致心理护理的科学性、效用性被质疑。

(二)准确评估患者心理状况是选择恰当干预对策的前提

紧扣前述心理护理的分级和分类,即需根据患者各自的实际心理状况,为其选择恰当的心理护理对策。患者的实际心理状况,可能是适宜的,也可能是轻中度偏差,也可能是严重失衡或危机。通常需要为其选择干预对策的,显然是经评估显示严重心理失衡或危机的患者。

不少临床护士曾因未弄清心理护理的内涵,而致患者的心理评估存在盲点,甚至不了解什么性质、强度的负性情绪反应对哪一类患者具有特别的威胁。患者心理评估的泛化结论,并不能给护士为患者实施心理干预提供有价值依据。如某校曾组织本科护生查阅、分析我国 1991—1995 年间 5 种公开发行护理学杂志的 300 余篇心理护理刊文。发现其中患有“急性心肌梗死”“药物过敏”“男性不育”等不同病症、情绪反应显著的患者,其“心理问题”却同样被冠以“恐惧”等词汇。很显然,恐惧对几类患者的影响根本无法相提并论。极度恐惧对心肌梗死患者或许是致命性威胁,一旦被护士觉察,需及时予以干预;但恐惧几乎不会对男性不育患者构成危险,且男性不育患者心理反应的典型特征或许是因“不孝有三,无后为大”深陷忧虑,并非恐惧。由此可推断,能否准确评估患者心理反应的性质、强度,直接影响其干预的策略和效果。

评估患者心理反应普遍存在的另一种偏差曾是只关注其表面现象,未深究其主导因素。即只了解患者存在某种负性情绪反应,却不问导致患者负性情绪反应的主要原因,据此形成"对症不对因"的心理护理对策,干预效用通常难达预期。对此,我国学者提出:"患者心理问题的准确评估,如同临床疾病的正确诊治,不仅要弄清患者存在什么临床病症,更需弄清引起其病症的主要病因。"我国学者为帮助临床护士更深入理解并掌握"准确评估患者心理问题"的重要环节,列举了护士最熟悉的临床常见病症"发热"的判断、处置:"为一位高热的患者实施医护处置,除据其热型、程度,还需知其病因,才可能为其恰当选用'方到病除'的降温措施。如局部深度脓肿所致感染性发热,采用切开排脓的措施或许比药物、冷敷等降温的疗效更好。"

简言之,患者心理状况的准确评估,可类比临床疾病的正确诊治,必须综合判断三个评估环节的结果(患者主要心理反应的性质、强度、个体原因),才可能为患者选择既对症又对因的干预策略,达成良好的预期目标。

需要指出的是,既往的患者心理评估,大多关注其负性情绪反应等问题,常忽略患者自身兼具的积极心理特征、正性情感体验(如患者因成功应对伤病的"益处发现"),以致未能据此采用积极心理学策略为患者提供更有益其身心的干预对策。近几年,"创伤后成长"等反映患者积极心理特征的评估工具已被引入护理领域,将有助于临床护士更全面、更准确地评估患者的心理状况,选择更恰当、更有效的干预对策。

(三)赢得患者的密切合作是有效实施心理护理的基础

针对这个命题假设,我国学者曾设计"开展心理护理最大的困难是什么? 心理护理的效果取决于哪个因素?"的单选题先后交由上万护士作答,不少护士首选"患者的合作"作为答案,即认为开展心理护理及其效果在相当程度上与患者的合作有关。但与此同时,一些护士却不了解:赢得患者密切合作、调动患者主动配合的积极性之主动权在自己一方。

有些护士以为,只要掌握了心理护理的专业知识和技能,能准确评估患者的心理状况、及时甄别重点患者的心理危机,即可以其心理护理实施者的专业化角色为患者提供有效干预。一些护士对心理护理的理解并未随其深入发展而不断更新,尤其对狭义概念的心理护理似乎不甚了解,如一味把患者作为其实施心理护理的被动接受者,并不真正了解患者的主观能动性是最终解决问题的关键所在。未将"维护患者的尊严及隐私权、尊重患者的主观意愿和个人习惯、与患者互动需以'共同参与模式'为主体形式"等要点纳入其赢得患者信任及合作的基本守则,若遇患者的合作欠当也很少反思其自身有否较大改进空间。

其实,心理护理与心理咨询的共同之处在于,其发挥效应的前提是患者(来访者)有解决自身问题的较迫切需求。否则仅凭专业人员的一腔热情而患者缺乏解决自身问题的内驱力,常常事倍功半,难以达成心理护理的良效。而且,患者即使有解决问题的需求,也并非随意将其内心情感暴露于他人,他们通常更愿意向与其建立信任关系、给予其安全感的专业人士求助。

因此,护士在与患者的互动过程中,需以其职业化角色行为获取患者的信任、建立护患间稳定发展的信任关系,为其实施心理护理时赢得患者的密切合作、达成心理护理的良好预期做好铺垫。

(四)护士的积极职业心态是确保心理护理良性运转的关键

此指为患者提供心理护理的护士自身必须保持其良好身心状态,能注重凡事多替患者着想,能经常自省其举手投足是否体现对患者身心状态的积极影响等。而时常处于紧张工作状态、每天面对患者负性情绪反应的护士,其保持身心平衡的要诀便是恰当的职业认知评价。但护士毕竟与天底下所有普通个体一样,均是具有"七情六欲"的血肉之躯,欲在其特定职业环境中持续地保持平和心态,则需要其良好的职业心理素质作为支撑。

护士的积极职业心态,是一种以职业为背景的特定情感,不应是一种直觉的情绪反应,不应是个人的某种狭隘情感,而应是一种合乎理智、具有深刻社会意义的情感活动。正如美国医学家刘易斯·托马斯谈及医务工作者职业情感时所指:"习惯死亡是可怕的! 倘若连一颗心脏的骤停——这样巨大的事实都唤不起情感的颤动,这说明什么呢? 麻木与迟钝岂不是比昏迷更可怕的植物心态? 在所有医疗事故中,同情心的死亡乃最恐怖的一种。"

俗话"面由心生",指一个人内心长期形成的一些东西会影响其神态表情,亦如法国浪漫主义作家雨果所说:"人的面孔常常反映其内心世界"。因此,护士的积极职业心态可具体地体现为:职业微笑,真诚关切患者的病痛,甚至能为患者忍辱负重等。设想一个不认同护士职业的个体,动辄因工作压力而身心失衡致职业情感倦怠,或许很难做到在与患者互动时绽放其职业微笑,更难以发自内心地给予患者真诚的关爱。

我国学者提出"护士的积极职业心态,是最本质、最基础的心理护理"之观点,正是反思我国心理护理现状所获结论。心理护理与其他护理方式相比,尚未建立相应的客观评价标准。具备积极职业心态的护士,才会努力学习掌握心理护理的职业知识和技能,深入研究患者的心理评估和干预对策,以真诚关切赢得患者的尊重和信赖,自觉地要求自身的言谈举止有益于患者身心,持之以恒地为患者提供心理支持。

总之,心理护理的运行需以护士的积极职业心态作为其要素之本、要素之源。为患者实施心理护理的过程中,护士的职业心态越积极,其主动性和创造力等内在潜力就越能得以充分调动,其给予患者心理健康促进的效用就越高。

(邓育银)

第二节 妇女常见心理问题与护理

心理社会因素在妇女一些常见疾病的发生发展中起着重要的作用。妇女群体的个性特征,及其就业问题、事业发展、婚姻家庭生活等社会经济生活中的特殊事件均可给妇女带来较大的压力,使妇女产生心理冲突、精神紧张及焦虑、抑郁、恐惧和愤怒等种种不良情绪,而成为致病因素。不良情绪的累积可以通过情绪反应为中介,作用于自主神经系统和下丘脑-垂体-卵巢轴,影响女性生殖系统功能状态,以致引起内分泌失调而致病。同时疾病又影响着女性的心理健康,特别是妇科疾病对女性的自我认同、性欲、自尊、体像等方面构成冲击,导致女性发生心理行为问题。此外,女性的特殊正常生理现象,如第二性征的发育、月经、妊娠和分娩等也为女性带来了不适、紧张、焦虑、恐惧乃至抑郁等心理。

一、妇科疾病患者心理问题及心理指导

妇科患者与其他患者有所不同,全为女性患者,同时病史涉及生殖系统与性等方面,属于敏感话题。因此为医患的沟通造成一定难度。这就要求医护人员要善于观察,注意与患者情感和

语言的交流,完整、全面地认识患者,掌握妇科门诊患者的心理问题,并施以最佳的护理手段,使其达到配合疾病治疗的效果。

妇科疾病患者由于不同年龄、个人经历、疾病状态及不同的自身心理适应机制而出现不同的心理问题。主要归结为以下几个方面。

(一)妇科疾病患者门诊就医心理

妇科疾病患者就医心理大致可分为以下几种。

1.紧张羞怯心理

紧张羞怯心理多见于不孕症患者、人工流产者及性病患者。不孕患者由于不能正常生育,常常对妊娠期望迫切,但是由于人们往往认为生育能力代表性能力及中国传统思想的影响,致使许多患者隐藏疾病事实,逃避生育相关话题,就诊时带有羞愧心理,而来自家庭和社会的压力常使患者出现不同程度的紧张、焦虑或抑郁情绪。人工流产者,常因害怕受到周围认识之人的耻笑指责而偷偷就医,同时又因害怕疼痛,担心出血、不孕等并发症而出现高度紧张、恐惧心理。性病患者在精神和心理上充满了痛苦、恐惧和懊悔,希望有一个保密的诊治空间。她们害怕受到医务人员的歧视,担心家庭婚姻破裂,担心朋友、同事知道后受冷落,担心治愈困难和今后的生育问题。

2.急躁焦虑心理

许多患者过分关注疾病,自认为自身疾病情况复杂,急于知道检查诊断结果,同时又怀疑年轻医师的诊疗结果,往往会出现不耐心等待,不断询问就医诊号,围观医师诊疗等现象。

3.疑病忧郁心理

疑病忧郁心理多见于一些中年或更年期的患者。这一时期是许多疾病的好发时期,此时期来自工作压力大,家庭负担重,易形成较大的心理压力。同时,内分泌系统功能下降,神经系统也受到了一定的影响,体力和心理稳态趋向紊乱。患者对医师的任何行为表现都比较敏感,常盲目猜疑,忧心忡忡,表现为食欲缺乏、失眠、固执、爱挑剔、易激惹等心理,严重者甚至会发生精神失常。

(二)妇科疾病患者心理问题

1.妇科恶性肿瘤

研究发现,负性生活事件如丧偶、近亲死亡、离婚等可使癌瘤的发生率显著升高。一般来讲,在确诊疾病后,因病情不同患者会表现出不同的心理特征。常见的妇科炎症患者不会有太大的心理负担,但会有轻度的担心或焦虑,并随着疾病的解除而缓解。但是有些特殊的妇科疾病对患者心理的影响重大,而且心理因素与疾病发生关系密切。

负性情绪,如焦虑抑郁等均是生活事件所致的应激状态。而国外有人对乳腺癌妇女和正常妇女做了对照研究发现,乳腺癌妇女在确诊乳腺癌前5年的抑郁程度显著高于对照组。肿瘤行为学家把内向、不善于人际交往、过于谨慎、忍让、追求完美、情绪不稳定而又不善于疏泄等负性个性特征概括为"C型行为",并认为其与癌症的发生有关。个体面对生活事件的应激反应与其所采取的应对方式和社会支持等因素有关,而应对方式与个性特征又密切相关。

在癌症的确诊过程中,大量的检查常使患者的心理处于极度的希望和失望之间变化。一旦确诊往往出现震惊、否认、恐惧、绝望等心理。在面对疾病并接受治疗后,患者往往因为化疗带来的不良反应或手术切除乳房、子宫等感受到自身完整性的破坏,对丧失女性躯体特征产生恐惧,对生活失去信心,自尊心严重受损。患者往往认为自己在生理上缺乏吸引力,生育能力丧失后认为自身人生价值也完全丧失,担心夫妻关系乃至家庭的破裂等。大量研究结果表明患者的无助、沮丧、绝望、愤怒和压抑等感觉是产生心理问题的重要因素,由此而导致的严重抑郁和自杀现象增多。

2.其他

在妇科疾病中还有许多疾病的产生与心理因素有关。原发性痛经,若女性缺乏生理卫生知识,对月经感到焦虑、恐惧,就会增加女性痛经的易感性。经前期综合征,常因家庭不和睦、工作紧张或不顺心而激发,而且多数症状实际上是患者固有心理特征的表现,如焦虑、愤怒、紧张、情绪和行为不能自控、心理压抑、情绪低落、易伤感、对他人言行敏感等都与患者神经质、内向、适应能力不良等心理学特点有关。不孕症,WHO调查显示有20%的不孕查不出明确原因,并将这些不明原因的不孕确定为心理性不孕。而不孕夫妇(尤其是女性)因视不孕为自身缺陷,担心被讥讽轻视而缺乏社交自信,往往社会支持利用度低,更容易产生焦虑、抑郁等心理,而焦虑、抑郁等长期的不良情绪可以通过下丘脑-垂体-卵巢轴而影响到生育。慢性盆腔疼痛,研究发现慢性盆腔疼痛发生可能与焦虑、抑郁等情绪障碍、人格障碍及创伤性性经历有关,其中抑郁是最强的社会心理因素。

心理指导:①针对不同的病种给患者介绍相关疾病知识。②告知患者心理因素在疾病产生和发展过程中可能的影响,提高患者对心理问题的重视。③注意自身情绪调整,学习有效的心理应对技巧。④通过与患者家属等的沟通交流,增加患者心理支持系统的广度和力度。⑤患者如果心理问题突出,应及早进行心理咨询。

二、妊娠期妇女心理问题及心理指导

妊娠期女性心理活动与其生理、个性、情绪及社会因素有密切关系。大多数孕妇对自己身体及其胎儿的关注明显加强,情绪脆弱,易激惹。同时由于体内激素水平的变化,也会影响孕妇的情绪。随着妊娠的进展,孕妇在不同时期表现出不同的心理特征。确诊妊娠后,正常希望怀孕的女性一般都表现激动、兴奋,但随着早期妊娠反应的出现,抑郁和疲劳感变得常见,一些孕妇产生紧张情绪,食欲缺乏,情绪不稳定,易受暗示,感情需求增加。妊娠中期孕妇在身心两方面对妊娠已有较好的适应。妊娠症状减轻,食欲增加,对外界的兴趣恢复,自我感觉良好,同时由于对胎儿的存在有了具体的感觉和想象,孕妇会憧憬未来的生活。但是随着体型的改变及行动上的不便,孕妇的依赖心理会增加,情绪化明显,有些孕妇也会因体型的变化而感到苦恼。到妊娠晚期,孕妇既期待分娩的到来,又担心分娩的顺利与否,分娩疼痛等加重心理负担,此时多表现出焦虑状态。

孕期女性常见的心理问题:①孕期敏感。由于现阶段生育政策的影响,大多数家庭只能生育一胎或两胎,因而每个家庭特别是孕妇对下一代的出生给予过多的关注。同时由于对妊娠尚未适应,在孕早期常表现出异常敏感,不断感受到身体的微小变化,常觉得自己未受到家属的足够重视,常通过各种方式引起家属的注意。②孕期多疑。常发生于孕中期,主要表现在对胎儿的过分关注,自身稍有不适就怀疑影响到胎儿的成长,胎儿会不会畸形,对各种检查结果详细盘问等。③孕期依赖。孕期依赖的发生有一定的人格基础,多发生于个性或娇纵,或软弱,或意志力不强的女性。常因家属给予孕妇过度的关注,孕妇自我感觉或高高在上,或悲观,或难以应对等,而表现出对家属的过度依赖。④孕期焦虑。孕期的敏感多疑及思虑过多都可引起焦虑,多是由于担心胎儿健康、性别,分娩顺利与否,新生命诞生后对生活、工作的影响,胎儿发育造成孕妇躯体负荷的增加、形体改变、行动不便引发烦躁,家庭关系及其他人际关系未达到孕妇期望值等情况而致。多表现为心急,易怒、烦乱等。⑤孕期抑郁。体内激素的变化、既往抑郁史、夫妻关系紧张、既往受虐史等都可以引发妊娠抑郁。主要表现为不能集中注意力、极端易怒、失眠或嗜睡、有持续的疲劳感、食欲缺乏、无精打采、对事物的兴趣降低,容易哭泣等。

心理指导:①做好妊娠相关知识宣教。②调整情绪。情绪的调整需从产前开始着手,如保持乐观情绪、注意夫妻间的沟通交流、做好怀孕的心理准备等,在妊娠期注意结交对妊娠持积极态度、情绪乐观的朋友,注意提升夫妻间的"容忍度",有效释放烦恼,消除孕期不良情绪,引导孕妇学会自我调解方法及心理放松技巧。③定期的产前检查可以使孕妇及时了解胎儿生长状况,缓解孕妇担心、焦虑情绪。④妊娠期家属既要给予孕妇足够的关心、理解、体贴,又要注意不要使孕妇产生过度的优越感,滋长娇气任性。临近产期注意做好产时心理准备,给予积极的心理暗示、转移注意力等消除紧张情绪。

三、分娩期妇女心理问题及心理指导

分娩虽然是一个自然生理过程,但它对女性却是一个极大的应激事件,社会、文化、心理因素对分娩有重大的影响。特别是初产妇,临产时对产痛的恐惧、对胎儿各种情况的担心及产前的心理状态、情绪控制、流产史、对分娩的准备、家庭关系、家庭角色转变等均可影响分娩。

分娩期一般常见的心理问题:①强烈焦虑心理。分娩应激引起强烈情绪反应,使产妇自控力下降或丧失,疼痛加重,紧张-疼痛可引起宫缩乏力、产程延长、子宫血流减少,导致胎儿缺氧等,而且产科并发症的发生率也会提高。②缺乏自信,忧虑过度。分娩时家属不在身边,产生孤独感;担忧分娩出现异常情况,担心新生儿健康,担心自身生命安全,这种情况在有妊娠并发症的孕妇更多见。③盲目追求剖宫产。一些产妇及家属认为剖宫产可以免受分娩痛苦,同时可能保证婴儿安全等而盲目追求剖宫产。

心理指导:引导产妇分娩时精神放松,帮助产妇在产程中减轻痛苦,消除紧张情绪,产生自信心,有助于产妇发挥自己的最大力量完成分娩。具体措施:①导乐陪伴分娩。导乐陪伴分娩是指由一个有生育经验的妇女,在产前、产程中和产后给产妇以持续的生理、心理及情感上的支持,陪伴产妇整个分娩过程。随着人们对导乐分娩概念的创新,担任导乐的人员也从有生育经验的妇女扩展到助产士或丈夫。导乐陪伴分娩有助于减轻产妇的焦虑和疼痛感觉,减少药物使用率和手术实施率,缩短分娩时间,降低产后抑郁的发生率。②发挥丈夫的积极作用。丈夫在医务人员的指导下给予产妇的抚摸照顾可以缓解产妇紧张恐惧心理。③提倡非药物性分娩镇痛。分娩疼痛会使产妇恐惧,对分娩丧失信心,影响产程正常进行。分娩镇痛有利于增强产妇分娩信心,提高对疼痛的耐受力,不仅能支持产妇心理健康,还能提高分娩期母婴安全。给产妇介绍合理应用非药物性分娩镇痛方法,通过想象、自我暗示、分散注意力、家庭化分娩环境、播放音乐、按摩、深呼吸、热敷和温水浴、水中分娩、自由体位等非药物性镇痛方法,使产妇心情放松。④向无剖宫产指征的孕妇及时讲解自然分娩的优点,鼓励自然分娩。

四、产褥期妇女心理问题及心理指导

胎儿及胎盘的娩出后,各生殖器官逐步恢复,神经内分泌也逐渐正常。内分泌的剧烈变化、性激素的重新分配及需要完成母亲角色从期望到现实的转换都会引起女性心理上的巨大变化,此期容易出现负性心理。

产褥期一般常见的心理问题:①情感依赖。产后由于身体各方面尚处于恢复状态,同时要面

对抚养孩子的责任,一时难以适应,往往会使女性产生无力感,进而产生情感依赖,希望家属特别是丈夫多给予关心照顾。②分离焦虑。多见于各种原因引起母婴分室的母亲。多因担心新生儿健康、分离使乳房缺乏吸吮刺激影响母乳喂养而引起。③母乳喂养的困扰。大多初产妇产后常遇到哺乳困难问题,容易对母乳喂养失去信心。④母亲角色适应不良。母亲角色适应情况可分为良好、强化、缺如和行为异常。强化、缺如和行为异常均为适应不良的情况。母亲角色行为强化的判定:产妇过分看重自己的母亲角色,过分担心婴儿的喂养、排泄、睡眠及清洁,不肯将新生儿的任何护理假手他人,甚至达到焦虑的程度。母亲角色缺如的判定:产妇没有进入母亲角色,没有清楚地意识到母亲的责任,不能掌握母乳喂养和新生儿护理的技巧,感觉新生儿为自己带来很大麻烦,对婴儿无亲切感,冷淡,不太关心新生儿。母亲角色行为异常的判定:产妇对婴儿厌恶、仇视,甚至有伤害新生儿的行为。⑤产后抑郁症。产后生理疲惫、家属因将注意力分散一部分到新生儿而对产妇支持力度下降、产程艰难、新生儿性别不理想、健康状况不好、母婴联结出现障碍等均可引起产后抑郁。

心理指导:①加强产妇对养育婴儿困难性的认识,提高产妇的吃苦精神,教育产妇正确对待母亲的角色功能,勇于承担做母亲的责任。②重视产后心理保健。在常规健康教育中增加心理保健内容,讲解孕产期、产褥期、哺乳期产妇常见心理问题,进行心理咨询。产妇及家属应认识到产后心理特点,注意保护性言语和行为的实施。③增强产妇的支持系统,加强产妇之间的沟通交流。医务人员应注意早期识别心理异常,并进行积极干预。在遇到死胎或畸胎等情况时,应注意对产妇实施保护性隔离,适时告知,同时做好家属工作。④鼓励母婴同室和母乳喂养。母婴同室和母乳喂养可以减轻产妇对新生儿相关问题的思想顾虑,较快适应母婴同室的生活,尽早了解母乳喂养的常见问题,掌握母乳喂养的好处与技巧,消除紧张心理。⑤维持良好的生活状态。良好的精神状态对于保证乳汁正常分泌必不可少。同时应注意饮食调整,均衡营养结构,尽量建立与婴儿同步的休息规律。

五、妇产科患者心理护理对策

护士对患者进行的心理护理应注意把握患者的基本心理状态,了解心理问题产生的原因,注意倾听技术的应用,应该发挥自己的优势引导患者走出心理误区。具体措施如下。

(1)医患关系可以直接影响患者的心理状态,同时良好的医患关系是心理护理实施的前提,因此患者从就诊到入院治疗的各个过程,护理人员都应注意建立并维护良好的护患关系。在工作中态度应该亲切、热情,在任何操作中注意语气、语调、动作,注意在各项护理操作中表现出对患者的同情与关心。

(2)疾病相关知识宣教。对于疾病相关知识的了解可以减轻患者对未知情况的不确定感,减轻患者的疑虑、焦虑。宣教过程中注意对正性治疗结果及各项操作可能带来的不适的强调。

(3)注意观察患者的言行举止,明确患者当前最主要的心理问题,并进行相关心理指导。在与患者接触中注意运用积极正向暗示或鼓励性言语。

(4)介绍缓解心理压力的方法。①积极正向的思维或自我暗示:心理暗示,从心理学角度讲,就是个人通过语言、形象、想象等方式,对自身施加影响的心理过程。要战胜消极观念,发现并强化自身现有的积极想法或优越条件,进行积极自我暗示。②情境转移:注意力转移法就是把注意力从引起不良情绪反应的刺激情境转移到其他事物上去或从事其他活动的自我调节方法。当过分担心疾病或生育等问题时,可以通过听音乐、散步、旅游、按摩、做一些力所能及的工作等,让自己的身体和思维都忙碌起来,减少空闲时间胡思乱想。这种方法,一方面中止了不良刺激源的作用,防止不良情绪的泛化、蔓延;另一方面,通过参与新的活动特别是自己感兴趣的活动而达到增进积极的情绪体验的目的。③学习获取家庭及社会的支持,增强自身支持系统:护士注意对包括丈夫等家庭成员进行有关心理卫生宣教,增加他们对孕妇或患者的支持力度。另外,患者或孕妇通过与病友沟通交流,可以结交新的朋友,由于同为疾病所困相互间容易建立相互支持。④适当宣泄:可以选择适合自己的宣泄方式,如写日记、与朋友倾诉、在旷野中大喊、撕纸法宣泄(将自己不愉快的经历详细地写到纸上,然后将纸烧掉或撕碎)等。孕妇注意与丈夫的及时沟通交流。⑤自我安慰:当心情不好时,可以找出一种合乎内心需要的理由来说明或辩解。如为失败找一个冠冕堂皇的理由,用以安慰自己,或寻找的理由强调自己所有的东西都是好的,以此冲淡内心的不安与痛苦。⑥冥想:利用恰当的想象为自己创造一个轻松的视觉画面。⑦禅修:此处禅修主要解释为"活在当下",既不活在对过去的悔恨中,也不活在对未来的担忧中。睡觉、吃饭都想着你正在做的事情。

(5)心理放松训练:放松训练是按一定的练习程序,学习有意识地控制或调节自身的心理生理活动,从而达到肌肉和精神放松目的的一类行为治疗方法。目前广泛用于治疗焦虑症、恐惧症、紧张性头痛、入睡困难、高血压和转变 A 型行为模式等。

放松技术是比较简单易行的。在多数情况下,最简单的放松疗法也能取得很好的疗效。放松训练的远期疗效依赖于坚持定期练习,这就好像多数药物治疗的疗效依赖于坚持服药一样。放松训练的种类很多,其中主要包括渐进性放松、自生训练、瑜伽、超觉静默、放松反应、意向控制放松、生物反馈训练等。

(邓育银)

第十章

血液透析室护理

第一节 血液透析护理操作

血液透析护理技术的专业性、技术性很强,随着透析技术的不断扩大和发展,血液透析专业护理的技术培训日益受到重视。合理规范的护理操作将不断提高护士工作能力,降低职业风险,加强护患、医护之间的沟通,提高专业护理人员的临床能力。

一、血液透析机使用前准备

现代血液透析机主要包括透析液自动配比系统、血液和透析液监视系统。在血液透析过程中,各种监控装置(包括操作人员对血液、透析液和患者的监控)及传感软件联合对血液透析各个环节进行监控和连续记录,保证整个透析系统及透析过程安全、持续地进行。在血液透析治疗前必须对透析机进行消毒、冲洗和检测,以保证血液透析治疗的安全性和有效性。

(一)上机前冲洗

在接受患者血液透析前对血液透析机进行前冲洗,目的在于防止消毒液的残留,防止透析液输送管道和排出道的污染。方法:①打开总电源和总水源,连接水处理设备。②打开血液透析机电源。③打开血液透析机冲洗键,根据机器说明书提供前冲洗时间。

(二)透析机自检

血液透析前,必须对透析机进行自检,为可靠、安全的临床治疗提供良好的基础。自检过程包含透析液供给系统、血循环控制系统和超滤控制系统。透析液自检包括透析液的配比浓度和温度、透析液的流量、透析液的漏血探测、透析液的电导度等。血循环控制系统自检包括动脉和静脉压力监测器、空气探测器、静脉夹、肝素泵等。超滤控制系统自检包括跨膜压监测、超滤平衡腔监测、压力传感器监测等。

二、血液透析机使用后的清洁、消毒

血液透析结束后,为防止患者透析过程中排出的废液对机器管道系统的污染或透析液本身对机器的物理反应,每次血液透析后,需对机器进行内部和外部的清洁、消毒,选择合适的消毒液和冲洗方法。

（1）机器的外部清洁、消毒：患者血液或体液污染透析机时，应立即用有效消毒剂对机器表面进行擦洗、消毒。

（2）机器的内部清洁、消毒：血液透析结束后，按照厂家提供的方法，先反渗水冲洗，然后用柠檬酸或冰醋酸进行脱钙，再用化学或物理方法进行消毒，最后用反渗水冲洗干净。消毒、脱钙、冲洗过程按各类型机器的标准在机器内设置。常用的消毒方法可参考厂家提供的消毒方法，如化学消毒和热消毒。

（3）同日两次透析之间，机器必须消毒、冲洗。

（4）血液透析过程中如发生破膜、传感器渗漏，透析结束时应立即消毒机器。

（5）透析机应定期保养，保养内容包括机器内的除尘、机器管道的清洗（除锈、除垢）、电导度测试、平衡腔检测、血液泵保养等，并建立档案。

（6）如血液透析机闲置48小时以上，应消毒后再用。

三、透析液的准备及配制

血液透析液是一种含有电解质的液体，其溶质成分及离子浓度取决于临床需要，根据临床需求可含或不含葡萄糖。

在血液透析治疗过程中，透析液流动于半透膜的外侧，即患者血液的对侧，通过对流及溶质弥散等物理过程，达到纠正电解质失衡、酸碱平衡紊乱、清除体内代谢产物或毒性物质的目的。血液透析浓缩液是将血液透析干粉用透析用水配制而成，使用时按照血液透析浓缩液特定比例用透析用水稀释后使用。血液透析浓缩液包括酸性浓缩液（A液）和碳酸氢盐浓缩液（B液）两种。

（一）透析液应具备的基本条件

（1）透析液内电解质成分和浓度应和正常血浆中的成分相似。

（2）透析液的渗透压应与血浆渗透压相近，即等渗，为 280～300 mmol/L。

（3）透析液应略偏碱性，pH 7～8，以纠正酸中毒。

（4）能充分地清除体内代谢废物，如尿素、肌酐等。

（5）对人体无毒、无害。

（6）容易配制和保存，不易发生沉淀。

（二）透析浓缩液的准备

1.环境和设施准备

（1）浓缩液配制室应位于血液透析室清洁区内的相对独立区域，周围无污染源，保持环境清洁，每班用紫外线消毒一次。

（2）配制A液或B液应有两个搅拌桶，并有明确标识；浓缩液配制桶须标明容量刻度，保持容器清洁，定期消毒。

（3）浓缩液配制桶每天用透析用水清洗一次；每周至少用消毒剂消毒一次，并用测试纸确认无残留消毒液。配制桶消毒时，须在桶外悬挂"消毒中"警示牌。

（4）浓缩液配制桶滤芯每周至少更换一次。

（5）浓缩液分装容器应符合中华人民共和国药典和国家/行业标准中对药用塑料容器的规定。用透析用水将容器内外冲洗干净，晾干，并在容器上标明更换日期，每周至少更换一次或消毒一次。

2.人员要求

用干粉配制浓缩液(A液、B液),应由经过培训的血液透析室护士或技术人员实施,做好配制记录,并有双人核对、登记。

(三)透析浓缩液的配制方法

1.单人份

取量杯一只,用透析用水将容器内外及量杯冲洗干净,按所购买的干粉产品说明的要求,将所需量的干粉倒入量杯内,加入所需量的透析用水,混匀后倒入容器内,加盖后左右、上下摇动容器,至容器内干粉完全融化即可。

2.多人份

根据患者人数准备所需量的干粉。将浓缩液配制桶用透析用水冲洗干净后,将透析用水加入浓缩液配制桶,同时将所需量的干粉倒入配制桶内。按所购买的干粉产品说明书,按比例加入相应的干粉和透析用水,开启搅拌开关,至干粉完全融化即可。将已配制的浓缩液分装在清洁容器内。

(四)透析浓缩液配制的注意事项

(1)浓缩 B 液应在配制后 24 小时内使用,建议现配现用。

(2)浓缩 B 液在配制装桶后应旋紧盖子,防止 HCO_3^- 挥发。

(3)浓缩 B 液在配制过程中不得加温,搅拌时间不得大于 30 分钟。

四、透析器与体外循环血液管路准备

透析器是血液透析中最重要的组成部分,它基本具备两大功能:溶质清除和水的超滤。透析膜是透析器的主要部分,它将血液和透析液分开。常用的透析膜有铜氨纤维素、醋酸纤维素、聚丙烯腈、聚碳酸酯、聚砜、聚醚砜膜。其中以聚碳酸酯、聚砜、聚醚砜膜的合成膜透析器是目前国际上最流行的透析器,它的特点是通透性高,对中、小分子物质的清除率高,生物相容性好而不发生补体激活。体外血液循环管路由动脉管路和静脉管路组成,它的主要功能是将患者的血液通路、透析器进行连接,达到排气、预冲、引血、循环、监测的目的。

透析器常用消毒方法为环氧乙烷、γ射线、高压蒸汽和电子束消毒。蒸汽、γ射线和电子束消毒对患者危害性小,透析管路常规用环氧乙烷消毒。新的透析器和透析管路使用前应用≥800 mL 的生理盐水进行预冲处理,以避免透析器中的"碎片"(可以进入身体的固体物质或可溶解复合物)进入体内,同时清除透析器生产过程中其他潜在的污染物和消毒剂。如怀疑患者过敏,增加预冲量,并上机循环。

(一)一次性透析器与体外循环血液管路的准备与预冲

1.物品准备与核对

(1)准备透析器、体外循环血液管路(含收液袋)、预冲液或生理盐水 1 000 mL、肝素液、输液器。

(2)检查物品使用型号是否正确,包装有无破损、潮湿,以及消毒方式、有效期等。

(3)操作前应仔细阅读透析器说明书,了解不同透析膜对冲洗的要求,并严格按要求操作。

2.透析器准备

(1)确认透析器已消毒、冲洗并通过自检。

(2)连接 A、B 液,透析器进入配制准备状态。

3.患者的核对

(1)体外循环血液管路安装前再次核对患者姓名,确定透析器型号。

(2)患者在血液透析过程中更换透析器型号时,应按照说明书选择厂方提供的预冲方法。

4.评估

操作前进行评估,内容包括患者姓名及透析器和体外循环血液管路的型号、有效期、包装情况、操作方法和物品准备。

5.操作方法

(1)确认透析器及体外循环血液管路的型号、有效期、包装有无破损,按照无菌原则进行操作。

(2)将透析器置于支架上。透析器的动脉端连接循环管路的动脉端(透析器动脉端向下),透析器的静脉端连接体外循环血液管路的静脉端。

(3)连接预冲液于动脉管路补液管处或动脉管路端口锁扣处,排尽泵前动脉管处的空气。

(4)启动血泵,流速≤100 mL/min(也可参照厂家提供的透析器说明书所建议的流速)。先后排出动脉管路、透析器膜内及静脉管路内的空气。液体从静脉管路排出至废液袋(膜内预冲),建议膜内预冲量≥600 mL。

(5)连接透析液,排出膜外空气(膜外预冲)。

(6)进行闭路循环,循环时间≥5 分钟(过敏的患者可延长时间)。闭路循环时流速为 250～300 mL/min,并设定超滤量为 200 mL 左右(跨膜预冲)。

(7)总预冲量也可按照厂家提供的说明书操作。

(8)停血泵,关闭补液管和输液器开关,透析器进入治疗状态,准备透析。

(9)注意不得逆向冲洗,密闭循环前应达到预冲量。建议闭路循环时从动脉端注入循环肝素。

(10)建议使用湿膜透析器时,先弃去透析器内保留的液体。

(二)重复使用透析器的准备与预冲

透析器重复使用(简称复用技术)始于 20 世纪 60 年代,20 世纪 70 年代后期有不少报道。透析器重复使用涉及医学、经济、伦理、工程技术等多方面理论。透析器的重复使用是指在同一患者身上使用,不可换人使用。

1.物品的准备与检查

(1)可复用透析器、生理盐水 1 000～1 500 mL、输液器、消毒液浓度测试纸和残余浓度测试纸。

(2)检查复用的透析器是否在消毒有效期内,检查透析器复用次数、有无破损,检查透析器内消毒液是否泄漏,测试消毒液的有效浓度。

(3)两人核对患者姓名及透析器型号。

(4)确认复用透析器的实际总血室容积(TVC/FBV)和破膜试验。

2.透析器准备

(1)确认透析器已消毒、冲洗。

(2)连接 A、B 液,并通过自检,透析器进入配置准备状态。

3.患者的核对

(1)核对患者的姓名与透析器上标注的姓名是否一致。

（2）核对透析器重复次数与记录是否一致。

4.冲洗方法

（1）再次检查透析器上姓名是否与所治疗患者一致。

（2）排空透析器内消毒液。

（3）将生理盐水1 000 mL接上输液器,连接于动脉管路补液管处。

（4）安装管路,启动血泵,流速≤150 mL/min,先后排出动脉管路、透析器及静脉管路内的空气,液体从静脉管路排出至收液袋。

（5）冲洗量1 000 mL(膜内冲洗)。

（6）冲洗量1 000 mL后,连接透析液,排出膜外空气(膜外冲洗),形成闭路循环,调节流速250 mL/min,超滤量200～300 mL,循环时间10～15分钟。

（7）密闭循环时从动脉端注入肝素10 mg(肝素1250 U),循环时间结束后,从动、静脉端管路的各侧支管逐个排出生理盐水30～50 mL。

（8）检测消毒剂残余量,如不合格,则应加强冲洗和延长循环时间,直到合格。

（9）停血泵,关闭补液管和输液器开关,进入治疗状态,准备透析。

5.护理评估

连接患者前做好下列评估。

（1）确认患者姓名与透析器标识、型号、消毒有效期相同。

（2）确认透析器残余消毒液试验呈阴性。

（3）确认透析器无破膜,实际的总血室容积(TVC/FBV)和破膜试验在正常范围。

（4）确认循环血液管道内没有空气。

五、血液透析上、下机操作技术

以血液透析通路为动静脉内瘘为例,说明血液透析上机、下机操作技术。

（一）血液透析上机护理

患者在洗手、更衣后进入治疗室,由指定护士接诊,核对医嘱,评估后进行治疗。

1.物品准备

（1）透析器、体外循环血液管路、动静脉内瘘穿刺针、生理盐水、输液器、透析液、止血带等。

（2）治疗盘、皮肤消毒液。

（3）根据医嘱准备抗凝剂。

2.患者评估

（1）测量体温、脉搏、呼吸、血压,称体重并记录。

（2）了解患者的病史、病情,核对治疗处方。

（3）确认透析器的型号、治疗时间、血液流量、透析液流量、抗凝剂、治疗药物、化验结果等。

（4）血管通路评估:听诊及触诊患者动静脉内瘘有无震颤、血肿、感染或阻塞征象。

3.设备评估

（1）透析机运行正常,透析液连接准确。

（2）正确设定透析器报警范围。

（3）复用透析器使用前,消毒剂残留检测试验应为阴性。

4.操作方法

(1)血液透析机按常规准备并处于治疗前状态,透析器、体外循环血液管路预冲完毕,确认循环血液路内空气已被排去,动、静脉管路与透析器衔接正确,等待上机。

(2)根据医嘱设置治疗参数:超滤量、治疗时间、追加肝素用量、追加肝素泵停止时间、机器温度、电导度等。

(3)检查循环血液管路连接是否正确紧密,有无脱落、漏水,管路内有无气泡,不使用的血路管分支是否都已夹闭,动、静脉壶的液面是否调整好。

(4)检查透析液是否连接在透析器的动、静脉端,连接是否正确、紧密,有无脱落、漏水。

(5)建立血管通路。

(6)根据医嘱从血液透析通路的静脉端推注抗凝剂,应用常规肝素者,设定追加肝素。

(7)连接体外循环血液管路和血液透析通路的动脉端,打开夹子,妥善固定。

(8)调整血液流量<100 mL/min,开泵,放预冲液,引血(如患者有低血压等症时,根据病情保留预冲液)。

(9)引血至静脉壶,停泵,夹闭体外循环血液管路静脉端(注:停泵和夹闭体外循环管路同时进行,可减少小气泡残留),将其连接于血液透析通路的静脉端,打开夹子,妥善固定。

(10)再次检查循环血液管路连接是否紧密,有无脱落、漏水、漏血,管路内有无气泡。

(11)启动血泵,开始计时并进入治疗状态,打开肝素泵。

(12)准备500 mL生理盐水,并连接体外循环血液管路,以备急用。

(13)再次核对治疗参数,逐渐加大至治疗血液流量。

5.护理要点

(1)操作过程中,护士应集中注意力,严格无菌操作,特别注意保护动、静脉端连接口,避免污染。

(2)上机前和上机后应仔细检查体外循环血液管路安装是否正确、紧密,有无脱落、漏水,管路内有无气泡,管路各分支是否都夹闭。

(3)根据医嘱正确设置各治疗参数(超滤量、治疗时间、追加肝素用量、机器温度、电导度等)。

(4)引血时,血液流量≤100 mL/min。

(5)密切观察患者有无胸闷、心悸、气急等不适主诉。若患者出现不适主诉,应立即减慢引血流量,通知医师,必要时停止引血。注意观察血液透析通路引血时的流量状况,若流量不佳,应暂停引血,调整穿刺针或置管的方向,确定血液透析通路通畅的情况下,再继续引血。

(6)机器进入治疗状态后检查循环血液管路是否妥善固定,避免管路受压、折叠和扭曲。

(7)操作结束时,提醒患者如有任何不适,应及时告诉医护人员。

(8)护士结束操作后,脱手套,洗手,记录。

(二)血液透析下机护理

血液透析结束时,血液透析机发出听觉或视觉的提示信号,提醒操作者治疗程序已经结束,需将患者的血液收纳入体内。

1.物品准备

(1)生理盐水500 mL。

(2)弹力绷带、消毒棉球或无菌敷贴。

(3)医疗废弃物盛物筒。

2.患者评估

(1)测量患者血压,如血压较低时应增加回输的生理盐水量。

(2)提示患者治疗将结束,指导患者共同对动静脉内瘘进行止血和观察。

(3)核对患者目标治疗时间和目标超滤量,并记录。

(4)询问患者有无头晕、出冷汗等不适。

3.操作方法

(1)调整血液流量≤100 mL/min,关闭血泵,分离体外循环血液管路动脉端的连接。

(2)动脉端管路连接生理盐水。

(3)用消毒棉球(纱布、敷贴)压迫穿刺点止血。

(4)开启血泵。在回血过程中,可翻转透析器,使透析器静脉端朝上,有利于空气和残血排出;也可用双手轻搓透析器,以促进残血排出。

(5)静脉管路内的液体为淡粉红色或接近无色时关闭血泵,夹闭静脉穿刺针。

(6)分离体外循环血液管路静脉的连接(若回血前患者出现低血压症状,回血后先保留静脉穿刺针备用,待血压恢复正常、症状明显改善后再拔除静脉穿刺针),消毒棉球或无菌敷贴压迫穿刺点止血。

(7)在回血过程中注意观察按压点有无移位、出血等情况。

(8)按要求处理医疗废弃物。

(9)总结、记录治疗单。协助患者称体重,向患者或家属交代注意事项。

4.护理要点

(1)回血时,护士注意力要集中,严格无菌操作。

(2)禁忌用空气回血。及时处理穿刺针,防止针刺伤。

(3)患者在透析过程中如有出血倾向,如不慎咬破舌头、牙龈出血等,在透析结束后,根据医嘱用鱼精蛋白对抗肝素。

(4)注意观察透析器和体外循环血液管路的残、凝血状况,并记录。

(5)穿刺点应用无菌敷料覆盖后,指导患者对穿刺点进行按压,防止出血;也可用弹力绷带加压包扎,松紧以能止住血、可扪及瘘管震颤和搏动为宜。

(6)告知患者起床速度不要太快,以防止发生直立性低血压,对伴有低血压、头晕、眼花者,再次测量血压。

(7)告知患者透析当日穿刺处敷料要保持干燥,穿刺侧的手臂不要用力,防止感染、出血。

(8)对老人、儿童和不能自理的患者,护士应协助称体重,并加强护理。

5.2010年SOP推荐的密闭式回血方法

(1)调整血液流量至50～100 mL/min。

(2)打开动脉端预冲侧管,用生理盐水将残留在动脉侧管内的血液回输到动脉壶。

(3)关闭血泵,靠重力将动脉侧管近心侧的血液回输入患者体内。

(4)夹闭动脉管路夹子和动脉穿刺针处的夹子。

(5)打开血泵,用生理盐水全程回血。回血过程中,可双手揉搓滤器,但不得用手挤压静脉端管路。当生理盐水回输至静脉壶、安全夹自动关闭后,停止继续回血。不宜将管路从安全夹中强制取出,不宜将管路液体完全回输至患者体内,否则易发生凝血块入血或空气栓塞。

(丁雪云)

第二节　血管通路护理

一、经典临时性血管通路

经典临时性血管通路包括直接动脉穿刺、临时性的中心静脉留置导管(包括股静脉、颈内静脉、锁骨下静脉)。

临时性血管通路的适应证:①急性肾损伤患者需要紧急血液透析。②终末期肾脏病患者内瘘未成熟或未建立血管通路前出现各种危及生命的并发症,如高血钾症、急性左心衰、严重酸中毒等,需紧急血液透析。③动静脉内瘘失功能、血栓形成、流量不足、感染等。④其他疾病需行血液净化治疗,如血液灌流、免疫吸附、CRRT、血浆置换等。⑤腹膜透析患者出现紧急并发症,需血液透析治疗。

(一)直接动脉穿刺

临床常选择桡动脉、足背动脉、肱动脉。

1.穿刺技术

(1)穿刺前可先局部用利多卡因皮下少量注射,以减轻疼痛、减少血管收缩。

(2)充分暴露血管,摸清血管走向。

(3)动脉穿刺针可选用较细有侧孔的针(常规穿刺针为 16 号,动脉穿刺时可选用 14 号,以减少血管损伤)先进针于皮下,摸到明显搏动后再沿血管壁进入血管。

(4)见有冲击力的回血和搏动,固定针翼。

2.护理要点

(1)穿刺时尽量做到一针见血,如穿刺不成功、反复穿刺容易引起血肿。

(2)刚开始血液透析时血流量欠佳,大多因为血管痉挛所致,只要穿刺到位,血流量会逐渐改善。

(3)透析结束注意压迫,防止血肿和出血。穿刺点应先指压 30 分钟,然后用纱球压迫 30 分钟,再用弹力绷带包扎 2～4 小时。

(4)宣教和自我护理:注意观察局部穿刺点有无出血、血肿,如有出血即刻采用指压法;出现血肿当日冷敷,次日开始热敷或用多磺酸黏多糖乳膏(喜疗妥)按摩;局部保持清洁,防止感染;穿刺侧肢体不建议提重物、负重;建议穿刺部位 6～12 小时进行无菌包扎,不宜包扎过紧,注意肢体温度改变;穿刺前建议用温水清洗穿刺部位。

通过直接动脉穿刺进行血液透析是有争议的。绝大多数学者不主张选用动脉穿刺,特别是桡动脉和肱动脉是动静脉内瘘手术首选的血管,反复穿刺造成动脉血管狭窄,影响内瘘的成功及血液流量,会对手术产生影响。

(二)颈内静脉留置导管

对于熟练掌握置管技术的操作者,颈内静脉是首选的途径。

1.患者准备

(1)术前介绍置管的重要性,以取得配合。

（2）身体状况许可条件下，先洗头、清洁皮肤。

（3）体位：患者取仰卧位，头部略转向左侧（一般选右侧穿刺），肩下可放置一块软垫，使头后仰。

2.穿刺技术

以胸锁乳突肌的胸骨头、锁骨头和锁骨构成的三角形顶点为穿刺点，触到颈内动脉搏动后，向内推开颈内动脉，在局麻下用针头探测到静脉血后，再用连接 5 mL 注射器的 16 号套管针，对着同侧乳头方向与皮肤呈 45°向后稍向外缓慢进针，边进针边抽回血。刺入静脉后见回血，固定好穿刺针，嘱患者不要深吸气或咳嗽，卸下针筒，快速放入导引钢丝，退出穿刺针，用扩张管扩张皮下隧道后置入颈内静脉留置导管，抽出钢丝。见回血通畅时分别注入肝素生理盐水（临床上常用生理盐水 500 mL＋肝素 20 mg），夹闭管道。此时颈内静脉内的压力是负压，应注意不要将夹子打开，防止空气进入体内。当患者出现容量负荷过多时，静脉压力升高，血液会回流。缝针固定留置导管，覆盖无菌纱布。

3.优缺点

（1）优点：操作较锁骨下静脉置管容易，狭窄发生率低，可留置 3～4 周，血流量较好。

（2）缺点：头颈部运动可受限，往往影响患者美观。

（三）股静脉留置导管

股静脉留置导管是最简单、安全的方法，但是容易出现贴壁现象，导致血流量欠佳和感染，适合于卧床患者。

1.患者准备

（1）术前介绍置管的重要性，以取得配合。

（2）清洁局部皮肤，并备皮。

（3）体位：患者取仰卧位，膝关节弯曲，大腿外旋、外展，穿刺侧臀部垫高，充分显露股三角。

（4）注意隐私部位的保护。

2.穿刺技术

以髂前上棘与耻骨结节连线的中、内 1/3 交界点下方 2 cm 处、股动脉内侧 0.5～1.0 cm 为穿刺点。左手压迫股动脉，局麻后用穿刺针探测到静脉血后再用连接 5 mL 注射器的 16 号套管针与皮肤呈 30°～40°刺入，针尖向内向后，朝心脏方向，以免穿入股动脉或穿破股静脉。穿刺时右手针筒可呈负压状，见到强有力的回血后卸下针筒，快速放入导引钢丝，退出穿刺针，用扩张管扩张皮下隧道后置入股静脉留置导管，抽出钢丝。见回血通畅时注入肝素生理盐水，夹闭管道。缝针固定留置导管，覆盖无菌纱布。

3.优缺点

（1）优点：操作容易，方法简便，尤其是心力衰竭患者呼吸困难不能平卧时，应首选股静脉。

（2）缺点：由于解剖位置的原因，较颈内静脉容易感染，血流量较差，血栓发生率较高；同时股静脉置管会给患者行动带来不便。

（四）锁骨下静脉留置导管

锁骨下静脉留置导管操作难度和风险较大，易出现血、气胸等并发症。

1.患者准备

（1）术前介绍置管的重要性，以取得配合。

（2）身体状况许可条件下，先洗头、清洁皮肤。

（3）体位：患者平卧于30°～40°倾斜台面，肩胛间垫高，头偏向对侧，穿刺侧上肢外展45°、后伸30°，以向后牵拉锁骨。

2.穿刺技术

以锁骨中、内1/3交界处、锁骨下方1 cm为穿刺点。在局麻下进针，与胸骨纵轴呈45°、胸壁呈25°，指向胸锁关节，针尖不可过度向上向后，以免伤及胸膜。穿刺方法同颈内静脉置管。

3.优缺点

（1）优点：不影响患者行动及美观，可留置3～4周，血流量较好。

（2）缺点：置管技术要求较高，易发生血、气胸并发症，血栓和狭窄发生率也较高。

二、带涤纶套深静脉留置导管

经典临时性中心静脉留置导管简便、易于掌握，但保留时间短、并发症多。而一些需长期透析的患者因曾实施多次动静脉内瘘术或人造血管搭桥术，无法再用动静脉内瘘作为血管通路。因此，具有涤纶套的双腔留置导管就应运而生，临床上也称永久性（或半永久性）留置导管。

带涤纶套深静脉留置导管的适应证：①动静脉内瘘尚未成熟而需立即血液透析的患者。②一小部分生命期有限的尿毒症患者。③无法建立动静脉瘘管且不能进行肾移植的患者。④有严重动脉血管病的患者。⑤低血压而不能维持透析时血流量的患者。⑥心功能不全不能耐受动静脉内瘘的患者。

（一）材料特性

外源性材料进入血液可导致血小板黏附、聚集于导管表面，形成纤维蛋白鞘和凝血块，从而激活体内凝血机制。其中，导管的材料和硬度是两个重要因素。目前认为，最佳的导管材料是聚氨酯，尤其以聚矽氧烷生物材料较好。目前最常用的是带涤纶毡套的双腔导管，也有使用两根单腔导管进行透析的。近年来，临床上又出现了几种改良的导管，如抗生素（药物）外涂层和肝素外涂层的导管，可以减少导管感染概率和预防导管外纤维蛋白鞘的形成。

（二）体位

患者取仰卧位，颈部置于正中位。

（三）穿刺技术

置管可以在手术室或放射介入室进行。以右胸锁乳突肌内缘环状软骨水平、颈内动脉搏动最显著之右侧旁开0.8 cm处作为穿刺点。常规消毒铺巾后，局麻穿刺处及皮下隧道处，穿刺针与皮肤呈30°～45°，针头朝向同侧乳头方向，探及静脉后将导丝从穿刺针芯送入，固定导丝，在导丝出口处做一个1.5 cm长的皮肤切口，然后在同侧锁骨下3～4 cm做长约1 cm的皮肤切口，用隧道针在切口间做一皮下隧道，把双腔管从锁骨下隧道口放入，从另一隧道口拉出，管壁涤纶套距出口2 cm，扩张器从导丝处放入，扩张后把双腔管套在导丝外置入颈内静脉，边送边撤去双腔管外硬质层，拔出导丝。抽吸通畅，注入管腔相同容积的肝素封管液，肝素帽封管，缝合皮下隧道口（上口），无菌敷料覆盖，10天左右拆除缝线。

（四）特点

（1）手术相对简单，一般术后即可使用，不需成熟期。

（2）每次血液透析时不需静脉穿刺，减少了患者的痛苦。

（3）不影响血流动力学特性，心脏功能较差的患者适用。

（4）与临时置管相比较，留置时间长，而且涤纶套与皮下组织黏合，降低了感染发生可能，并使导管固定合理,减少了因牵拉等外界因素造成的导管移位和滑脱。

三、深静脉留置导管护理流程

(一)换药

1.物品准备

一次性无菌换药包(内含一次性换药碗、无菌棉球、无菌纱布、一次性镊子等)、无菌手套、无菌贴膜、消毒液、胶布。

2.患者准备

患者平卧,头侧向一侧,暴露导管穿刺部位皮肤。建议患者戴口罩。

3.工作人员准备

洗手、戴口罩、帽子。

4.核对

患者姓名、性别、年龄、透析号、床号、透析时间、治疗模式。

5.换药过程

(1)取下覆盖导管出口处的敷料和导管口的纱布。

(2)评估导管出口处有无红肿,局部有无渗血、渗液现象,导管周围皮肤有无破溃,导管有无脱出及破损情况。

(3)快速洗手液洗手。

(4)打开无菌换药包,倒入消毒液,戴无菌手套。

(5)以导管入口处为中心,用消毒剂由内向外进行皮肤消毒,消毒范围直径>10 cm。清除导管入口处血垢,正反各两遍。

(6)导管消毒:用消毒剂消毒导管的软管部分及动静脉外露部分,同时要彻底清除导管表面血迹及污迹,切忌反复涂擦。

(7)在导管入口处覆盖2～3块无菌纱布或贴膜,并给予妥善固定。

(二)上机

1.物品准备

一次性无菌上机包(内含一次性换药碗、无菌棉球、无菌纱布、一次性镊子等)、无菌手套、消毒液、无菌治疗盘(无菌注射器、抗凝剂)。

2.工作人员准备

洗手,戴口罩、帽子。

3.上机护理操作

(1)无菌治疗巾铺于穿刺处。

(2)分离动脉端的肝素帽(注意:动脉夹子必须在关闭状态),用消毒棉球消毒导管横截面和导管螺纹口,连接无菌注射器,抽出导管内的封管液及可能形成的血凝块(2～3 mL);注意纱布,观察是否有血凝块;导管口套上注射器。

(3)分离静脉端的肝素帽(注意:静脉夹子必须在关闭状态),用消毒棉球消毒导管横截面和导管螺纹口,连接无菌注射器,抽出导管内的封管液及可能形成的血凝块(2～3 mL);注意纱布,观察是否有血凝块;导管口套上注射器。

(4)在静脉端注入抗凝剂(遵医嘱)。

(5)取下动脉端的注射器,连接动脉血路管,打开夹子。

(6)调整血液流量≤100 mL/min,开泵,引血。

(7)引血至静脉壶,停泵,夹闭静脉端管路,连接于静脉端(注意排出空气),打开夹子。

(8)开泵,调整治疗参数。

(9)留置导管连接处用无菌纱布或治疗巾包裹,妥善固定。

(三)下机

留置导管下机护理操作可采用一人边回血边封管的方法;也可两人协作,一人回血,一人封管。

1.物品准备

一次性无菌下机包(内含一次性换药碗、无菌棉球、无菌纱布、一次性镊子等)、无菌手套、消毒液、无菌治疗盘(含 20 mL 生理盐水的注射器 2 支、肝素封管液 2 支)、肝素帽 2 个、500 mL 生理盐水。

2.工作人员准备

洗手,戴口罩、帽子。

3.下机护理操作

(1)评估患者生命体征及治疗参数是否完成。选择回血状态,血液流量≤100 mL/min,动脉端连接生理盐水,将管路内血液缓慢回输入患者体内。

(2)戴无菌手套,用消毒棉球消毒动脉端导管横截面和螺纹口,用脉冲式方法在动脉端侧注入 20 mL 生理盐水(注射器留于导管),夹闭动脉端夹子。

(3)回血完毕,停泵,夹闭管路静脉端与导管夹子后断离,消毒静脉端导管横截面和导管螺纹口,用脉冲式方法在静脉端侧注入 20 mL 生理盐水(注射器留于导管),夹闭静脉端夹子。

(4)在导管动、静脉端侧注入导管相应容量的肝素(肝素浓度视患者的凝血功能而定),夹闭夹子,连接无菌肝素帽。

(5)导管口用无菌敷料包裹妥善固定。

(四)并发症及护理

常见并发症有导管感染、血流不畅、出血。

1.导管感染

(1)常见原因:①深静脉留置导管感染分为导管出口部感染、隧道感染和血液扩散性感染或导管相关性菌血症。②感染的局部危险因素包括患者皮肤完整性受损和个人卫生习惯差、使用不透气敷料、伤口出汗、鼻腔及皮肤葡萄球菌定植等;感染的全身危险因素包括导管使用和管理不当。③感染的其他因素包括出口周围渗血、血液流量不畅或处理血液流量不畅过程中导管的反复开放及导管留置时间过长、创伤性重建手术(如取栓)等。另外,导管留置部位不同,感染发生率也不同,如股静脉置管较锁骨下静脉及颈内静脉置管感染发生率高。

(2)临床表现。①导管出口部位感染:导管出口处或周围皮肤红、肿、热,并有脓性分泌物。②隧道感染:皮下隧道肿胀,轻轻按压出口处可见脓性分泌物。③血液扩散性感染:血透开始15 分钟～1 小时,出现畏寒、发热。

(3)护理评估:①透析前、透析中和透析后观察患者体温变化,注意有否发冷、发热、寒战等症状。②观察穿刺伤口、隧道出口处有否红、肿或渗出物。③评估患者的自我护理及卫生习惯。

(4)干预:①常规消毒导管周围皮肤,更换无菌敷料,一般用消毒剂由内向外消毒,直径

＞10 cm,并清除局部的血垢,覆盖透气性较好的伤口敷料,妥善固定。②换药过程中应观察穿刺部位有无早期感染迹象,若导管不完全滑脱或感染,应拔除而不应推入;管腔不能暴露于空气中,操作中取下肝素帽应立即接上注射器。③告知患者应养成良好的卫生习惯,注意鼻腔护理,勤换内衣,伤口敷料保持清洁干燥。建议操作时患者戴口罩或头侧向一边。④工作人员规范洗手可使感染率下降,导管护理时应遵循无菌操作原则。

(5)护理:①轻微的出口感染不合并菌血症和/或隧道感染时,局部定时消毒、更换敷料,予局部抗生素治疗或口服抗生素,一般炎症即可消退。②隧道感染时临床上必须使用有效抗生素2～3周,严重者要拔管,在其他部位重新置管或新隧道换管。③血液扩散性感染时应予以拔管,并留取外周血标本和导管血标本进行细菌培养和药物敏感试验。可先予经验性抗生素静脉治疗,血培养阳性者根据药物敏感试验结果选用抗生素,抗生素治疗至少 3 周。

2.导管血流不畅

(1)常见原因:留置导管使用时间过长;患者高凝状态;抗凝剂用量不足;导管扭曲、移位;导管周围纤维蛋白鞘形成;静脉狭窄;血栓形成等。

(2)临床表现:血液透析开始抽吸不畅,血液透析过程中血液流量不畅或下降。

(3)护理评估:①血液透析过程不能达到理想的血液流速。②抽吸导管过程中,导管有"吸力",出现不畅。③推注通畅,回抽有阻力。

(4)预防和护理:①每次血液透析后准确的肝素封管可以最大限度地降低血栓形成。②变换体位或变换导管位置,可改善血液流量。③抽吸过程中出现血液流量不畅,切忌强行向导管内推注液体,以免血凝块脱落而引起栓塞。④血栓形成或纤维蛋白鞘形成时可采用尿激酶溶栓法。方法:生理盐水 3～5 mL＋尿激酶 5 万～15 万 U,利用"负压吸引方法"缓慢注入留置导管,保留15～20 分钟,回抽出被溶解的纤维蛋白或血凝块。若一次无效,可重复进行(注意:尿激酶溶栓法应在医师指导下进行,患者无高血压、无出血倾向方可使用),如反复溶栓无效,可使用生理盐水 100 mL＋尿激酶 25 万 U,导管内维持滴注 7 天,每天 4～6 小时。如溶栓仍无效,则予拔管。⑤当出现抽吸不畅时,建议血液透析结束时应用尿激酶加肝素封管。

3.导管出血

(1)常见原因和临床表现:①穿刺经过不顺利,血管因反复穿刺导致损伤,穿刺处局部出现血肿。②尿毒症患者由于造血功能障碍,红细胞和血小板大多低于正常,加之血液透析过程中应用抗凝剂等,留置导管伤口处出现渗血、皮下瘀血及血肿。③留置导管时间太长,造成出血和渗血。

(2)护理评估:①上机前进行换药时,观察导管局部有无出血倾向,如瘀斑、血肿、渗血、出血。②了解患者有否贫血、凝血功能障碍。③评估患者对留置导管自我护理的认知度。④透析前后检查导管的位置、伤口,并做好宣教。

(3)预防和护理:①穿刺过程如误穿动脉或反复穿刺,应充分按压,防止穿刺点出血;沿皮肤血管穿刺点进行有效按压,再用冰袋冷敷;如需立即透析,应减少或避免使用抗凝剂。②严重贫血及红细胞和血小板较低的患者,血液透析过程中少用或慎用抗凝剂,视病情可采用小剂量或无抗凝剂透析。③妥善固定导管,告知患者注意留置导管的自我护理,减少穿刺部位的活动,减少牵拉,预防导管的滑出。④每次透析应严格检查患者的导管固定、导管位置、导管出口的皮肤等,及时发现问题并解决。⑤穿刺部位出现血肿时,先指压、冷敷,待无继续出血时,再行血液透析,并严格观察抗凝剂使用后的出血并发症。⑥对长期留置导管的患者应加强观察和护理,防止导管滑脱,引起出血。⑦局部血肿较大难以压迫或症状严重者,可平卧后拔管止血,并严密观察。

（4）自我护理及宣教：①留置导管期间养成良好的个人卫生习惯,保持局部干燥、清洁。如需淋浴,一定要将留置导管及皮肤出口处用伤口敷料密封,以免淋湿后感染,如穿刺处出现红、肿、热、痛症状,应立即就诊,以防感染扩散。②除股静脉留置导管不宜过多起床活动外,其余活动均不受限制,但也不宜剧烈活动,以防留置导管滑脱;同时还要提醒患者,尽量穿对襟上衣,以免脱衣服时将留置导管拔出。一旦滑脱,应压迫止血并立即就诊。③血液透析患者的深静脉留置导管,一般不宜做他用,如抽血、输液等。

（李雪云）

第三节　血液透析监控

患者在接受血液透析治疗时,由于各种因素会导致发生与透析相关的一系列并发症。血、液透析护士在患者接受治疗前、治疗中、治疗结束后加强护理并严密监控是降低血液透析急性并发症发生率、保证治疗安全性和治疗效果的重要手段。

一、患者入室教育

患者在接受血液透析前,建议血液透析护士对患者进行一次入室教育,内容包括以下几条。

（1）让患者了解为什么要进行血液透析,了解血液透析对延长患者生命和提高生活质量的意义。重要的是,让患者理解并接受血液透析将是一种终身的替代治疗。

（2）介绍血液透析在国内外的进展情况,建议带患者和家属参观血液透析室,提高患者对治疗的信心。

（3）了解患者的心理问题,进行辅导和心理安抚。

（4）指导患者掌握自我保护和自我护理的技能。

（5）签署医疗风险知情同意书和治疗同意书。

（6）介绍血液透析的环境和规章制度:挂号、付费、入室流程及透析作息制度、透析室消毒隔离制度,并介绍护士长、主治医师等工作人员。

（7）进行全套生化（肾功能、电解质）检查,并了解患者的肝功能及乙型肝炎病毒（HBV）、丙型肝炎病毒（HCV）、人类免疫缺陷病毒（HIV）、梅毒（RPR）等感染情况。

（8）填写患者信息:姓名、性别、年龄、婚姻状况、原发病、家庭角色、家庭地址、联系方法（必须有2个家庭主要成员）、医疗费用支付情况等。做好实名制登记,患者需提供身份证。

二、患者透析前准备及评估

透析前对患者进行评估是预防和降低血液透析并发症的重要环节,内容如下。

（1）了解患者病史（原发病、治疗方法、治疗时间）,透析间期自觉症状及饮食情况,查看患者之前的透析记录。

（2）测量血压、脉搏,有感染、发热及中心静脉留置导管者必须测量体温。

（3）称体重,了解患者干体重和体重增长情况,同时结合临床症状与尿量,评估患者水负荷状况,为患者超滤量的设定提供依据。

(4)抗凝：抗凝应个体化并经常进行回顾性分析，可根据患者凝血机制、有无出血倾向、结束回血后透析器残血量等诸多因素，遵医嘱采用抗凝方法和抗凝剂量。

(5)血液通道评估：检查动静脉内瘘有无感染、肿胀和皮疹，吻合口是否扪及搏动和震颤，以确定血液通道是否畅通，做好内瘘穿刺前的准备；检查中心静脉导管的固定、穿刺出口处有否血肿及感染等情况。

(6)对于维持性透析患者，要进行心理、营养状况、居家自我照顾能力以及治疗依从性的评估，以便对患者实施个体化护理方案，提高治疗的顺应性；对糖尿病或老年患者应采取针对性的护理措施；对危重患者，应详细了解病情，在及时正确执行医嘱之外，应进行重病患者的风险评估，并积极做好相应的风险防范准备，如备齐各种抢救用品及药物等。

(7)透析前治疗参数的设定。①透析时间：诱导期透析患者，每次透析时间为2~3小时；维持性血液透析患者每周透析3次，每次透析时间为4~4.5小时。②目标脱水量的设定：根据患者水潴留情况和干体重，结合临床症状，按医嘱设定，并可采用超滤曲线进行脱水，有助于改善患者对水分超滤的耐受性。若透析机有血容量监测(BVM)装置，可借助其确定超滤量。同时，也可应用钠曲线帮助达到超滤目标，降低高血压或低血压的发生率，但应注意钠超负荷的风险。③肝素追加剂量：常规透析患者全身肝素化后，按医嘱设定每小时追加剂量，若应用低分子肝素或无抗凝剂透析则关闭抗凝泵。④血液流量的设定(开始透析后)：血液流量值(以 mL/min 为单位)一般取患者体重(以 kg 为单位)的4倍，在此基础上可根据患者的年龄和心血管状况予以增减。

以上各项参数在治疗过程中均可根据患者治疗状况予以调整。

三、首次血液透析护理

首次血液透析的患者需要经过诱导透析。诱导透析是指终末期肾衰竭患者从非透析治疗向维持性透析过渡的一段适应性的透析过程。诱导血液透析的目的是最大限度地减少透析中渗透压梯度对血流动力学的影响和毒素的异常分布，防止发生失衡综合征，如恶心、呕吐、头痛、血压增高、肌肉痉挛等症状。因此，首次血液透析通常采用低效透析，使血液尿素氮下降不超过30%，增加透析频率，使机体内环境有一个平衡适应过程。

(一)诱导血液透析前评估

(1)确认已签署了透析医疗风险知情同意书，已做了肝炎病毒标志物、HIV 和 RPR 检查，并根据检验结果确定患者透析区域。

(2)评估患者病情，如原发病、生化检查等；评估患者对自己疾病的认知度；询问患者的饮食情况，观察有无水肿、意识和精神状况异常等其他并发症，根据患者病情制定诱导透析的护理方案。

(二)诱导透析监护

除常规内容之外，诱导期内的透析监护还应包括以下内容。

(1)使用小面积、低效率透析器，尿素氮清除率(KOA)不超过400。

(2)原则上超滤量不超过2.0 L，如患者有严重的水钠潴留或心力衰竭可选用单纯超滤法。

(3)血液流量150~200 mL/min，必要时降低透析液流量。体表面积较大者或体重较重者，可适当增加血液流量。

(4)首次透析时间一般为2小时，通常第2次为3小时，第3次为4小时。如第2天或第3天患者透析前尿素浓度仍旧很高,同样需要缩短时间。通过几次短而频的诱导,逐渐延长透析时间,过渡至规律性透析。

(5)最初几次透析中,患者容易出现失衡症状,因此应密切注意患者透析中有无恶心、呕吐、头痛、血压增高等症状,出现上述症状时应及时处理,必要时根据医嘱终止透析。

(6)首次血液透析选用抗凝方法和剂量应谨慎,防止出血,观察抗凝效果。血液透析过程中注意静脉压、跨膜压(TMP)、血液颜色变化,注意动静脉空气捕集器有无凝血块以及凝血指标的变化。透析结束时观察透析器以及血液循环管路的残血量,判断抗凝效果。

(7)健康教育:终末期肾衰竭患者通过诱导期的透析后,最终将进入维持性血液透析。由于终末期肾脏病带给他们压力,透析治疗又打破了他们原有的生活规律,给他们的工作也带来了很大的影响,由此导致患者普遍存在复杂的生理、心理和社会问题。因此,在患者最初几次的透析中,血液透析护士要通过与患者沟通,了解他们的需要,向患者解释血液透析治疗相关的问题,并进行血管通路自我护理和饮食营养的指导等,帮助患者调整饮食结构,制定食谱,告知限制水分、钠、钾、磷摄入的重要性,防止急慢性心血管并发症的发生。指导患者认识肾脏替代治疗不是单一的治疗,需要多方面的治疗相结合才能达到最佳效果。通过交流,进一步促进护患双方的信任,建立良好的护患关系,使患者得到有效的"康复"护理。

四、血液透析治疗过程中的监控与护理

血液透析治疗过程中的监控与护理包括对患者治疗过程的监护和对机器设备的监控与处理。

(一)患者治疗过程的监控和护理

1.建立体外循环

患者体外循环建立后,护士在离开该患者前应确定:动静脉穿刺针以及体外循环血液管路已妥善固定;机器已处于透析状态;患者舒适度佳;抗凝泵已启动;各项参数正确设定;悬挂 500 mL 生理盐水,连接于体外循环血液管路以备急用。

2.严密观察病情变化

严密监测生命体征和意识变化,每小时测量并记录一次血压和脉搏。对容量负荷过多、心血管功能不稳定、老年体弱、首次透析、重症患者应加强生命体征的监测和巡视,危重患者可应用心电监护仪连续监护。

3.预防急性并发症

加强对生命体征的监测,重视患者主诉及透析机运转时各参数的变化,对预防和早期治疗急性并发症有着重要意义。

4.抗凝

既要保证抗凝效果,又要防止出现出血并发症。根据患者的病情采用低分子肝素、小剂量低分子肝素、常规肝素、小剂量肝素、无肝素等方法。

5.观察出血倾向

出血现象包括:患者抗凝后的消化道便血、呕血;黏膜、牙龈出血;血尿;高血压患者脑出血;女性月经增多;穿刺伤口渗血、血肿;循环管路破裂、透析器漏血、穿刺针脱落等。若发现患者有出血倾向,应及时向医师汇报,视情况减少肝素用量,或在结束时应用鱼精蛋白中和肝素,必要时终止透析。对于出血或手术后患者,可根据医嘱酌情采用低分子肝素或无抗凝剂透析。依从性

差的患者治疗时应严加看护,使用约束带制动,以防躁动引起穿刺针脱离血管导致出血。

(二)透析机的监控和处理

观察透析机的运转情况。任何偏离正常治疗参数的状况均会导致机器发出报警,如血流量、动脉压、静脉压、跨膜压、电导度、漏血等。若发生报警,先消音,然后查明报警原因,排除问题后再按回车键确认,继续透析。查明报警原因至关重要,例如当静脉穿刺针脱离血管时,静脉压出现超下限警报,若操作者在没有查明报警原因的情况下,将机器的回车键按了两下(按第一下为警报消音,按第二下为确认消除警报),此时透析机静脉压监测软件将会按照静脉压力的在线信息重新设置上下限报警范围,以使机器继续运转,若未及时发现穿刺针滑脱、出血状况,将会导致大出血而危及生命的严重后果。

常见血液透析机报警的原因及处理措施见表 10-1。

表 10-1 常见血液透析机报警原因及处理措施

报警	原因	处理
静脉高压报警	穿刺针位置不妥或针头刺破静脉血管,导致皮下血肿	移动或调整穿刺针位置,重新选择血管进行穿刺
	静脉狭窄	避开狭窄区域,重新穿刺
	透析器或体外循环血液管路血栓形成	更换透析器和体外循环血液管路,重新评估抗凝
静脉低压报警	静脉传感器保护期空气通透性下降,原因有传感器膜破裂或液体、血液堵塞	更换传感器保护罩
	针头脱出静脉穿刺处	观察出血量并按照出血量多少行相应紧急处理,重新穿刺,建立通道,对症处理
	血液流量不佳	分析流量不佳的原因,予以纠正
动脉低压报警	穿刺针针头位置不妥	移动或调整针头
	血管狭窄	避开狭窄区域
	动脉管路被夹毕	打开夹子
	血液流量差	寻找原因,调整流量
	低血容量	确保患者体重不低于干体重
空气报警	查找空气或小气泡进入体外循环血管管路中原因:泵前输液支未夹毕、循环管路连接处有破损、机器透析液排气装置故障	增加静脉壶液面高度
		如果发现循环管路中出现气泡,应脱机,寻找原因,直至起泡清除,再恢复循环
		怀疑患者可能是空气栓塞,使患者保持头低脚高左侧体位,给予氧气吸入,并通知急救
	血流量过快产生湍流	降低血液流速纸质湍流停止
漏血报警	透析器破膜至血液漏出或透析液中的空气致假报警	监测透析液流出口是否有血液,确认漏血,更换透析器后继续透析
电导度报警	透析液浓度错误	纠正错误
	浓缩液吸管扭曲	

报警	原因	处理
TMP 高报警	浓缩液罐空 机器电导度范围错误 超滤过高、过快 抗凝剂应用不足 血液黏稠度过高	监测点导读,及时复查透析液生化 降低超滤率 评估抗凝效果

五、血液透析结束后患者的评估与护理

(1)评估患者透析后的体重是否达到干体重,可根据患者在透析中的反应及血压状况进行评估,并可针对患者对脱水量的耐受情况,于下次透析中酌情调整处方。若透析后体重与实际超滤量不符,原因有体重计算错误、透析过程中额外丢失液体、透析过程中静脉补液、患者饮食摄入过多、机器超滤误差等。

(2)对伴有感染和中心静脉留置导管的患者,必须测量体温。

(3)透析当日4小时内禁忌肌内注射或创伤性的检查和手术。透析中有出血倾向者,可遵医嘱应用鱼精蛋白中和肝素。

(4)透析中发生低血压、高血压、抽搐等不适反应的患者,透析结束后应待血压稳定、不适症状改善才可由家属陪护回家,住院患者须由相关人员护送回病房。危重患者的透析情况、用药情况、病情变化情况应与相关病房工作人员详细交班。

(5)患者起床测体重时要注意安全,防止跌倒。血压偏低或身材高大的患者,要防止直立性低血压的发生。

(6)应用弹力绷带压迫动静脉内瘘穿刺点进行止血的患者,包扎后应触摸内瘘有震颤和搏动,避免过紧而使内瘘闭塞。10~30分钟后,检查动、静脉穿刺部位无出血或渗血后,方可松开绷带。血压偏低者慎用弹力绷带压迫动静脉内瘘。

六、夜间长时血液透析

夜间长时透析(nocturnal hemo dialysis,NHD)是指利用患者夜间睡眠时间行透析治疗。

(一)夜间长时血液透析的优势

1.提高透析患者的生活质量

同传统的间歇性血液透析相比,该治疗方式能够改善患者高血压、左心室肥大、贫血、营养等问题,进而降低了急、慢性并发症,提高了患者生存率及生活质量。根据6年多的经验及临床结果,夜间长时透析6个月后,患者在生理功能、生理职能、活力和社会功能等方面均有较大改善。

2.有效降低患者心血管并发症

夜间长时透析可有效改善血压状况。进入夜间长时透析3~6个月的患者,透析前后血压维持在较理想状态,透析中高血压及低血压发生率显著减少。

3.改善贫血

导致患者贫血难以纠正的一个主要原因是透析不充分,夜间长时透析患者每周透析3次,每次7~8小时,透析充分性较好,患者血液中促使红细胞增生的表达基因增多,贫血改善明显。

4.对钙、磷和尿素的清除增加

越来越多的文献显示,高血磷可增加终末期肾脏病患者的心血管疾病发生率和病死率,常规血液透析清除磷不理想,而降低血磷取决于透析时间,每次 7~8 小时的夜间透析可明显降低血磷,降低病死率。进入夜间长时透析 6 个月后,患者血磷、甲状旁腺素、血钙、低密度脂蛋白、尿素下降率等都有较大改善。

5.提高经济效益,降低医疗费用

据统计,夜间长时透析患者年平均住院次数明显减少,住院费用显著降低,用药费用与传统间歇性透析患者相比差距明显。

6.保持患者健康的心态

患者在晚上 10 点以后透析,一边透析一边进入梦乡,白天不耽误上班,做到了职业"康复",改善了患者的心境,提升了患者对治疗的依从性。

(二)夜间长时血液透析的护理

1.患者准入评估

进入夜间透析的患者,需由主治医师或护士长进行全面评估。

评估内容:自愿参加夜间透析;一般情况良好,体表面积较大;有自主活动能力;长期透析但伴有贫血、钙磷代谢控制不佳;透析不充分。

2.透析方案

每周 3 次,每次 7~8 小时。运用高通量透析器,血流量为 $180~220$ mL/min,透析液流量为 300 mL/min,个体化抗凝。

3.环境方面

舒适、安静、整洁、光线柔和,给患者创造在家中睡眠的感觉。

4.制定安全管理制度及工作流程

(1)完善制度:①治疗开始的时间、陪客制度和患者转运制度等。②规范夜间工作流程,注重环节管理。③定期召开安全分析会,对容易发生护理缺陷和差错的工作环节进行分析,修订夜间工作制度和工作流程,保证治疗的安全性和可靠性。

(2)加强透析中对患者的巡视工作:透析时血液都在体外循环,稍有不慎便会带来不良后果。①在透析过程中护士应严密巡视,监测生命体征,监测循环管路、机器等,及时帮助患者解决夜间可能出现的问题。②观察患者有无急性并发症,积极处理机器报警。③完成患者其他治疗,保证透析安全。

(3)做好透析后患者的管理工作:①防止发生跌倒等意外,做好患者的安全转运。②透析后及时测量患者的血压,做好安全评估,嘱咐患者卧床休息 10 分钟后再起床。

(4)加强沟通和交流:个别患者对夜间长时透析会产生不适应、不信任,有疑虑。只要患者选择了夜间透析,我们就应该积极鼓励、支持他们的决定,让其对自己的选择充满信心。对于有些因为习惯改变而出现入睡困难或失眠的患者,需要传授一些对抗失眠的方法,如教会患者放松、听音乐;告知患者不必太紧张;寻找失眠的原因,改善睡眠质量。如果患者确实不适合夜间透析,应该及时与医师、患者及其家属进行沟通,寻找更适合患者的透析方式。

(李玲玲)

第四节　血液透析相关血标本采集

血液透析前、透析后的血尿素氮（BUN）、肌酐（Cr）、电解质等标本必须采自同一次血液透析。血液透析前血样必须采自透析开始前，避免血样被生理盐水或肝素稀释；血液透析后血样采用慢泵或停泵技术采集，避免血样被再循环的血液稀释，并且可以减少尿素反弹的影响。血液透析过程中血尿素氮等采样应标准化，以保证血液透析前后结果的可比性。

一、血液透析前血样采集

（一）以动静脉内瘘或人造血管为血管通路时的血样采集

（1）在连接动脉管路前，可由动脉或静脉端采血，必须确保采血前穿刺针或管腔内没有生理盐水（或肝素）。目的是为了防止血样被稀释。

（2）如果血液透析已经开始或管腔内有生理盐水（或肝素），则不能采样。目的是防止采集透析后的血样或血样被稀释。

（二）以留置导管为血管通路时的血样采集

（1）血液透析前，从动脉或静脉导管内抽出封管用的生理盐水（或肝素），必须确保采血前穿刺针或管腔内没有生理盐水（或肝素）。目的为防止血样被稀释。

（2）对成人患者，采用无菌技术，从动脉导管内抽出 10 mL 血液；对儿童患者，根据封管量抽出 3～5 mL血液。如果准备回输，则不要丢弃这些血液并保持无菌。可确保血样不被肝素稀释。

（3）更换注射器，抽取血样。可以回输步骤（2）中预先抽取的血液（注意：回输液必须从静脉端滤网回输）。目的为回输可以减少失血，对儿童患者尤为有益。

（4）开始血液透析。

二、血液透析后血样采集

（一）慢泵技术

减慢血泵至 50～100 mL/min，持续 15 秒。

（1）目的：去除动脉穿刺针及管腔内的无效腔，使动脉穿刺针及管腔内充满没有再循环的血液，防止血管通路再循环对采样的影响。

（2）方法：①维持血泵转速在 50～100 mL/min，持续 15 秒，从动脉管路采样点采集透析后的血液样本。目的：保证采集的血样是未经过透析的血液。②停止血泵，按常规回血及卸下管路。

（二）停泵技术

透析完成后，关闭透析液或减至容许的最低血液流速，降低超滤率至 50 mL/h，或降至可能的最低跨膜压，或停止超滤。

（1）目的：停止血液透析但不停止血液循环，减低体外管路凝血的危险性。

（2）方法：①立即停止血泵。②钳闭动静脉管路，钳闭动脉针管。③从动脉管路采样点采集透析后的血液样本，或者在卸下动脉管路后，由动脉穿刺针直接采血。④按常规回血及卸下管路。

（唐　欢）

第十一章

脑病的中医护理

第一节 头 痛

头痛是指由于外感或内伤而引起,导致脉络不畅或失养,清窍不利,以患者自觉头部疼痛为特征的一种常见病证。本病可单独出现,也可见于多种急、慢性疾病过程中,有时亦是某些相关疾病加重或恶化的先兆。

头痛之记载源于《内经》,在《素问·风论》中称之为"脑风""首风",提出外感内伤均可导致本病发生,如《素问·风论》曰:"新沐中风,则为首风";《素问·五藏生成》云:"是以头痛巅疾,下虚上实。"并指出六经病变皆可导致头痛。

汉代张仲景在《伤寒论》中指出了太阳病、阳明病、少阳病、厥阴病头痛的见证,创立了不同头痛的治疗方药。李东垣在《东垣十书》中将头痛分为外感与内伤两类,根据病因和症状不同,指出头痛有湿热头痛、偏头痛、真头痛、气虚头痛、血虚头痛、厥逆头痛等,还在《内经》和《伤寒论》的基础上,补充了太阴头痛和少阴头痛,为头痛分经用药奠定了基础。

《丹溪心法·头痛》中又提出了痰厥头痛和气滞头痛,并指出头痛"如不愈各加引经药,太阳川芎,阳明白芷,少阳柴胡,太阴细辛,厥阴吴茱萸",至今对临床仍有指导意义。

部分医著中还有"头风"的记载,实际上仍属于头痛。如《证治准绳·头痛》说:"医书多分头痛、头风为二门,然一病也,但有新久去留之分耳。浅而近者名头痛,其痛卒然而至,易于解散速安也;深而远者为头风,其痛作止不常,愈后遇触复发也。皆当验其邪所从来而治之。"

清代医家王清任在《医林改错·头痛》中论述血府逐瘀汤证时说:"头痛无表证,无里证,无气虚、痰饮等证,忽犯忽好,百方不效,用此方一剂而愈。"提出了瘀血导致头痛的学说。至此,对头痛的辨证施治理论已基本完备。

头痛见于西医学之内、外、精神、神经、五官等各科疾病中。本节主要讨论内科范畴的头痛,如血管性头痛、紧张性头痛、三叉神经痛、外伤后头痛、神经官能症等,其他各科头痛也可参考本节内容辨证论治。

一、病因病机

头痛的发生是因外感或内伤导致邪扰清窍,或脉络失养而为病。外感者以风邪为主,内伤者与肝、脾、肾关系密切。

(一)感受外邪

多由起居不慎,感受风寒湿热之邪,邪壅经络,气血受阻而发为头痛。因风为百病之长,"伤于风者,上先受之""巅高之上,惟风可到",故六淫之中以风邪为主要病因。

若夹寒邪,寒凝血滞,脉络不畅,不通则痛;若夹热邪,风热上炎,侵扰清窍而为头痛;若夹湿邪,风伤于巅,湿困清阳,蒙蔽清空而为头痛。若感湿较重,湿邪困脾,尚可致痰湿内生,清窍蒙蔽,形成外感与内伤并存。

(二)情志内伤

情志不遂,忧郁恼怒,肝失疏泄,郁而化火,上扰清窍,可发为头痛;若火郁日久,火盛伤阴,肝失濡养,肾精被伐,肝肾精血不能上承,也可引发头痛。

(三)先天不足或房事不节

先天禀赋不足,或纵欲过度,可使肾精亏虚。肾主骨生髓,脑为髓海,肾精亏损日久,可致髓海空虚而为头痛。少数肾虚头痛与阴损及阳、清阳不升有关。

(四)饮食劳倦或久病体虚

饮食不节或劳倦过度可使中焦脾胃受伤,脾为气血生化之源,脾虚气血生化乏源,气血不能上荣脑髓脉络,则发为头痛。

久病、产后、失血等也可形成营血亏损,脑髓失充,脉络失荣而头痛。若脾失健运,痰湿内生,痰浊闭阻清窍,清阳不升,又可形成痰浊头痛。

(五)头部外伤或久病入络

跌仆闪挫,头部外伤,或久痛不解,均可导致气滞血瘀,脑络痹阻,不通则痛;久病瘀血不去,新血不生,常在瘀血之中夹有血虚,形成虚实错杂之证。

总之,头痛的病位虽在头,但病变涉及脾、肝、肾等脏腑,风、火、痰、瘀、虚为致病之主要因素,脉络阻闭、清窍失养为其主要病机。

二、诊断

(一)诊断要点

1.病史

常有感受外邪、情志不遂、劳倦过度、头部外伤等诱因,或有反复发作病史。疼痛持续时间、发作频率、疼痛轻重等常与病程有关。病程长者多发作频繁、持续时间长、疼痛重;病程短者多偶尔发作、持续时间短、疼痛轻。

2.临床特征

突然发病或反复发作,以前额、额颞、巅顶、顶枕部或全头部疼痛为主症,多表现为跳痛、胀痛、昏痛、刺痛、隐痛等。有突然而作,痛无休止者;也有反复发作,时痛时止者;头痛发作可持续数分钟、数小时、数天或数周不等。

(二)辅助检查

外感头痛可伴有血常规异常,内伤头痛常有血压改变,必要时作脑脊液、脑电图检查,有条件者可作经颅多普勒、颅脑 CT 和 MRI 等检查,以排除器质性疾病。

(三)类证鉴别

本病应与下列头痛症状突出的疾病鉴别。

1.真头痛

表现为突然剧烈头痛,或持续痛而阵发加重,甚至呈喷射状呕吐不已,以致肢厥、抽搐,是临床急重症之一。

2.眩晕

眩晕与头痛可单独出现。也可同时出现。眩晕以头晕眼花,站立不稳,甚则天旋地转为主要特征,多为虚证,以内伤为主要病因;头痛以头部疼痛为主,多为实证,其病因有外感和内伤之分。

三、辨证要点

(一)辨疼痛轻重

一般来说,以外感者疼痛较重,内伤者疼痛较轻;寒厥头痛、偏头痛较重,气虚、血虚、肝肾阴虚头痛较轻;气虚头痛早晨加重;血虚头痛午后加重。

(二)辨疼痛性质

痰湿头痛多重坠或胀;肝火头痛多跳痛;寒厥头痛刺痛伴有寒冷感;阳亢者头痛而胀;气血、肝肾阴虚者隐痛绵绵或空痛。

(三)辨部位

前额为阳明头痛,后部为太阳头痛,两侧为少阳头痛,巅顶为厥阴头痛。一般气血亏虚、肝肾阴虚以全头作痛为多;阳亢者痛在枕部,多连颈肌;寒厥者痛在巅顶;肝火者痛在两颞。

(四)辨影响因素

气虚头痛与过劳有关;肝火头痛因情志波动而加重;寒湿头痛常随天气变化而变化;肝阳上亢头痛常因饮酒或暴食而加重;肝肾阴虚者每随失眠加重而加重;偏头痛者常遇风寒则痛发。

(五)辨外感内伤

外感头痛起病急,一般疼痛较重,多表现为跳痛、灼痛、重痛、掣痛、胀痛,痛无休止,多有感邪病史,属实证;内伤头痛起病缓,一般疼痛较轻,多表现为隐痛、昏痛、空痛,痛势悠悠,时作时止,遇劳或情志刺激加重,属虚证或虚实错杂证。

四、中药治疗

本病的发生是因脉络痹阻或清窍失养而成,因此治疗时须以缓急止痛为基本原则。外感者宜祛邪活络,内伤者宜调理脏腑气血阴阳;实证者攻邪为主,虚证者补虚为要。

(一)外感头痛

1.风寒头痛

证候:起病较急,头痛剧烈,连及项背,恶风畏寒,遇风尤剧,口淡不渴;舌淡苔薄白,脉多浮紧。

证候分析:本证以风寒侵袭,脉络痹阻为主要病机。寒性收引凝滞,风寒袭表,脉络痹阻较甚,故头痛剧烈;风寒首犯太阳,太阳主一身之表,故见恶风畏寒、脉浮紧等表证;太阳经脉布于项背,故痛连项背;口淡不渴、脉浮紧均为风寒外袭之征。本证以头痛剧烈,连及项背,遇风尤剧,脉浮紧为辨证要点。

治法:疏风散寒。

方药:川芎茶调散加减。若风寒表证明显,重用川芎,加苏叶、生姜,减薄荷;鼻塞者加苍耳子、辛夷;素体阳虚,恶寒较重者,加制川乌、麻黄、桂枝。

若巅顶头痛,干呕,吐涎沫,甚则四肢厥冷,苔白,脉弦,为寒犯厥阴,治当温散厥阴寒邪,宜用吴茱萸汤加半夏、藁本、川芎。

若头痛、背冷、脉沉细或弦紧,为寒邪客于少阴,治当温散少阴寒邪,宜用麻黄附子细辛汤加白芷、川芎。

2.风热头痛

证候:头胀痛,甚则头痛如裂,发热或恶风,口渴喜饮,面红目赤,便秘溲黄;舌红苔黄,脉浮数。

证候分析:本证以风热上扰清窍,脑络失和为主要病机。风热上扰,故见头胀痛,甚则头痛如裂;风热袭表,故见发热或恶风,口渴喜饮;热伤津液,故见便秘溲黄;面红目赤、舌红苔黄、脉浮数均为风热袭表之象。本证以头胀痛,甚则头痛如裂,发热或恶风,舌红苔黄,脉浮数为辨证要点。

治法:疏风清热。

方药:芎芷石膏汤加减。热盛者去藁本,改用黄芩、薄荷、蔓荆子、山栀子辛凉清热;若热盛伤津,症见舌红少津,加知母、麦冬、石斛、天花粉清热生津;若大便秘结,口舌生疮,腑气不通者,合用黄连上清丸,以苦寒通腑泄热。

3.风湿头痛

证候:头痛如裹,肢体困重,胸闷纳呆,腹胀,或大便稀溏;苔白腻,脉濡滑。

证候分析:本证以风湿上蒙清窍,阻遏清阳为主要病机。湿性黏滞,易阻遏阳气,而头又为诸阳之会,故风湿最易致清阳不升而出现头痛如裹,肢体困重;湿邪最易困阻脾胃,故见胸闷纳呆,腹胀,便溏;苔白腻,脉濡滑均为湿象。本证以头痛如裹,肢体困重,苔白腻,脉濡滑为辨证要点。

治法:祛风胜湿。

方药:羌活胜湿汤加减。若症见胸闷纳呆、便溏,证属湿浊中阻,加苍术、厚朴、陈皮等燥湿宽中;若恶心呕吐者,加生姜、半夏、藿香等化浊降逆止呕;若身热汗出不畅,胸闷口渴,为暑湿所致,宜用黄连香薷饮加藿香、佩兰等清暑化湿。

(二)内伤头痛

1.肝阳头痛

证候:头胀痛,眩晕,心烦易怒,或兼胁痛,夜寐不宁,口干口苦;舌红苔薄黄,脉沉弦有力。

证候分析:本证的病机主要是肝阳上亢,风阳上扰。虚阳亢于上,气血并走于头面,故见头胀痛;阳亢生风,故见眩晕;阳热有余,故见心烦易怒,夜寐不宁,口干口苦;舌红苔薄黄、脉沉弦有力均属肝阳上亢之征。本证以头胀痛,眩晕,舌红苔薄黄,脉沉弦有力为辨证要点。

治法:平肝潜阳。

方药:天麻钩藤饮加减。眩晕重者加生龙牡以加强重镇潜阳之力;若头痛朝轻暮重,或遇劳加剧,脉弦细,舌红苔薄少津,属肝肾阴虚,酌加生地、何首乌、女贞子、枸杞子、旱莲草滋养肝肾;失眠重者,加枣仁、柏子仁,配合琥珀粉冲服。

2.痰浊头痛

证候:头痛昏蒙,胸脘痞闷,呕恶痰涎;苔白腻,脉沉弦或沉滑。

证候分析:本证的病机主要是痰浊中阻,上蒙清窍。痰为阴邪,易阻滞气机,并可随气升降,若痰浊内盛,既可阻滞清阳上升,又可占据阳位而上蒙清窍,故可引起头痛昏蒙;痰湿中阻脾胃,脾失健运,升降失和,故见胸脘痞闷,呕恶痰涎;苔白腻、脉滑均为痰浊内盛之征。本证以头痛昏蒙,胸脘痞闷,呕恶,苔白腻为辨证要点。

治法:健脾化痰,降逆止痛。

方药:半夏白术天麻汤加减。若痰郁化热显著,症见舌苔黄腻、口干苦,加竹茹、枳实、黄芩清热燥湿化痰;胸脘痞闷重,加厚朴、枳壳、瓜蒌;呕恶痰涎,加生姜、砂仁、藿梗。

3.瘀血头痛

证候:头痛如刺,固定不移,经久不愈,或头部有外伤史;舌紫或有瘀斑、瘀点,苔薄白,脉沉细或细涩。

证候分析:本证的病机主要是瘀血阻窍,络脉不通,不通则痛。瘀血为有形之邪,阻滞经络较甚,故见头痛固定,痛如锥刺;瘀血化解较难,故多病势缠绵,经久不愈;舌紫脉涩均为瘀血之征。本证以头痛如刺,固定不移,舌紫或有瘀斑、瘀点,苔薄白,脉沉细或细涩为辨证要点。

治法:活血化瘀通窍。

方药:通窍活血汤加减。头痛日久酌加全蝎、蜈蚣等虫类药搜逐风邪、活络止痛;病久多伴气血两虚,可加四君子汤健脾益气,另加当归养血活血,以助活络化瘀之力;若因受风寒而头痛加重,可加细辛、桂枝,待痛缓再予调理。

4.血虚头痛

证候:头痛而晕,心悸不宁,失眠多梦,面色萎黄;舌淡苔薄白,脉沉细而弱。

证候分析:本证的病机主要是营血不足,脑络失养。"血主濡之",血对各脏腑组织具有营养作用,血虚头目失养则头痛而晕;心失所养则心悸失眠多梦;肌肤失养则面色萎黄;舌淡苔薄白、脉沉细而弱也是血虚之征。本证以头痛眩晕,心悸失眠多梦,舌淡苔薄白,脉沉细而弱为辨证要点。

治法:养血疏风止痛。

方药:加味四物汤加减。方以四物汤加菊花、蔓荆子组成,具有养血疏风之功,临证可酌加阿胶、龟板胶、鸡子黄等血肉有情之品;若心悸失眠,加龙眼肉、枣仁、远志、茯神;兼气虚者,加党参、黄芪,或以八珍汤加减;本证常有食少纳呆等脾虚见症,可酌加山楂、麦芽、神曲等助运化,以促气血化生。

5.气虚头痛

证候:头痛绵绵,遇劳则重,神疲乏力,面色㿠白,自汗,气短,畏风,食欲缺乏;舌淡苔薄,脉细无力。

证候分析:本证病机主要是气虚清阳不升,清空失养。头为诸阳之会,清阳不升,头目失养,故头痛绵绵,面色㿠白;劳则气耗,故遇劳则重;气虚运化无力,故食欲缺乏;气虚鼓动无力,故神疲乏力,气短;气虚卫外不固,故自汗,畏风;舌淡苔薄、脉细无力亦气虚之象。本证以头痛绵绵,遇劳加重,神疲乏力,舌淡苔薄,脉细无力为辨证要点。

治法:益气升清。

方药:顺气和中汤加减。以补中益气汤加细辛、蔓荆子、川芎组成,有益气升清止痛之功,为气虚头痛的有效方剂。自汗、气短、畏风者加五味子、煅牡蛎,或配合玉屏风散常服;若心悸失眠,属气血两虚,可加龙眼肉、枣仁、茯神,待痛减以归脾丸善后。

6.肾虚头痛

证候:头空痛,眩晕,耳鸣少寐,腰痛酸软,遗精,带下,神疲乏力;舌红少苔,脉沉细无力。

证候分析:本证的病机主要是肾精亏虚,髓海不足,脑失所养。脑为髓海,肾主骨生髓,肾虚髓海空虚,故头空痛,眩晕;肾虚腰府失养,故腰痛酸软,耳鸣少寐;肾气亏虚,精关、带脉不固,故遗精、带下;舌红少苔、脉沉细无力均为肾虚之象。本证以头空痛,眩晕,耳鸣少寐,舌红少苔,脉沉细无力为辨证要点。

治法:补肾养阴。

方药:大补元煎加减。眩晕重者加菊花、枸杞子、钩藤;遗精或带下者加芡实、煅牡蛎、益智仁;耳鸣重者加磁石、生龙骨、珍珠母;待病情好转,可常服杞菊地黄丸或六味地黄丸补肾阴、潜肝阳以巩固疗效。

若肾虚头痛属肾阳不足者,多伴畏寒肢冷,小便清长,舌淡胖,脉沉细,可用右归丸加减以温补肾阳、填精补髓。若兼见外感寒邪者,可予麻黄附子细辛汤。

上述各证的治疗应根据头痛部位而选用不同的引经药,如太阳头痛选羌活、防风;少阳头痛选用川芎、柴胡;阳明头痛选白芷、葛根;太阴头痛选用苍术;少阴头痛选用细辛;厥阴头痛选用吴茱萸、藁本等。

此外,临床可见头痛如雷鸣,头面起核或憎寒壮热,名曰"雷头风",多为湿热夹痰所致,宜用清震汤加味以清宣升散、除湿化痰。

另外还有偏头风,其病暴发,痛势甚剧,或左或右,或连及眼、齿,痛止如常人,又称偏头痛,此多为肝经风火所致,治宜平肝熄风为主,可予天麻钩藤饮或羚角钩藤汤。

五、其他疗法

(1)风热头痛用银翘解毒片(丸)、羚翘解毒片、桑菊感冒冲剂、维 C 银翘片等。

(2)风湿头痛用藿香正气丸(水、液、软胶囊)等。

(3)气虚头痛用补中益气丸等。

(4)肾虚头痛用六味地黄丸、肾气丸、左归丸、右归丸等。

(5)血虚头痛用归脾丸等。

六、预防与调护

(1)头痛在急性发作期应适当休息,保证睡眠,不宜食用炸烤辛辣等厚味生热助火食物,同时限制烟酒。

(2)若患者精神紧张,情绪不稳,宜疏导劝慰以稳定情绪。

(3)在头痛缓解后应注意情志、饮食及寒温等的调护,以防复发。

(4)可根据中医辨证运用食疗、气功等辅助治疗。

七、头痛的中医护理

(一)辨证施护

1.外感头痛

(1)风寒头痛。

调护原则:疏风散寒。

调护方法:①药物调护:川芎茶调散,轻煎热服,并饮热粥和加衣盖被,以助药力。②针灸调护:选取上星、头维、太阳、百会、风门、风府、外关、列缺等穴,毫针刺用泻法。③饮食调护:饮食宜辛温,多食葱、姜、芫荽、豆豉等;忌生冷瓜果。可用防风粥:防风10 g,葱白、粳米适量,煮粥服食。

(2)风热头痛。

调护方法:①药物调护:芎芷石膏汤加减,稍凉服用。②针灸调护:同风寒头痛。③饮食调护:饮食宜清淡、易于消化,多食苦瓜、黄瓜、冬瓜、菊花、竹笋等;忌辛辣、油腻、甘肥之品。可用葛根粉粥:葛根 30 g,粳米适量,煮粥服食。

（3）风湿头痛。

调护方法:①药物调护:羌活胜湿汤加减,温服。②针灸调护:选取太阳、头维、百会、风池、列缺、合谷等穴,毫针刺用补泻兼施法。③饮食调护:饮食宜清淡,易消化;忌生冷、油腻、甘肥之品。可用荷叶、藿香、佩兰等水煎代茶饮。

2.内伤头痛

（1）肝阳头痛。

调护原则:平肝潜阳。

调护方法:①药物调护:天麻钩藤饮,温服。②针灸调护:选取太阳、百会、风池、曲池、太冲、太溪等穴,毫针刺补泻兼施。③饮食调护:饮食宜清淡、凉润,常食菠菜、苦瓜、芹菜、山楂、荸荠等。用菊花、山楂。草决明各 10 g,茶叶 6 g,代茶饮;或用菊花粥:菊花、桑叶各 15 g,粳米适量,煮粥食用。

（2）痰浊头痛。

调护原则:化痰降逆。

调护方法:①药物调护:半夏白术天麻汤加减,饭后温服。②针灸调护:选取百会、太阳、印堂、中脘、内关、丰隆等穴,毫针刺用泻法。③饮食调护:饮食宜清淡、素食,可用薏苡仁、茯苓、白术、白扁豆等煮粥食用;忌生冷、肥甘、油腻、厚味之品。

（3）瘀血头痛。

调护原则:化血化瘀。

调护方法:①药物调护:通窍活血汤,热服。②针灸调护:选取太阳、百会、阿是穴、头维、合谷、二阴交等穴,毫针刺用补泻兼施法。

（4）血虚头痛。

调护原则:补益气血。

调护方法:①药物调护:八珍汤,饭前温服。②饮食调护:饮食宜营养丰富、易于消化,常食莲子、山药、大枣、枸杞、茯苓等;忌辛辣、生冷、油腻之品。③针灸调护:选取百会、风池、脾俞、膈俞、足三里、三阴交等穴,毫针刺用补法加灸。

（5）肾虚头痛。

调护原则:滋补肾阴。

调护方法:①药物调护:选取杞菊地黄汤,饭前服。②针灸调护:选取百会、风池、听宫、肾俞、太溪等穴,毫针刺用补法。③饮食调护:宜加强营养,常食核桃、芝麻、黑豆、山药等。可用黑芝麻粥:黑芝麻 25 g,粳米适量,煮粥食用。

（二）健康教育

（1）保持乐观情绪,心情舒畅,防止七情内伤。

（2）注意气候寒暖之变化,避免六淫外袭。生活起居有规律,保证充足睡眠。

（3）饮食以营养、易消化、无刺激为宜。禁烟,忌食辛辣、油腻、酒浆、浓茶等。

（4）多食新鲜蔬菜、水果、豆制品等。肥胖者,适当减少食量;高脂者,减少动物脂肪及含胆固醇丰富的饮食,养成定时排便习惯,防止便秘。

（5）坚持体育锻炼，增强体质。

（6）早期发现，早期诊治。

（孔祥华）

第二节　眩　晕

一、概述

眩晕是目眩与头晕的总称。目眩即眼花或眼前发黑，视物模糊；头晕即感觉自身或外界景物旋转，站立不稳。两者常同时并见，故统称为眩晕。《医学心悟》："眩，谓眼黑；晕者，头旋也，故称头旋眼花是也。"本病轻者闭目即止，重者如坐舟船，旋转不定，不能站立，或伴恶心、呕吐、汗出等；严重者可突然昏倒。眩晕多属肝的病变，可由风、火、痰、虚等多种原因引起。本病又可称为"头眩""头风眩""旋运"等。现代医学中的内耳性眩晕、脑动脉硬化、高血压、贫血等，以眩晕为主症时，可参照本节进行辨证治疗。

二、病因病机

（一）肝阳上亢

肝为风木之脏，体阴而用阳，其性刚劲，主动主升，阳盛体质之人，阴阳平衡失其常度，阴亏于下，阳亢于上，则见眩晕；或忧郁、恼怒太过，肝失条达，肝气郁结，气郁化火伤阴，肝阴耗伤，风阳易动，上扰头目，发为眩晕；或肾阴素亏不能养肝，水不涵木，木少滋荣，阴不维阳，肝阳上亢，肝风内动，发为眩晕。

（二）肾精不足

肾为先天之本，藏精生髓，聚髓为脑，若先天不足，肾阴不充，或年老肾亏，或久病伤肾，或房劳过度，肾失封藏，导致肾精亏耗，不能生髓充脑，脑失所养，而生眩晕。

（三）气血亏虚

脾胃为后天之本，气血生化之源，如忧思劳倦或饮食失节，损伤脾胃；或先天禀赋不足，或年老阳气虚衰，而致脾胃虚弱，不能运化水谷，而生气血；或久病不愈，耗伤气血；或失血之后，气随血耗，气虚则清阳不振，清气不升；血虚则肝失所养，而虚风内动，皆能发生眩晕。

（四）痰浊中阻

饮食不节、肥甘厚味太过，损伤脾胃，或忧思、劳倦伤脾，以致脾阳不振，健运失职，水湿内停，积聚成痰；或肺气不足，宣降失司，水津不得通调输布，津液留聚而生痰；或肾虚不能化气行水，水泛而为痰；或肝气郁结，气郁湿滞而生痰。痰阻经络，清阳不升，清空之窍失其所养，所以头目眩晕。若痰浊中阻更兼内生之风、火作祟，则痰夹风、火，眩晕更甚；若痰湿中阻，更兼内寒，则有眩晕昏仆之虑。

（五）瘀血内阻

跌仆坠损，头脑外伤，瘀血停留，阻滞经脉，而致气血不能荣于头目；或瘀停胸中，迷闭心窍，心神飘摇不定；或妇人产时感寒，恶露不下，血瘀气逆，并走于上，迫乱心神，干扰清空，皆可发为眩晕。

总之,眩晕一证,以内伤为主,尤以肝阳上亢、气血虚损及痰浊中阻为常见。前人所谓"诸风掉眩,皆属于肝""无痰不作眩""无虚不作眩"等,均是临床实践经验的总结。眩晕多系本虚标实,实指风、火、痰、瘀,虚则指气血阴阳之虚;其病变脏腑以肝、脾、肾为重点,罢三者之中,又以肝为主。

三、诊断与鉴别诊断

(一)诊断

眩晕的诊断,主要依据目眩、头晕等临床表现,患者眼花或眼前发黑,视外界景物旋转动摇不定,或自觉头身动摇,如坐舟车,同时或兼见耳鸣、耳聋、恶心、呕吐、汗出、怠懈、肢体震颤等症状。

(二)鉴别诊断

1.厥证

厥证以突然昏倒,不省人事,或伴有四肢逆冷,发作后一般常在短时内逐渐苏醒,醒后无偏瘫、失语、口眼㖞斜等后遗症。但特别严重的,也可以一蹶不复而死亡为特点。眩晕发作严重者,有欲仆或晕旋仆倒的现象与厥证相似,但一般无昏迷及不省人事的表现。

2.中风

中风以猝然昏仆,不省人事,伴有口眼㖞斜,偏瘫,失语;或不经昏仆而仅以㖞僻不遂为特征。本证昏仆与眩晕之甚者似,但其昏仆则必昏迷不省人事,且伴㖞僻不遂,则与眩晕迥然不同。

3.痫证

痫证以突然仆倒,昏不知人,口吐涎沫,两目上视,四肢抽搐,或口中如作猪羊叫声,移时苏醒,醒后一如常人为特点。本证昏仆与眩晕之甚者似,且其发作前常有眩晕、乏力、胸闷等先兆,痫证发作日久之人,常有神疲乏力,眩晕时作等症状出现,故亦应与眩晕进行鉴别。鉴别要点在于痫证之昏仆,亦必昏迷不省人事,更伴口吐涎沫,两目上视,四肢抽搐,或口中如作猪羊叫声等表现。

四、辨证分析

眩晕虽病在清窍,但与肝、脾、肾三脏功能失常有密切关系。故辨证首先分清脏腑虚实。又因病因之不同,当分清风、火、痰、瘀、虚之变。

(一)肝阳上亢

1.症状

眩晕,耳鸣,头胀痛,易怒,失眠多梦,脉弦。或兼面红、目赤、口苦、便秘尿赤,舌红苔黄,脉弦数;或兼腰膝酸软,健忘,遗精,舌红少苔,脉弦细数;甚或眩晕欲仆,泛泛欲呕,头痛如掣,肢麻震颤,语言不利,步履不正。

2.病机分析

肝阳上亢,上冒巅顶,故眩晕、耳鸣、头痛且胀,脉见弦象;肝阳升发太过,故易怒;阳扰心神,故失眠多梦;若肝火偏盛,循经上炎,则兼见面红、目赤、口苦,脉弦且数;火热灼津,故便秘尿赤,舌红苔黄;若属肝肾阴亏,水不涵木,肝阳上亢者,则兼见腰膝酸软,健忘遗精,舌红少苔,脉弦细数。若肝阳亢极化风,则可出现眩晕欲仆,泛泛欲呕,头痛如掣,肢麻震颤,语言不利,步履不正等风动之象。此乃中风之先兆,宜加防范。

（二）气血亏虚

1.症状

眩晕，动则加剧；劳累即发，神疲懒言，气短声低，面白少华，或萎黄，或面有垢色，心悸失眠，纳减体倦，舌色淡、质胖嫩、边有齿印，苔少或厚，脉细或虚大；或兼食后腹胀，大便溏薄；或兼畏寒肢冷，唇甲淡白；或兼诸失血证。

2.病机分析

气血不足，脑失所养，故头晕目眩，活动劳累后眩晕加剧，或劳累即发；气血不足，故神疲懒言，面白少华或萎黄；脾肺气虚，故气短声低；营血不足，心神失养，故心悸失眠；气虚脾失健运，故纳减体倦，舌色淡、质胖嫩、边有齿印，苔少或厚，脉细或虚大，均是气虚血少之象。若偏于脾虚气陷，则兼见食后腹胀，大便稀溏。若脾阳虚衰，气血生化不足，则兼见畏寒肢冷，唇甲淡白。

（三）肾精不足

1.症状

眩晕，精神萎靡，腰膝酸软，或遗精，滑泄，耳鸣，发落，齿摇，舌瘦嫩或嫩红，少苔或无苔，脉弦细或弱或细数。或兼见头痛颧红，咽干，形瘦，五心烦热，舌嫩红，苔少或光剥，脉细数，或兼见面色㿠白或黧黑，形寒肢冷，舌淡嫩、苔白或根部有浊苔，脉弱尺甚。

2.病机分析

肾精不足，无以生髓，脑髓失充，故眩晕，精神萎靡；肾主骨，腰为肾之府，齿为骨之余，精虚骨骼失养，故腰膝酸软，牙齿动摇；肾虚封藏固摄失职，故遗精滑泄；肾开窍于耳，肾精虚少，故时时耳鸣；肾其华在发，肾精亏虚，故发易脱落；肾精不足，阴不维阳，虚热内生，故颧红，咽干，形瘦，五心烦热，舌嫩红、苔少或光剥，脉细数。精虚无以化气，肾气不足，日久真阳亦衰，故面色㿠白或黧黑，形寒肢冷，舌淡嫩，苔白或根部有浊苔，脉弱尺甚。

（四）痰浊内蕴

1.症状

眩晕，倦怠或头重如蒙，胸闷或时吐痰涎，少食多寐，舌胖、苔浊腻或白厚而润，脉滑或弦滑，或兼结代，或兼见心下逆满，心悸怔忡；或兼头目胀痛，心烦而悸，口苦尿赤，舌苔黄腻，脉弦滑而数；或兼头痛耳鸣，面赤易怒，胁痛，脉弦滑。

2.病机分析

痰浊中阻，上蒙清窍，故眩晕；痰为湿聚，湿性重浊，阻遏清阳，故倦怠头重如蒙；痰浊中阻，气机不利，故胸闷；胃气上逆，故时吐痰涎；脾阳为痰浊阻遏，故少食多寐；舌胖、苔浊腻或白厚而润，脉滑或兼结代，均为痰浊内蕴之征。若为阳虚不化水，寒饮内停，上逆凌心，则兼见心下逆满，心悸怔忡；若痰浊久郁化火，痰火上扰则头目胀痛，口苦；痰火扰心，故心烦而悸；痰火劫津，故尿赤，苔黄腻，脉弦滑而数，均为痰火内蕴之象。若痰浊夹肝阳上扰，则兼头痛耳鸣，面赤易怒，胁痛，脉弦滑。

（五）瘀血阻络

1.症状

眩晕，头痛，或兼见健忘，失眠，心悸，精神不振，面或唇色紫暗，舌有紫斑或瘀点，脉弦涩或细涩。

2.病机分析

瘀血阻络，气血不得正常流布，脑失所养，故眩晕；时作头痛，面唇紫暗，舌有紫斑瘀点，脉弦涩或细涩,均为瘀血内阻之征;瘀血不去,新血不生,心神失养,故可兼见健忘、失眠、心悸、精神不振。

五、治疗

(一)治疗原则

眩晕之治法,以滋养肝肾、益气补血、健脾和胃为主。若肝阳上亢,化火生风者,则清之、镇之、潜之、降之;痰浊上逆则荡涤之;兼外感则表散之;兼气郁则疏理之。均为急则治标之法。且眩晕多属本虚;标实之证,故常须标本兼顾。

(二)治法方药

1.肝阳上亢

治法:平肝潜阳,清火息风。

方药:天麻钩藤饮加减。本方以天麻、钩藤平肝风治风晕为主药,配以石决明潜阳,牛膝、益母草下行,使偏亢之阳气复为平衡;加黄芩、山栀以清肝火,使肝风肝火平息;再加杜仲、桑寄生养肝肾;夜交藤、茯神以养心神、固根本。

若肝火偏盛,可加龙胆草、丹皮以清肝泄热;或改用龙胆泻肝汤加石决明、钩藤等以清泻肝火;若兼腑热便秘者,可加大黄、芒硝以通腑泄热。若肝阳亢极化风,宜加羚羊角(或羚羊角骨)、牡蛎、代赭石之属以镇肝熄风,或用羚羊角汤加减(羚羊角、钩藤、石决明、龟甲、夏枯草、生地黄、黄芩、牛膝、白芍、丹皮)以防中风变证的出现。若肝阳亢而偏阴虚者,加滋养肝肾之药,如牡蛎、龟甲、鳖甲、首乌、生地、淡菜之属。若肝肾阴亏严重者,应参考肾精不足证结合上述化裁治之。

2.气血亏虚

治法:补益气血,健运脾胃。

方药:归脾汤加减。方中黄芪、党参益气生血;白术、茯苓、炙甘草健脾益气;当归、龙眼肉养血补血;远志、酸枣仁养血安神;木香行气,使补而不滞。

若脾失健运,大便溏薄者,加炒山药、莲子肉、炒薏苡仁,以健脾止泻;若气虚兼寒,症见形寒肢冷,腹中隐痛者,加肉桂、干姜以温散寒邪;若血虚者,可加熟地、阿胶、何首乌以补血养血。

若中气不足,清阳不升,时时眩晕,懒于动作,面白少神,大便溏薄,宜补中益气,升清降浊,用补中益气汤加减。

若眩晕由失血引起者,应查清失血原因而治之。如属气不摄血者,可用四君子汤加黄芪、阿胶、白及、田三七之属;若暴失血而突然晕倒者,可急用针灸法促其复苏,内服方可用六味回阳饮;重用人参,以取血脱益气之意。

3.肾精不足

治法:补益肾精,充养脑髓。

方药:河车大造丸加减。本方以党参、茯苓、熟地、天冬、麦冬大补气血而益真元;紫河车、龟甲、杜仲、牛膝以补肾益精血;黄柏以清妄动之相火。可选加菟丝子、山萸肉、鹿角胶、女贞子、莲子等以增强填精补髓之力。

若眩晕较甚者,可选加龙骨、牡蛎、鳖甲、磁石、珍珠母之类,以潜浮阳。若遗精频频者,可选加莲须、芡实、桑螵蛸、沙苑子、覆盆子等以固肾涩精。

偏于阴虚者,宜补肾滋阴清热,可用左归丸加知母、黄柏、丹参。方中熟地、山萸肉、菟丝子、牛膝、龟甲补益肾阴;鹿角胶填精补髓;加丹参、知母、黄柏以清内生之虚热;偏于阳虚者,宜补肾助阳,可用右归丸。方中熟地、山萸肉、菟丝子、杜仲为补肾主药;山药、枸杞、当归补肝脾以助肾;附子、肉桂、鹿角胶益火助阳。可酌加巴戟天、淫羊藿、仙茅、肉苁蓉等以增强温补肾阳之力。在病情改善后,可根据辨证选用六味丸或八味丸(金匮肾气丸),较长时间服用,以固其根本。

4.痰浊内蕴

治法:燥湿祛痰,健脾和胃

方药:半夏白术天麻汤加减。本方半夏燥湿化痰,白术健脾祛湿,天麻息风止头眩为主药;其余茯苓、甘草、生姜、大枣俱是健脾和胃之药,再加橘红以理气化痰,使脾胃健运,痰湿不留,眩晕乃止。

若眩晕较甚,呕吐频作者,可加代赭石、旋覆花、胆南星之类以除痰降逆,或改用旋覆代赭汤;若舌苔厚腻水湿盛重者,可合五苓散;若脘闷不食,加白蔻仁、砂仁化湿醒胃;若兼耳鸣重听,加青葱、石菖蒲通阳开窍;若脾虚生痰者可用六君子汤加黄芪、竹茹、胆星、白芥子之属;若为寒饮内停者,可用苓桂术甘汤加干姜、附子、白芥子之属以温阳化寒饮,或用黑锡丹。

若为痰郁化火,宜用温胆汤加黄连、黄芩、天竺黄等以化痰泄热或合滚痰丸以降火逐痰。若动怒郁勃,痰、火、风交炽者,用二陈汤下当归龙荟丸,并可随证酌加天麻、钩藤、石决明等息风之药。若兼肝阳上扰者,可参用上述肝阳上亢之法治之。

5.瘀血阻络

治法:去瘀生新,行血通经。

方药:血府逐瘀汤加减。方中当归、生地、桃仁、红花、赤芍、川芎等为活血消瘀主药;枳壳、柴胡、桔梗、牛膝以行气通络,疏理气机。

若兼气虚,身倦乏力,少气自汗,宜加黄芪,且应重用(30～60克以上),以行气行血。若兼寒凝,畏寒肢冷,可加附子、桂枝以温经活血。若兼骨蒸劳热,肌肤甲错,可加丹皮、黄柏、知母。重用干地黄,去柴胡、枳壳、桔梗,以清热养阴,祛瘀生新。

若为产后血瘀血晕,可用清魂散,加当归、延胡索、血竭、没药、童便,本方以人参、甘草益气活血;泽兰、川芎活血祛瘀;荆芥理血祛风;合当归、延胡索、血竭、没药、童便等活血祛瘀药,全方具有益气活血,祛瘀止晕的作用。

六、眩晕的中医护理

(一)辨证施护

1.肝阳上亢型

(1)患者常因情绪激动而诱发眩晕,应做好说服解释工作,使患者注意克制情志变化,并努力创造幽雅和谐的养病环境,使其心情舒畅。

(2)病室应通风,光线柔和,整洁安静,避免噪音刺激。

(3)饮食以清淡为主,可多食用山楂、淡菜、紫菜、芹菜、海蜇、荸荠,香菇等,禁食辛辣、油腻及过咸之品。

(4)针刺风池、太冲、合谷或肝俞、肾俞、三阴交等穴位,可以缓解眩晕。

(5)眩晕严重时,不能起床活动,需卧床休息,做好基础护理。当眩晕缓解后,还需休息一段时间,起坐动作不宜太快,少作旋转、弯腰动作,行走时可用拐杖扶持。怕光线刺激的患者可戴太阳镜,以减少眩晕发作。

(6)保持大便通畅,必要时可给予缓泻剂。

2.肾精亏损型

(1)根据证型安排病床。阳虚者宜住温暖处,阳光充足,避免风寒;阴虚者应注意室内通风良好,光线不可过强,保持安静。

(2)使患者睡眠充足,失眠时可针刺神门、内关,或口服琥珀胶囊4粒等镇静剂。

(3)中药早晚温服。若眩晕发作有定时,可于发作前1小时服药,或能缓解症状。若伴呕吐时,可将药液浓缩,少量多次频服,必要时用鼻饲给药。

(4)饮食以营养丰富,易消化,有补益作用的食物,如黑芝麻、胡桃肉、红枣、山药、甲鱼、羊肝、猪肾等血肉有情之品。阴虚患者忌食羊肉、辛辣。

(5)针刺肾俞、肝俞、三阴交、脾俞、百会,也可耳穴埋针,疗效均可。

3.气血两虚型

(1)注意保持病室安静,温暖的环境,在做各种护理操作时动作尽量轻柔,不要碰撞或摇动床位,以免加重病情。

(2)重病患者,以卧床休息为主,康复期可安排参加户外活动,如散步、气功等体育锻炼。

(3)饮食宜少食多餐,以细软、滋补为主,鼓励患者食用种粗粮、蜂蜜、山楂、香蕉、西瓜等。

(4)针灸常用穴位有气海、三阴交、足三里、脾俞。梅花针与捏脊疗法可以改善脾胃功能,有助于患者增进食欲。

4.痰浊中阻型

(1)痰湿较盛的患者应居住在宽敞明亮、通风、干燥、温度适宜的房间。

(2)观察患者眩晕及呕吐情况。一般眩晕多为发作性,发作时视物不清,两眼发黑,轻者自觉如腾云驾雾,闭目后症状可减;重者如四周事物均在旋转,站立不稳;并伴恶心呕吐,发作数小时或数天后逐渐减轻。如眩晕渐起,其他症状持续不愈,逐渐加重,应做好病情观察记录,并通知医师。

(3)针刺中脘、丰隆、内关、风池,如眩晕严重,不省人事者,加针人中穴。

(4)可多食薏米、红小豆、西瓜、玉米、冬瓜、竹笋等清热利湿之物,禁忌甜黏、生冷、肥腻饮食。

(二)健康指导

(1)因本病每遇疲劳、郁怒等诱因而反复发作,故应使患者注意劳逸结合,动静结合,节制房事,戒烟酒,养成起居规律的良好习惯。

(2)病愈后仍需注意饮食调养,以清淡可口为宜,禁忌酗酒和辛辣刺激性食物。

(3)眩晕恢复后,仍不宜从事高空作业,避免游泳,观水、乘船及作各种旋转度大的动作和游戏,必要时可先服茶苯海明、清眩丸等药物或用胶布、麝香虎骨膏贴脐,预防眩晕发作。

(4)坚持体育锻炼,选择适当运动方法,如静功、松劲功、太极拳等,以达到调节周身气血,逐渐恢复受损脏腑功能,减轻症状的目的。

(5)定期检查血压情况,发现异常变化应及早治疗。

(孔祥华)

第三节 神 昏

神昏是以神志丧失且不易逆转为特征的一种病证,又称昏迷、昏不知人,昏谵、昏愦等。

神昏有程度不同，现代医学分为轻、中、重三度。中医虽未明确分度标准，但从所用术语含义来看，大致有轻重之别。轻者称神志蒙眬，时清时昧，重者昏谵、神昏、昏不识人、不知与人言等，最重者常称昏愦，或其状如尸、尸厥等。

神昏只是一个症，不作为病证名称理解，是很多疾病发展到危重阶段时所出现的一个共同病理反映。

现代医学中的昏迷，是由于大脑皮层和皮下网状结构发生高度抑制，脑功能严重障碍的一种病理状态。由急性传染性疾病、感染性疾病、内分泌及代谢障碍性疾病、水电解质平衡紊乱、中毒、物理性损害等引起的昏迷，可参照中医神昏辨证论治。

一、病因病机

（一）阳明腑实

感受寒邪，或温热、湿热之邪，入里化热，热与糟粕相合，结于胃肠，浊气上熏于心，扰于神明而神昏谵语。《伤寒论》中的神昏谵语，皆因阳明腑实所致。正如陆九芝所说："胃热之甚，神为之昏，从来神昏之病；皆属胃家"。温病中因阳明腑实而致昏迷的记载亦颇多。如《温病条辨·中焦篇》第六条："阳明温病，面目俱赤，肢厥，甚则通体皆厥，不瘛疭，但神昏，不大便七八日以外，小便赤，脉沉伏，或并脉亦厥，胸腹坚满，甚则拒按，喜凉饮者，大承气汤主之"。《温热病篇》第六条："湿热证，发痉，神昏笑妄，脉洪数有力，开泄不效者，湿热蕴结胸膈，宜仿凉膈散，若大便数天不通者，热邪闭结胃肠，宜仿承气急下之例"。阳明腑实是热性病发生昏迷的重要因素，因而通下法在救治昏迷患者中占有重要位置。

（二）热闭心包

热闭心包而产生昏迷的理论，是温病学首创，是温病学的一大贡献。除伤寒阳明腑实所造成的神昏之外，又提出了热闭心包的理论，为救治神昏开辟了新的途径。热闭心包有两个传变途径，一是逆传，由卫分证不经气分，而直陷心营，阻闭心包，使神明失守而昏迷。这种逆传，往往是由于所感受有温热之邪毒力太盛，或素体阴虚，外邪易于内陷，或误治引起内陷，这就是叶天士所说的"逆传心包"。另一个传变途径是顺传，由卫分经气分，再传入心营而出现神昏，这种昏迷虽较逆传者出现较晚，但是由于邪热不解，对阴液的耗伤较重。

（三）湿热酿痰蒙蔽心包

感受湿热之邪，湿热交蒸酿痰，痰浊蒙蔽心包，心明失守而神昏。这是叶天士所说的"湿与温合，蒸郁而蒙蔽于上，清窍为之壅塞，浊邪害清也"。

湿为阴邪，热为阳邪，湿遏则热伏，热蒸则湿横，湿热郁蒸，最易闭窍动风，所以薛生白在《湿热病篇》中说"是证最易耳聋干呕，发痉发厥"，《湿热病篇》全篇中有许多条都记载了昏厥的症状。《温病条辨·上焦篇》第四十四条亦有："湿温邪入心包，神昏肢厥"的记载。至于吸收秽浊之气而昏迷者，亦有称为发痧者，其实质也是湿热秽浊之邪，如《温病条辨·中焦篇》第五十六条："吸受秽湿，三焦分布，热蒸头胀，身痛呕逆，小便不通，神识昏迷，舌白不渴……"《湿温病篇·十四条》"温热证，初起即胸闷不知人，瞀乱大叫痛，湿热阻闭中上二焦……"皆是由湿热秽浊之气而致昏迷者。

（四）瘀热交阻

由于湿热之邪入营血，煎熬阴液，则血行凝涩而成瘀血。热瘀交阻于心窍而神昏。或素有瘀血在胸膈，加之热邪内陷，交阻于心窍，亦可发生神昏，正如叶天士所说"再有热传营血，其人素有瘀伤宿血在胸膈中,挟热而搏,其舌必紫而暗,扣之湿,当加入散血之品,如琥珀、丹参、桃仁、丹皮等。不尔,瘀血与热为伍,阻遏正气,遂变如狂发狂之证"。何秀山亦说:"热陷包络神昏,非痰迷心窍,即瘀阻心窍"(《重订通俗伤寒论》犀地清络饮,何秀山按)。

"热入血室"及"下焦蓄血"所产生的昏迷谵狂,其机理与瘀血交阻相似,只是交阻的部位不同而已。热入血室在胞宫,下焦蓄血者在膀胱(部位尚有争议),热入血室者,乃妇人于外感热病过程中,经水适来适断,热邪乘虚陷入血室,与血搏结,瘀热冲心,扰于神明,遂发昏狂,正如薛生白于《湿热病篇》第三十二条所说:"湿热证,经水适来,壮热口渴,谵语神昏,胸腹痛,或舌无苔,脉滑数,邪陷营分,宜大剂犀角、紫草、茜草、贯众、连翘、鲜菖蒲、银花露等味。"

伤寒下焦蓄血者,是因为太阳表证不解,热邪随经入腑,与血搏结而不行,瘀热冲心,扰乱神明,其人发狂。如《伤寒论》所说:"太阳病六七日,表证仍在,反不结胸,其人发狂者,以热在下焦,少腹当鞭满,小便自利者,下血乃愈,抵当汤主之"。

瘀热交阻的部位,虽然有在心、在胸膈、在下焦、在胞宫之异,但因心主血脉,血分之瘀热,皆可扰于心神而发昏谵或如狂发狂,其病机有共同之处。

(五)气钝血滞

外邪入里化热,病久不解,必伤于阴,络脉凝瘀,阴阳两困,气钝血滞,灵机不运,神识昏迷、呆顿。这种昏迷,薛生白在《湿热病篇》第三十四条中阐述得很清楚。他说:"湿热证,七八日,口不渴,声不出,与饮食也不欲,默默不语,神识昏迷,进辛开凉泄、芳香逐秽,俱不效,此邪入厥阴,主客浑受,宜仿吴又可三甲散,醉地鳖虫、醋炒鳖甲、土炒穿山甲、生僵蚕、柴胡、桃仁泥等味"。薛生白在本条自注中,对气钝血滞的昏迷又作了进一步的解释,他说:"暑热先伤阳分,然病久不解,必及于阴,阴阳两困,气钝血滞而暑湿不得外泄,遂深入厥阴,络脉凝瘀,使一阳不能萌动,生气有降无升,心主阻遏,灵气不通,所以神不清而昏迷默默也。破滞破瘀,斯络脉通而邪得解矣。"这种昏迷,在热病后期的后遗症多见,表现昏迷或呆痴、失语等。

(六)心火暴盛

素体肝肾阴虚,加之五志过极,或嗜酒过度,或劳逸失宜,致肝阳暴涨,阳升风动,心火偏亢,神明被扰,瞀乱而致昏迷。这一病机是由刘河间所倡导,他在《素问玄机原病式·火类》中说:"由于将息失宜,而心火暴甚,肾水虚衰,不能制之,则阴虚阳实,而热气拂郁,心神昏冒,筋骨不用,而卒倒无知也,多因喜怒思悲恐之五志有所过极而卒中者,由五志过极,皆为热甚故也。"

(七)正虚邪实

正气不足,邪气乘之,神无所倚而致昏迷,《灵枢·九宫八风篇》中说:"其有三虚而偏中于邪风,则为击仆偏枯矣,"击仆即卒然昏仆,如物击之速。《金匮要略·中风历节篇》说:"络脉空虚,贼邪不泻……入于腑,即不识人,邪入于脏,舌即难言,口吐涎"不识人,即昏迷之谓。《东垣十书·中风辨》说:"有中风者,卒然昏愦,不省人事,痰涎壅盛,语言蹇涩等证,此非外来风邪,乃本气自病也。"东垣之论,以气虚为主。

(八)痰蔽清窍

脾失健运,聚湿生痰,痰郁化热,蒙蔽清窍,猝然昏仆。

对中风昏仆,朱丹溪以痰立论,他在《丹溪心法·中风篇》说:"中风大率主血虚有痰,治痰为先,次养血行血"。

(九)肝阳暴涨,上扰清窍

暴怒伤肝,肝阳暴涨,气血并走于上,或夹痰火,上扰清窍,心神昏冒而卒倒不知。《素问·生气通天论》曰："阳气者,大怒则形气绝,而血菀于上,使人薄厥"。《素问·调经论》曰："血之与气,并走于上,则为大厥,厥则暴死,气复返则生,不返则死"。张山雷根据上述经文加以阐发,著《中风斠诠》,强调镇肝潜阳,摄纳肝肾,故以"镇摄潜阳为先务,缓则培其本"。

二、诊断要点

(一)临床表现

临床神识不清,不省人事,且持续不能苏醒为特征。患者的随意运动丧夫,对周围事物如声音、光等的刺激全无反应。

(二)鉴别诊断

(1)与癫痫鉴别:癫痫,卒然仆倒,昏不知人,伴牙关紧闭、四肢抽搐、僵直,发作片刻又自行停止,复如常人,并有反复发作,每次发作症状相似的特点。而昏迷,可伴抽搐,亦可无抽搐僵直,一旦昏迷后,非经治疗则不易逆转,且无反复发作史。

(2)与厥证鉴别:厥证,发作呈突然昏仆,常伴四肢厥冷,少有抽搐,短时间即可复苏,醒后无偏瘫、失语、口眼㖞斜等后遗症。且每次发作都有明显诱因,如食厥之因于食,酒厥之因于酒,暑厥之因于暑,气厥之因于气等。昏迷除外伤外,都是在原发病恶化的基础上发生的,神志复苏以后,原发病仍然存在。

(3)与脏躁鉴别:脏躁往往在精神刺激下突然发病,多发于青壮年妇女,可表现为抽搐、失语、瘫痪、暴喑等多种状态,发作时神志不丧失,可反复发作,发作后常有情感反应,如哭笑不能抑制,或忧郁寡欢等,每次发作大致相似,与昏迷可资鉴别。

三、辨证论治

(一)闭证

1.热陷心包

主证:昏愦不语,灼热肢厥,或伴抽搐、斑疹、出血、便干溲赤、面赤目赤,可因邪气大盛、正气不支而身热骤降、四肢厥冷、大汗淋漓、面色苍白。舌干绛而塞,脉细数而疾,或细数微弱。

治法:清心开窍,泄热护阴。

方药:清营汤加减。水牛角 30~50 g(先煎),生地黄、玄参、麦冬、丹参、连翘各 15 g,竹叶心 6 g,黄连 10 g,甘草 6 g。水煎服。

加减:抽搐者加羚羊角 5 g(先煎),钩藤 20 g,地龙 15 g。

2.阳明热盛

主证:身热大汗,烦渴引饮,躁扰不安,渐至谵语神昏,四肢厥冷,面赤目赤。若成阳明腑实证,则大便鞭结,腹部坚满。舌红苔黄,脉洪大。甚则舌苔黄燥或干黑起芒刺,脉沉实或沉小而躁疾。

治法:清气泄热。

方药:大承气汤。大黄 15 g,芒硝、枳实各 12 g,厚朴 10 g,水煎服。加减:口渴引饮者,加石膏 30 g、知母 15 g。

3.湿热酿痰,蒙蔽心窍

主证:神志蒙眬或时清时昧,重者亦可昏愦不语,少有狂躁,身热不扬,午后热甚,胸脘满闷。舌红苔黄腻,脉濡滑或滑数。

治法:宣扬气机,化浊开窍。

方药:菖蒲郁金汤加减。石菖蒲、郁金各15 g,栀子、连翘、牛蒡子、牡丹皮、菊花各12 g,竹沥适量(冲服),姜汁适量(冲服),玉枢丹1粒(研冲)。水煎服。

4.瘀热交阻

主证:昏谵或狂,胸膈窒塞疼痛拒按,身热夜甚,唇甲青紫。下焦蓄血者,少腹硬满急结,大便鞭,其人如狂。热入血室者,经水适来适断,谵语如狂,寒热如疟。舌绛紫而润,或舌蹇短缩,脉沉伏细数。

治法:清热化瘀,通络开窍。

方药:犀地清络饮。犀角汁20 mL(冲),粉丹皮6 g,青连翘4.5 g(带心),淡竹沥60 mL(和匀),鲜生地24 g,生赤芍4.5 g,桃仁9粒(去皮),生姜汁2滴(同冲),鲜茅根30 g,灯芯草1.5 g,鲜石菖蒲汁10 mL(冲服)。

5.气钝血滞

主证:大病之后,神情呆痴,昏迷默默,口不渴,声不出,与饮食亦不欲,语言蹇涩,肢体酸痛拘急,胁下锥刺,肌肉消灼。舌黯,脉沉涩。

治法:破滞化瘀,通经活络。

方药:通经逐瘀汤。刺猬皮9 g,薄荷9 g,地龙9 g,皂刺6 g,赤芍6 g,桃仁6 g,连翘9 g,金银花9 g。

加减:血热,加山栀、生地;风冷,加麻黄、桂枝;虚热,加银柴胡、地骨皮;喘咳,加杏仁、苏梗。

6.五志过极,心火暴盛

主证:素有头晕目眩,卒然神识昏迷,不省人事,肢体僵直抽搐,牙关紧闭,两手握固,气粗口臭,喉中痰鸣,大便秘结。舌红苔黄腻,脉弦滑而数。

治法:凉肝熄风,清心开窍。

方药:镇肝熄风汤。怀牛膝30 g,生赭石30 g,川楝子6 g,生龙骨15 g,生牡蛎15 g,生龟板15 g,生杭芍、玄参、天冬各15 g,生麦芽、茵陈各6 g,甘草4.5 g。

7.痰浊阻闭

主证:神识昏朦,痰声辘辘,胸腹痞塞,四肢欠温,面白唇暗。舌淡苔白腻,脉沉缓滑。

治法:辛温开窍,豁痰熄风。

方药:涤痰汤送服苏合香丸。半夏、胆星、橘红、枳实、茯苓、人参、菖蒲、竹茹、甘草、生姜、大枣。

(二)脱证

1.亡阴

主证:神昏舌强,身热汗出,头汗如洗,四肢厥冷,喘促难续,心中憺憺,面红如妆,唇红而艳。舌绛干萎短,脉虚数或细促。

治法:救阴敛阳。

方药:生脉散加味。人参12 g(另炖),麦冬20 g,五味子、山萸肉各15 g,黄精、龙骨、牡蛎各30 g。水煎服。

2.阳脱

主证:神志昏迷,目合口开,鼻鼾息微,手撒肢厥,大汗淋漓,面色苍白,二便自遗,唇舌淡润,甚则口唇青紫,脉微欲绝。

治法：回阳救逆。

方药：参附汤。人参 15 g，制附子 12 g。水煎服。

四、预后预防

(一)预后

(1)昏迷患者，可以红灵丹、通关散等搐鼻取嚏，有嚏者生，无嚏者死，为肺气已绝。

(2)正衰昏迷，寸口脉已无，趺阳脉尚存者，为胃气未败，尚可生；若趺阳脉已无，为胃气已绝，胃气绝者死。

(3)厥而身温汗出，入腑者吉；身冷唇青，入脏者凶，指甲青紫者死。或醒或未醒，或初病或久病；忽吐出紫红色者死。

(4)口干、手撒、目合、鼻鼾、遗溺，为五脏绝，若已见一二症，惟大剂参、附，兼灸气海、丹田，间有活者。

(5)若高热患者，突然出现体温骤降，冷汗淋漓，四肢厥冷，脉微欲绝者，为邪气太盛，正气不支而亡阳，先急予参、附回阳。待阳复后可复热，当转而清热解毒。不可固守原方，继续扶阳。

(二)预防调护

(1)本病预防主要是及时治疗各种可引起神昏的病证，防止其恶化。

(2)神昏不能进食者，可用鼻饲，给予足够的营养，并输液吸氧等。

(3)神昏患者应定期翻身按摩，及时作五官及二便的清洁护理等。

五、神昏的中医护理

(一)护理评估

(1)生命体征、神志、瞳孔等变化。

(2)既往史、现病史和服药史。

(3)生活方式、排泄状况。

(4)心理-社会状况。

(5)辨证：闭证(阳闭、阴闭)、脱证。

(二)护理要点

1.一般护理

(1)按中医内科急症一般护理常规进行。

(2)保持呼吸道通畅，患者取仰卧位，去枕，举颌仰额位。有呕吐者头偏向一侧，以防窒息。随时吸出咽喉部分泌物及痰涎。

(3)中暑神昏患者，应将其放置在阴凉通风的病室；烦躁不安者，加床挡或用约束带妥善约束，防止发生意外；有义齿者应取下；抽搐者用牙垫或包有纱布的压舌板置于上下齿之间，防止舌咬伤。

(4)四肢厥冷者，注意肢体的保暖，严防冻伤、烫伤。伴有肢瘫者，保持肢体功能位，定时翻身。

(5)遵医嘱留置导尿，记录 24 小时出入量。

(6)加强口腔、眼睛、皮肤护理。可用盐水或中药口腔护理；不能闭目者，覆盖生理盐水湿纱布；保持皮肤清洁，定时翻身、拍背，预防压疮的发生。

2.病情观察,做好护理记录

(1)遵医嘱设专人护理,做好危重患者护理记录。

(2)密切观察体温、脉搏、呼吸、血压、神志、瞳孔、面色、肢温、汗出、二便等情况,

(3)出现异常,立即报告医师,配合抢救。

(4)出现昏迷程度加深、高热、抽搐、呕吐、出血、黄疸等,立即报告医师,配合抢救。

3.给药护理

严格遵医嘱用药。

4.饮食护理

(1)遵医嘱鼻饲,保证足够的营养及水分。

(2)保持大便通畅,遵医嘱给予通便药或按摩腹部。

5.情志护理

患者若清醒之时,易产生恐惧、紧张、求生等心理变化,应为患者创造一个安全、舒适的治疗与康复氛围,避免不良的精神刺激。

6.临证(症)施护

(1)气息急促、面色青紫、肢体抽搐者,应遵医嘱给予吸氧,随时吸出气道的分泌物。

(2)神昏高热者,遵医嘱给予针刺治疗。

(3)脱证亡阳者,遵医嘱迅速给药,注意保暖。

(4)突然昏迷、口噤手握、牙关紧闭、不省人事者,遵医嘱针刺人中等穴。

(5)谵语狂躁、大便秘结者,遵医嘱鼻饲中药通便,必要时灌肠。

(6)尿潴留者可按摩膀胱区或遵医嘱行导尿术。

(三)健康指导

(1)保持情绪稳定乐观,避免各种诱发因素。

(2)平素起居有常,作息定时,避免过劳。

(3)注意饮食调摄,做到饮食有节,进食清淡、营养丰富、易消化之食物,忌食肥甘、油腻、生冷、烟酒之品。保持大便通畅。

(4)积极防治有关的感染性疾病;加强原发病如高血压、动脉粥样硬化症、糖尿病等的治疗;避免药物中毒,预防中暑、烫伤等意外。

(5)根据自身的具体情况,采取适当的体育锻炼。

(孔祥华)

第四节 痫 病

痫病是指以短暂的感觉障碍,肢体抽搐,意识丧失,甚则仆倒,口吐涎沫,两目上视或口中怪叫,移时苏醒,醒后如常人为主要临床表现的一种反复发作性神志异常的病证。俗称"羊痫风""痫厥""胎病"。尤以青少年多发,男性多于女性。

痫病的有关论述首见于《内经》,如《灵枢·癫狂》记有:"癫疾始生,先不乐,头重痛,视举,目赤,甚作极,已而烦心"。此后历代医家对其病因、症状及治疗都有丰富的论述。

《难经·五十九难》云："癫疾始发,意不乐,僵仆直视,其脉三部阴阳俱盛是也。"巢元方《诸病源候论》中将不同病因引起的痫病,分为风痫、惊痫、食痫、痰痫等,描述其发作特点为"痫病……醒后又复发,有连日发者,有一天三五发者"。陈无择《三因极一病证方论·癫痫方论》指出:"癫痫病皆由惊动,使脏气不平,郁而生涎,闭塞诸经,厥而乃成。或在母胎中受惊,或少小感风寒暑湿,或饮食不节,逆于脏气"。朱丹溪《丹溪心法·痫》:"无非痰涎壅塞,迷乱心窍。"《古今医鉴·五痫》指出:"夫痫者有五等,而类五畜,以应五脏,发则卒然倒仆,口眼相引,手足搐搦,背脊强直,口吐涎沫,声类畜叫,食顷乃苏"。以上论述指出了惊恐、饮食不节、母腹中受惊、偶感风寒、痰涎等是致痫的主要病因。

《证治准绳·痫》指出痫病与卒中、痉病等病证的不同:"痫病仆时口中作声,将醒时吐涎沫,醒后又复发,有连日发者,有一天三五发者。中风、中寒、中暑之类则仆时无声,醒时无涎沫,醒后不再复发。痉病虽亦时发时止,然身强直反张如弓,不如痫之身软,或如猪犬牛羊之鸣也。"

对于本病治疗,《扁鹊心书》记载:"痫,中脘灸五十壮"。《备急千金要方》:"痫之为病,目反、四肢不举,灸风府……又灸项上、鼻人中、下唇承浆,皆随年壮"。《临证指南医案·癫痫》:"痫之实者,用五痫丸以攻风,控涎丸以劫痰,龙荟丸以泻火;虚者,当补助气血,调摄阴阳,养营汤、河车丸之类主之。"王清任则认为痫病的发生与元气虚"不能上转入脑髓"和脑髓瘀血有关,并创龙马自来丹、黄芪赤风汤治之。

现代医学的癫痫病,出现痫病的临床表现时,可参考本节进行辨证论治。

一、病因病机

痫病之发生,多由先天因素,七情所伤,痰迷心窍,脑部外伤或其他疾病之后造成脏腑功能失调,气机逆乱,阴阳失衡,元神失控所致,而尤以痰邪作祟最为重要。心脑神机失用为本,风、痰、火、瘀致病为标,先天遗传与后天所伤是两大致病因素。

(一)先天因素

痫病始于幼年者,与先天因素密切相关。先天因素有两方面:一是如《素问·奇病论》中所说的"因未产前腹内受损……或七情所致伤胎气";二是父母禀赋不足,或父母本身患癫痫,导致胎儿精气不足,影响胎儿发育,出生后,小儿脏气不平,易生痰生风,导致痫病发作。

(二)七情失调

主要责之于惊恐。由于突受大惊大恐,"惊则气乱""恐则气下",造成气机逆乱,进而损伤肝肾,致使阴不敛阳而生热生风,痫病发作。小儿脏腑娇嫩,元气未充,神气怯弱,或素蕴风痰,更易因惊恐而发生本病。正如《三因极一病证方论·癫痫叙论》指出"癫痫病,皆由惊动,使脏气不平"。

(三)痰迷心窍

过食醇酒厚味,以致脾胃受损,精微不布,湿浊内聚成痰;或劳伤思虑,脏腑失调,气郁化火,火热炼液成痰,一遇诱因,痰浊或随气逆,或随风动,蒙蔽心窍,壅塞经络,从而发生痫证。即如《丹溪心法》指出的"无非痰涎壅塞,迷闷孔窍",故有"无痰不作痫"之说。

(四)脑部外伤

由于跌仆撞击,或出生时难产,均能导致颅脑受伤。外伤之后,气血瘀阻,血流不畅则神明遂失;筋脉失养,则血虚动风而发病。

此外,或因六淫之邪所干,或因饮食失调,或患他病之后,均可致脏腑受损,积痰内伏,一遇劳作过度,生活起居失于调摄,遂致气机逆乱而触动积痰,痰浊上扰,闭塞心窍,壅塞经络,发为痫病。

痫病病位主要责之于心肝,而与五脏均有关联。本病的发生,主要是由于风、火、痰、瘀等病理因素导致心、肝、脾、肾脏气失调,引起一时性阴阳紊乱,气逆痰涌,火炎风动,蒙蔽清窍,心脑神机失用所致。其中,心脑神机失用为本,风、火、痰、瘀致病为标,病理因素又总以痰为主。

二、诊断要点

(一)症状

(1)任何年龄、性别均可发病,但多在儿童期、青春期或青年期发病,多因先天因素或有家族史,每因惊恐、劳累、情志过极、饮食不节、头部外伤等诱发。

(2)痫病大发作,突然昏倒,不省人事,两目上视,四肢抽搐,口吐涎沫,或有异常叫声,移时苏醒,醒后除疲乏无力外,一如常人。

(3)痫病小发作,突然呆木,瞬间意识丧失,面色苍白,动作中断,手中物件落地,或头突然向前下垂,两目上视,多在数秒至数分钟恢复,清醒后对上述症状全然无知等。

(4)局限性发作可见多种形式,如口、眼、手等局部抽搐,而无突然昏倒,或凝视,或无语言障碍,或无意识动作等,多在数秒至数分钟即止。

(5)发作前可有眩晕胸闷等先兆。

(二)检查

脑电图呈阳性反应,必要时做脑 CT、MRI 等相应检查,有助于诊断。

三、鉴别诊断

(一)中风

痫病重证应与中风相鉴别。痫证重证与中风均有突然仆倒,不省人事的主证,但痫证无半身不遂、口眼㖞斜等症,且醒后一如常人;而中风亦无痫证之口吐涎沫、两目上视或口中怪叫等症,醒后遗留偏瘫等后遗症状。

(二)厥证

两者均无后遗症,厥证除见突然仆倒,不省人事主证外,还有面色苍白,四肢厥冷,但无口吐涎沫,两目上视,四肢抽搐和口中怪叫之见症,临床上亦不难区别。

四、辨证

痫病主要辨别发病持续时间和间隔时间的长短,一般持续时间长则病重,时间短则病轻;间隔时间长则病轻,时间短则病重。确定病性属风、痰、热、瘀,辨证施治。

(一)发作期

1.阳痫

证候:病发前多有眩晕,头痛而胀,胸闷乏力,喜欠伸等先兆症状,或无明显症状,旋即仆倒,不省人事,面色潮红或紫红,牙关紧闭,两目上视,项背强直,四肢抽搐,口吐涎沫或喉中痰鸣,或发怪叫,移时苏醒,除感疲乏、头痛外,一如常人,舌质红,苔黄腻,脉弦数或弦滑。

分析:此为癫痫大发作。先天不足或肝火偏旺,郁久化热,火动生风,煎熬津液,结而为痰,痰火阻闭心窍,则发痫病典型症状;舌红、苔黄腻,脉弦滑或弦数,均为痰热壅盛之象。

2.阴痫

证候:发痫则面色晦暗青灰而黄,手足清冷,双眼半开半合,昏聩偃卧,手足拘急,或抽搐时作,口吐涎沫,一般口不啼叫,或声音微小,或仅为呆木无知,不闻不见,不动不语,或动作中断,手中物件落地;或头突然向前倾下,又迅速抬起;或二目上吊数秒乃至数分钟即可恢复,病发后对上述症状全然无知,多一天频作十数次或数十次,醒后周身疲乏,或如常人,舌质淡,苔白腻,脉多沉细或沉迟。

分析:此为癫痫发作不典型者或癫痫小发作。饮食劳倦,脾胃受损,精微不布,湿浊内聚成痰;或久病不愈,气血亏虚,脏腑失调,痰湿内结,上蒙清窍,而致痫病诸证,痰湿尚未化热,故无热象;瘛疭频发,耗伤气血,故醒后周身疲乏;舌脉俱为痰湿之象。

（二）休止期

1.痰火扰神

证候:急躁易怒,心烦失眠,气高息粗,痰鸣辘辘,口苦咽干,便秘溲黄,病发后,病情加重,甚则彻夜难眠,目赤,舌红,苔黄腻,脉多沉弦滑而数。

分析:过食醇酒厚味,聚湿成痰,痰浊郁久化热或肝郁化火,炼液为痰,痰火上扰清窍心神,故见急躁易怒,心烦失眠,气高息粗,痰鸣辘辘,口苦,甚则彻夜难眠,目赤;痰热伤津则咽干,便秘溲黄;舌脉俱为痰热之象。

2.风痰闭阻

证候:发病前后多有眩晕、胸闷乏力等先兆症状,发作时猝然仆倒,昏不识人,喉中痰鸣,口吐白沫,手足抽搐,舌质红,苔白腻,脉多弦滑有力。

分析:痰浊上扰,清阳不展,则发作前后常有眩晕、胸闷乏力等症;肝风内动,肝气不畅,则情志不舒;风痰上涌,则痰多;苔白腻,脉滑,均为肝风挟痰浊之象。

3.心脾两虚

证候:反复发痫不愈,神疲乏力,面色无华,身体消瘦,纳呆便溏,舌质淡,苔白腻,脉沉弱。

分析:反复发痫不愈,耗伤气血,不能濡养全身,上充于面,故神疲乏力,面色无华,身体消瘦;后天之本不运,则纳呆便溏;舌脉均为气血耗伤,痰浊留滞之象。

4.肝肾阴虚

证候:痫证频作,神思恍惚,面色晦暗,头晕目眩,两目干涩,耳轮焦枯不泽,健忘失眠,腰膝酸软,大便干燥,舌红苔薄黄,脉沉细而数。

分析:先天不足,或突受惊恐,造成气机逆乱,进而损伤肝肾,或痫证频发而耗伤肝肾,致使阴不敛阳,虚风内动,故痫证频作;肝肾精血不能上充,而脑为髓之海,肝开窍于目,肾开窍于耳,故神思恍惚,面色晦暗,头晕目眩,两目干涩,耳轮焦枯不泽,健忘失眠;肾虚则腰膝酸软;精血不足则阴液亏虚,肠道失濡,故见大便干燥;舌脉均为阴虚有热之象。

5.瘀阻清窍

证候:平素头晕头痛,常伴单侧肢体抽搐,或一侧面部抽动,颜面口角青紫,舌质暗红或有瘀斑,舌苔薄白,脉涩或弦。多继发于颅脑外伤、产伤、颅内感染性疾病或先天脑发育不全。

分析:瘀血阻窍或颅脑外伤等致平素头痛头晕,脑络闭塞,脑神失养,气血失调而肝风内动,痰随风动,常伴单侧肢体抽搐;风痰闭阻,心神被蒙,痰蒙清窍故而发病,舌苔脉象均为瘀血阻络之象。

五、治疗

本病治疗宜分标本虚实。频繁发作,以治标为主,着重清肝泻火,豁痰熄风,开窍定痫;平时则补虚以治其本,宜益气养血,健脾化痰,滋补肝肾,宁心安神。

(一)中药治疗

1.发作期

(1)阳痫。

治法:开窍醒神,清热涤痰熄风。

处方:黄连解毒汤或以此方送服定痫丸。

方中以黄芩、黄连、黄柏、栀子苦寒直折,清泻上、中、下三焦之火。定痫丸源于《医学心悟》,有豁痰开窍,熄风止痉之功。方中贝母、胆南星苦凉性降,用以清化热痰,其中贝母甘润,使苦躁而不伤阴;半夏燥湿化痰;天麻熄风化痰。可加全蝎、僵蚕以助天麻熄风止痉之功;朱砂、琥珀镇静安神;石菖蒲、远志宁心开窍。

(2)阴痫。

治法:开窍醒神,温化痰涎。

处方:五生饮加减。

方以生南星、生半夏、生白附子辛温燥湿祛痰;半夏降逆散结;川乌大辛大热,散寒除滞;黑豆补肾利湿。可加二陈汤以健脾除痰。

兼气虚者,加党参、黄芪、白术以补气;血虚者,加当归、丹参、夜交藤养血而不滋腻。

2.休止期

(1)痰火扰神。

治法:清肝泻火,化痰开窍。

处方:当归龙荟丸加减。

方中以龙胆草、青黛、芦荟直入肝经而泻肝火;大黄、黄连、黄芩、黄柏、栀子苦寒而通泻上、中、下三焦之火,其中尤以大黄推陈致新,降逆而不留邪,涤痰散结;配木香、麝香辛香走窜,通窍而调气,使清热之力益彰,又恐苦寒之药太过,以当归和血养肝。诸药相合,使痰火得泻,气血宣通,阴阳调顺,神安志宁而病向愈。可加茯苓、姜半夏、橘红,健脾益气化痰,以宏药力。

若大便秘结较重者,可加生大黄;若痰黏者可加竹沥水。

(2)风痰闭阻。

治法:平肝熄风,豁痰开窍。

处方:定痫丸。

方中天麻、全蝎、僵蚕平肝熄风止痉;川贝母、胆南星、姜半夏、竹沥、石菖蒲涤痰开窍而降逆;琥珀、茯神、远志、辰砂镇心安神定痫;茯苓、陈皮健脾益气化痰;丹参理血化瘀通络。

若痰黏不利者,加瓜蒌;痰涎清稀者加干姜、细辛;若纳呆者可加白术、茯苓。

(3)心脾两虚。

治法:补益气血,健脾宁心。

处方:六君子汤合温胆汤加减。

方中以四君子汤健脾益气;陈皮、半夏、竹茹化除留滞之痰;枳实行气散结;姜枣养胃而调诸药。可加远志、枣仁、夜交藤以宁心安神。

若食欲缺乏加神曲、山楂、莱菔子行气消食导滞。若体虚不盛,可酌加僵蚕、蜈蚣熄风化痰、通络止痉;便溏者加焦米仁、炒扁豆、炮姜等健脾止泻。

(4)肝肾阴虚。

治法:滋养肝肾,平肝熄风。

处方:大补元煎加减。

方中以人参、炙甘草、熟地黄、枸杞子、山药、当归、山茱萸、杜仲益气养血,滋养肝肾;可加鹿角胶、龟板胶养阴益髓;牡蛎、鳖甲滋阴潜阳。

若心中烦热者,可加竹叶、灯芯草;大便秘结甚者,可加火麻仁、肉苁蓉。

(5)瘀阻清窍。

治法:活血祛瘀,洗风通络。

处方:通窍活血汤加减。

方中赤芍、川芎、桃仁、红花活血祛瘀;麝香、老葱,通阳开窍,活血通络;地龙、僵蚕、全蝎熄风定痫。

若兼痰热,可加竹沥、胆南星;兼肝火上扰,加菊花、石决明;兼阴虚,加麦冬、鳖甲;兼心肾亏虚,加党参、枸杞、熟地黄。

(二)针灸治疗

1.发作期

(1)基本处方:水沟、后溪、合谷、太冲、腰奇。

水沟属督脉,后溪通督脉,二穴合用,通督调神;合谷配太冲,合称"四关",可开关启闭;腰奇是治疗癫痫的经外奇穴。

(2)加减运用:主要有以下几种。

阳痫:加十宣或十二井穴(选3~5穴)点刺出血,以清热泻火、开关启闭。余穴针用泻法。

阴痫:加足三里、关元、三阴交以益气养血、温化痰饮,针用补法。余穴针用平补平泻法。

病在夜间发作:加照海以调阴跷。诸穴针用平补平泻法。

病在白昼发作:加申脉以调阳跷。诸穴针用平补平泻法。

2.休止期

(1)基本处方:百会、大椎、风池、腰奇。百会、大椎同经相配,通督调神;风池位于头部,为脑之分野,足少阳经别贯心,经脉交会至百会,可疏调心脑神机;腰奇是治疗癫痫的经外奇穴。

(2)加减运用:主要有以下几类。①痰火扰神证:加行间、内关、合谷、丰隆以豁痰开窍、清热泻火,针用泻法。余穴针用平补平泻法。②风痰闭阻证:加本神、太冲、丰隆以平肝息风、豁痰开窍。诸穴针用泻法。③心脾两虚证:加心俞、脾俞以补益心脾、益气养血。诸穴针用补法。④肝肾阴虚证:加肝俞、肾俞、太溪以补益肝肾、潜阳安神,针用补法。余穴针用平补平泻法。⑤瘀阻清窍证:加太阳、膈俞以活血化瘀,太阳刺络出血。余穴针用泻法。

(3)其他:有以下两类疗法。①耳针疗法:取脑、神门、心、枕、脑点,每次选2~3穴,毫针强刺激,留针30分钟,间歇捻针,隔天1次。或埋揿针,3~4天换1次。②穴位注射疗法:取足三里、内关、大椎、风池,每次选用2~3穴,用维生素 B_1 注射液,每穴注射0.5 mL。

六、痫病的中医护理

(一)证候施护

1.意识障碍

(1)密切观察神志、瞳孔、心率、血压、呼吸、汗出等生命体征等变化,及时报告医师,配合抢救。

(2)保持病室空气流通,温湿度适宜,保持安静,避免人多惊扰。

(3)取适宜体位,保持呼吸道通畅等。

(4)定时更换体位,保持四肢良肢位,予温水擦浴 2 次/天,保持局部气血运行,预防压疮发生。

(5)眼睑不能闭合者,覆盖生理盐水纱布或涂金霉素眼膏;遵医嘱取金银花、煎煮后做口腔护理。

(6)遵医嘱留置导尿,做好尿管护理 2 次/天。

2.抽搐

(1)癫痫发作时,使患者平卧,头侧向一边,立即松开衣领、裤带、上下齿之间置放牙垫以保护舌头。牙关紧闭时,使用开口器,勿强行撬开牙齿。

(2)及时清除口腔痰涎,必要时使用吸引器吸出,以利呼吸。

(3)缺氧明显者,立即给氧。

(4)设专人守护,以防碰伤,不可强行约束患者,以防造成意外损伤。

(5)保持病室安静,避免噪音及强光刺激。各种操作集中进行,避免不必要的干扰。

(6)若抽搐连续发作,应立即通知医师,遵医嘱使用镇静剂,并密切观察神志、呼吸、瞳孔变化,警惕窒息的发生。

(7)发作后及时擦去口角痰涎,给予益口或生理盐水漱口,以保持口腔清洁,安置患者半俯卧或侧卧位休息。

(8)详细记录发作时意识状态,瞳孔变化,患者体位、姿势,有无强直期、维持时间、痉挛开始的部位、清醒后有无记忆,发作前是否有先兆等。

(9)遵医嘱穴位按摩人中、涌泉、合谷等穴以开窍起闭。

3.感觉、运动、精神异常或自主神经功能障碍

(1)密切观察患者病情,有无恶心呕吐、面色潮红、出汗、心悸、寒战、发热和瞳孔异常等自主神经功能异常,或头痛、眩晕、麻木等感觉症状及暴怒、恐惧等精神症状。

(2)注意观察神志、瞳孔、脉搏、呼吸等生命体征的变化,并做好记录,及时报告医师。

(3)对精神运动性发作的某些自动症患者,要防止其自伤、伤人或毁物。

(4)加强安全护理,专人守护,防意外。

(5)加强基础护理,对于汗多者及时擦干汗液、高热寒战者作好降温保暖处理等,防一切并发症发生。

(6)遵医嘱耳穴埋豆,选穴:神门、心、皮质下,单耳/双耳交替每天按压 3～5 次,每次 3 分钟。

(7)遵医嘱穴位贴敷,选穴:内关、外关、合谷等,每天 1 次。

(8)遵医嘱穴位按摩:人中、百会、内关、合谷、外关、水沟等,每天按压 3～5 次,每次 30 分钟。

4.焦虑、恐惧

(1)关心安慰患者,对年长患者多陪伴,态度亲切和蔼,生活上给予耐心的照顾,主动介绍医院环境及规章制度,使其尽快熟悉环境。

(2)主动讲解本病发病原因,临床症状,治疗措施及养病注意事项,使患者了解本病有关知识,消除焦虑心理,积极配合治疗。

(3)患者情绪急躁时,不要随意训斥指责,给予耐心劝慰,或讲笑话取乐,使之肝气条达,心情舒畅,以免因急躁而诱发癫痫发作。

(4)对年长患者讲解癫痫发作的先兆表现,如可有头昏眼花,唇颤肢麻,胸闷心悸等症状,嘱其患者感到不适时,不要恐慌,立即卧床休息。

(5)癫痫发作后多关心患者自觉症状,并给予情感支持,使患者感到温暖和安慰。

(6)加强巡视,夜间留地灯,酌情多陪伴。

(7)遵医嘱耳穴埋豆,选穴:神门、心、皮质下,单耳/双耳交替每天按压3～5次,每次3分钟。

(8)遵医嘱穴位按摩,选穴:百会、四神冲、合谷等,每天按压3～5次,每次30分钟。

(二)健康指导

1.生活起居

(1)坚持服药2～5年不间断,为防止遗忘,可放于固定地方,并于每天固定时间服用,不自行减药、停药或换药,以免导致癫痫发作或引起药物中毒及变态反应。

(2)养成良好的生活习惯,按时休息,保证充足睡眠,避免过度劳累。饮食有节制,禁止暴饮暴食及刺激性食物,如茶、酒、兴奋性饮料,食物可食大枣、山药、胡桃、莲子、茯苓等。避免受凉、淋雨及用过冷过热的水淋浴。

(3)外出需有人陪行,如有发作先兆,应尽快找一安全地点平卧,并于上下齿间咬上纱布或手帕。平时随身携带疾病治疗卡,以利发作时及时得到抢救和治疗。

(4)如癫痫连续发作,要及时拨打120急救电话,将患者送到医院抢救。

(5)不宜从事高空、水上、炉旁、驾驶或高压电机房等危险性工作,频发期避免单独外出,或骑自行车,以免发生意外;不宜参加剧烈运动和重体力劳动。

(6)休息、活动指导:①发作控制、症状缓解、无精神异常者可适当活动与工作,切忌劳累。②发作较频繁者,应限制在室内活动,有人陪同,患者如有假牙,应在每天睡觉前摘下,睡单人床时加护栏,以防跌伤。

(7)尽量避免某些特发因素,如闪光、音乐、惊吓等,减少声光刺激,如使用窗帘、滤声器,不去嘈杂场所,保持安静环境。

2.饮食指导

(1)饮食要有规律,每餐按时进食,避免睡前2～3小时内进食,避免餐后平卧,避免饥饿和暴饮暴食。

(2)对于强直-痉挛发作的患者一次饮水不要过量,以免诱发。

(3)进食清淡,易消化,富于营养的食物,多食蔬菜、水果,避免辛辣等刺激性强的食物,戒烟酒。

(4)不同证候的饮食指导:①风痰闭阻:饮食宜健脾除湿化痰之品,如薏仁粥、山药粥、红枣粥等。食疗方:淮山薏米莲子粥。忌辛辣、刺激肥甘厚味之品。②痰火扰神:饮食宜清热化痰之品,如萝卜、梨、橘子等,可遵医嘱予麦冬适量代茶饮。食疗方:鲫鱼汤。忌食油炸、油腻、辛辣、生痰上火食物,禁烟酒。③瘀阻脑络:饮食予活血化瘀、醒脑开窍之品,如当归汤、红花粥、薄荷茶等。食疗方:当归乌鸡汤。忌食甘温滋腻、辛温助热、煎炸类食品。④心脾两虚证:饮食宜补益气血、健脾宁心之品,如核桃、花生、大枣等。食疗方:红枣山药粥。忌吃寒凉、味厚滋腻食物。⑤心肾亏虚:饮食宜进补心肾健脾之物,如枸杞、大枣、山药、莲子、桂圆等。食疗方:红枣莲子粥。忌生冷大凉、过咸、辛辣香燥、油腻等刺激性食品。

3.情志调理

(1)应耐心向患者及家属解释疾病的发生、发展、转归及发作时的应急处理,鼓励患者保持乐观情绪,消除紧张、恐惧、情绪激动等不安因素,养成良好的生活习惯。

(2)向患者介绍本病区治疗效果良好的患者,帮助其树立正确面对疾病的信心,指导家属及亲朋好友多关心患者、爱护患者,从心理、生活、治疗、经济支持患者。

(三)护理难点

1.难点

(1)癫痫是一种慢性疾病,病情反复发作,因此患者常产生忧虑、自卑心理。

(2)癫痫病死率较低,患者家属对疾病不重视。

2.解决思路

(1)护士应耐心解释病情,讲解疾病的诱发因素,鼓励患者保持乐观情绪,并尽量避免一切诱发因素。

(2)遵医嘱规范用药,了解药物不良反应,一般是在最后一次发作控制后2～5年方可遵医嘱逐步停药,停药过程不少于3个月,不可骤停骤换,以免引起复发。

(3)向患者及家属交代癫痫发作时出现异外伤害的可能性很大,因此对于尚未控制发作的患者,应专人陪护,家属应树立随时保护患者的意识,防止意外发生。

(孔祥华)

参考文献

[1] 郑进,蒋燕.基础护理技术[M].武汉:华中科技大学出版社,2023.

[2] 张吉芳.现代临床实用护理[M].汕头:汕头大学出版社,2022.

[3] 兰洪萍.常用护理技术[M].重庆:重庆大学出版社,2022.

[4] 陈素清,齐慧,崔桂华.现代实用护理技术[M].青岛:中国海洋大学出版社,2021.

[5] 安旭姝,曲晓菊,郑秋华.实用护理理论与实践[M].北京:化学工业出版社,2022.

[6] 郭娟.护理基本技术[M].北京:北京大学医学出版社,2022.

[7] 李艳.临床常见病护理精要[M].西安:陕西科学技术出版社,2022.

[8] 宋鑫,孙利锋,王倩,等.常见疾病护理技术与护理规范[M].哈尔滨:黑龙江科学技术出版社,2021.

[9] 邵秀德,毛淑霞,李凤兰,等.临床专科护理规范[M].济南:山东大学出版社,2021.

[10] 赵衍玲,梁敏,刘艳娜,等.临床护理常规与护理管理[M].哈尔滨:黑龙江科学技术出版社,2022.

[11] 肖芳,程汝梅,黄海霞,等.护理学理论与护理技能[M].哈尔滨:黑龙江科学技术出版社,2022.

[12] 刘爱杰,张芙蓉,景莉,等.实用常见疾病护理[M].青岛:中国海洋大学出版社,2021.

[13] 章志霞.现代临床常见疾病护理[M].北京:中国纺织出版社,2021.

[14] 张红芹,石礼梅,解辉,等.临床护理技能与护理研究[M].哈尔滨:黑龙江科学技术出版社,2022.

[15] 刘莉华,王冬梅,张燕.护理综合实训[M].北京:中国医药科技出版社,2022.

[16] 孔翠,马莲,谭爱群.常见疾病基础护理实践[M].广州:世界图书出版有限公司,2022.

[17] 魏国芳.医学临床康复与护理[M].武汉:湖北科学技术出版社,2022.

[18] 曾晓松,宋晓鹏,曹玉芳,等.临床疾病护理与护理管理[M].哈尔滨:黑龙江科学技术出版社,2022.

[19] 王艳秋,玄春艳,孙健,等.现代临床护理实践与管理[M].重庆:重庆大学出版社,2021.

[20] 张晓艳.临床护理技术与实践[M].成都:四川科学技术出版社,2022.

[21] 岳丽青,卢敬梅.常用护理操作技术规范试题集[M].长沙:湖南科学技术出版社,2022.

［22］任秀英.临床疾病护理技术与护理精要［M］.北京:中国纺织出版社,2022.

［23］崔杰.现代常见病护理必读［M］.哈尔滨:黑龙江科学技术出版社,2021.

［24］任丽,孙守艳,薛丽.常见疾病护理技术与实践研究［M］.西安:陕西科学技术出版社,2022.

［25］王林霞.临床常见病的防治与护理［M］.北京:中国纺织出版社,2020.

［26］屈庆兰.临床常见疾病护理与现代护理管理［M］.北京:中国纺织出版社,2020.

［27］潘红丽,胡培磊,巩选芹,等.临床常见病护理评估与实践［M］.哈尔滨:黑龙江科学技术出版社,2022.

［28］孟凌春,刘琴.基础护理技术［M］.广州:世界图书出版广东有限公司,2020.

［29］黄浩,朱红.临床护理操作标准化手册［M］.成都:四川科学技术出版社,2021.

［30］杨青,王国蓉.护理临床推理与决策［M］.成都:电子科学技术大学出版社,2022.

［31］高淑平.专科护理技术操作规范［M］.北京:中国纺织出版社,2021.

［32］刘玉春,牛晓琳,何兴莉.临床护理技术及管理［M］.北京:华龄出版社,2020.

［33］吴雯婷.实用临床护理技术与护理管理［M］.北京:中国纺织出版社,2021.

［34］张苹蓉,卢东英.护理基本技能［M］.西安:陕西科学技术出版社,2020.

［35］何雪梅,吴妍.临床护理基本技能［M］.重庆:西南师范大学出版社,2020.

［36］张宇华,陈丽梅,廖雅琴,等.分层护理模式在皮肤病性病患者中的应用［J］.中国医药科学,2022,12(9):127-130.

［37］陈立燕.疼痛护理在颈椎病患者中的应用效果分析［J］.中国社区医师,2023,39(9):125-127.

［38］于晓.人文关怀在产科病房护理中的应用价值［J］.中国城乡企业卫生,2023,38(3):4-6.

［39］张晓莉,陈文莺.生物节律适时护理对感染性角膜炎病人疼痛、睡眠、负性情绪的影响［J］.循证护理,2022,8(15):2106-2108.

［40］骆林利.妇科护理中实施人性化护理的应用效果探析［J］.中国医药指南,2023,21(10):34-37.